Die besseren Pillen

Die besseren

Pillen

**Die Grüne Liste der
natürlichen Medikamente
und Heilverfahren**

Orbis Verlag

ISBN 3-572-01427-1

Herausgeber: Kurt Allgeier
Einbandgestaltung: Horst Rothe, Niedernhausen
Druck: GGP Media, Pößneck

Inhalt

11 Frauen- und Männerleiden 445

Anhang 479

»Es gibt zwar eine Wissenschaft vom menschlichen Körper. Sie hat aber zwei hervorragende und besondere Teilgebiete: Das ist die Gesundheitspflege, das andere die Heilkunde. Beide verhalten sich in ihrer Auswirkung verschieden, denn das eine bedeutet ja, den bestehenden Zustand zu erhalten, das andere will ihn verändern.
Da der Zeit wie der Wertschätzung nach die Gesundheit vor der Krankheit kommt, müssen wir doch wohl zuerst darauf schauen, wie man sie bewahren kann. Erst in zweiter Linie steht dann der Versuch, die Krankheit zu heilen.« *Galenos (129–199 n. Chr.)*

»Ein vernünftiger Mensch muss es verstehen, sich bei Krankheitsfällen durch eigene Kenntnisse zu helfen, wohl wissend, dass für die Menschen die Gesundheit das wertvollste Gut ist.« *Hippokrates (460–375 v. Chr.)*

Einleitung

Dieses Buch ist ein Kompass, der die Richtung zu Gesundheit und Wohlbefinden weist. Hier finden Sie so ziemlich alles, was Sie brauchen, um leistungsstark, wohlauf und gesund zu bleiben – oder es wieder zu werden. Es beginnt daher nicht erst bei Erkrankungen und Leiden, sondern bereits dort, wo allererste Anzeichen auf eine beginnende gesundheitliche Störung hinweisen könnten. Breiter Raum ist sodann jenen Alltagsbeschwerden gewidmet, die das Leben so sehr beeinträchtigen können: Befindensstörungen, Schmerzen, Schlafprobleme, Kreislaufstörungen, Allergien. Sie lernen, wie Sie sich wieder besser auf das Wetter einstellen können, damit Sie nicht jede Veränderung aus der Bahn wirft, und erfahren, wie Sie Umweltstörungen und Umweltgifte unschädlich machen können.

Das sind die unerlässlichen Voraussetzungen, ohne die es letztlich keine Gesundheit und keine Gesundung geben kann, wie die Darstellung der chronischen Leiden bis hin zu den Krebserkrankungen zeigt, gegen die unsere moderne Medizin so machtlos ist. Sie finden in diesem Buch eine Fülle natürlicher Heilmittel und Heilmethoden. Sie sind eingeteilt in:

▷ *Heilpflanzen,* die Sie sich – am besten in der Apotheke – besorgen können, um mit ihnen einen Tee, einen Sirup, einen Heilwein oder einen »Geist« zuzubereiten. Frische Kräuter sollten Sie im Kräuterladen oder bei einer erfahrenen Kräuterfrau kaufen.
▷ *Fertigpräparate,* also Medikamente, in denen natürliche Substanzen kombiniert und wirkungsvoll dosiert angeboten werden, so dass Ihnen die eigene Zubereitung erspart bleibt.
▷ *Homöopathische Zubereitungen,* potenzierte Heilmittel, die Sie ebenfalls rezeptfrei in Apotheken bekommen. Sie enthalten neben Naturheilmitteln auch Gifte, Krankheitserreger, chemische Stoffe, die jedoch in so winzigen Spuren vorhanden sind, dass sie den Organismus weder belasten noch schädigen können, ihn aber anregen, seine körpereigenen Abwehrkräfte zu mobilisieren.
▷ *Behandlungsmethoden,* die von Akupressur, Bädern, Güssen, Wickeln bis zu Auflagen und anderen Naturheilweisen reichen.

Wenn Sie in den gründlichen, mit vielen Hinweisen versehenen Listen Medikamente empfohlen finden, die anderswo abgelehnt werden, weil ihnen angeblich der wissenschaftlich exakte Nachweis ihrer Wirksamkeit fehlt, dann offenbaren sich hier die unterschiedlichen Auffassungen der

Heilkunst: Unsere Empfehlungen stützen sich auf Erfahrungen, die nicht selten Jahrtausende zurückreichen. Jeder Nachweis einer Wirksamkeit ist angesichts der Placeboeffekte nach wie vor fragwürdig. Scheinmedikamente, die keinerlei Wirkstoffe enthalten, erweisen sich nicht gerade selten als nahezu ebenso wirksam wie starke und mit massiven Nebenwirkungen behaftete Medikamente.

Sollte es Sie erstaunen, dass Ihnen bei Schnupfen vielleicht dasselbe Medikament empfohlen wird wie bei Herzschwäche, dann sind Sie zum Kern jeder Naturheilung vorgestoßen: Einzig die Heilkräfte des Körpers selbst sind in der Lage, wieder gesund zu machen. Ein Medikament kann deshalb nicht gegen einen Krankheitserreger, gegen ein Gift, gegen eine funktionelle Störung gerichtet sein, sondern es muss den Körper in die Lage versetzen, sich selbst zu helfen. Er muss bekommen, was ihm momentan fehlt, was ihn aufweckt oder was sein Handeln korrigiert. Wenn es gilt, Schmerzen auszuschalten – um nur ein Beispiel zu nennen –, dann darf nicht kurzerhand der Alarm ausgeschaltet werden, der eine Not anzeigt, sondern es muss zur Ursache der Schmerzen vorgestoßen werden, die sie auslöst. Das ist letztlich die einzige Heilung.

Keinem wird hier geraten, einen unbedingt notwendigen Gang zum Arzt oder zum Heilpraktiker zu unterlassen, um zu versuchen, sich selbst zu kurieren. Dieses Buch richtet sich auch keineswegs gegen die »Schulmedizin« und ihre großartigen, segensreichen Leistungen.

Doch mehr denn je scheint es notwendig zu sein, dass sich jeder von uns für seine Gesundheit wieder selbst verantwortlich fühlt, dass er seinen Körper und dessen Äusserungen wieder kennen lernt und erfährt, wie er ihm helfen kann – auf ganz natürliche Weise. Die vielen kleinen Alltagsbeschwerden und die überhand nehmenden chronischen Erkrankungen machen deutlich, wie anfällig der Mensch geworden ist, weil er sich viel zu wenig und viel zu spät um seine Gesundheit kümmert und weil er so viel selbstverständliches Wissen um die Heilkraft der Natur vergessen hat.

Bedenken Sie auch, dass sich ein Übel, das sich über Jahre oder Jahrzehnte eingeschlichen hat, nicht über Nacht aus der Welt schaffen lässt. Naturheilmittel sind im Gegensatz zu vielen anderen Medikamenten nicht darauf ausgerichtet, lästige Symptome wegzuwischen. Sie verhelfen zur Heilung. Und das setzt gelegentlich Geduld voraus. Doch wer sich vor Schlimmerem bewahren will, der sollte diese Geduld aufbringen. Je früher man eine Störung angeht, desto schneller kann sie behoben werden.

In unseren Listen der Fertigpräparate finden Sie zuerst Medikamente, die sehr ausführlich vorgestellt werden, dann kurz erwähnt weitere Medikamente. Die Empfehlung gilt für alle. Die einen sind deshalb hervorgehoben, weil sich in der Praxis herausgestellt hat, dass sie besonders gründlich wirken und deshalb von den Autoren bevorzugt werden.

1 Befindensstörungen

Weitaus die meisten Medikamente, Drogen und Heilmittel werden nicht von kranken Menschen eingenommen, sondern von jenen, die nicht so recht wissen, wie sie ihren Gesundheitszustand bezeichnen sollen. Sie befinden sich – und das dürfte heute nach vorsichtigen Schätzungen für nahezu 90 (!) Prozent aller Menschen in hochzivilisierten Ländern zutreffen – in der »Grauzone« zwischen gesund und krank. Wir alle, die wir dazu gehören, fühlen uns zumindest zeitweise unwohl, kraftlos, müde, leistungsschwach, verstimmt oder gar verängstigt. Wir leiden nicht unter heftigen Schmerzen, doch das beinahe ständige Missbefinden, ein leichtes Drücken da, ein Stechen dort, Abgeschlagenheit, Herzklopfen, Blähungen, Sodbrennen – das alles kann einem schon die Lust am Leben gründlich verderben, missmutig stimmen, die Lebensqualität entscheidend herabsetzen und den Verdacht, möglicherweise doch ernsthaft krank zu sein, unterschwellig schüren. In dieser Situation greift der eine zum Alkohol oder bildet sich sogar ein, eine Zigarette könne sein Befinden beleben. Der andere schluckt Tabletten. Der Dritte kocht sich einen besonders starken Kaffee. Der Vierte erinnert sich daran, dass es Zeit wäre, wieder einmal etwas für Kondition und Fitness zu tun. Der Fünfte resigniert, weil er sich für vorzeitig alt und verbraucht hält.

Aber kaum einer versucht herauszufinden, warum er sich überhaupt so unwohl fühlt. Selbst vom Arzt oder Heilpraktiker erwarten wir weniger eine genaue Untersuchung und Maßnahmen zur Heilung als vielmehr Arzneien, die möglichst umgehend beschwerdefrei machen. Verloren gegangen ist uns modernen Menschen das natürliche Gespür für die Signale des Körpers, die auf einen Bedarf, einen Mangel, eine Vergiftung, eine Fehlfunktion, eine Not im Organismus hinweisen. Wer von uns könnte beispielsweise noch mit Sicherheit sagen, ob das Bohren in der Magengegend tatsächlich Hunger vermeldet oder ob Hunger vielleicht nur durch übermäßigen Stress vorgetäuscht wird?

Wer aber nicht mehr begreift, was sein Körper ihm sagen will, der kann ihm auch nicht wirksam helfen. Eine Tasse Kaffee zur rechten Zeit kann wach machen. Zur falschen Zeit, nämlich zu spät getrunken, mobilisiert sie die letzten Reserven, so dass sich nach kurzem Aufflackern die totale Erschöpfung einstellt. Abgesehen davon: Zur besseren Konzentration brauchen wir oft keinen »Aufputscher«, sondern im Gegenteil ein Beruhigungsmittel. Doch wann ist nun das eine, wann das andere angezeigt? Oder: Ein Schluck Alkohol kann den Kreislauf auf Trab bringen, vorausgesetzt die Leber ist nicht schon so überlastet, dass ihre zusätzliche Arbeit den Körper zum »Hilferuf« Übelkeit oder Magenschmerzen zwingt.

Kurz: Wer zur Hebung des Wohlbefindens nach Arzneien oder Drogen greift, wer irgendwelche kleinen Beschwerden unklarer Ursache selbst mit Medikamenten zu beheben versucht, der muss, will er keinen ernsthaften Schaden riskieren, zuvor die Hintergründe seines Missbefindens klären. Das gilt besonders dann, wenn eine Maßnahme, ein Trainingsprogramm oder eine bestimmte Substanz – und wäre es nur ein vermeintlich gesundes Produkt – über einen längeren Zeitraum und regelmäßig zur Anwendung gelangen soll.

Bevor Sie sich also entschließen, etwas für Ihre Gesundheit zu tun, um sich wieder wohler zu fühlen, bevor Sie sich für eine bestimmte Teesorte, ein Beruhigungsmittel, eine Aufputschdroge, ein Aufbaupräparat entscheiden, unterziehen Sie sich dem folgenden »Check-up«. Die Beantwortung der Fragen soll Ihnen helfen, sich besser kennen zu lernen. Gleichzeitig finden Sie Anhaltspunkte, die Sie Ihrem Arzt oder Heilpraktiker mitteilen können. Am besten ist es, Sie machen sich anhand des Fragenkatalogs Notizen, die Sie zum Arztbesuch mitnehmen.

1. Sind Sie morgens ausgeschlafen,
nach kurzer Anlaufzeit einigermaßen wach und fit?
Wenn das nicht so sein sollte:

○ *Fehlt es am gesunden Schlaf?*
Dann brechen Sie hier gleich ab und befassen sich, ehe Sie weitermachen, mit dem Kapitel *Schlafstörungen*. Überprüfen Sie dort eingehend, ob Sie Ihre Schlafgewohnheiten ändern müssen. Wann legen Sie sich schlafen? Womit befassen Sie sich vor dem Schlafengehen? Nehmen Sie regelmäßig Schlafmittel? Sind Bett und Bettwäsche gesund, ist die Zimmertemperatur richtig?

○ *Werden vorhandene Beschwerden über Nacht stets schlimmer?*
Dann müssen Sie sich intensiv mit dem Thema Geopathien beschäftigen. Es könnte sein, dass Sie unnötig leiden, vielleicht sogar krank werden, weil Ihr Bett falsch steht, weil Sie sich systematisch vergiften oder weil Sie mit elektrischem Strom Ihr Nervensystem belasten. Das gilt vor allem dann, wenn Sie regelmäßig mit Kopfschmerzen aufwachen oder den Eindruck haben, überhaupt nicht geschlafen zu haben.

○ *Sind Sie ein Morgenmuffel?*
Dann besitzen Sie aller Wahrscheinlichkeit nach einen zu niedrigen Blutdruck oder überhaupt einen labilen Kreislauf. Nehmen Sie sich das Kapitel *Herz-Kreislauf-Erkrankungen* vor, und überprüfen Sie dort, was Sie tun

können, um Ihren Blutkreislauf anzukurbeln. (Wechselduschen, Kneippkuren, gymnastische Übungen).

○ *Sind Sie morgens nicht nur abgeschlafft, sondern richtig müde? Haben*
Sie vor allem schwere Glieder?
Dann könnte sich Ihr Körper mit einer verschleppten Infektion herumschlagen. Wann waren Sie zum letzten Mal »erkältet«? Sind Sie es häufiger
als dreimal im Jahr? Werden solche Infektionen wirklich auskuriert? Verschaffen Sie sich über solche Fragen Klarheit im Kapitel *Erkältungen*.
Man müsste aber auch prüfen lassen, ob es sich nicht um eine beginnende
Zuckerkrankheit (s. *Diabetes*) oder um Bluthochdruck handelt (s. *Zu hoher*
Blutdruck und *Zu niedriger Blutdruck*). Bleierne Müdigkeit, für die es
sonst keinen Grund gibt, kann auch ein Anzeichen für eine Krebserkrankung sein. Nicht erschreckt abwenden! Lesen Sie in Ruhe den Abschnitt
Krebs, und klären Sie die Situation mit Ihrem Arzt ab.

2. Fühlen Sie sich bereits eine, zwei Stunden
nach dem Aufstehen wieder müde und zerschlagen?
Angenommen, Sie erwachen zwar einigermaßen frisch und munter, ermüden aber schon wieder, noch ehe Sie mit der Arbeit richtig begonnen
haben, dann müsste die Frage lauten:

○ *Haben Sie kräftig und gesund gefrühstückt?*
Falls Sie normalerweise nur eine Tasse Kaffee hinunterschütten und in
Eile ein halbes Brötchen verschlingen, ist Müdigkeit nach zwei Stunden
nicht außergewöhnlich: Ihrem Körper fehlt der »Kraftstoff«. Lesen Sie im
Kapitel über *Gesunde Ernährung*, wie wichtig er ist.

○ *Waren Sie schon an der frischen Luft?*
Je weniger Sauerstoff der Körper bekommt, desto rascher ermüdet er.
Wenn Sie sich darauf beschränken, zur Garage zu gehen und vom Parkplatz zum Fahrstuhl, ohne sich wenigstens einmal am Tag für einen kurzen
Augenblick körperlich anzustrengen und außer Atem zu geraten, kann Ihr
Organismus nicht ausreichend Sauerstoff aufnehmen. Die Versorgung
reicht dann für den Ruhezustand. Bei der kleinsten Tätigkeit aber bricht
sie zusammen. Das bedeutet vorzeitige Müdigkeit. Näheres dazu finden
Sie im Kapitel *Herz-Kreislauf-Erkrankungen*.

○ *Sind Sie ein starker Raucher? Beginnt ihr Tag mit einer Zigarette?*
Dann brauchen Sie sich über Müdigkeit überhaupt nicht zu wundern.

○ *Fängt Ihr Tag grundsätzlich mit Ärger oder Stress an?*
Haben Sie sogar Angst vor dem, was auf Sie zukommen könnte? Ist Ihre

Arbeit bedrückend, hassen oder fürchten Sie Ihre Aufgaben und Pflichten? Dann sollten Sie sich das Kapitel über *Auto-Heilhypnose* vornehmen und versuchen, auf eine der dort beschriebenen Weisen zur inneren Ruhe zu finden. Beginnen Sie Ihren Tag mit einem freundlichen, lieben Wort, und reagieren Sie nicht gewohnheitsmäßig mürrisch und aggressiv.

○ *Leiden Sie unter Blutarmut?*
Nicht nur viele Frauen, auch Männer und vor allem Kinder haben Anämie: Sie besitzen zu wenig rote Blutkörperchen, oder die Blutkörperchen sind unfähig, Sauerstoff aufzunehmen. Ohne Sauerstoff aber keine Leistung. In dem Kapitel über *Anämie* finden Sie das Wichtigste.

○ *Kennen Sie Ihre Blutzuckerwerte?*
Sind Sie sicher, dass Sie kein Diabetiker sind?
Oder umgekehrt: Könnte es sein, dass Sie Unterzucker haben? Ist Ihre Müdigkeit mit großem Durst verbunden? Haben Sie deutlich Übergewicht – oder sind Sie in letzter Zeit merklich abgemagert? Im Abschnitt *Diabetes* finden Sie die Zusammenhänge erklärt. Befassen Sie sich vor allem dann mit diesem Thema, wenn Sie viel Süßigkeiten (Weißbrot) verzehren, viel unter Stress stehen und um die fünfundvierzig, fünfzig Jahre alt sind.

○ *Spüren Sie das Wetter?*
Dann sollten Sie wissen, dass Ihr Körper das Wetter als eine Art »Gesundheitsgradmesser« benutzt, ein sehr empfindsames und, falls Sie darauf achten, ebenso hilfreiches Instrument, das Ihnen über Ihre Kondition recht genau Auskunft gibt. Versuchen Sie unbedingt herauszufinden, auf welche typische Wetterlage Sie mit Leistungsabfall und Missbefinden reagieren. Fühlen Sie sich zerschlagen, wenn es nach warmen Tagen kalt wird? Dann könnte Ihr Herz angegriffen sein, und Sie neigen möglicherweise zu Krampfleiden. Oder ist Ihr Befinden gestört, wenn es plötzlich wärmer wird? Dann sind Sie wahrscheinlich erschöpft und brauchen dringend Erholung. Spüren Sie den Wetterwechsel schon Tage vorher oder erst, wenn er sich durchsetzt? Übrigens: Wetterleiden können sich gleich morgens nach dem Aufstehen oder später, im Lauf des Vormittags, zeigen. Auch daraus kann man den Anfälligkeitsgrad ablesen.

3. Haben Sie Probleme mit dem Essen oder der Verdauung?
Falls das der Fall ist, sollten Sie sich folgende Fragen stellen:

○ *Haben Sie unentwegt »Hunger«?*
Dann müssen Sie sich zuerst darüber klar werden, ob das Bohren überhaupt einen »leeren Magen« signalisieren kann oder ob es nicht vielleicht von zu üppigem Essen, verbunden mit großem Stress herrührt. Nehmen

Sie sich die Kapitel *Gesunde Ernährung* und *Verdauungsstörungen* vor. Überprüfen Sie vor allem, ob Sie beim Essen eine gewisse Ordnung einhalten, nach der sich der Körper richten kann (geregelte Zeiten, Verzicht auf jedes Naschen dazwischen, ausgewogene, gesunde Nahrung etc.).

○ *Wird Ihnen häufig am Tag übel?*
Bedenken Sie zunächst, dass Übelkeit auch eine Vorstufe des Schmerzes sein kann. Am Anfang vieler Krankheiten steht die Aussage: »Mir ist schlecht.« Übelkeit muss keineswegs immer vom Magen kommen. Sie kann auf eine Kreislauf- oder Herzschwäche hinweisen (s. *Herz-Kreislauf-Erkrankungen*). Sie kann Durchblutungsstörungen des Gehirns anzeigen (s. *Kopfschmerzen*) oder auch Hormonumstellungen, wie beispielsweise bei einer Schwangerschaft (s. *Frauen- und Männerleiden*). Doch auch dem Gesündesten kann übel werden, wenn er nur etwas sieht, riecht, schmeckt, was ihn ekelt. Gelegentlich reicht sogar der bloße Gedanke daran. Lassen Sie nicht zu, dass Übelkeit – und wäre sie noch so leicht zu ertragen – als Befindensbeeinträchtigung alltäglich wird. Gehen Sie der Sache in jedem Fall auf den Grund: Könnte die Übelkeit von bestimmten Nahrungsmitteln stammen? Oder ist Ihnen schlecht vor Hunger? Achten Sie genau darauf, wann sich die Übelkeit einstellt: Vor dem Essen, unmittelbar danach oder nur dann, wenn Sie lange Zeit nichts gegessen haben? (Beachten Sie das Kapitel *Gesunde Ernährung.*) Könnte sie mit Leber und Galle zu tun haben? Ist sie vielleicht mit Blähungen oder Verstopfungen verbunden (s. *Verdauungsstörungen*)? Wird Ihnen nur an bestimmten Orten übel (am Arbeitsplatz, in der Küche, im Wohnzimmer)? Dann könnte diese Befindensstörung unter Umständen auf Umweltgifte oder Strahlungen zurückzuführen sein.

○ *Leiden Sie unter Blähungen und »Winden«?*
Und zwar nicht nur nach dem Verzehr von Bohnen, Erbsen, Kohl oder anderen stark gasbildenden Produkten? Dann wird die Nahrung nicht mehr vollständig zerlegt. Möglicherweise fehlen Enzyme (weil die Bauchspeicheldrüse erkrankt oder erschöpft oder die Nahrung falsch zusammengesetzt ist) oder Gallensäure (weil die Leber krank oder die Gallenblase verstopft ist), vielleicht auch Darmbakterien. Näheres finden Sie in den Kapiteln *Gesunde Ernährung* und *Verdauungsstörungen* sowie im Abschnitt *Spezielle Aufbau- und Stärkungsmittel*. Gehen Sie aber auch der Frage nach, ob die Blähungen vielleicht nur das Ergebnis mangelhafter körperlicher Bewegung sind. Und übersehen Sie nicht: Blähungen können auch auf eine Herzschwäche hinweisen (s. *Herz-Kreislauf-Erkrankungen*).

○ *Neigen Sie zu Übergewicht?*
Überlegen Sie zunächst einmal, ob Sie nicht – zumindest unbewusst –

etwas »darstellen« wollen. Waren Ihre Eltern, Großeltern imponierend »stattliche« Personen? Wenn ja, dürfte der Versuch, dem Modediktat »schlank« nachzukommen, von vornherein mit Problemen verbunden sein. Sind Sie dick, weil Ihnen das Essen so gut schmeckt – oder stopfen Sie es nur aus Kummer, Ärger oder im Stress in sich hinein? Streben Sie vielleicht danach, »dick und hässlich« zu werden, um irgendwelchen Ansprüchen oder Verpflichtungen entgehen zu können? (»Klar, dass mich keiner mag. Ich bin ja fett!«) Nur im ersten Fall hätte es einen Sinn, an Ihre Eitelkeit zu appellieren und eine Diät anzufangen. Wo Essen zur Ersatzbefriedigung oder zur Flucht vor der Wirklichkeit wird, muss erst im Kopf Ordnung geschaffen werden, ehe es im Bauch geschehen kann (s. *Gesunde Ernährung* und *Verdauungsstörungen*).

○ *Leiden Sie unter chronischer Verstopfung?*
Und zwar so, dass die unverwertbaren Bestandteile des Essens regelmäßig drei, vier Tage im Körper verweilen? Dann muss der Darm nicht unbedingt erschlafft (träge) oder krampfartig verspannt sein. Wahrscheinlicher ist, dass Sie ihn zu wenig füllen, das heißt: Ihre Nahrung ist zu ballaststoffarm, so dass es relativ wenig »Abfall« gibt. Außerdem sitzen Sie vermutlich zu viel und zu unbeweglich. Es fehlen die Muskelbewegungen, die den Darm unterstützen sollen (s. *Verstopfung*).

4. Sind Sie übermäßig nervös?
Wenn ja, sollten Sie folgende Fragen beantworten:

○ *Sind Sie aufgrund Ihrer körperlichen Konstitution überempfindlich?*
Haben Sie es bisher versäumt, sich abzuhärten? Gehen Sie zu selten an die frische Luft, um sich an Hitze und Kälte gewöhnen zu können? Leben Sie vorwiegend in überheizten oder vollklimatisierten Räumen? Befassen Sie sich mit dem Abschnitt *Herzschwäche, vegetative Dystonie*.

○ *Sind Ihre Arbeit, Ihre Familie eine übergroße nervliche Belastung?*
Dann können Sie nicht einfach die Koffer packen, den Job aufgeben oder den Chef auswechseln – doch es lässt sich lernen, weniger heftig auf vermeintliche Stresssituationen, persönliche Angriffe, verlangte Leistungen zu reagieren. Lesen Sie das Kapitel *Auto-Heilhypnose*.

○ *Führen Sie eine zu aufregende Lebensweise?*
Greifen Sie pausenlos zu aufputschenden Drogen wie Kaffee, Tee, Cola, Medikamenten? Sind Sie ein starker Raucher? Ein gewohnheitsmäßiger Alkoholtrinker? Essen Sie gern stark gewürzt? Verwenden Sie häufig gefärbte oder künstlich konservierte Lebensmittel? Dann nutzen alle Beruhigungsmittel auf Dauer nichts. Sie müssen Ihre Lebensweise ändern

und alles ausschalten, was innerlich unruhig machen könnte. Denken Sie daran: Körper und Seele beeinflussen sich gegenseitig so stark, dass der eine Teil nicht nervös sein kann, ohne dass der andere mitleidet. Deshalb sollte ein nervöser Mensch auch unnötige Aufregungen wie Krimis, Gruselfilme etc. meiden, seine Freizeit »nervenschonend« gestalten und Entspannung suchen (s. *Stress, Auto-Heilhypnose, Wasseranwendungen*).

5. Reagieren Sie allergisch?

Können Sie sich keinem Hund, keiner Katze nähern, ohne sofort niesen und schnupfen zu müssen? Bekommen Sie einen Ausschlag, nachdem Sie beispielsweise Erdbeeren gegessen haben? Verträgt Ihre Haut bestimmte Zusätze in Salben und Cremes nicht? Es gibt praktisch nichts in unserer Umwelt, worauf das Abwehrsystem des Körpers nicht überempfindlich reagieren könnte. Die Folgen reichen von minimalen Befindensstörungen bis hin zur akuten Lebensgefährdung. Die eigentliche Problematik: In den seltensten Fällen nur werden speziell die leichteren Allergiefolgen als solche erkannt. Man glaubt, erkältet zu sein, überarbeitet, übernervös, seelisch verstimmt. Falls Sie sich seit einiger Zeit scheinbar grundlos unwohl fühlen, sollten Sie sich folgende Fragen stellen:

○ *Haben Sie in Ihrer Wohnung etwas verändert?*
Wurden die Wände neu gestrichen oder tapeziert. Haben Sie neue Möbel gekauft, die mit Kunststoffen gefüllt oder überzogen sind? Die vielleicht Federn (Kissen) oder Tierhaare (Matratzen) enthalten? Lederpolster? Es könnte sein, dass Ihr Körper das Neue nicht toleriert. Sie müssen herausfinden, was es ist (*s. Allergien*).

○ *Verwenden Sie neue Kosmetika? Deodorants? Waschmittel? Reinigungsmittel? Medikamente?*
Dann ist es denkbar, dass Ihr Körper darauf allergisch reagiert – wozu nicht unbedingt ein Hautausschlag gehören muss.

○ *Haben Sie Ihren Speisezettel wesentlich verändert?*
Essen Sie beispielsweise in einer neuen Kantine, in einem anderen Lokal als bisher? Verwenden Sie im Gegensatz zu früher mehr Konserven, Fertiggerichte, Treibhauserzeugnisse oder dergleichen? Dann besteht die Möglichkeit, dass Ihr Körper die ungewohnte Kost oder Bestandteile daraus nicht akzeptiert. Auch in diesem Fall gilt es herauszufinden, wogegen sich der Körper wehrt. Vergessen Sie nicht, gegebenenfalls auch neue Kleidungsstücke, neue Schuhe etc. als Auslöser in Erwägung zu ziehen. Und vor allem: Hinter jeder Allergie steckt eine Erkrankung, die bisher verborgen geblieben ist. Beispielsweise lassen sich bei 90 Prozent der Heuschnupfenpatienten Darmparasiten oder die noch vorhandenen Toxi-

ne der längst vertriebenen Parasiten nachweisen. Beachten Sie, was unter *Allergien* dazu aufgeführt wird.

6. Können Sie nicht mehr richtig schlafen?

Dann befinden Sie sich in bester Gesellschaft: Jedem siebten Erwachsenen geht es wie Ihnen. Das sollte ein Trost für Sie sein und Ihnen helfen, das Problem vor allem nicht überzubewerten, sonst machen Sie alles nur noch schlimmer. Wenn Sie dann noch herausfinden, was an Ihrem Schlaf nicht stimmt – und warum das so ist –, sind Sie schon auf dem besten Weg, Ihrer »Folter« zu entrinnen:

○ *Können Sie trotz großer Müdigkeit nicht einschlafen?*
Sie sind vermutlich nervlich-seelisch erschöpft, aber körperlich nicht müde. Ihre rastlosen Gedanken verscheuchen den Schlaf. Sie brauchen sowohl innerliche Ruhe als auch sportliche Betätigung (s. *Einschlafstörungen*).

○ *Wachen Sie mitten in der Nacht auf?*
Das passiert vor allem Menschen über vierzig – und es ist ein Zeichen starker nervlicher Überforderung. Versuchen Sie unbedingt, Ihre Probleme (Beruf, Partnerschaft) zu lösen, und erlauben Sie sich kein Nickerchen am Nachmittag (s. *Schlafunterbrechungen* und »Ausgeschlafen« – mitten in der Nacht).

○ *Haben Sie morgens oft den Eindruck, nicht geschlafen zu haben?*
Lassen Sie sich nicht täuschen: Ihr Schlaf war besser, als Sie meinen. Sie werden bald tief schlafen können, wenn Sie eine oder gar zwei Stunden früher aufstehen (s. *Zu leichter Schlaf*).

○ *Ist Ihr Schlaf zu kurz? Leiden Sie unter Albträumen?*
Dann brauchen Sie vermutlich wesentlich weniger Schlaf, als Sie meinen. Reden Sie sich anderntags nur nicht ein, völlig müde und zerschlagen zu sein. Körperliche Erholung braucht normalerweise nicht mehr als höchstens drei Stunden. Achten Sie aber auf Umweltstörungen in Ihrem Schlafzimmer (s. *Das künstliche »Klima« zu Hause, »Ausgeschlafen« – mitten in der Nacht* und *Albträume*).

Hier noch ein Hinweis für den Fall, dass Sie sich tagsüber oder auch während der Nacht regelmäßig zu genau festgesetzter Stunde besonders unwohl oder müde fühlen sollten: Die Organuhr der alten chinesischen Akupunktur zeigt – was auch die alten abendländischen Ärzte, allen voran Paracelsus, behauptet haben –, dass jedes Leiden seine bevorzugte Zeit besitzt. Wenn ein Kleinkind beispielsweise in jeder Nacht pünktlich um vier Uhr aufwacht und zu schreien beginnt und für dieses Erwachen und Weinen keine nahe liegende Erklärung gefunden werden kann, sollte die Mutter die Lunge des Kindes untersuchen lassen. Für Männer älterer Jahrgänge ist es wichtig zu erfahren, dass sich Herzprobleme vorwiegend zwischen elf und ein Uhr mittags »melden«. Und Magenkranke wissen, dass die Schmerzen besonders häufig zwischen sieben und neun Uhr morgens beginnen.

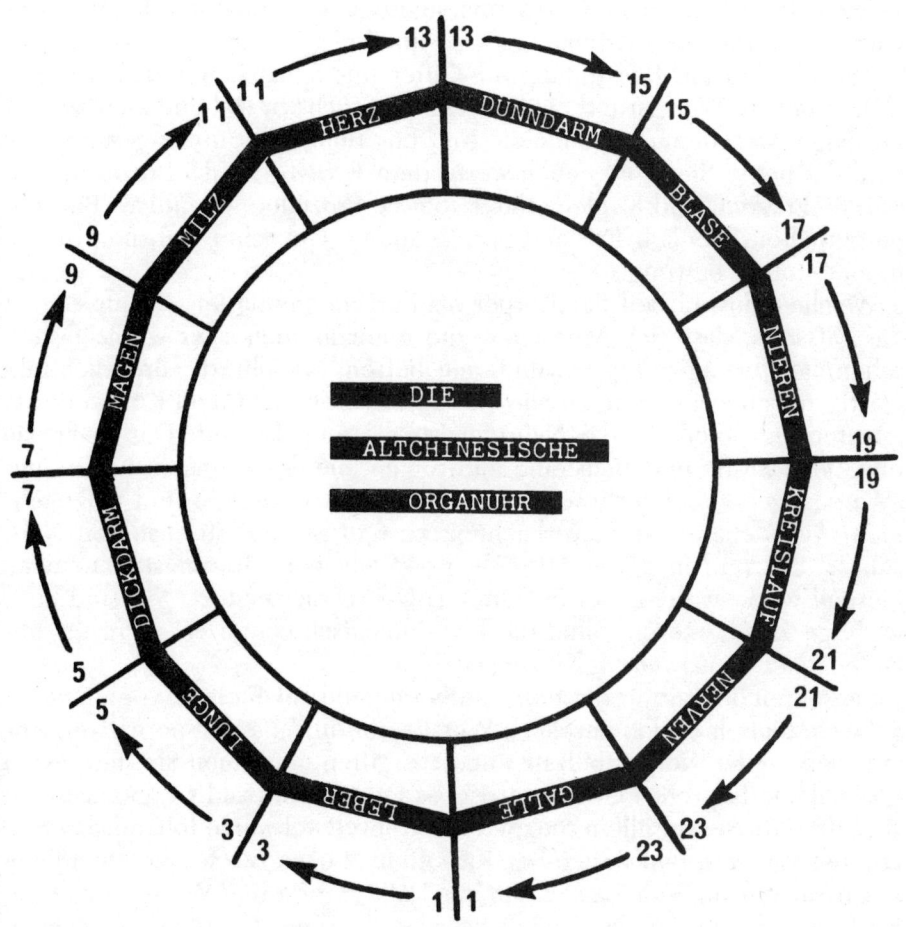

Organuhr. Sie zeigt, was es bedeuten kann, wenn Unwohlsein oder Schmerzen immer zur gleichen Uhrzeit verspürt werden.

Sind Sie aufgrund der Checkliste zur Einsicht gelangt – und wird Ihnen das vom Arzt oder Heilpraktiker bestätigt –, dass Sie eigentlich nicht krank sind, Ihr Organismus aber nicht optimal und präzise auf Reize und Anforderungen reagiert, fühlen Sie sich also unwohl, schlapp, leistungsschwach, weil etwas nicht hundertprozentig stimmt, dann sollten Sie zur Rückgewinnung der vollen Fitness zuerst einmal an eine gesündere Ernährung denken. Ihr Essen muss so zusammengesetzt sein, dass der Körper alles vorfindet, was er zum Aufbau, zur Selbstheilung, zur »Reparatur« entstandener Schäden, zur Beseitigung von Giften und Schlacken und als »Brennstoff« braucht. Wer gesund bleiben will, darf nicht zu viel und nicht zu wenig essen. Vor allem aber muss die Nahrung richtig zusammengesetzt sein. Und das heißt: Sie muss neben wertvollem Eiweiß (10–15 Prozent), Fett (25–30 Prozent) und Kohlehydraten (55–60 Prozent) »lebendige« Bausteine enthalten, nämlich Enzyme und Vitamine. Gekochte Nahrung ist fast immer »tote« Nahrung.

Welche Schwerarbeit der Körper bei der Verdauung leisten muss, zeigt die Tatsache, dass sich Menschen, die unter ärztlicher Kontrolle fasten, schon nach wenigen Tagen wunderbar befreit, erleichtert, körperlich und geistig leistungsfähig fühlen. Die Verdauungsarbeit fällt dem Körper um so leichter, je »potenter« die Nahrung ist, die er bekommt. Das heißt, sie muss jene Stoffe und Bausteine mitbringen, die den Organen helfen, das »Warenangebot« zu sortieren, zu zerlegen, umzuwandeln und aufzunehmen. Alle denaturierten, verkochten, pasteurisierten, sterilisierten Nahrungsmittel sind in dieser Hinsicht praktisch leer. Die meisten Enzyme beispielsweise werden bei 50 Grad Hitze schon zerstört. Sie sind aber wichtige Katalysatoren, ohne die kein biologisch-chemischer Prozess ablaufen kann (s. *Verdauungsstörungen*).

Sie sollten deshalb wenigstens vorübergehend auf Fleisch (vor allem auf Schweinefleisch und Innereien), Wurstwaren und heiße Suppen verzichten, weil sie den Körper belasten und »vergiften«. Nehmen Sie stattdessen fünfmal am Tag rohes Gemüse, frisches Obst, Obst- und Gemüsesäfte zu sich. Trinken Sie vor allem rote Säfte (rote Bete, schwarze Johannisbeeren, Himbeeren) und den Saft roher Kartoffeln. Legen Sie wöchentlich auch einen Tag ein, an dem Sie sich nur von Vollkornbrot und Wasser ernähren. Und meiden Sie daneben möglichst alle »leeren« Produkte wie Zucker, Süßigkeiten, Gebäck und Brot aus Feinmehl, geschälten Reis, vollraffinierte Öle und Fette. Essen Sie stattdessen Vollkornbrot, Weizenkeime, Vollreis, Nüsse, naturbelassene Öle, pflanzliche Fette.

Für Hippokrates galt als wichtigste Gesundheitsregel überhaupt: »Euere Nahrungsmittel sollen Heilmittel und euere Heilmittel sollen Nahrungsmittel sein.« So darf es nicht verwundern, dass seine besten Rezepte

Kochrezepte sind, Empfehlungen besonders gesunder Nahrungsmittel.
Beispielsweise Spargel im Frühjahr. Acht Tage lang, so riet er, soll jede
Mahlzeit Spargel enthalten, weil dieser den Körper »auffrischt«, die Leber
und die Nieren »öffnet«, Gelbsucht und »Hüftweh« (Nierenleiden, Ischias)
vertreibt. Galenos erkannte bereits die Einflüsse des Essens auf Gemüt
und Temperament. Er schrieb: »Ohne selbst krank zu sein, vermag der
Körper die Eigenschaften der Seele beträchtlich zu verändern. Darum
sollten jene sich auf den Verstand besinnen, die starrsinnig nicht wahr-
haben wollen, dass die Nahrung manche zurückhaltender machen kann,
manche gieriger und ungehemmter, manche eher selbstbeherrscht und
manche liederlicher, manche mutiger und manche feiger, manche ruhiger
und friedfertiger und manche hartnäckiger und rechthaberischer.« Für
Galenos war der Wein die Grundsubstanz für jedes Kräftigungsmittel –
wobei er schon sehr genau zwischen weißem und rotem, leichtem und
schwerem Wein unterschied. Als besonders heilsam, kräftigend, reinigend
und verdauungsfördernd empfahl er den herben, sprich naturbelassenen
sauren Weißwein. Sehr nervöse Menschen sollten seiner Meinung nach jedoch milden Wein bevorzugen. Auf Galenos gehen letztlich die vielen
Kräuterweine zurück, die für unsere Großeltern als Stärkungsmittel noch
selbstverständlich waren.

Paracelsus, im gleichen Sinn auch Nostradamus, legte seinen Zeitgenos-
sen immer wieder beschwörend die »Heilkraft Heimat« ans Herz: »Wenn
du dich nicht mehr wohl fühlst, ermattet, kraftlos geworden bist, dann
kehre heim an deinen Geburtsort. Jener Ort, dem du selbst entstammst, ist
wie eine natürliche Vorratskammer, die alles enthält, was du zur Gesundung brauchst. Nirgendwo sonst kannst du so rasch und so ausgewogen das
natürliche Heilmittel finden in allem, was du einatmest, isst und trinkst.«

Heilmittel	*Anwendungsweise*

**Ackerschachtelhalm
(Equisetum arvense)**

Wirkstoffe: Flavonglykoside, Saponin, Kieselsäure, Alkaloide
Wirkung: Harntreibend, entzündungswidrig, stärkt das Bindegewebe, entgiftend, blutstillend, angstlösend, krebsfeindlich

Tee: 3 TL des Krauts mit $1/4$ l kochendem Wasser überbrühen, 10 Minuten ziehen lassen und über den Tag verteilt $1/2$ l trinken.
Hinweis: Hebt die Stimmung und gibt neue Energie bei nervöser Erschöpfung.

Eisenkraut (Verbena officinalis)

Wirkstoffe: Glykosid Verbenalin, Gerbstoff, Adenosin, Kieselsäure
Wirkung: Harntreibend, entzündungswidrig, gleicht die Schilddrüsenfunktion aus, wundheilungsfördernd, milchfördernd, aphrodisierend, wehenauslösend, blutdruckregulierend

Tee: 3 TL des Krauts mit $1/4$ l kochendem Wasser übergießen, 10 Minuten ziehen lassen, davon 2–3 Tassen täglich trinken. Nach Belieben süßen.
Tinktur: Das blühende Kraut in ein Einwegglas geben und mit 50%igem Trinkalkohol so überschütten, dass das gesamte Kraut bedeckt ist. 49 Tage unter gelegentlichem Schütteln ziehen lassen, abseihen und in ein dunkles Glas abfüllen. Davon bei Bedarf 2- bis 3-mal täglich $1/2$ TL in etwas Wasser einnehmen.
Hinweis: Verleiht die Kraft, sich diplomatisch durchzusetzen, macht sympathisch und selbstbewusst. Kann vor großen Anstrengungen auch vorbeugend verwendet werden, um nicht an die Reserven zu müssen. Eisenkraut macht hieb- und stichfest. Nicht in der Schwangerschaft einnehmen, da das Kraut wehenauslösend wirkt.

Engelwurz (Angelica archangelica)

Wirkstoffe: Ätherische Öle, Kumarine, Harz, Gerbstoff, Bitterstoffe
Wirkung: Entgiftend (Schwermetalle), krampflösend, durchblutungssteigernd, harntreibend, auswurffördernd, regt die Bildung der Abwehrzellen an

Tee: 3 TL der Wurzel mit $1/4$ l kaltem Wasser übergießen und zum Sieden bringen. $1/2$ l täglich, über den Tag verteilt trinken.
Elixier: 8 g Wurzeln, 40 g Zucker, 100 g Alkohol mit Wasser auf 1 l aufgießen (1–2 Zitronenscheiben zugeben), 10 Tage stehen lassen, filtern. Anschließend mit Wasser verdünnen. Bei Bedarf evtl. nachsüßen und täglich 2–3 EL davon einnehmen.
Hinweis: Hilft bei Dauermüdigkeit während Extrembelastungen. Sehr nützlich z. B. für Examensvorbereitung. Stärkt den Schutzengel der Kinder.

Heilmittel   *Anwendungsweise*

Eselsdistel (Onopordum acanthium)

Wirkstoffe: Onopordopikrin, Gerbstoffe, Flavonglykoside
Wirkung: Verdauungsfördernd, gleicht Herz-Kreislauf-Störungen aus, abwehrsteigernd

Tee: 2 TL des Krauts wird mit $1/4$ l kochendem Wasser übergossen und für mindestens 15 Minuten stehen gelassen. Davon täglich 3 Tassen über den Tag verteilt trinken.
Hinweis: Die Eselsdistel steigert die körperliche und seelische Belastbarkeit. Sie stärkt außerdem das Selbstbewusstsein und die Durchsetzungskraft.

Gamander, echter
(Teucrium chamaedrys)

Wirkstoffe: Ätherische Öle, Bitterstoffe, Gerbstoffe
Wirkung: Regt die Gallentätigkeit an, entzündungswidrig, verstärkt die Lungenkraft, antiviral

Tee: 3 TL des blühenden Krauts mit $1/4$ l kochendem Wasser überbühen, 10 Minuten ziehen lassen und $1/2$ l über den Tag verteilt trinken.
Tinktur: Das blühende Kraut mit 40%igem Trinkalkohol in einem Glas übergießen, so dass das gesamte Kraut bedeckt ist. 49 Tage ziehen lassen, gelegentlich schütteln und dann in ein dunkles Gefäß abseihen und umfüllen. Bei Bedarf 2- bis 3-mal täglich 15–20 Tropfen in etwas Wasser einnehmen.
Hinweis: Besonders wirksam bei Kraftlosigkeit und Entscheidungsschwäche infolge Trauer oder verschleppter chronischer Krankheiten. Wirkt stark stimmungsaufhellend.

Ginseng (Panax ginseng)

Wirkstoffe: Saponinähnliche Stoffe, Ginsenoide, Glykosid
Wirkung: Vitalitätssteigernd, regt Schilddrüse und Blutdruck an, aphrodisierend, verdauungsfördernd

Tee: Aus 3 TL der Wurzeln und $1/4$ l kochendem Wasser einen Tee zubereiten. Diesen mindestens 20 Minuten ziehen lassen. 3 Tassen täglich genügen.
Tinktur: Ginsengwurzeln in ein Einwegglas geben und mit 60%igem Trinkalkohol so weit übergießen, dass alle Wurzeln gut bedeckt sind. Nach 49 Tagen abseihen und in ein dunkles Gefäß geben. Bei Bedarf mehrmals täglich $1/2$ TL einnehmen.
Hinweis: Ginseng gilt noch heute als das Lebenselixier des Ostens. Es hilft bei allen Arten geistiger, körperlicher und seelischer Erschöpfungszustände und Überlastung. Nicht geeignet ist Ginseng bei akuten Entzündungen, Bluthochdruck und Überfunktion der Schilddrüse.

Heilmittel

Anwendungsweise

Hafer (Avena sativa)

Wirkstoffe: Eiweiß, Lecithin, Vitamin A, B, E und K, Mineralstoffe, Spurenelemente, Kieselsäure
Wirkung: Hafer ist eine der ganz seltenen Pflanzen, die alles enthält, was der menschliche Körper braucht. Deshalb ist er so kräftigend.

Haferschleim: Man gibt 2 Hand voll Haferflocken in 1 l kaltes Wasser und lässt es höchstens 5 Minuten lang unter häufigem Umrühren kochen. Erwachsene bekommen die Suppe so, leicht gesalzen.
Für Kinder kann man statt des Wassers Milch nehmen. Der Schleim wird nach dem Kochen durch ein feines Sieb gegossen, damit die gröberen Flockenteilchen zurückgehalten werden.
Hinweis: Hafer (auch gekocht!) gehört zu den besten und wichtigsten Aufbauprodukten überhaupt – speziell für Kinder und Patienten, die eine schwere Erkrankung hinter sich haben.

Himbeere (Rubus idaeus)

Wirkstoffe: Pektin, Spurenelemente, Gerbstoffe, Vitamin A und C.
Wirkung: Auffrischend, reinigend, fiebersenkend

Sirup: Frische Himbeeren werden in einen Kochtopf gegeben, leicht zerdrückt und mit der Hälfte der Menge Zucker versehen. Sie werden bei kleiner Flamme eingekocht. Dabei schöpft man von Zeit zu Zeit den Schaum ab. Wenn das Ganze schön dick geworden ist, gießt man es durch ein Tuch. Der Beerensatz wird ausgepresst. Den Saft füllt man in gut verschließbare Flaschen. Im Bedarfsfall verdünnt man den Saft mit Wasser.
Tee: 2 TL der jungen Blätter werden mit 250 ml kochendem Wasser überbrüht, 10 Minuten ziehen lassen und täglich $1/2$ l davon trinken.
Hinweis: Besonders geeignet für Kinder, die sich matt und kränklich fühlen. Das ideale Stärkungsmittel für Winter und Frühjahr. Der Tee sollte in der Schwangerschaft nur in den letzten 4 Schwangerschaftswochen getrunken werden, er sorgt dann für einen weichen Muttermund, der sich angenehmer und schneller öffnet.

Heilmittel   *Anwendungsweise*

Kamille (Matricaria chamomilla)

Wirkstoffe: Chamazulen, ätherische Öle, Gerbstoff, Kumarine, Flavonoide
Wirkung: Entzündungshemmend, krampflösend, wundheilend

Tee: 3 TL des blühenden Krauts mit $1/4$ l kochendem Wasser überbrühen, 10 Minuten ziehen lassen und so viel davon trinken wie möglich.
Tinktur: Eine Hand voll der Blüten mit 40%igem Trinkalkohol so übergießen, dass alle Blüten bedeckt sind. 49 Tage stehen lassen, gelegentlich gut durchschütteln und anschließend abseihen und in ein dunkles Gefäß geben. Von der Tinktur bei Bedarf 1 TL nach dem Essen einnehmen.
Hinweis: Hilft bei Erschöpfung, wenn die Kraftreserven aufgebraucht sind.

Kartoffel (Solanum tuberosum)

Wirkstoffe: Solanin, Basen, Vitamin B und C, Kalium
Wirkung: Entsäuernd, krampflösend, aufbauend, hilft bei Magenübersäuerung

Frisch gepresster roher Saft: Gesunde, nicht keimende oder angegrünte Kartoffeln werden 10 Minuten lang in Salzwasser gebadet, anschließend gründlich gereinigt. Man zerkleinert sie und presst sie samt Schale aus. Vom gewonnenen Saft trinkt man 3- bis 4-mal täglich $1/2$ Glas ($1/8$ l). Weil dieser Saft nicht gut schmeckt, sollte man ihn für Kinder mit einem Fruchtsaft mischen.
Hinweis: Es dürfen nur Kartoffeln verwendet werden, die noch nicht keimen und keine grünen Stellen aufweisen.

Kraut (Brassica capitata alba)

Wirkstoffe: Pflanzliches Eiweiß, Harze, viele Spurenelemente, viele Vitamine – und ein besonderer Schutzstoff für die Magenschleimhaut
Wirkung: Ergänzt nahezu alle fehlenden Heil- und Lebensstoffe, krebsfeindlich

Sauerkraut, roh: Am besten isst man vor dem Mittagessen ein paar Gabeln voll.
Hinweis: Für Ärzte wie Paracelsus war Kraut (Weißkohl) das »Allheilmittel« schlechthin. Auch gekochtes – nicht nur rohes Kraut! – stellt eine natürliche Heilquelle dar.

Müsli (nach Dr. Bircher)

Bestandteile: 100–150 g Obst, 15 g Haferflocken, Weizenkeime oder Hirse, der Saft $1/2$ Zitrone, 1 TL geriebene Mandeln oder Haselnüsse, Sahne oder Kondensmilch
Wirkung: Ergänzt fehlende Stoffe und entgiftet gleichzeitig; entlastet Herz und Kreislauf

Frühstück: Die Haferflocken, Weizenkeime oder gemahlenen Hirsekörner werden am Vorabend in etwa 5 EL Wasser eingeweicht. Am Morgen gibt man das zerkleinerte Obst, die Nüsse, 1 EL Sahne oder Kondensmilch und den Zitronensaft bei. Man findet rasch heraus, ob das Müsli etwas dicker oder flüssiger besser schmeckt.
Hinweis: Müsli, im Wechsel mit rohem Gemüse, sollte gelegentlich als Vorspeise die Suppe ersetzen.

Heilmittel

Anwendungsweise

Quitte (Cydonia oblonga)

Wirkstoffe: Schleim, Pektin, Amygdalin, Vitamin C, Gerbstoffe
Wirkung: Entzündungshemmend, regelnd für Magen/Darm, durchblutungsfördernd, potenzsteigernd, beruhigend

Gelee: 12 schöne Quitten werden geschält und zerschnitten. Die Kerne entfernt man. Dann die Quitten in reichlich Wasser kochen, bis sie fast ganz zerfallen sind. Nun gibt man eine Scheibe natürliche Gelatine hinzu und lässt das Ganze kurz weiterkochen. Jetzt gießt man den Brei durch ein Tuch. Der aufgefangene Saft wird erneut gekocht. Sobald ein Tropfen davon wie eine leuchtende Perle auf einem Teller stehen bleibt, ist das Gelee fertig. Nach einem letzten Aufkochen gießt man es in Gläser.
Hinweis: Bewährtes Kräftigungsmittel, vor allem nach Erkältungskrankheiten und anderen Infektionen.

Rosmarin (Rosmarinus officinalis)

Wirkstoffe: Ätherische Öle, Kampfer, Bitterstoffe, Rosmarinsäure
Wirkung: Kreislaufanregend, nervenstärkend, keimtötend, wirkt erwärmend auf den Unterleib, blutdrucksteigernd, fördert die Konzentration

Tee: 2 TL des frischen, blühenden Krauts werden mit 150 ml kochendem Wasser überbrüht und für mindestens 15 Minuten stehen gelassen. 2–3 Tassen täglich genügen.
Badezusatz: 20 Tropfen des ätherischen Öls mit 3 EL Sahne vermischen und ins Badewasser geben.
Tinktur: Das blühende Kraut in ein Einwegglas geben und mit 50%igem Trinkalkohol so übergießen, dass das Kraut vollständig bedeckt ist. 49 Tage ansetzen, abseihen und davon bei Bedarf bis zu $1/2$ TL in etwas Wasser einnehmen.
Hinweis: Der Tee schmeckt recht bitter und ist für Kinder weniger geeignet. Ebenfalls verzichten müssen alle mit Bluthochdruck.
Rosmarin hilft bei Schwäche nach Überanstrengung, die von Schwindel begleitet wird, außerdem bringt er den Blutdruck in die Höhe, wenn dieser im Keller ist.

Heilmittel   *Anwendungsweise*

Rote Bete (Beta vulgaris)

Wirkstoffe: Betanin, Anthocyan, Vitamin B, C, viele Spurenelemente, Aminosäure, Eisen
Wirkung: Aktiviert die Zellatmung, blutbildend, krebsfeindlich

Roher Saft: Man reibt oder raspelt die rohen, gut gewaschenen Wurzelknollen und presst sie kräftig aus. Vom Saft, der täglich frisch hergestellt werden sollte, trinkt man zunächst $1/2$ l schluckweise über den ganzen Tag verteilt. Nach 2 Wochen wird die Trinkmenge auf $1/4$ l reduziert. In alten Rezepten wird empfohlen, gleichzeitig mit dem Rote-Bete-Saft täglich 1 l Buttermilch zu trinken.
Hinweis: Sollte kurmäßig über Wochen und Monate angewendet werden.

Rotwein

Wirkstoffe: Gerbstoffe, Vitamine, Säuren, Mineralstoffe
Wirkung: Blutbildend, stärkend, aufbauend

Rotwein mit Ei: 2 frische Eidotter werden in $1/4$ l Wein so lange gequirlt, bis sie sich völlig aufgelöst haben. Dieses Kräftigungsmittel trinkt man 1- bis 2-mal täglich schluckweise (evtl. Honig beigeben).
Hinweis: Vorzügliches Stärkungsmittel, vor allem für ältere Menschen bei Erschöpfungszuständen.

Schlehe (Prunus spinosa)

Wirkstoffe: Flavonglykosid, Blausäureglykosid, Kumarine, Gerbstoffe, Vitamine
Wirkung: Regt den Heilungsprozess an, entgiftet, fördert den Lymphfluss, harntreibend, blutdrucksteigernd

Tee: 1 Hand voll der Blüten mit $1/2$ l kochendem Wasser überbrühen, 10 Minuten ziehen lassen und 1 Tasse über den Tag verteilt trinken.
Sirup: Die Früchte der Schlehe werden durch Einkochen zu einem dickflüssigen Sirup verarbeitet. Davon täglich 1–2 Gläser trinken.
Hinweis: Die Schlehe hilft vor allem nach langjähriger beruflicher oder seelischer Überbelastung. Sie gibt neuen Schwung nach langen schweren Krankheiten und schützt vor allerlei Strahlungsschäden. Bluthochdruckler sollten die Schlehe mit Vorsicht einnehmen, sie steigert diesen.

Heilmittel	*Anwendungsweise*

Silberdistel (Carlina acaulis)

Wirkstoffe: Ätherische Öle, Carlinaoxid, Gerbstoffe, viel Inulin
Wirkung: Antibiotisch, harn- und schweißtreibend, regt die Verdauungsdrüsen an, entgiftend, stärkend

Tee: 2 TL der Rinde in $1/4$ l kaltem Wasser ansetzen und zum Sieden bringen. 15 Minuten ziehen lassen und täglich 2–4 Tassen davon trinken.
Weintinktur: Die Wurzel in ein Glas geben, mit Weiß- oder Rotwein aufgießen, bis alle Teile bedeckt sind, und 5 Tage ziehen lassen. Bei Bedarf ein Gläschen vor den Mahlzeiten trinken.
Hinweis: Nicht geeignet bei Korbblütlerallergie. Die Pflanze steht unter Naturschutz; bitte die Wurzeln im Handel besorgen. Die Silberdistel sagt man, gibt die Kraft von neun Männern, speziell während und nach schweren Zeiten mit großer körperlicher und seelischer Überlastung.

Tausendgüldenkraut (Erythraea centaurium)

Wirkstoffe: Extrem starke Bitterstoffe
Wirkung: Regt die Verdauung an, wirkt beruhigend auf den Magen, entzündungshemmend, reinigend, regt stark die Verdauungsdrüsen an

Tee: 4 TL des blühenden Krauts werden mit $1/2$ l kochendem Wasser übergossen, 15 Minuten stehen gelassen und über den Tag verteilt getrunken.
Weintinktur: 5 g des blühenden Krauts mit 100 ml Wein 4 Tage lang ansetzen, abseihen und bei Bedarf ein Schnapsglas vor oder nach den Mahlzeiten einnehmen.
Hinweis: Wegen des ausgeprägten bitteren Geschmacks ist der Tee für Kinder nur in Teemischungen oder in homöopathischer Form (D2) erträglich. Er hilft, wenn man sich so ausgelaugt wie nach einer schweren Krankheit fühlt. Dann bringt er Fröhlichkeit und Lebensfreude zurück.

Heilmittel	Anwendungsweise

Thymian (Thymus vulgaris)

Wirkstoffe: Gerbstoffe, Bitterstoffe, ätherisches Öl, Saponine
Wirkung: Krampflösend, antibakteriell, stärkend, schleimlösend, desinfizierend, appetitanregend, verdauungsfördernd

Tee: 3 TL des Krauts mit $1/4$ l kochendem Wasser überbrühen, 15 Minuten ziehen lassen und über den Tag verteilt trinken.
Gewürz: Möglichst viel des Krauts zum Würzen von Speisen verwenden.
Ätherisches Öl: 10–15 Tropfen des Öls mit 2 TL Sahne vermischen und dem Badewasser zugeben, oder 1–2 Tropfen auf dem Hinterkopf einreiben, bevor man in die »Schlacht« geht.
Wein: 2,5 g des Krauts mit 100 ml Wein ansetzen, 5 Tage lang stehen lassen und bei Bedarf ein Schnapsglas voll trinken.
Hinweis: Hilft ganz besonders bei Vitalitätsverlust durch übermäßiges geistiges Arbeiten, z.B. vor Prüfungen. Stärkt den Willen und die Ausdauer.
Nichts für Herzschwache, nervöse Menschen und Schwangere, da Thymian die Schilddrüsenfunktion anregen kann.

Wacholder (Juniperus communis)

Wirkstoffe: Ätherische Öle, Terpentin, Flavonoide, Gerbstoffe, Harz
Wirkung: Harntreibend, entfettend, entgiftend, stärkt die Abwehr und nimmt die Angst

Tee: 5 frische Beeren mit $1/2$ l Wasser übergießen, nur kurz ziehen lassen und täglich 1–2 Tassen trinken.
Gewürz: Die getrockneten Beeren möglichst oft zum Kochen als Gewürz mit einplanen.
Ätherisches Öl: Nur 5 Tropfen des Öls mit 2 TL Sahne vermischen und ins Badewasser geben.
Wein: 4 g der Beeren mit 100 ml Weißwein ansetzen und 10 Tage stehen lassen. Vor den Mahlzeiten 1 Gläschen trinken.
Hinweis: Wacholder wirkt stark allergen, weshalb Allergiker besser darauf verzichten sollten. Auch bei akuten Nierenproblemen darf Wacholder nicht verwendet werden. Er hilft bei allen Erschöpfungszuständen, wenn die Reserven aufgebraucht sind und man schnell ausgepowert ist.

Heilmittel	*Anwendungsweise*

Walnuss (Juglans regia)

Wirkstoffe: Ätherische Öle, Juglon, Gerbstoffe
Wirkung: Blutreinigend, aufbauend, regt den Lymphfluss an, bindet Toxine, senkt den Blutzuckergehalt und den Blutdruck

Frische oder getrocknete Früchte: Man esse täglich 3–4 Walnüsse, Haselnüsse oder Mandeln außerhalb der Mahlzeiten.
Tee: 2 TL der jungen Walnussblätter werden mit $1/4$ l kaltem Wasser angesetzt und nur kurz zum Sieden gebracht. Gleich abgießen und davon schluckweise über den Tag verteilt 2–3 Tassen täglich trinken.
Weintinktur: Die jungen Blätter (ca. 5 g) mit 100 ml Rotwein ansetzen und 10 Tage stehen lassen. Bei Bedarf genehmigt man sich ein Schnapsgläschen nach dem Essen.
Hinweis: Besonders zu empfehlen bei Drüsenschwellungen, Magen- Darm- und Hautproblemen.

Ysop (Hyssopus officinalis)

Wirkstoffe: Ätherische Öle, Gerbstoffe, Flavonoide, Tannine, Urolsäure, Oleanolsäure
Wirkung: Verdauungsfördernd, krampflösend, auswurffördernd, wundheilend, entgiftend

Tee: 4 TL des blühenden Krauts mit 250 ml kochendem Wasser übergießen, 10 Minuten ziehen lassen und über den Tag verteilt 2–3 Tassen trinken.
Wein: 4 TL des blühenden Krauts mit 100 ml Weißwein ansetzen, 5 Tage stehen lassen und davon bei Bedarf ein Gläschen voll trinken.
Hinweis: Ysop hilft in schweren Zeiten durchzuhalten, verhindert vor allem bei wenig belastbaren Menschen zu schnell einsetzende Müdigkeit und Erschöpfung.

Spezielle Aufbau- und Stärkungsmittel

Unsere Lebensmittel sind heute leider nicht mehr so, dass sie im Sinn von Hippokrates als eigentliche Heilmittel ausreichen. Vieles, was wir zum Essen vorgesetzt bekommen, stammt aus ausgelaugten Ackerböden oder wurde in Treibhäusern künstlich gezogen und ist so nahezu wertlos. Es hat in der Bearbeitung oder Lagerung seine wertvollsten Bestandteile verloren und ist durch Düngung, Konservierung oder Färbung sogar mit Giftstoffen behaftet, die unseren Organismus beträchtlich belasten können. Chronisches Unwohlsein ist oft ein Hinweis dafür, dass unserem Körper wichtige Stoffe fehlen, die er sich selbst nicht beschaffen kann, oder dass das eine oder andere Organ, speziell die Leber, eine gezielte Hilfe zur Entgiftung braucht. Bei unerklärlicher Müdigkeit und Leistungsschwäche ist in erster Linie an einen Vitaminmangel zu denken. Ob er (oder auch ein Überschuss an Vitaminen) tatsächlich gegeben ist, dafür gibt es Hinweise:

▷   Wenn Sie nachts oder auch schon in der Dämmerung schlecht sehen oder gar »blind« sind, weil Ihre Augen zwar Farben unterscheiden können, aber keine Grauwerte, sobald die Farben verblasst sind, wenn Schleimhäute und Haut sehr trocken sind und Wunden schlecht heilen, wenn Sie einer Überfunktion der Schilddrüse wegen hektisch oder nervös agieren, dann leiden Sie mit hoher Wahrscheinlichkeit unter einem Vitamin-A-Mangel.

▷   Wenn Sie zu Nervenentzündungen, zu Neuralgien, Migräne und Lähmungserscheinungen neigen und sich in Ihrem Körper Wasser bildet, dann fehlt Vitamin B_1.

▷   Wenn sich Ihre Haut rötet (vor allem um die Augen), wenn die Lippen leicht einreißen und Sie Verdauungsstörungen nach fettem Essen bekommen, dann könnten Sie Vitamin B_2 brauchen.

▷   Wenn Sie unter Blutarmut leiden, blass sind und häufig Kopfschmerzen haben, müssen Sie an einen Vitamin-B_{12}-Mangel denken.

▷   Wenn Sie anfällig sind für Infektionen, »frühjahrsmüde«, seelisch kaum belastbar, fehlt Vitamin C.

▷   Wenn Ihre Knochen weich oder spröde werden, sich Ihr Rücken verbiegt, fehlt (eventuell neben dem Hormon Östrogen) Vitamin D. Beachten Sie: Dieses so wichtige Vitamin wird von der Sonne unter der Haut gebildet. Im Winter und an trüben Tagen, wenn diese Vitaminquelle fast ganz versiegt oder Sie sich praktisch nur in der Wohnung aufhalten, muss verstärkt eine andere Quelle herangezogen werden, beispielsweise Fleisch. Umgekehrt aber: Wenn Sie im Sommer viel Fleisch essen und sich gleichzeitig intensiver Sonnenbestrahlung aussetzen, ist das Angebot an Vitamin D rasch zu hoch. Das aber würde dann verstärkt zu Ablagerungen von Kalk in Gefäßen und Organen beitragen und somit Arteriosklerose beschleunigen.

34   ▷   Wenn Sie bei körperlichen Anstrengungen rasch müde werden, unter Potenzstörungen leiden, dann fehlt Vitamin E. Wenn in jüngster Zeit gelegentlich behauptet wurde, gerade nach diesem Vitamin bestehe keinerlei Bedürfnis, weil es in der Nahrung ausreichend vorhanden sei, dann muss man dem entgegenhalten, dass unseren verfeinerten Nahrungsmitteln nichts gründlicher entzogen wird als gerade dieses Vitamin. Ohne Vitamin E ist unser Körper aber nicht in der Lage, Leistungen zu vollbringen. Sportler wissen das. Für sie gehört es zu den unverzichtbaren »Wundermitteln«.

▷   Wenn Sie zu Haut- und Schleimhautblutungen neigen, Galle- oder Leberprobleme haben, könnte Vitamin K fehlen. Das ist etwa nach starkem Durchfall oder noch eher nach einer Antibiotikabehandlung möglich, wenn die Darmbakterien vernichtet wurden, die dieses Vitamin bilden.

Greifen Sie nicht wahllos nach Multivitaminen, um nach dem Gießkannenprinzip für alle Fälle etwas zu erwischen. Nehmen Sie sie nur, wenn der Arzt oder der Heilpraktiker es für richtig hält. Abgesehen davon, dass sie teuer sind, ist der Körper nicht imstande, alle Vitamine, die überflüssigerweise angeboten werden, auszuscheiden. Zu viel Vitamin A kann schwere Kopfschmerzen auslösen, weil es den Druck im Kopf erhöht. Zu viel Vitamin D kann schuld sein am Herzinfarkt oder Schlaganfall und zu Verstopfung führen – um nur einige »Nebenwirkungen« zu nennen. Nähere Hinweise zu den einzelnen Vitaminen finden Sie in den nachfolgenden Listen.

Eine zweite Mangelerscheinung kann durch fehlende Enzyme auftreten. Enzyme liefern ebenso wie die Vitamine keine Energie. Sie stellen auch kein »Baumaterial« für Wachstum und Heilung dar. Doch in sämtlichen Stoffwechselprozessen fällt ihnen eine Schlüsselrolle zu: Ohne Enzyme wäre kein Leben möglich. Der Körper produziert sie, vornehmlich in der Bauchspeicheldrüse, in großen Mengen und vielen tausend verschiedenen Arten. Der Pankreassaft, rund drei Liter täglich, besteht zu 20 Prozent aus wertvollen Enzymen. Es handelt sich um komplizierte Gebilde, die zu ihrem Aufbau als wichtigen Bestandteil meistens ein Vitamin benötigen. Vielleicht ist das die Erklärung dafür, warum deren Einnahme gelegentlich erfolglos bleibt: Wenn die »Partner« fehlen, die mit ihnen zusammen zum Enzym werden, kann der Organismus nichts damit anfangen.

Enzyme aber sind so genannte Biokatalysatoren. Ohne ihre Anwesenheit könnten die chemisch-biologischen Prozesse im Körper entweder gar nicht oder nur viel zu langsam ablaufen. Jeder Prozess besitzt sein eigenes Enzym. Das eine spaltet Fette auf, das andere Eiweiß, das dritte Kohlehydrate. Eines braucht der Körper zur Verdauung, ein zweites zur Aufnahme des Sauerstoffs, ein drittes zur Blutgerinnung, ein viertes zur Heilung. Normalerweise ist unser Körper nicht direkt auf die Aufnahme von Enzymen durch die Nahrung angewiesen. Er braucht nur ihre »Bausteine«, vor allem Vitamine, Spurenelemente, Mineralien. Doch nach anhaltendem Dauerstress, nach Schlankheitskuren oder häufigen Infektionen können mit zunehmendem Alter die Enzymquellen im Körper erschöpft sein. Dann klappt es mit der Verdauung nicht mehr. Dann ist die Heilung verzögert. Dann werden vor allem die abgestorbenen Zellen und der sonstige Müll im Körper nicht mehr beseitigt. Allein im Gehirn müssen täglich zehntausend abgestorbene Zellen weggeschafft werden. Wenn die Enzyme fehlen, können schließlich Viren im Körper die Oberhand gewinnen, weil eine sehr wirksame, wenn nicht überhaupt die stärkste Abwehrwaffe gegen sie ausfällt. Dem erschöpften Körper könnte mit enzymreicher Nahrung entscheidend geholfen werden. Doch es gibt sie heute kaum noch. Enzyme fehlen fast ganz in gekochten, pasteurisierten und sterilisierten Nahrungsmitteln. So ist beispielsweise die Milch direkt von der Kuh eine der reichhaltigsten Enzymquellen. Die Milch, die wir kaufen können, ist enzymleer. Im rohen Fleisch sind ebenfalls wertvolle Enzyme enthalten, im gebratenen und gekochten sind sie zerstört. Wer unter Enzymmangel leidet, der sollte viel rohes Gemüse und Obst (vor allem Ananas) essen. Enzyme kann man heute auch rezeptfrei in der Apotheke kaufen. Ob und welche Enzyme fehlen, das lässt sich leicht feststellen:

Wenn Sie im Gegensatz zu früher nicht nur gelegentlich, sondern eigentlich nach jedem Essen unter heftigen Blähungen leiden, dann kann durch die verminderte Leistung der Bauchspeicheldrüse ein Mangel an Verdauungsenzymen vorliegen. Welche fehlen, das finden Sie rasch heraus, wenn Sie zwei, drei Tage lang ganz auf Fett verzichten. Verspüren Sie eine Besserung, dann mangelt ein fettspaltendes Enzym, was Sie übrigens auch daran erkennen können, dass Ihr Stuhl sehr fettig ist. Werden die Blähungen nicht besser, essen Sie vorübergehend kein Fleisch, keine Wurst und kein anderes tierisches Eiweiß, um herauszufinden, ob Sie ein eiweißspaltendes Enzym brauchen. Hat auch das keinen Erfolg, lassen Sie eine Zeit lang Weißbrot, Nudeln und Kartoffeln beiseite, denn es könnte auch ein kohlehydratspaltendes Enzym fehlen. Einfacher wäre es allerdings, sie ließen sich vom Arzt den Enzymspiegel im Magen-Darm-Bereich bestimmen.

▷ Wenn Sie im Gegensatz zu früher zu Blutungen neigen, wenn Wunden schlecht heilen, Blutergüsse sich nur langsam verfärben, als wollten sie überhaupt nicht mehr verschwinden, dann brauchen Sie Enzyme, die die Blutgerinnung fördern.

▷ Wenn Sie bei Verletzungen besonders starke und lang andauernde Schmerzen haben, leicht Ödeme bekommen, ein hohes Thromboserisiko besitzen, Wunden zu übermäßiger Narbenbildung neigen oder wenn Sie chronisch krank sind, brauchen Sie eiweißspaltende Enzyme.

36 ▷ Wenn Sie zu Arteriosklerose neigen und sich vielleicht schon Anzeichen bemerkbar gemacht haben (s. *Arteriosklerose*), sollten Sie sich ebenfalls eiweißspaltende Enzyme besorgen. Näheres erfahren Sie aus den nachfolgenden Listen.

Enzyme sind natürliche Stoffe, gewonnen aus tierischen Organen und Pflanzen. Sie haben keine Nebenwirkungen. Wenn heute vielfach immer noch an ihrer Zweckmäßigkeit gezweifelt wird, so nur, weil angeblich nicht nachgewiesen ist, dass der Körper Enzyme überhaupt resorbiert. Die Antwort darauf kann jeder Patient geben, dessen Magen teilweise oder fast ganz entfernt wurde – und der sich seither ohne Enzympräparate kaum mehr ernähren könnte.

Ein dritter Mangel: Vor allem bei nervösen Schwäche- oder Erschöpfungszuständen kann es nötig werden, dem Körper das fehlende Lecithin zu ersetzen. Er braucht es zur Herstellung der so genannten Neurotransmitter, chemischer Stoffe, die den Kontakt der Nervenzellen untereinander herstellen. Alles, was unser Gehirn – und mit ihm das gesamte Nervensystem – zu leisten imstande ist, verdankt es letztlich seiner Fähigkeit, diese Transmitter herzustellen und als »Boten« einzusetzen. Lecithine sind aber auch zugleich »Transportmittel« für Blutfette. Fehlen sie, kommt es verstärkt zu deren Ablagerung in den Blutgefäßen. Anders gesagt: Lecithinmangel schwächt die Leistungskraft des Gehirns, macht nervös und fördert den Herzinfarkt. Auch bei Lecithin handelt es sich um eine natürliche, organische Substanz. Sie findet sich vor allem in Eiern und Sojabohnen.

Fertigpräparate	Anwendungsweise

Aqua Maris 5% / Prunus spinosa Summitates D6

Wirkstoffe: Meerwasser D1, junge Triebspitzen der Schlehe D6
Wirkung: Anregung der Vitalität bei Erschöpfungszuständen

Tropfen: Erwachsene nehmen 1- bis 3-mal täglich 10–15 Tropfen, Kindern genügt die Hälfte.
Hinweis: Hat sich vor allem bei verzögerter Erholung nach schwerer Krankheit bewährt. Bringt etwas Urlaub am Meer ins Haus.

Arsenicum album D12

Wirkstoffe: Arsenpulver in homöopathischer Verdünnung
Wirkung: Entgiftend, stark kraftgebend

Tropfen: Erwachsene können 2-mal täglich 10–15 Tropfen nehmen, Kindern gibt man die Globuli.
Globuli: Erwachsene 15–20 Globuli 2-mal täglich, Kindern reichen meist 2-mal 5.
Hinweis: Arsen kann bei Dauergebrauch auch in starken Verdünnungen Vergiftungserscheinungen machen, deshalb immer nur kurzfristig verwenden. Es hilft vor allem bei Schwäche durch akute Leiden und geistiger Erschöpfung.

Aurum/Prunus

Wirkstoffe: Gold, speziell zubereitete junge Schlehenspitzen und Triebe
Wirkung: Stärkt das Herz-Kreislauf-System, die Abwehr, hebt die Stimmung

Globuli: 1- bis 3-mal täglich 5–10 Globuli unter der Zunge zergehen lassen.
Hinweis: Hilft, wenn durch Erschöpfung auch das Selbstbewusstsein und die Konzentration schwindet.

Berubi

Wirkstoffe: Vitamin B_{12}
Wirkung: Baut das Blut auf, stärkt die Nerven, beseitigt Entwicklungsstörungen und Konzentrationsschwäche, macht Appetit

Tropfen: 2- bis 3-mal täglich 10 Tropfen, Kinder die Hälfte.
Hinweis: Nicht ohne Rücksprache mit dem Arzt oder Heilpraktiker verwenden.

B-Komplex-Vicotrat

Wirkstoffe: Vitamin B, B_2, B_3, B_6, B_{11}, B_{12} und Vitamin PP
Wirkung: Behebt den gesamten Vitamin-B-Mangel, hilfreich nach Antibiotika- oder Sulfonamidbehandlungen, bei verzögerter Rekonvaleszenz, bei Röntgenkater

Dragees: 3-mal täglich 1 Dragee.
Hinweis: Im Allgemeinen gut verträglich. Kann auch Kindern gegeben werden. Das sollte man vor allem ein paar Tage lang nach schweren Infektionen, speziell nach Antibiotika- oder Sulfonamidbehandlungen tun.

Fertigpräparate | *Anwendungsweise*

Brennnesselsamen Vital-Tonikum

Wirkstoffe: Histamin (natürliches Gewebshormon), Chlorophyll, Vitamin C
Wirkung: Revitalisierend, frischt die Hormonproduktion auf

Alkoholischer Auszug: 3-mal täglich 1 Messbecher. Sollte kurmäßig 3 Wochen lang eingenommen werden.
Hinweis: Empfiehlt sich besonders für ältere, erschöpfte Menschen.

Buerlecithin

Wirkstoffe: Lecithin, Kephalin, Inositphospatide aus Sojabohnen
Wirkung: Hilft bei Leistungsabfall, starker Nervosität, Konzentrationsschwäche, rascher Ermüdbarkeit

Flüssiges Tonikum: 3-mal täglich 1 EL.
Kapseln: 3-mal täglich 1 Kapsel.
Hinweis: Empfiehlt sich vor allem bei geistiger, nervlicher Erschöpfung. Tonikum des Alkohols wegen für Kinder ungeeignet.

Bryonon B_{12}

Wirkstoffe: Vitamin B_1, B_2, B_6, B_{11}, B_{12} und Vitamin PP
Wirkung: Behebt den gesamten Vitamin-B-Mangel; hilfreich nach Antibiotika- oder Sulfonamidbehandlungen, bei verzögerter Rekonvaleszenz, bei Röntgenkater

Tropfen: Erwachsene 3-mal täglich 30 Tropfen. Kinder 3-mal täglich 10 Tropfen.
Hinweis: Im Allgemeinen auch für Kinder gut verträglich.

BVK (Roche)

Wirkstoffe: Vitamin B, B_2, B_3, B_6, B_{12}, Vitamin H und PP
Wirkung: Behebt Erschöpfungszustände, die durch Vitamin-B-Mangel hervorgerufen sind; hilft bei Hauterkrankungen

Dragees: Erwachsene und Schulkinder 3-mal täglich 1 Dragee.
Tropfen: Erwachsene und Schulkinder 3-mal täglich 15–20 Tropfen, Kleinkinder 3-mal täglich 2 Tropfen.
Hinweis: Eines der wirksamsten Aufbaumittel. Sollte nach jeder Infektion, vor allem nach Antibiotika- oder Sulfonamidbehandlungen angewendet werden.

Calceno C

Wirkstoffe: Vitamin C, Kalziumphosphat, Kalziumnitrat
Wirkung: Deckt erhöhten Kalziumbedarf etwa in der Schwangerschaft und bei Parodontose. Stärkt die Abwehr

Tabletten: 1–3 Tabletten mehrmals täglich einnehmen.
Hinweis: Darf bei Nierenfunktionsstörungen nicht eingenommen werden. Sollte nicht zugleich mit Eisenpräparaten verwendet werden.

Fertigpräparate	Anwendungsweise

C-Vicotrat forte

Wirkstoff: Vitamin C
Wirkung: Stärkt die Abwehrkräfte, hilft bei verzögerter Wundheilung sowie bei Zahnfleischbluten

Tabletten: Bis zu 10 Tabletten täglich.
Hinweis: Wer zu Nierensteinen neigt, sollte die Dosierung mit Arzt oder Heilpraktiker besprechen.

Dr. Grandels Weizenkeimöl-Kapseln

Wirkstoffe: Weizenkeimölkonzentrat mit hohem Vitamin-E-Gehalt
Wirkung: Reguliert den Stoffwechsel, fördert die periphere Durchblutung, kräftigt

Kapseln: 3-mal täglich 1–2 Kapseln.
Ölige Lösung: 1- bis 2-mal täglich 1 TL nach den Mahlzeiten.
Hinweis: Wenn es vom Geschmack zusagt, sollte die Lösung den Kapseln vorgezogen werden.

Dr. Grandels Weizenkeim-Vollextrakt-Kapseln

Wirkstoffe: Neben Vitamin E enthalten die Kapseln auch Vitamin B_1, B_2
Wirkung: Aufbauend, regulierend für Stoffwechsel und Kreislauf

Kapseln: 3-mal täglich 1–2 Kapseln.
Hinweis: Empfiehlt sich bei starker nervlicher Erschöpfung und bei Schleimhautdefekten. Sonst sind die billigeren Präparate vorzuziehen.

Ebereschenelixier

Wirkstoff: Frische Ebereschenfrüchte
Wirkung: Regt den gesamten Stoffwechsel, den Appetit und die Verdauung an

Sirup: 1- bis 3-mal täglich 1 EL des Sirups unverdünnt oder mit etwas Wasser einnehmen.
Hinweis: Hilft vor allem, wenn die Erschöpfung den Darm lähmt. Nicht für Säuglinge geeignet.

ELEU-KOKK

Wirkstoff: Taigawurzel
Wirkung: Aktiviert und erhält die körperliche, geistige und seelische Widerstandskraft

Dragees: Erwachsene nehmen 3-mal 1 Dragee, Jugendliche 2-mal 1 und Schulkinder 1 Dragee zu den Mahlzeiten ein. Für Kleinkinder ist das Mittel nicht geeignet.
Hinweis: Muss man Höchstleistungen vollbringen, kann die Dosis kurze Zeit auch verdoppelt werden.

E-Mulsin forte/fortissimum

Wirkstoff: Vitamin E
Wirkung: Reguliert Stoffwechsel und Kreislauf, stärkt die Muskelleistung, regt das Zellwachstum an

Tropfen: E-Mulsin forte 20–40 Tropfen unverdünnt oder in warmem Getränk einnehmen. Kinder 1–20 Tropfen, je nach Alter. E-Mulsin fortissimum 40–80 Tropfen ($1/2$–1 TL). Nicht für Kinder geeignet.
Hinweis: Das fortissimum-Präparat ist für Sportler oder Männer mit Potenzstörungen gedacht. Weil es das Zellwachstum fördert, darf Vitamin E bei Krebs nicht verwendet werden.

Fertigpräparate	Anwendungsweise

Ferrum rosatum D6

Wirkstoffe: Kobalt- und nickelhaltiges Eisen aus Meteoriten, Rosenblüten
Wirkung: Fördert die Bildung vor allem der roten Blutkörperchen, stärkt so die Abwehr

Dilution: 1- bis 3-mal täglich 10–15 Tropfen, Kindern genügt die Hälfte.
Hinweis: Kann auch schon in Stresszeiten vorbeugend genommen werden; hervorragendes Kindermittel.

Ferrum sidereum

Wirkstoff: Meteoreisen
Wirkung: Regt den Lebenswillen bei Erschöpfung nach Schock oder während und nach schweren Erkrankungen an

Tabletten D20: 1- bis 3-mal täglich 1 Tablette.
Pulver D6: 1- bis 3-mal 1 Messerspitze.
Hinweis: Wegen eventueller Nickelallergien sollte das Mittel nicht in tieferen Potenzen genommen werden.

Folgamma

Wirkstoffe: Vitamin B_{11} und B_{12}
Wirkung: Kräftigt, behebt Blutarmut, beseitigt Entwicklungsstörungen

Tabletten: 3-mal täglich 1–2 Tabletten.
Hinweis: Empfiehlt sich besonders bei Hauterkrankungen und -unreinheiten (Akne), wenn sie mit Blutarmut einhergehen.

Ginseng Lebendelixier

Wirkstoffe: Extrakte aus Ginseng, Weißdorn, Rosmarin, Melisse, Rosskastanie, Mistel, Wacholder, Natriumglyzerophosphat, Myoinositol, Cholinchlorid, Hefeextrakt, Reiskleieextrakt, Vitamin C, B_1, B_2, B_6, Vitamin P, Schwefelsäureester, Natriumsalz
Wirkung: Steigert die körperliche, geistige und seelische Leistungsfähigkeit

Lösung in Wein: Täglich 2- bis 3-mal 1 EL.
Kapseln: Täglich 2-mal 1 Kapsel.
Hinweis: Bewährtes Aufbaumittel, empfiehlt sich besonders für ältere, stark gestresste und erschöpfte Menschen. Nicht bei akuten Entzündungen oder Bluthochdruck verwenden.

Kalium phosphoricum comp.

Wirkstoffe: Gold, Kaliumphosphat, Eisensulfat, Quarz
Wirkung: Regt den gesamten Stoffwechsel an, harmonisiert und stabilisiert bei nervöser Erschöpfung mit Angst und Unruhe

Tabletten: 3- bis 4-mal 1 Tablette.
Hinweis: Gutes Mittel, um nach einer Erkrankung wieder auf die Beine zu kommen. Hilft, die Stimmung zu bessern.

Klosterfrau Melissengeist

Wirkstoffe: Melisse, Alant, Engelwurz, Enzian, Galgant, Ingwer, Kardamom, Kassiablüte, Muskatnuss, Nelken, Orangenschale, Pfeffer, Zimt
Wirkung: Entkrampfend, stärkt Leib und Seele

Tropfen: 3-mal täglich 1 TL.
Hinweis: Eine ganz besonders alte und gelungene Mischung. Sie kann immer wieder einmal, auch vorbeugend, genommen werden und gilt als lebensverlängernd.

Fertigpräparate	*Anwendungsweise*

Lecithin-Weizenkeimölkapseln

Wirkstoffe: Lecithin und Weizenkeimöl
Wirkung: Stärkt die Vitalität, verbessert die Sauerstoffaufnahme, fördert die Durchblutung der Muskeln

Kapseln: 1–2 Kapseln täglich.
Hinweis: In dieser Form auch für Kinder, vor allem Schüler, geeignet.

Levico

Wirkstoffe: Natürlich vorkommendes mineralhaltiges (vor allem Eisen, Kupfer, Schwefel und Arsen) Quellwasser aus Oberitalien
Wirkung: Gleicht Kreislaufstörungen aus, regt die Blutbildung an, schützt bei Infektanfälligkeit und gibt Kraft

Dilution D6: 1- bis 3-mal täglich 5–10 Tropfen.
Hinweis: Hilft ganz besonders gut, wenn ein massiver Eisenmangel vorliegt oder gleichzeitig eine Asthmaerkrankung besteht.

Levico comp.

Wirkstoffe: Johanniskraut, Levicomineralwasser s. o., mit Eisen gedüngte Schlehentriebspitzen- und blüten
Wirkung: Regt den Aufbaustoffwechsel stark an, reguliert Kreislaufstörungen und unterstützt die Blutbildung

Globuli: 1- bis 3-mal täglich 5–10 Globuli unter der Zunge zergehen lassen.
Hinweis: Hilft bei Erschöpfungszuständen mit Eisenmangel und Unruhe. Macht gelassen und stark.

Meteoreisen/Phosphor/Quarz

Wirkstoffe: Meteoreisen, Phosphor, Quarz
Wirkung: Belebt die Stimmung und den Körper, steigert die Bildung vor allem der roten Blutkörperchen, stärkt das Immunsystem

Globuli: 1- bis 3-mal täglich 5–10 Kügelchen unter der Zunge zergehen lassen.
Empfiehlt sich bei grippalen Infekten, allgemeiner Erschöpfung an Körper und Seele, bei verzögerter Rekonvaleszenz. Das Mittel eignet sich bestens auch für Kinder und kann in Zeiten erhöhter Ansteckungsgefahr ruhig auch vorbeugend genommen werden.

Organum quadruplex

Wirkstoffe: Homöopathische Verdünnungen von Rinderherz, Rinderleber, Rinderlunge, Rindernieren
Wirkung: Regt den Aufbaustoffwechsel vor allem für Herz, Leber, Nieren und Lunge an

Globuli: 3-mal täglich 5–10 Kügelchen unter der Zunge zergehen lassen.
Hinweis: Dieses Mittel sollte als Notfallmittel bei extremer Erschöpfung verwendet werden. Es unterstützt die lebenswichtigen Organe in kritischen Situationen, bis der Arzt eintrifft, oder hilft als Begleitmittel bei besonders schweren Erkrankungen.

Fertigpräparate

Anwendungsweise

Osspulvit

Wirkstoffe: Mineralbausteine des Knochens (Kalzium, Kalium, Phosphor) und Vitamin A, B, C, D, E
Wirkung: Festigt den Knochenbau, beseitigt Folgen des Kalkmangels, wie beispielsweise Leistungsabfall, Erschöpfung

Dragees: Erwachsene 3-mal täglich 2–3 Dragees vor dem Essen.
Pulver: Für kleinere Kinder verwendet man besser das Pulver und gibt davon täglich 1 gestrichenen TL voll in die Mich oder in den Brei.
Hinweis: Die Beimengung von Vitamin D verlangt besondere Vorsicht. Streng an die Dosierungsvorschriften halten, sonst Arzt oder Heilpraktiker befragen.

PK 7 Hefetabletten/Sirup

Wirkstoffe: Vitamin C und B-Komplex, Aminosäuren, Spurenelemente
Wirkung: Aufbauend, stärkend

Sirup: 3 TL morgens in Saft oder Milch.
Tabletten: Täglich zwischen 2 und 4 Tabletten.
Hinweis: Dieses für Kinder gute Aufbau- und Stärkungsmittel gibt es im Reformhaus.

Prunuseisen

Wirkstoff: Mit Eisen speziell gedüngte Schlehentriebe
Wirkung: Bringt den Kreislauf und die Bildung der roten Blutkörperchen in Schwung, stärkt das Immunsystem und gibt Kraft

Globuli: 3-mal täglich 10–15 Kügelchen unter der Zunge zergehen lassen.
Hinweis: Hilft gut bei Erschöpfung und verzögerter Erholung, vor allem, wenn dies von Anämie begleitet ist.

Rosen-Elixier

Wirkstoff: Frische Rosenblütenblätter
Wirkung: Regt den Gesundungsprozess im ganzen Körper an, streichelt zudem die Seele und gibt neue Kraft

Sirup: 1- bis 3-mal täglich 1 TL bis 1 EL unverdünnt oder mit etwas Wasser verdünnt einnehmen. Kleinkinder nehmen den Sirup teelöffelweise unverdünnt oder in etwas Flüssigkeit ein.
Hinweis: Beschleunigt den Heilungsprozess vor allem bei Kindern, hilft auch bei Liebeskummer und Gedeihstörungen.

Rubellit D10

Wirkstoffe: Roter Turmalin (u. a. Eisen, Titan, Chrom, Mangan, Lithium)
Wirkung: Stärkt die Durchhaltekraft und den Kreislauf. Fördert die Blutbildung

Dilution: Morgens, gleich nach dem Aufstehen, 5 Tropfen.
Hinweis: Hilft vor allem dem Morgenmuffel, den Tag beschwingt und geistig wie körperlich munter zu beginnen. Kann in Stresszeiten auch einmal zum Durchhalten einer Nachtschicht dienen. In diesem Fall erneut 5 Tropfen einnehmen.

Eine sehr alte Methode zur Stärkung der Gesundheit, die heute leider viel zu sehr vernachlässigt wird, ist die Massage. Sie vermag Leben in und unter die Haut zu bringen. Und das bedeutet vor allem, die Blutzirkulation in den feinsten Gefäßen wird angeregt, und die ins Stocken geratene Lymphe kommt wieder in Fluss. Beides trägt wesentlich zur schnelleren und gründlicheren Beseitigung von Stoffwechselschlacken und abgelagerten Giften bei. Begrüßenswerter Nebeneffekt: Mit der Lymphe werden auch die Abwehrkräfte mobil. Sie befinden sich ja großenteils in dieser wässrigen Flüssigkeit, die wie das Blut ständig kreisen muss, im Gegensatz zum Blutkreislauf aber keine eigene »Pumpe« besitzt.

Da unsere Haut mit zahllosen Reflexzonen versehen ist, wirkt sich eine Massage zugleich auch immer auf die Organe aus, so dass man sich hinterher deutlich frischer und kräftiger fühlt. Massieren kann man erlernen und dann selbst am Partner ausüben. Voraussetzung dafür ist allerdings die exakte Einweisung durch den erfahrenen Fachmann (s. *Massage*).

Als eine Form der Selbstmassage könnte man gymnastische, sportliche Betätigungen bezeichnen – und so sollten sie auch verstanden werden. Beim Laufen, Joggen, Kniebeugen und anderen speziellen Übungen geht es ja in erster Linie nicht darum, die Muskeln wachsen zu lassen, sondern sie zu bewegen, um den Blut- und Lymphkreislauf in Schwung zu bringen. Das Herz wird zwar gezwungen, schneller zu schlagen, der Atem geht heftiger, doch wenn es ohne Übertreibung geschieht, ist das für den gesamten Organismus eher eine Entlastung als eine Anstrengung. Das Herz braucht weniger Kraft als im Ruhezustand, dieselbe Blutmenge weiterzupumpen. Das Blut selbst wird durch die »Sauerstoffdusche« aufgefrischt. Überflüssige »Brennstoffe« in ihm, vor allem Zucker und Fett, vom Stress unnötig mobilisiert, werden verbrannt, womit die Arbeit, sie wegzuschaffen, wegfällt.

Ganz wichtig bei jeder körperlichen Betätigung: Sie darf nicht zu Verkrampfungen führen, sondern muss die Muskeln lockern. Deshalb sollten Sie sich anfangs nicht über den Ermüdungspunkt hinaus anstrengen und das Ganze eher spielerisch betreiben. Steigern Sie Ihre Leistung schrittweise, so stellt sich die Ermüdung immer später ein.

Bevorzugen Sie Übungen, bei denen die Gelenke nicht überbelastet werden. Radfahren (der Körper sitzt im Sattel, lastet nicht auf Fuß-, Bein-, Hüftgelenken) oder Schwimmen (das Wasser trägt den Körper) sind Kniebeugen und Liegestützen unbedingt vorzuziehen. Den ganzen Körper in Bewegung zu setzen ist gesünder, als statische Übungen auszuführen. Man tut mit ein paar lockeren Schritten also mehr für seine Gesundheit als mit so genannten isometrischen Übungen, bei denen aus dem Stand oder im Sitzen nur bestimmte Muskelgruppen angespannt werden. Sie lassen den Blutdruck hochschnellen – sind Hypertonikern daher unbedingt abzuraten, während der Kreislauf unbeeinflusst bleibt. Alles, was die Ausdauer trainiert, hilft mehr als kurze, heftige, vielleicht sogar jähe Bewegungen. Ein leichter Trab durch den Wald oder Skilanglauf ist erholsamer als etwa Tischtennis. Sportliches Training oder auch gymnastische Übungen verbessern nur dann die Kondition, wenn sie regelmäßig (täglich wenigstens zehn Minuten oder wöchentlich zweimal eine Stunde lang) ausgeübt werden. Dabei sollte man kurz außer Atem und ins Schwitzen geraten.

Die letzte Übung, ohne die alles andere nutzlos bliebe, muss der Versuch sein, zu geistiger Ruhe und damit zu innerer Harmonie zu finden. Es ist sicherlich nicht entscheidend, ob man dafür Meditation oder Yogaübungen wählt. Der eine findet zu innerer Ruhe, indem er ein gutes Buch zur Hand nimmt, der andere durch ein Gebet.

Ohne diese innere Ausgeglichenheit bleibt der Körper gewissermaßen führungslos im Zwiespalt, weil verschiedene Systeme in ihrer Unsicherheit gegeneinander angehen, statt harmonisch zusammenzuwirken. Ein Beispiel: Der Herzschlag, seine Heftigkeit, sein Tempo werden von einem eigenen Nervenimpuls gesteuert. Er ist unabhängig von den Nerven, die die Straffung und Entspannung der Blutgefäße zu regeln haben. Wenn Herzrhythmus und Gefäßspannung aber nicht mehr synchron verlaufen, weil seelische Belastungen einwirken, droht Gefahr; die Gefäße verkrampfen sich, und das Herz, das die gesammelte Blutmenge an den Kreislauf weitergeben will, muss seine Pumpleistung erhöhen, weil die Schlagadern nicht weit geöffnet und aufnahmebereit, sondern verengt sind (s. *Zu hoher Blutdruck* und *Herz-Kreislauf-Erkrankungen*).

Besonders wichtig ist es deshalb, dass man abends vor dem Zubettgehen »abschalten« und ohne quälende Gedanken entspannt schlafen kann. Im Schlaf findet der Körper Zeit und Gelegenheit, sich zu regenerieren, vorausgesetzt, die Blutwege sind nicht durch Verkrampfungen blockiert; vorausgesetzt, im Gehirn spielen sich nicht tausend Auseinandersetzungen ab, die dem Organismus falsche »Befehle« erteilen (s. *Schlafstörungen*).

Es gehört zu den ältesten Beschwörungen der Menschheit, »den Teufel nicht an die Wand zu malen« – weil er sonst tatsächlich daherkommt. Stattdessen müsse das Gute und Heilsame ständig gedacht werden, möglichst bildlich, damit es sich verwirklichen kann. »Positives Denken« nennt man das heute. Paracelsus schrieb, jedes Wort, jeder Gedanke, jede Regung könne zu einem selbstständigen Wesen werden, das Macht und Wirkung besitzt. Jeder noch so flüchtige Gedanke sei wie ein Samen. Je mehr er uns beschäftigt, wir darüber »brüten«, desto leibhaftiger nehme er Gestalt an.

Das ist im Grunde genau das, was der Begründer des autogenen Trainings, der Berliner Nervenarzt Professor Dr. J. H. Schultz, später so formulierte: »Jede konkrete Vorstellung hat die Tendenz, sich zu verwirklichen.«

2 Erkältungen

Schnupfen, Husten, Halsschmerzen, »Grippe« haben mit Kälte oder »Verkühlung« nur indirekt zu tun. Man kann sich, ohne zu frieren, ohne kalte Füße, Zugluft, Durchnässung auch im Sommer »erkälten«. Bei klirrendem Winterfrost dagegen gibt es weit weniger »Erkältungskrankheiten« als in den Übergangszeiten Frühjahr und Herbst.

Der Hintergrund: Nahezu immer handelt es sich bei den so genannten Erkältungskrankheiten um Virusinfektionen. Die vielen hundert verschiedenen Virusarten sind wohl immer und überall gegenwärtig. Bei nasskaltem Wetter, so scheint es, gelangen sie in besonders großer Zahl auf unseren Körper und in die Atemwege. Speziell zu diesem Zeitpunkt aber ist unser Abwehrsystem oft geschwächt, weil der Organismus zu stark damit beschäftigt ist, sich an ungewohnte Temperaturen anzupassen. Das Blut kann nicht ungehindert fließen, weil die feinen Blutgefäße in Haut- und Schleimhautbezirken verengt sind, damit sich das Blut an der Körperoberfläche nicht zu stark abkühlt. Diese momentane Schwäche versetzt die Krankheitserreger in die Lage, die Abwehrkräfte zu überrennen. Wir sind dann so lange krank, bis es dem Körper gelungen ist, eine Spezialabwehr zu mobilisieren, die den Eindringling ganz gezielt ausschaltet. Gegen ihn bleibt der Körper dann eine Zeitlang immun – nicht jedoch gegen andere Viren, die eine erneute »Erkältung« mit genau den gleichen Symptomen auslösen können.

Zu Virusinfektionen kann es aber jederzeit auch ohne schlechtes Wetter kommen. Weitaus häufiger als angenommen ist es dann keine Erkältung. Die Ursache liegt in körperlicher oder geistiger Überanstrengung, in mangelndem Schlaf, zu trockener Atemluft, die Nasen- und Rachenschleimhäute austrocknet, oder auch in vorübergehend geschwächten oder allgemein schwachen Abwehrkräften.

Da Erkältungskrankheiten Virusinfektionen sind, wäre es vollkommen falsch, ja gefährlich, sie mit Antibiotika zu behandeln. Antibiotika vernichten keine Viren, sondern nur Bakterien – auch die nützlichen, die unser Körper zur Verdauung und zur Herstellung wichtiger Vitamine dringend braucht; auch jene Bakterien, die die Viren als deren natürliche Feinde vertilgen.

Abgesehen von eiweißspaltenden Enzymen gibt es bislang keine Mittel gegen Viren. Und auch die Enzyme können sie, soweit bekannt, nur angreifen, solange sie noch »tot« sind, sich also noch an keine lebende Zelle geheftet haben, um damit »lebendig«, virulent zu werden.

Seit alters her gibt es deshalb nur eine einzige Möglichkeit, Viren zu besiegen – der Körper muss in die Lage versetzt werden, selbst mit ihnen fertig zu werden. Das bedeutet: Die wichtigste Maßnahme gegen Erkältungen heißt abhärten. Wir müssen dafür sorgen, dass unser Körper auf wetterbedingte Temperaturschwankungen nicht allzu heftig reagiert. Die uralte, bewährte Regel dafür lautet: bei kalter Luft Wärme und Hitze (warme Bäder, Sauna im Winter); bei warmer Luft kaltes Wasser (Schwimmen, Kneippkuren im Sommer).

Eines der wirksamsten Mittel des Körpers gegen Viren ist das Fieber. Die meisten gehen nämlich bei vierzig Grad und mehr zugrunde. Deshalb darf bei banalen Infekten möglichst nichts unternommen werden, das Fieber zu senken. Nach wie vor wird man schnell und nachhaltig Herr über Virusinfektionen, wenn man sich ins Bett legt und zu schwitzen versucht. (Vorsicht bei Herzschwäche!)

Auch kann man den Körper rechtzeitig und vorbeugend dazu bringen, sich mit bestimmten Viren auseinanderzusetzen und gegen sie spezielle Abwehrkräfte zu bilden, die im Fall einer massiven Infektion sofort zur Stelle sind. Das geschieht, indem man den Organismus mit toten oder geschwächten Viren impft. Abgesehen von der echten Grippe muss das Impfen bei Erkältungskrankheiten scheitern, weil es zu viele verschiedene Viren gibt, die Schnupfen, Husten, Halsschmerzen oder »Grippe« auslösen können. Einige hundert Impfungen wären nötig. Und auch dann hielte der Impfschutz nur etwa ein Jahr lang an. Die Homöopathie geht im Fall von akuten Erkrankungen einen ähnlichen und recht erfolgreichen Weg zur Aktivierung des Körpers: Mit den so genannten Nosoden gibt sie Material der Krankheitserreger in den Organismus. Auf sie reagieren die Abwehrkräfte erfahrungsgemäß energischer als auf die Krankheitserreger selbst.

Erkältungskrankheiten dürfen nicht auf die leichte Schulter genommen werden. Zwei bis drei Infektionen dieser Art pro Jahr sind zwar normal und kein Grund zur Beunruhigung. Doch jede muss voll auskuriert werden, damit nichts Schlimmeres daraus entstehen kann – verschleppte Infektionen werden leicht chronisch (s. *Abwehrschwäche*). Viren, die nicht energisch genug vom Körper bekämpft werden, können aber auch zu Organen vordringen und dort Schäden verursachen, beispielsweise Herzmuskelschäden oder Herzklappenfehler. Nicht selten sind Unterleibsinfektionen, Erkrankungen der Harnwege, der Nieren oder Blase ein deutliches Zeichen dafür, dass eine scheinbar harmlose Erkältung nicht auskuriert wurde. Viren, die sich im Nervengewebe angesiedelt haben, werden für die multiple Sklerose verantwortlich gemacht. Sie stehen aber auch am Anfang mancher Krebserkrankung.

Da man ihnen auch bei sorgfältigster Hygiene nicht ganz aus dem Weg gehen kann, muss man dem Körper im Fall einer Infektion die Ruhe geben, die er braucht, um mit ihr fertig zu werden. Das heißt vorübergehend

nicht arbeiten und nicht unter Menschen gehen. Man würde damit die
Heilung nur behindern und andere anstecken.

Hat man mehr als dreimal pro Jahr mit Erkältungskrankheiten zu tun, ist wahrscheinlich das Abwehrsystem nicht mehr ganz intakt. Dann muss man einiges tun, um es wieder zu stabilisieren (s. *Abwehrschwäche*). Und wer von einer Erkältung in die andere fällt – das gilt vor allem für ältere Menschen –, der sollte auch prüfen lassen, ob seine Leber angegriffen, vielleicht sogar krank ist.

Schnupfen

Von den Erkältungskrankheiten her kann man die Menschen in zwei Typen einteilen: Die einen beginnen, haben sie sich erkältet, zu husten, die anderen bekommen einen Schnupfen. Erst in fortgeschrittenem Stadium wird gleichzeitig gehustet und geschnupft.

Schnupfen fängt meist trocken an: Man hat das Gefühl, sich schnäuzen zu müssen, doch es kommt kein Schleim. Die Nasenschleimhaut ist entzündet und angeschwollen.

Wer starke Schnupfenmittel mit chemischen Wirkstoffen nimmt (Nasentropfen, Spray), muss wissen, dass er damit den Schnupfen keineswegs heilen, auch nicht verkürzen kann. Die Mittel bewirken lediglich ein leichtes Abschwellen der Nasenschleimhaut. Das verschafft zwar vorübergehend Linderung, doch sie wird mitunter teuer erkauft: Die Heilung kann behindert, möglicherweise sogar verhindert werden; denn Entzündung und Schwellung werden nicht von den Krankheitserregern verursacht, sondern sind, wie Fieber auch, ein Zeichen dafür, dass der Körper sich massiv zur Wehr setzt. Der Gebrauch von Nasentropfen oder Sprays über zwei, drei Tage hinaus kann zur Verdickung der Nasenschleimhaut und damit zu einem medikamentösen Schnupfen führen, der leicht chronisch wird.

Der eigentliche, voll ausgebildete Schnupfen besteht aus einer vermehrten Schleimabsonderung durch die Nasenschleimhaut. Dieser Schleim, zuerst wässrig, wird bald zähflüssig, vielleicht sogar gelb und grün. Eiter im Schleim spricht für eine bakterielle Infektion, die zur Virusinfektion hinzugekommen ist. Im schlimmsten Fall greift die Erkältungskrankheit auf die Kieferhöhlen oder die Stirnhöhle über. Vor allem Kinder bekommen bei starkem Schnupfen, der nicht in Grenzen gehalten werden kann, leicht eine Mittelohr- oder Mandelentzündung (s. *Ohrenschmerzen*).

Bei jedem Schnupfen muss größte Sauberkeit eingehalten werden. Es ist ratsam, nur Papiertaschentücher zu verwenden und diese, um eine Selbstinfektion zu verhüten, jeweils nur einmal. Nach jedem Niesen und Schnäuzen sollte man die Hände waschen. Die schlimmsten Ansteckungsquellen sind Telefon, Türklinken und Geld. Besonders Telefonmuscheln und Türklinken sollten deshalb während einer Schnupfenphase täglich mit einem Desinfektionsmittel (z. B. Sagrotan) abgewischt werden. Muss man öffentliche Telefonzellen benutzen, ist es ratsam, Hör- und Sprechmuschel vor dem Gespräch mit einem Tempotaschentuch zu reinigen.

Achtung: Bei jedem Schnupfen, der nicht so recht zu erklären ist (weil er offensichtlich nicht ansteckend ist und auch nicht aus einer Ansteckung zu resultieren scheint) und der nach drei Wochen nicht wieder verschwindet, muss an eine Allergie gedacht werden (s. *Allergien*). Auch sollte man, speziell bei Kindern, einen möglichen Wurmbefall des Darms in Erwägung ziehen.

Hier einige Hausmittel früherer Zeiten gegen Schnupfen: Ein kleines Leinensäckchen wurde mit Dillsamen halb gefüllt, zugenäht und auf einem heißen Stein (Herdplatte) erwärmt; dabei besprengte man es mit etwas Wein. War es gut warm (aber nicht heiß), legte man es auf die Stirn, bis es die Wärme abgegeben hatte. Auch Leinsamen und Nardensamen wurden auf die heiße Herdplatte gestreut, der Rauch eingeatmet.

Pfarrer Kneipp empfahl kalte Fußwickel vor dem Zubettgehen (s. *Wasseranwendungen und Wickel* oder, noch besser, nasse Socken anzuziehen, die mit einem Handtuch gut umwickelt wurden. Sie blieben die ganze Nacht über an den Füßen.

Pfarrer Künzles Mittel gegen hartnäckigen Schnupfen (wie gegen Husten): Man koche zwei Hand voll Gerste in einem Liter Milch, seihe die Gerste ab und trinke davon eine Tasse vor dem Schlafengehen.

Heilmittel	Anwendungsweise

Ackerschachtelhalm

s. Aufbau- und Stärkungsmittel, S. 24

Tee: Ebd.
Hinweis: Hilft dann, wenn der Schnupfen bereits chronisch ist und hin und wieder mit Nasenbluten einhergeht.

Bibernelle, große (Pimpinella major)

Wirkstoffe: Saponine, Gerbstoff, ätherische Öle, Kumarinderivat, organische Säuren, Harz
Wirkung: Schleimlösend, abwehrstärkend, entgiftet die Nieren, antiviral, antimykotisch

Tee: 2 EL der getrockneten Wurzeln mit $1/2$ l kaltem Wasser ansetzen und zum Sieden bringen. Nach dem Abseihen davon 3 Tassen täglich trinken.
Hinweis: Der Tee verhindert, dass der Erkältungsschnupfen auf Hals und Lunge geht.

Eibisch (Althaea officinalis)

Wirkstoffe: Schleimstoffe, ätherische Öle
Wirkung: Aufweichend, abschwellend, auswurffördernd, leicht abführend

Tee: 2 TL der Blätter, Blüten oder Wurzeln, mit $1/4$ l kochendem Wasser überbrühen, 10 Minuten ziehen lassen und abseihen. Man trinkt hiervon 2–3 Tassen vor dem Schlafen.
Hinweis: Der Eibisch lässt die geschwollenen Nasenschleimhäute abschwellen und bringt so eine Reizminderung vor allem nachts.

Engelwurz

s. Aufbau- und Stärkungsmittel, S. 24

Tee: Ebd.
Elixier: Ebd.
Weintinktur: 2 EL der Wurzeln mit $1/4$ l Weißwein übergießen, 3 Tage stehen lassen und gläschenweise trinken.
Hinweis: Hilft dem Körper bei der Entgiftung und desinfiziert den Rachen.

Gundermann (Glechoma hederacea)

Wirkstoffe: Bitterstoffe, Gerbstoffe, Saponine
Wirkung: Auswurffördernd, leicht harntreibend, wundheilend, vitalisierend

Tee: 3 TL des blühenden Krauts mit $1/4$ l kochendem Wasser überbrühen, 10 Minuten stehen lassen und über den Tag verteilt schluckweise trinken.
Hinweis: Ist immer dann angezeigt, wenn der Schnupfen eitrig ist, beispielsweise bei der eitrigen Stirnhöhlenentzündung oder bei Staphylokokken- und Streptokokkeninfektion.

Heilmittel	*Anwendungsweise*

Heckenrose (Rosa canina)

Wirkstoffe: Hoher Vitamin-C-Gehalt, Vitamin A, B, K, E, Lecithin, Eisen, Gerbstoffe
Wirkung: Steigert die natürliche Abwehr und das Wohlbefinden, entzündungshemmend, harntreibend

Tee: Die frischen Früchte (mit den Kernen), insgesamt etwa 15 g, 5 Minuten in $1/2$ l Wasser kochen. Den Tee möglichst heiß trinken.
Mus: Man reinigt die Schalen der reifen Hagebutten von den Kernen, dreht sie durch die Fruchtmühle und gibt etwas Honig dazu. Das kann man so essen.
Hinweis: Der Vitamin-C-Gehalt ist im Mus wesentlich höher als im Tee.

Holunder (Sambucus nigra)

Wirkstoffe: Ätherische Öle, Gerbstoffe, Flavonoide, Glykoside, Schleim, mineralische Spurenelemente
Wirkung: Schweißtreibend, stärkt die Abwehr, reinigt das Blut, harntreibend

Tee: 2 große TL Holunderblüten mit einer großen Tasse kochendem Wasser überbrühen. Den Tee ein paar Minuten ziehen lassen. Zur Vorbeugung gegen Schnupfen trinkt man 1–2 Tassen täglich, zur Schnupfenheilung 2 oder 3 Tassen, möglichst heiß.
Mus: Reife Holunderbeeren von den Stielen streifen, mit Honig süßen und mit Gelatine einkochen, bis das Mus schön dick geworden ist. Im Krankheitsfall 2 halbe TL täglich.
Hinweis: Wegen der schweißtreibenden und leicht abführenden Wirkung sollte Holunder nicht zu lange ohne Unterbrechung angewendet werden.

Kamille

s. Aufbau- und Stärkungsmittel, S. 27

Tee: Ebd.
Tinktur: Ebd.
Dampfbad: Eine gute Hand voll Kamillenblüten wird in einer Schüssel oder einem großen Topf mit 1 l heißem Wasser überbrüht. Man beugt sich dann sofort über den Topf, wobei ein großes Tuch über Kopf und Topf gelegt wird, damit der Dampf nicht entweichen kann, und atmet ihn durch die Nase ein und durch den Mund aus. Danach wird die Gesichtshaut leicht eingecremt.
Hinweis: Tee nicht über längere Zeit täglich trinken, dies kann zu nervöser Unruhe führen. Das Dampfbad sorgt für eine bessere Durchblutung der Schleimhäute, befeuchtet diese auf angenehme Art und desinfiziert sie.

Heilmittel   *Anwendungsweise*

Kapuzinerkresse (Tropaeolum maius)

Wirkstoffe: Senfölglykosid, Glucotropaeolin, Schwefel
Wirkung: Antibiotisch, abwehrsteigernd, appetitanregend, antimykotisch

Tee: 3 EL der frischen Blüten, Blätter und Samen mit $1/2$ l kochendem Wasser überbrühen, gut ziehen lassen und davon 2–3 Tassen täglich trinken.
Gewürz: Blüten, Blätter und Samen als Zugabe zu Salaten oder Suppen reichlich verwenden.
Deutsche Kapern: Die frischen Samen der Kapuzinerkresse für mindestens 4 Wochen in Essig einlegen und wie Kapern verwenden.
Hinweis: Die Kapuzinerkresse gilt als pflanzliches Antibiotikum und hilft bei Schnupfen, der durch Erkältung und Infektionen verursacht ist.

Katzengamander (Teucrium marum verum)

Wirkstoffe: Ätherische Öle, Bitterstoff, Gerbstoff, Saponine
Wirkung: Abschwellend, wundheilend, reinigend

Tee: 3 TL des Krauts mit $1/2$ l kochendem Wasser überbrühen, 10 Minuten stehen lassen, abseihen und davon über den Tag verteilt 3–4 Tassen trinken.
Hinweis: Hilft bei häufigem Niesen und trotzdem verstopfter Nase. In homöopathischer Verdünnung D6 gilt er als zuverlässig bei der Polypenbehandlung.

Linde (Tilia cordata)

Wirkstoffe: Ätherische Öle, Flavonoide, Gerbstoffe, Vitamin C und P
Wirkung: Schweißtreibend, entgiftend, abwehrstärkend, blutdrucksenkend, abschwellend, schmerzstillend, krampflösend

Tee: 1 TL der getrockneten Lindenblüten wird mit einer Tasse kochendem Wasser überbrüht und möglichst schnell abgeseiht. Nicht ziehen lassen! Will man einen Tee, um tüchtig zu schwitzen – vorausgesetzt man besitzt ein gesundes Herz! –, dann lässt man ihn 5 Minuten ziehen, bevor man ihn möglichst heiß trinkt.
Tinktur: 20 g der Blüten mit 30%igem Trinkalkohol so übergießen, dass alle Blüten bedeckt sind. 49 Tage stehen lassen, abseihen und in ein dunkles Gefäß umfüllen. Davon 2-mal täglich $1/2$ TL einnehmen.
Hinweis: Hilft, wenn man den Schnupfen gleich zu Beginn vertreiben will. Herzschwache und Kinder müssen auf die Lindenblüten verzichten.

Heilmittel	*Anwendungsweise*

Majoran (Origanum majorana)

Wirkstoffe: Ätherische Öle, Bitterstoffe, Gerbstoffe, Mineralsalze, Kampfer
Wirkung: Beruhigend, leicht krampflösend, desinfizierend

Tee: 2 TL des blühenden Krauts mit $1/4$ l kochendem Wasser überbrühen, 10 Minuten ziehen lassen und davon nicht mehr als 2 Tassen täglich trinken.
Nasensalbe (nach Apotheker M. Pahlow): Gepulverten Majoran übergießt man mit 1 TL Weingeist und lässt das Gemisch einige Stunden stehen. Dann gibt man 1 TL frische Butter hinzu und erwärmt das Ganze etwa 10 Minuten im Wasserbad. Zuletzt durch ein Taschentuch abseihen und abkühlen lassen. Mit dieser Salbe, die aromatisch duftet, kann man die Nase innen und außen leicht einreiben. Wegen der geringen Haltbarkeit sollte man immer nur kleine Mengen herstellen.
Hinweis: Nicht bei zu hohem Blutdruck anwenden, da Majoran die Blutzirkulation anregt. Den Tee auch nicht länger als 8 Tage trinken, sonst können Benommenheit und Kopfschmerzen auftreten.

Pfefferminze (Mentha piperita)

Wirkstoffe: Ätherische Öle mit Menthol, Gerbstoffe, Bitterstoffe, Enzyme
Wirkung: Lindernd, vermindert die Schleimabsonderung, galletreibend, krampflösend, erfrischend, macht die Abwehr schlauer

Tee: 1 EL des blühenden Krauts wird überbrüht (nicht gekocht!). Man lässt den Tee zugedeckt gut 5 Minuten ziehen, ehe man ihn abseiht und nicht zu heiß trinkt.
Gewürz: Frische Pfefferminzblätter werden feingehackt über Salate, Suppen, Gemüse gestreut. Das wirkt noch besser als der Tee.
Dampfbad: Eine gute Hand voll Pfefferminzblätter wird in einer Schüssel oder einem großen Topf mit 1 l heißem Wasser überbrüht. Man beugt sich dann sofort über den Topf, wobei ein großes Tuch über Kopf und Topf gelegt wird, damit der Dampf nicht entweichen kann, und atmet ihn durch die Nase ein und durch den Mund aus. Danach wird die Gesichtshaut leicht eingecremt.
Hinweis: Wegen des hohen Mentholgehalts (leicht lähmende Wirkung auf das Atemzentrum) sollte die Pfefferminze bei Kleinkindern nicht verwendet werden.

Heilmittel | *Anwendungsweise*

Quecke (Agropyron repens)

Wirkstoffe: Schleimstoffe, Kieselsäure, Mineralsalze
Wirkung: Antibiotisch, krebsfeindlich, harntreibend, entzündungshemmend, erfrischend

Tee: 4 TL der getrockneten Wurzel mit $1/2$ l kochendem Wasser überbrühen, 15 Minuten ziehen lassen und abseihen. Über den Tag verteilt mehrere kleine Tassen trinken.
Tinktur: Ein Glas mit der getrockneten Wurzel etwa zur Hälfte füllen und mit 50%igem Trinkalkohol so auffüllen, das alle Teile bedeckt sind. 49 Tage stehen lassen, in ein dunkles Glas abfüllen und davon 2- bis 3-mal täglich $1/2$ TL einnehmen.
Hinweis: Ebenfalls ein pflanzliches Antibiotikum, das zuverlässig die Keime abtötet.

Salbei (Salvia officinalis)

Wirkstoffe: Ätherische Öle, Salviol, Kampfer, Gerbstoffe, Bitterstoffe
Wirkung: Verdauungsfördernd, galletreibend, auswurffördernd, desinfizierend, antibiotisch, entzündungshemmend, stärkt den Widerstand und wirkt gegen Bakterien

Tee: 3 TL des blühenden Krauts mit $1/4$ l kochendem Wasser überbrühen und 10 Minuten stehen lassen. Nach dem Abseihen trinkt man 2–3 Tassen täglich. Bei starkem Schnupfen kann man ihn auch als Heilwasser gebrauchen: Man taucht ein Taschentuch in den lauwarmen Tee und betupft damit die Gegend rund um die Nasenlöcher.
Weintinktur: 4 g des blühenden Krauts mit etwa 100 g Weißwein oder Marsala ansetzen und 3–5 Tage stehen lassen. Bei Bedarf ein Gläschen voll trinken.
Dampfbad: 2 EL des Krauts in einer Schüssel oder einem großen Topf mit 1 l heißem Wasser überbrühen. Man beugt sich dann sofort über den Topf, wobei ein großes Tuch über Kopf und Topf gelegt wird, damit der Dampf nicht entweichen kann, und atmet ihn durch die Nase ein und durch den Mund aus. Danach wird die Gesichtshaut leicht eingecremt.
Hinweis: Salbeitee muss sehr genau dosiert werden. 1 kleiner Löffel wirkt schweißtreibend. Nimmt man 2 kleine Löffel oder mehr, kehrt sich die Wirkung um. Dann ist der Tee schweißhemmend.

Heilmittel	*Anwendungsweise*

Spitzwegerich (Plantago lanceolata)

Wirkstoffe: Glykosid Aucubin, Saponine, Bitterstoffe, Vitamine A, C, K, Eisen, Schleim, Kieselsäure
Wirkung: Schleimlösend, antibiotisch, reizmildernd

Tee: 2 EL des Krauts mit $1/2$ l kochendem Wasser übergießen und 10–15 Minuten stehen lassen. Nach dem Abseihen über den Tag verteilt trinken.
Saft: Spitzwegerichsaft (fertig gekauft), möglichst mit Honig gesüßt, ist ein vortreffliches Schnupfenmittel.
Hinweis: Besonders bei eitrigem Schnupfen zu empfehlen.

Thymian

s. Aufbau- und Stärkungsmittel, S. 31

Tee: Ebd.
Umschlag: Ein Tuch, in heißem Tee getränkt, wird über die Nase gelegt. Das lindert die Schnupfenbeschwerden.
Hinweis: Nicht für Schwangere, nervöse oder herzkranke Menschen. Thymian kann die Schilddrüse anregen.

Die verschiedenen Teesorten können auch beliebig untereinander gemischt werden. Dies kann die Wirkung nochmals verstärken. Es ist ratsam, zusätzlich Mittel aus dem Kapitel *Aufbau- und Stärkungsmittel* zu verwenden.
Alle hier genannten Pflanzen sind auch in homöopathischer Form als Tropfen oder Globuli in der Apotheke erhältlich. Der Name orientiert sich hierbei an der lateinischen Bezeichnung und wird in der Urtinktur eingenommen. Die Menge einer Tasse Tee entspricht ca. 10 Tropfen oder Globuli. Bei der Verwendung der homöopathischen Mittel sollte jedoch ein Arzt oder Heilpraktiker zu Rate gezogen werden.

Ätherische Ölmischung

Cajeput 5 Tropfen
Lavendel 10 Tropfen
Eukalyptus 5 Tropfen
Thymian 5 Tropfen
Zitrone 5 Tropfen
Zimt 5 Tropfen
Wirkung: Desinfiziert und reinigt die Luft und die Schleimhäute; abschwellend, ermöglicht den wichtigen Heilschlaf

Die ätherischen Öle mischen und davon 10 Tropfen in eine Duftlampe geben. Dem heißen Wasser in der Duftlampe 1 TL guten Essig zugeben.
Hinweis: Die Wirkung wird noch verbessert, gibt man der Mischung noch 10 Tropfen des Nasenreflexöls (s. **Fertigarzneimittel**) bei.
Nicht geeignet für Kleinkinder und alle, die auf ätherische Öle allergisch reagieren.

Ätherische Ölmischung nach Apotheker Rainer-Maria Wieshammer »Frische Luft für den kleinen Liebling«

Cajeputöl, Fichtennadelöl, Orangenöl

3–4 Tropfen der Mischung auf das Kopfkissen oder das Schlafhemdchen geben. Nicht auf die Haut bringen. Sorgt für freie Nasen und gute Atmung bei verschnupften Kindern.

Fertigpräparate	Anwendungsweise

Agropyron comp.

Wirkstoffe: Quecke D3, Kaliumkarbonat D9, Löwenzahn D4, Zinnober D6
Wirkung: Stärkt Leber und Galle zur besseren Entgiftung, antibiotisch, gibt Kraft

Globuli: Erwachsene und Kinder über 12 Jahre nehmen 2- bis 4-mal 10–15 Globuli, Kinder von 7–12 Jahren 2- bis 4-mal täglich 8–10 Globuli. Kinder von 1–6 Jahren 2- bis 4-mal 5–7 Globuli und Säuglinge 2- bis 4-mal 3 Globuli.
Hinweis: Hilft bei Schnupfen, der am Anfang einer Grippe steht, und bei Stirnhöhlenentzündungen.

Angocin N Antiinfekt

Wirkstoffe: Kapuzinerkresse, Meerrettichwurzel
Wirkung: Entgiftet und aktiviert die Abwehrkräfte, antibakteriell

Tabletten: 3- bis 5-mal täglich 4–7 Tabletten.
Hinweis: Nicht geeignet für Kinder, Personen mit Magen-/Darmgeschwüren und Nierenkranke.

Belladonna comp.

Wirkstoffe: Tollkirsche, Quarz
Wirkung: Stärkt die Abwehr speziell der Schleimhäute im Kopfbereich

Pulver: 3-mal täglich 1 Messerspitze voll einnehmen.
Hinweis: Gut, wenn Fieber dabei ist, heißer Kopf und kalte Füße.

Berberis/Quarz

Wirkstoffe: Sauerdornbeeren, Bergkristall
Wirkung: Entgiftet, lässt die Schleimhäute abschwellen, stärkt die Abwehr über die Nieren

Globuli: 1- bis 3-mal täglich 5–10 Kügelchen unter der Zunge zergehen lassen.
Hinweis: Gute Wirkung, besonders wenn die Nebenhöhlen schon chronisch entzündet sind, aber auch in akuten Fällen, damit diese nicht chronisch werden.

Bryonia Strath comp.

Wirkstoffe: Eisenhut, Arnikablüten, Zaunrübenwurzel, Sonnenhut, Kermeswurzel
Wirkung: Stabilisiert die Schleimhäute des Nasen-/Rachenraums, abwehrstärkend

Tropfen: 2- bis 3-mal täglich 10–15 Tropfen, Kinder die Hälfte.
Hinweis: Hilft besonders gut, wenn sich zum Schnupfen eine Bronchitis anbahnt. Nimmt Knochenschmerzen. Nicht bei Korbblütlerallergie.

Cinnabaris Pentarkan

Wirkstoffe: Zinnober D2, Gelbwurzel D3, Kaliumbichromat D3, Bariumchlorid D3, Sonnenhut D1
Wirkung: Reguliert die Schleimbildung, abwehrstärkend, abschwellend, verbessert die Durchblutung im Kopfbereich

Tabletten: 3-mal täglich 1–2 Tabletten, in akuten Fällen auch mal $1/2$- bis 1-stündlich. Bei Besserung wieder reduzieren.
Hinweis: Sowohl für akute Entzündungen als auch für die ganz hartnäckigen chronischen.

Fertigpräparate	*Anwendungsweise*

Echinacea D6

Wirkstoff: Sonnenhut
Wirkung: Stärkt die Abwehr, gibt Kraft

Tropfen: 2-mal täglich 10–20 Tropfen, Kinder und ältere Personen die Hälfte.
Globuli: 2- bis 3-mal täglich 10–15 Globuli.
Hinweis: Macht die Abwehrkörperchen schlauer und sollte immer zusätzlich gegeben werden.

ELEU-KOKK

s. Spezielle Aufbau- und Stärkungsmittel, S. 39

Dragees: Ebd.
Hinweis: Stärkt die Abwehr und verhindert, rechtzeitig genommen, eine Verschlimmerung.

Esberitox N

Wirkstoffe: Thuja, wilder Indigo, Sonnenhut, Vitamin C
Wirkung: Steigert die Abwehrkräfte, baut auf, leitet Giftstoffe aus

Tropfen: Erwachsene 3-mal täglich bis zu 50 Tropfen, Kinder 3-mal täglich 10–30 Tropfen.
Tabletten: Erwachsene 3-mal täglich 2 Tabletten. Kinder 3-mal täglich 1 bis 1^1/$_2$ Tabletten.
Hinweis: Bei jedem Schnupfen, der von einer bakteriellen Infektion begleitet wird.

Euphrasia rostkoviana D4 (Augentrost)

Wirkstoffe: Gerbstoffe, Bitterstoffe
Wirkung: Regeneriert und stärkt die Schleimhäute von Nase und besonders die Augen

Tropfen: 2-mal täglich 15–20 Tropfen, Kinder die Hälfte.
Globuli: 2- bis 3-mal täglich 10 Globuli unter der Zunge zergehen lassen.
Hinweis: Wenn der Schnupfen von Bindehautentzündung und Heiserkeit begleitet wird. Gutes Schleimhautmittel. Gut auch bei Heuschnupfen.

JHP Japanisches Heilpflanzenöl

Wirkstoff: Japanisches Mentholöl
Wirkung: Verhilft rasch zu freiem Atem

Tropfen: Äußerlich: Mehrmals täglich 2–5 Tropfen um die Nase herum einreiben. Innerlich: Täglich 1–2 Tropfen in einem Glas Wasser oder Milch trinken.
Hinweis: Oft genügt es, mehrmals täglich am Fläschchen zu riechen. Nicht für Kleinkinder geeignet.

Heilmittel	*Anwendungsweise*

Luffa purgans

Wirkstoff: Luffa
Wirkung: Reinigt die Nebenhöhlen, entschlackend, entwässernd
Hinweis: Nicht kurz nach Nasen- und Halsoperationen anwenden. Zieht Schleim und Eiter aus den Stirn- und Nebenhöhlen

Reinigungsschwamm: Abends weicht man ein kleines Stück des Schwamms in 1 Tasse heißem Wasser ein. Am folgenden Morgen kocht man das Wasser mit dem Schwamm kurz auf, seiht ab und lässt den Absud auf Handwärme abkühlen. Nüchtern, also noch vor dem Frühstück, steckt man in jedes Nasenloch einen kleinen Wattebausch, der in dem Luffawasser angefeuchtet wurde. Etwa 15 Minuten stecken lassen.
Globuli D12: Wenn die Stirn- und Nebenhöhlen mit betroffen sind, täglich 3-mal 5–10 Globuli zusätzlich zum Schwamm.

Lyobalsam

Wirkstoffe: Kampfer, Thymol, Eukalyptusöl, Muskatbaumöl, Zypressenöl, Kiefernöl, Terpentinöl (Menthol)
Wirkung: Beschleunigt den Heilungsprozess, wärmt, löst den Schleim

Salbe: 2- bis 3-mal täglich Brust und Rücken einreiben.
Inhalation: Eine Messerspitze ins Wasser geben.
Hinweis: Das Mittel gibt es mit und ohne Menthol. Beide sind für Kinder nicht geeignet.

Myristica sebifera comp.

Wirkstoffe: Silbernitrat D19, Kaliumdichromat D5, Myrrhenharz
Wirkung: Verflüssigt den Schleim, leitet ab und schützt die Schleimhäute

Globuli: 1- bis 3-mal täglich 5–10 Globuli unter der Zunge zergehen lassen.
Hinweis: Hilft besonders bei der eitrigen Stirnhöhlenvereiterung.

Nasenbalsam

Wirkstoffe: Schlehenfrüchte, Perubalsam, Sauerdornbeeren, ätherisches Cajeputöl, ätherische Eukalyptusöl, Kieselsäure
Wirkung: Stärkt speziell die Schleimhäute des Nasen-/Rachenraums, verhindert Wundsein und Austrocknung

Nasensalbe: Salbe mehrmals täglich, vor allem nachts, in die Nase einbringen oder im Bereich der Nasenlöcher auftragen.
Hinweis: Die Salbe gibt es auch als Nasenbalsam mild (ohne Eukalyptus); dieser ist auch für Kinder und Säuglinge geeignet. Wer auf Perubalsam allergisch reagiert, muss auf die Salbe leider verzichten.

Nasenreflexöl

Wirkstoffe: Zitronenöl, Eukalyptusöl, Minzöl, Kampfer, Melissenöl, Anisöl, Rosmarinöl, Salbeiöl
Wirkung: Entkrampft, macht die Nase frei, unterstützt die Heilung und Abschwellung der Schleimhäute

Duftlampe: 10 Tropfen der ätherischen Ölmischung in die Duftlampe geben.
Hinweis: Desinfiziert die Raumluft und verringert die Ansteckungsgefahr. Bei Säuglingen und Kleinkindern nur vorsichtig anwenden.

Fertigpräparate	*Anwendungsweise*

Pascotox

Wirkstoffe: Sonnenhut, wilder Indigo D4, Zaunrübe D1, Wasserdost D2, Arnika D3, Eisenphosphat D8, Lebensbaum D4, Chinarinde D3, Lachesis-Schlangengift D8, Kupfersulfat D4.
Wirkung: Abwehrsteigernd, baut auf und gibt Kraft

Tropfen: Erwachsene zuerst bis zu 40–60 Tropfen in 2 EL Wasser, dann stündlich bis zu 20 Tropfen, Kinder die Hälfte.
Tabletten: Erwachsene zuerst bis zu 4–6 Tabletten, dann stündlich bis zu 2; Kinder die Hälfte.
Hinweis: Hilft vor allem, wenn der Schnupfen eine Begleiterscheinung von Grippeviren ist.

Pflüglerplex Corallium

Wirkstoffe: Kieselsäure D12, rote Koralle D10, Graphit D10, Efeu D3, Kaliumjodid D3, Küchenschelle D4
Wirkung: Stärkt die Schleimhäute, gibt der Lunge Kraft und hilft so bei Schnupfen mit Nasenbluten und wunden Nasenlöchern, bei Nebenhöhlenentzündungen und Stirnhöhlenvereiterung

Tropfen: 3-mal täglich 10–15 Tropfen.
Hinweis: Darf nicht verwendet werden, wenn Jodempfindlichkeit oder Schilddrüsenüberfunktion besteht.

Po-Ho-Balsam

Wirkstoffe: Pfefferminzöl, Eukalyptusöl, Wintergrünöl, Menthol
Wirkung: Verschafft Linderung, löst den Schleim

Nasencreme: 3- bis 4-mal täglich einreiben.
Hinweis: Nicht für Kinder geeignet. Nicht länger als 3 Tage anwenden.

Pumilen

Wirkstoffe: Eukalyptusöl, Kiefernöl, Pfefferminzöl, Thymol, Azulen, Lecithin
Wirkung: Lindert die Beschwerden, dämpft die Entzündung, löst den Schleim

Nasentropfen: Mehrmals täglich 1–3 Tropfen in jedes Nasenloch träufeln.
Hinweis: Nicht für Kinder geeignet.

Rhino-Gastreu N

Wirkstoffe: Arsen D12, Kalziumkarbonat D30, Zinnober D12, Kaliumbichromat D12, Quecksilberamidonnitrat D30, Küchenschelle D12, Schwefel D30
Wirkung: Hilft bei Kopfschmerzen durch verstopfte Nase mit dünnflüssigen Absonderungen

Tropfen: 1- bis 2-mal täglich 10–15 Tropfen, Kleinkinder 3–5, Schulkinder 5–8.
Hinweis: Empfiehlt sich auch bei chronischen Entzündungen mit Nasenbluten und Eiter.

Fertigpräparate	*Anwendungsweise*

Rhino-loges

Wirkstoffe: Gujazulen, Eukalyptusöl, Salbeiöl, Kiefernöl, Meerrettichtinktur D2, Kanadische Gelbwurzeltinktur D3, Lebensbaumtinktur D2
Wirkung: Löst den Schleim, schafft Linderung, reinigt

Nasentropfen: 3- bis 5-mal täglich 3–5 Tropfen in jedes Nasenloch träufeln.
Hinweis: Nicht länger als 3 Tage anwenden. Nicht für Kinder geeignet.

RhinoMer

Wirkstoffe: Steriles, isotonisiertes Meerwasser mit Mineralstoffen und Spurenelementen
Wirkung: Macht die Nase frei und versorgt dabei die Schleimhäute mit »Heilnahrung«

Nasenspray: Mehrmals täglich, vor allem aber vor dem Schlafengehen 1–2 Sprühstöße in jedes Nasenloch.
Hinweis: Hilft gut auch bei trockener Nase und wird von Kindern bestens vertragen.

Rhino Vasogen

Wirkstoffe: Kamillenauszug, Menthol, Eukalyptusöl
Wirkung: Beschleunigt den Heilungsprozess, lindert die Beschwerden

Nasentropfen: 3- bis 5-mal täglich 3–4 Tropfen in jedes Nasenloch träufeln.
Hinweis: Nicht länger als 3 Tage anwenden. Nicht für Kinder geeignet.

Sinupret

Wirkstoffe: Gelbe Enzianwurzel, Schlüsselblume, Sauerampfer, Holunder, Eisenkraut
Wirkung: Kräftigt, löst den Schleim, beruhigt entzündete Schleimhäute

Tropfen: Erwachsene 3-mal täglich 50 Tropfen einnehmen. Schulkinder 3-mal täglich 25 Tropfen.
Hinweis: Besonders als Vorbeugemittel während Epidemien und bei chronischem Schnupfen geeignet. Hilft auch bei Entzündungen der Stirnhöhle.

Solanum dulcamara D 4 (Dulcamara)

Wirkstoffe: Alkaloide, Saponine, Gerbstoff
Wirkung: Schweißtreibend, auswurffördernd, stärkt die Abwehr

Tropfen: 2- bis 3-mal täglich 10–15.
Globuli: Erwachsene 2- bis 3-mal täglich 10–15 Globuli, Kindern genügt die Hälfte, Säuglingen reichen 2- bis 3-mal 3 Globuli.
Hinweis: Wenn der Schnupfen durch Nässe und Kälte verursacht ist.

Soledum-Nasentropfen

Wirkstoffe: Kampfer, Eukalyptusöl, Sumpfporstöl, Kiefernöl, Kamillenöl
Wirkung: Schleimlösend, beruhigt entzündete Schleimhäute

Nasentropfen: Bei Bedarf 1–3 Tropfen in jedes Nasenloch träufeln.
Hinweis: Empfiehlt sich bei besonders hartnäckigem Schnupfen mit zähem Schleim. Für Kinder nicht geeignet.

Husten ist zunächst einmal ein wichtiger Körperreflex: Wenn etwas in die Luftwege geraten ist (Staub, Nahrungsmittel, Wasser oder Getränke) oder sich in ihnen zu viel Schleim gebildet hat, versucht unser Körper, diese »Verstopfung« mit einem kräftigen Ausstoßen der Luft zu beseitigen. Zum Hustenreiz kann es aber auch bei Entzündungen der Schleimhäute kommen. Man spricht dann vom trockenen Husten, der lästig ist. Schließlich liegt manchem Husten, vor allem dem Hüsteln, eine nervöse Störung zugrunde, die überhaupt nichts mehr mit dem unwillkürlichen Reinigungsbedürfnis zu tun hat. Ein mit einer Erkältungskrankheit einhergehender Husten, der nicht quält und nicht schmerzt, bedarf also keiner speziellen Behandlung, da er hilfreich ist. Er sollte allerdings nach etwa einer Woche wieder abklingen und dann rasch ganz verschwinden. Wichtig ist bei jedem Husten, dass zusätzliche Reizquellen vermieden beziehungsweise ausgeschaltet werden:

▷ Halten Sie sich möglichst nicht in verrauchten Räumen auf, und stellen Sie selbst das Rauchen – wenigstens vorübergehend – ein.
▷ Sorgen Sie dafür, dass die Räume, in denen Sie leben, arbeiten und schlafen, nicht überheizt sind und ausreichend Luftfeuchtigkeit besitzen. Lassen Sie über der Heizung frisches Wasser verdampfen, in dem sich vielleicht ein Heilkräuterzusatz befindet. Lüften Sie mehrmals am Tag.
▷ Trinken Sie mehr als sonst (bis zu drei Litern täglich; Kinder, so viel sie wollen), vor allem warme und heiße Getränke über den ganzen Tag verteilt und in kleinen Schlucken.

Gezielte Maßnahmen gegen einen Erkältungshusten können nötig werden, wenn der Körper auf die Infektion allzu heftig reagiert. Nach allem, was bisher über Virusinfektionen gesagt wurde, bieten sich für jede Behandlung aber nur drei Zielrichtungen:

1. Die Entzündung soll auf ein gesundes Maß zurückgeführt, der Heilvorgang möglichst beschleunigt werden.
2. Der Schleim soll leichter abhustbar gemacht werden.
3. Der Hustenreflex soll so weit gedämpft werden, dass nicht schon der leichteste Reiz zu einem Hustenanfall führt.

Werden, wie heute bei manchen Hustenmedikamenten üblich, Punkt 2 und 3 miteinander kombiniert, treibt man unter Umständen ein verhängnisvolles Doppelspiel: Auf der einen Seite wird der Schleim verflüssigt (und dabei vermehrt!), auf der anderen der Abhustreflex betäubt, so dass der Körper den Schleim nicht los wird. Vielleicht fühlt man sich nach der

Einnahme solcher Mittel momentan etwas erleichtert. Die Krankheit selbst aber wurde eher verschlimmert.

Hustenmittel sind ein besonders eklatantes Beispiel dafür, dass »rezeptfrei« nicht unbedingt mit »harmlos« gleichgesetzt werden darf. In den meisten von ihnen befinden sich als »Reizdämpfer« oder Schleimlöser Wirkstoffe, die bei sorgfältiger Anwendung im akuten Notfall normalerweise keinen Schaden anrichten. Doch allein schon diese Formulierung lässt erahnen, dass nicht einmal ein Hustenbonbon zum Dauerlutscher werden darf.

Ein Medikament gegen Husten, Schnupfen, Halsschmerzen, eingenommen vor dem Zubettgehen, um überhaupt Schlaf zu finden, kann durchaus angezeigt sein. Solche Mittel gibt es rezeptfrei, was aber nicht heißt, dass sie jeder sorglos beim leichtesten Husten einnehmen dürfte. Wenn sie eine Ephedrinverbindung enthalten, können sie für Hypertoniker und für Patienten mit schweren Herz- und Gefäßveränderungen geradezu gefährlich werden, weil sie den Blutdruck erhöhen und Herzrhythmusstörungen auszulösen vermögen; für Menschen mit Schilddrüsenfunktionsstörungen, weil sie zentral erregen.

Wenn sie Paracetamol enthalten – womöglich zusätzlich zum Ephedrin –, können sie für Patienten mit schweren Nierenfunktionsstörungen oder Leberschäden sogar Gift sein. Wer ein solches Medikament als regelmäßigen Schlaftrunk über Wochen einnehmen würde, müsste sogar damit rechnen, seine Leber zu schädigen. Verständlich, dass solche Präparate für Kleinkinder völlig ungeeignet sind. Sie sollten auch keine Hustenmittel bekommen, die Alkohol, Menthol oder Kampfer enthalten. Nahezu alle Hustenmittel vermindern die Reaktionsfähigkeit. Das muss vor allem der Autofahrer wissen.

Grundsätzlich gilt: Alles, was den Hustenreflex dämpfen soll, zielt auf das Nervensystem. Es wird nicht nur das Hustenzentrum leicht narkotisiert, sondern der gesamte Organismus gedämpft. Das macht speziell jene – rezeptpflichtigen – Hustenmittel so riskant, die Codein enthalten. Es ist ein Opiat, eine Droge, die süchtig machen kann. Codeinhaltige Hustenmittel werden leider immer noch selbst für Kleinkinder verschrieben, was besonders leichtfertig ist. In früheren Zeiten kannte man ein Hustenmittel, das völlig harmlos und auch leicht verfügbar ist: Kopfsalat. Der römische Arzt griechischer Herkunft Claudius Galenos (129–199 n. Chr.) hat jeden Abend vor dem Schlafengehen eine Portion Salat als Beruhigungsmittel verzehrt. In Frankreich presst man Kopfsalatblätter aus und gewinnt damit einen Saft, der »Tridace« genannt wird. Man verwendet ihn tropfenweise gegen Nervosität, große Erregbarkeit – und Hustenanfälle (Dosierung: drei bis fünf Tropfen in einem Teelöffel Wasser).

Tatsächlich ist der Salat nicht nur eine vorzügliche Vitaminquelle. Er besitzt neben Kupfer, Eisen und anderen Mineralstoffen eine ganze Reihe wichtiger Heil- und Wirkstoffe. Vor allem die Beruhigungsdroge Lactuin, die den großen Vorzug besitzt, nicht abhängig zu machen. Sie ist Bestandteil vieler Hustensäfte.

Den Kopfsalat hat man früher auch zur Bereitung eines Hustentees verwendet: Man gab einen ganzen Kopfsalat in kaltes Wasser, das ihn fast bedeckte, und fügte ein paar Krautblätter hinzu. Das wurde auf kleiner Flamme fünf Minuten gekocht. Von diesem Hustentee trank man abends vor dem Schlafengehen ein Glas voll; er sollte lauwarm sein.

Hippokrates empfahl gegen Husten Veilchentee, der folgendermaßen zubereitet wird: Man sammelt Veilchenblüten, zupft die violetten Blättchen aus ihren grünen Täschchen, weil diese dem Tee einen unangenehmen Geschmack verleihen. Die Blütenblätter werden dann im Schatten getrocknet. Zum Tee werden sie nicht überbrüht, sondern mit kaltem Wasser angesetzt und kurz aufgekocht. Das Ganze muss etwa fünf Minuten ziehen.

Die heilige Hildegard von Bingen hinterließ folgendes Rezept gegen Husten: »Wer den Schnupfen hat und hustet, der esse Rainfarn, entweder in Suppen oder Kuchen oder mit Fleisch oder wie auch immer. Der Rainfarn unterdrückt die Säfte, damit sie nicht überhand nehmen, und trocknet sie aus. Wer unter trockenem Husten leidet, der bereite mit feinem Mehl und Rainfarn Suppen und esse sie oft. Damit werden die Trockenheit und die inneren Geschwüre seines Hustens gelöst, und man wird den Schleim los …«

Hier noch einige Rezepte von Pfarrer Künzle. Er verordnete bei allen Erkältungskrankheiten unter anderem auch Nierentee: »Die gründliche Heilung erwirkt man durch Regelung der Nierentätigkeit, vor allem indem man Tee von wärmenden und lösenden Kräutern trinkt. Zu diesen gehören Engelwurz, Hanfnessel, Majoran, Minze, Salbei, Thymian, Wegerich. Äußerlich legt man auf Brust und Rücken während mehrerer Nächte zerschnittene, etwas angewärmte Zwiebeln, welche bedeutende Krankheitsstoffe ausziehen … Bei leichtem Erkältungshusten trinke man sofort einige Tassen Lindenblütentee oder Holuntertee, mit Honig gesüßt. Dann nehme man ein warmes Bad und schwitze im Bett. Die bewährten Heilkräuter gegen Husten sind: Lungenkraut, Isländisches Moos, Wollblume, Pfefferminze, Bitterklee, Huflattich, Spitzwegerich, Salbei, Veilchenblätter und -blüten, Ehrenpreis, Anis.«

Lösend wirkt nach Pfarrer Künzle auch Knoblauch in Wein gesotten. (Am einfachsten presst man den Saft einer Knoblauchzehe aus und gibt ihn in etwa einen halben Liter trockenen Weißwein, der kurz aufgekocht wird. Man trinkt von dieser Zubereitung stündlich einen Schluck.) Ausgepresster Saft von Brunnenkresse, mit Honig vermischt, wirkt seiner Meinung nach ebenfalls gut. Man trinke davon drei- bis fünfmal am Tag je einen Teelöffel voll. (Diesen Brunnenkressesaft besorgt man sich am besten im Reformhaus.) Wurzeln und Sprossen von Brennnesseln, in Wein gekocht (etwa eine Hand voll auf einen Liter Wein) und mit Honig gesüßt, haben auch eine gute Wirkung. (Abseihen und davon häufig in kleinen Schlucken trinken.)

Bei hartnäckigem Husten empfahl Künzle folgendes Mittel: »Man siedet zwei Hand voll Gerste in einem Liter Milch, siebt ab und trinkt von dieser Gerstenmilch vor dem Schlafengehen eine Tasse voll.«

Pfarrer Kneipp verordnete bei schwerem Husten Fasten, Essigwasserwaschungen und Rettichsaft.

Essigwasserwaschungen: Man gibt in eine Schüssel etwas Essig und etwa die dreifache Menge nicht zu kaltes Wasser. Wenn man das Bett bereits wohlig angewärmt hat, setzt man sich auf, taucht ein Tuch in das Essigwasser, wringt es gut aus und reibt den Oberkörper rasch, aber nicht zu hastig damit ab. Dabei hält man sich an folgenden Ablauf: rechter Arm in mehreren Strichen, Tuch neu anfeuchten, dann Hals und Brust. Neues Anfeuchten, linker Arm. Tuch anfeuchten, jetzt ist der Rücken dran. Nicht abtrocknen, sondern hinlegen und gut zudecken.

Rettichsaft: Man schneidet den Rettich in Scheiben, süßt ihn mit Honig und wartet ab, bis er viel Saft gezogen hat. Diesen Vorgang kann man beschleunigen, wenn man die Scheiben gelegentlich kräftig schüttelt oder drückt. Von diesem Saft trinkt man nach jeder Mahlzeit einen Esslöffel voll. Er reizt nicht und löst rasch auch hartnäckigen Husten.

Nach Pfarrer Kneipp bereitet man aus folgenden Pflanzen besonders wirkungsvolle Hustentees: Alant, Weißer Andorn, Bibernelle, Eibisch, Isländisches Moos, Süßholz, Holunder- oder Huflattichblüten (Zubereitung s. Liste).

Achtung: Bei jedem Husten, der nach drei Wochen nicht wieder abklingt, um schließlich ganz zu verschwinden, ist an eine Allergie zu denken (s. *Allergien*), an ein nervöses Leiden, eine chronische Bronchitis (s. *Chronische Bronchitis*), eine Rippenfell- oder Lungenentzündung oder, was heute wieder bedrohlich akut geworden ist, an eine Tuberkulose.

Bei Kindern muss – vor allem bei krampfartigen Hustenanfällen – ein Keuchhusten oder auch ein Pseudokrupp in Betracht gezogen werden.

Heilmittel

Anwendungsweise

Alant (Inula helenium)

Wirkstoffe: Helenin, Inulin, Bitterstoffe, Kampfer, ätherisches Öl
Wirkung: Schleimlösend, dämpfend, krampflösend
Hinweis: Überdosierung kann zu Erbrechen und Magenschmerzen führen. Gut bei chronischem Leiden und Emphysem

Tee: 1 TL Alantwurzel wird mit 1 großen Tasse kochendem Wasser übergossen. Der Tee soll 5 Minuten ziehen, ehe man ihn nicht zu heiß und mit Honig gesüßt schluckweise trinkt. Bei starkem Husten darf bis zu 4-mal je 1 Tasse des Tees getrunken werden.
Homöopath. Zubereitung: *Inula helenium*, Urtinktur aus frischen Wurzeln 1/3.

Anis (Pimpinella anisum)

Wirkstoffe: Ätherisches Öl, vor allem Anethol.
Wirkung: Krampfstillend, antibakteriell
Hinweis: Fenchel ist wirksamer als Anis, der aber besser schmeckt und sich nicht zuletzt deshalb für Kleinkinder eignet

Tee: 1 TL zerdrückter Anissamen wird mit 1 großen Tasse kochendem Wasser übergossen. Wenn der Tee 10 Minuten gezogen hat, seiht man ihn ab. Man darf dann täglich bis zu 5 Tassen, mit Honig gesüßt, trinken.
Duftlampe: Zusätzlich 3 Tropfen des ätherischen Öls zu der ätherischen Ölmischung, s. Schnupfenmittel, S. 54, geben.
Homöopath. Zubereitung: *Anisum*, Urtinktur aus reifen Früchten 1/10.

Andorn (Marrubium vulgare)

Wirkstoffe: Bitterstoffe, Gerbstoffe, ätherische Öle
Wirkung: Verdauungsfördernd, auswurffördernd, fiebersenkend, reinigend, leicht antiseptisch
Hinweis: Der Tee schmeckt recht bitter, ein Hinweis auf seine stimmungserhellende Wirkung. Andorn stabilisiert die Herzfunktion bei sehr schwächenden Erkrankungen und erschöpften Menschen.

Tee: 1 TL des blühenden Krauts mit 1 Tasse kochendem Wasser überbrühen, 5 Minute ziehen lassen, abseihen und davon 2–3 Tassen täglich trinken.
Tinktur: Das Pflanzenmaterial in ein Glas geben und gut mit 50%igem Trinkalkohol bedecken. 49 Tage, unter gelegentlichem Schütteln, ziehen lassen, abseihen und in ein dunkles Glas umfüllen. Davon dann 2- bis 3-mal täglich 1/2 TL voll einnehmen.
Wein: 4 g des Krauts in 100 ml Rotwein ansetzen, 8 Tage stehen lassen und davon 1 EL zu den Mahlzeiten einnehmen.

Bibernelle

s. Schnupfenmittel, S. 49

Tee: Ebd.
Hinweis: Hilft, wenn die Erkältung sich von oben nach unten zieht.
Homöopath. Zubereitung: *Pimpinella alba*, Urtinktur auf frischen Wurzeln 1/3.

Heilmittel	Anwendungsweise

Eibisch

s. Schnupfenmittel, S. 49

Tee: Ebd.
Hinweis: Eignet sich vor allem bei sehr hartnäckigem und trockenem Husten und zur Mund- und Rachenspülung.
Homöopath. Zubereitung: *Althaea*, Urtinktur aus frischen Wurzeln 1/3.

Engelwurz

s. Aufbau- und Stärkungsmittel, S. 24

Tee: Ebd.
Elixier: Ebd.
Weintinktur: s. Schnupfenmittel, S. 49
Hinweis: Besonders wirksam, wenn die Atemorgane durch Rauchen oder Umweltbelastungen angegriffen sind.

Fenchel (Foeniculum vulgare)

Wirkstoffe: Ätherische Öle
Wirkung: Appetitanregend, krampflösend, verdauungsfördernd, schleimlösend, antibakteriell

Duftlampe: Zusätzlich 3 Tropfen des ätherischen Öls zu der ätherischen Ölmischung, s. Schnupfenmittel, S. 54, geben.
Hinweis: Sehr gut für Kinder geeignet, die dann durch die krampflindernde Wirkung den so nötigen Heilschlaf kriegen.

Gundermann

s. Schnupfenmittel, S. 49

Tee: Ebd.
Tinktur: Das blühende Kraut in ein Glas geben und mit 40%igem Trinkalkohol, beispielsweise Wodka, übergießen, so dass alle Pflanzenteile bedeckt sind. 49 Tage stehen lassen, filtern und in ein dunkles Gefäß abfüllen. Von dieser Tinktur im Krankheitsfall 2- bis 3-mal 1/2 TL einnehmen.
Hinweis: Hilft immer, wenn die Atemwege eitrig entzündet sind. Gut für chronische Erkrankungen, weil Gundermann der Lunge Kraft gibt.

Isländisches Moos (Cetraria islandica)

Wirkstoffe: Schleim, Flechtensäuren, Enzyme, Vitamine
Wirkung: Schleimlösend, reizmildernd, antibiotisch
Hinweis: Bewährt bei Reizhusten, Hustenanfällen, Lungenleiden, Tuberkulose. Seit dem Atomunglück in Tschernobyl sind die Flechten leider sehr stark verstrahlt, so dass es bei diesem Mittel von Vorteil wäre, die homöopathische Form vorzuziehen.

Tee: 1 TL der ganzen getrockneten Pflanze wird auf 1 große Tasse kaltes Wasser gegeben und langsam kurz zum Aufkochen gebracht, sofort abgeseiht und getrunken. Diesen Tee sollte man vor allem morgens trinken, um den Nachtschleim zu lösen.
Homöopath. Zubereitung: *Cetraria islandica*, Urtinktur aus getrockneten Flechten 1/10.

Heilmittel	*Anwendungsweise*

Katzengamander

s. Schnupfenmittel, S. 51

Hinweis: Hilft auch noch bei chronischen Krankheitsprozessen der Lunge, Nebenhöhlen und Stirnhöhlen.

Kiefer (Pinus silvestris)

Wirkstoffe: Ätherische Öle, Bitterstoff, Gerbstoff
Wirkung: Auswurffördernd, entzündungshemmend, antiseptisch, harntreibend, kraftspendend

Tee: Die jungen Triebe (1 TL für 1 große Tasse) mit kochendem Wasser übergießen und 10 Minuten stehen lassen. Nach dem Abseihen mit Honig (am besten Fenchel- oder Flechtenhonig) süßen und 2–3 Tassen täglich trinken.
Duftlampe: Zusätzlich 3 Tropfen des ätherischen Öls zu der ätherischen Ölmischung, s. Schnupfenmittel, S. 54, geben.
Hinweis: Tanne und Fichte besitzen die gleichen Eigenschaften und können wie die Kiefer verwendet werden. Die Bäume helfen sehr gut bei altersbedingten Lungenleiden und Kehlkopfentzündungen.

Klette, große (Arctium lappa)

Wirkstoffe: Inulin, Schleimstoffe, Gerbstoffe, ätherische Öle
Wirkung: Harntreibend, schweißtreibend, reinigend, senkt den Zuckergehalt im Blut

Tee: 2 TL der Wurzel werden für einige Stunden in $1/4$ l kaltes Wasser gelegt, anschließend für 5–10 Minuten leicht gekocht. Nach dem Abseihen trinkt man morgens vor dem Frühstück 1 Tasse.
Hinweis: Gilt als Tonikum der Lungenkraft, darf aber bei Allergie gegen Korbblütler nicht verwendet werden.

Königskerze (Verbascum thapsiforme)

Wirkstoffe: Schleim, Saponine, ätherisches Öl, Phytosterin
Wirkung: Hustenlindernd, entzündungshemmend, abschwellend, schmerzlindernd, beruhigend, stimmungsfördernd

Tee: 1 TL der Blüten mit 1 kleinen Tasse kochendem Wasser überbrühen und 5 Minuten ziehen lassen. Nach dem Abseihen 2–3 Tassen täglich trinken.
Hinweis: Bewährt sich bei akuten Leiden, aber auch bei fortgeschrittenen Erkrankungen wie Emphysem und Bronchieektasen.

Lungenkraut (Pulmonaria officinalis)

Wirkstoffe: Schleim, Saponine, Mineralien, Kieselsäure, Gerbstoffe
Wirkung: Schleimlösend, lindernd, vitaminreich
Hinweis: Hilft zuverlässig bei allen Lungenleiden, auch der Tuberkulose. Besonders gute Wirkung bei der Frühjahrsbronchitis

Tee: 2 TL des zerstoßenen Krauts mit 1 großen Tasse kochendem Wasser überbrühen. Den Tee dann 5–10 Minuten ziehen lassen, ehe man ihn, mit Honig gesüßt, trinkt. Nicht mehr als 3 Tassen täglich.
Homöopath. Zubereitung: *Pulmonaria officinalis,* Urtinktur aus frischem blühendem Kraut 1/2.

Heilmittel	*Anwendungsweise*

Malve (Malva sylvestris)

Wirkstoffe: Schleim, Gerbstoffe, ätherische Öle, Malvina
Wirkung: Schleimlösend, lindernd, heilsam bei allen Lungenleiden und Tuberkulose
Hinweis: Die Malve ist eines der ältesten Heilmittel gegen Husten. Darf bedenkenlos auch Kindern gegeben werden.

Tee: 2 TL der Blüten, Blätter (oder aller Teile der Pflanze) werden in 1 große Tasse kaltes Wasser gegeben. Am besten setzt man diesen Tee schon am Vorabend an, damit er gut 8 Stunden stehen kann, ehe man ihn abseiht und auf Trinktemperatur erwärmt (nicht kochen und nicht überbrühen!). Man trinkt den Tee vornehmlich morgens.
Homöopath. Zubereitung: *Malva sylvestris*, Urtinktur aus blühenden Pflanzen 1/3.

Quecke

s. Schnupfenmittel, S. 53

Tee: Ebd.
Tinktur: Ebd.
Hinweis: Nützliche, antibiotisch wirksame Pflanze für die gesamten Atemwege, einschließlich Kehlkopf. Krebsfeindlich.

Salbei

s. Schnupfenmittel, S. 53

Tee: Ebd.
Weintinktur: Ebd.
Hinweis: Bei allen Erkrankungen des Atemapparats wirksam.

Salbeigamander (Teucrium scorodonia)

Wirkstoffe: Ätherische Öle, Gerbstoffe, Bitterstoffe, Anthrachinone, Flavonoide
Wirkung: Appetitanregend, verdauungsfördernd, entgiftend

Tee: 2 TL des Krauts mit $1/4$ l kochendem Wasser überbrühen, 10 Minuten ziehen lassen. Nach dem Abseihen 2–3 Tassen täglich trinken.
Hinweis: Sollte bei allen chronischen Lungenerkrankungen mit in die Teemischung.

Schlüsselblume (Primula veris)

Wirkstoffe: Saponine, ätherische Öle, Flavone, Gerbstoffe, Kieselsäure
Wirkung: Schleimlösend, wasserausscheidend, entgiftend, krampflösend, abschwellend, beruhigend

Tee: 1 TL der Blüten oder/und Wurzeln (nie der Blätter!) wird in 1 großen Tasse Wasser gekocht. Man lässt den Tee gut 5 Minuten ziehen, ehe man ihn trinkt. Bewährte Dosierung 2–3 Tassen täglich.
Homöopath. Zubereitung: *Primula veris*, Urtinktur aus frischen blühenden Pflanzen 1/3.
Hinweis: Macht neben der Heilwirkung auch noch gute Stimmung, bringt Gelassenheit.

Spitzwegerich

s. Schnupfenmittel, S. 54

Tee: Ebd.
Saft: Ebd.
Hinweis: Die Pflanze wirkt antibiotisch, besonders gut passt sie für Menschen, deren Vorfahren viel unter Tuberkulose gelitten haben.

Heilmittel	*Anwendungsweise*

Thymian

s. Aufbau- und Stärkungsmittel, S. 31

Tee: Ebd.
Gewürz: Ebd.
Wein: Ebd.
Hinweis: Nicht für Schwangere, Herzkranke und Nervöse. Tötet die Bakterien und entkrampft. Er gilt in der Pflanzenheilkunde als Fitnessmittel für Lunge und Geist.

Veilchen (Viola odorata)

Wirkstoffe: Saponine, ätherische Öle, ein Glykosid, Salicylsäure
Wirkung: Schleimlösend, lindernd, abschwellend
Hinweis: Besonders bei starkem, krampfigem Husten und Keuchhusten zu empfehlen. Geeignet auch für Kinder. Sie nehmen vor allem den Sirup sehr gern.

Tee: 1 TL der Blüten und Blätter mit 1 Tasse kaltem Wasser übergießen, kurz aufkochen und etwa 5 Minuten ziehen lassen. Nicht zu heiß trinken.
Sirup: 2 gehäufte Tassen frische Veilchenblüten mit etwa 1/2 l heißem Wasser übergießen und 10 Stunden stehen lassen. Danach abseihen. Den Sud kochen und auf frische Vellchenblüten abgießen (diesmal etwa 1 Tasse voll). Wiederum 10 Stunden stehen lassen, abseihen und wieder aufkochen. Den Vorgang möglichst noch einmal wiederholen, bis man einen schönen blauen Sirup erhält. Mit Honig süßen und davon mehrmals am Tag 1 EL voll nehmen.
Homöopath. Zubereitung: *Viola odorata*, Urtinktur aus frischen blühenden Pflanzen 1/3.

Vogelmiere (Stellaria media)

Wirkstoffe: Mineralien, Vitamin C, Rutin
Wirkung: Antibiotisch, antiviral, gefäßabdichtend, abwehrstärkend, wundheilend, regt die Bildung der weißen Blutkörperchen an

Tee: 1 EL des frischen Krauts mit 1/2 l kochendem Wasser überbrühen, 10 Minuten ziehen lassen und davon 2–3 kleine Tassen täglich trinken.
Tinktur: Ein Glas mit dem frischen Kraut zur Hälfte füllen und mit 40%igem Trinkalkohol übergießen, so dass das Kraut ganz bedeckt ist. 49 Tage ziehen lassen, abseihen und in ein dunkles Gefäß umfüllen. Bei Bedarf 2- bis 3-mal täglich 1/2 TL einnehmen.
Hinweis: Die Mittel der Vogelmiere sollten nur aus frischem Kraut verarbeitet werden, da sonst die Wirkstoffe schwächer sind.

Ysop

s. Aufbau- und Stärkungsmittel, S. 32

Tee: Ebd.
Wein: Ebd.
Duftlampe: Zusätzlich 3 Tropfen des ätherischen Öls zu der ätherischen Ölmischung, s. **Schnupfenmittel**, S. 54, geben.
Hinweis: Wirkt stark gegen die Bakterien und entkrampft bei spastischer Bronchitis.

Die verschiedenen Teesorten können auch beliebig untereinander gemischt werden. Dies kann die Wirkung nochmals verstärken. Es ist ratsam, zusätzlich Mittel aus dem Kapitel *Aufbau- und Stärkungsmittel* zu verwenden.

Alle hier genannten Pflanzen sind auch in homöopathischer Form als Tropfen oder Globuli in der Apotheke erhältlich. Der Name orientiert sich hierbei an der lateinischen Bezeichnung und wird in der Urtinktur eingenommen. Die Menge einer Tasse Tee entspricht etwa 10 Tropfen oder Globuli. Bei der Verwendung der homöopathischen Mittel sollte jedoch ein Arzt oder Heilpraktiker zu Rate gezogen werden.

Hustenmittel

Fertigpräparate	Anwendungsweise
Archangelica comp.	**Globuli:** Säuglinge bis 6 Jahre nehmen 1- bis 3-mal täglich 3–5 Globuli. Ältere Kinder und Erwachsene 1- bis 3-mal täglich 5–10 Globuli.
Wirkstoffe: Silbernitrat D14, Engelwurz D2, Bilsenkraut D3, Pyrit D2, Salbei-Urtinktur **Wirkung:** Entzündungshemmend, krampflösend, stärkend, desinfizierend, reizmildernd	**Hinweis:** Empfiehlt sich vor allem bei Reizhusten und Kehlkopfentzündung. Ermöglicht auch den erholsamen Schlaf.
Angocin N Antiinfekt	**Tabletten:** Ebd.
s. Schnupfenmittel, S. 55	
Anis-Pyrit	**Tabletten:** Alle 2 Stunden kann 1 Tablette genommen werden.
Wirkstoffe: Anis, Pyrit **Wirkung:** Krampfstillend, schmerzlindernd, antibakteriell, kräftigend	**Hinweis:** Hilfreich bei Bronchitis und Kehlkopfentzündung mit Heiserkeit.
Bronchi/Plantago comp.	**Globuli:** 1- bis 3-mal täglich 5–10 Globuli
Wirkstoffe: Bronchien D16, Kehlkopf D16, Zaunrübenwurzel D7, Wasserdost D7, Spitzwegerich D5, Pyrit D14, Nasenschleimhaut D13 **Wirkung:** Stabilisiert die Schleimhäute der Atemwege, baut auf	**Hinweis:** Hilft bei akuten und chronischen Entzündungen von Kehlkopf und Bronchien.
Bronchitis-Complex	**Tropfen:** 3-mal täglich 10 Tropfen.
Wirkstoffe: Zaunrübe D4, Kupfer D8, Krauser Ampfer D3 **Wirkung:** Entkrampfend, beruhigend, schleimlösend	**Hinweis:** Hilft bei Husten mit Würggefühl sowie bei Erbrechen.

Fertigpräparate	*Anwendungsweise*

Bronchitussin N

Wirkstoffe: Tollkirsche D5, Zaunrübe D3, Brechwurz D3, Isländisch Moos D3, Sonnentau D3
Wirkung: Abwehrstärkend, entkrampfend, wundheilend, entspannend

Tropfen: Akut alle halbe bis ganze Stunde, höchstens 12-mal pro Tag, 5–10 Tropfen, in chronischen Fällen 1- bis 3-mal 5–10 Tropfen.
Hinweis: Hilft besonders gut bei Keuch- und Krampfhusten mit Erbrechen.

Bryonia/Aconitum

Wirkstoffe: Zaunrübe D7, Eisenhut D5
Wirkung: Abwehrsteigernd, auswurffördernd, keimtötend, entzündungshemmend

Globuli: 2- bis 4-mal täglich 5–10 Globuli unter der Zunge zergehen lassen.
Hinweis: Das Mittel hilft bei fieberhaften Erkältungen, die sich auf die Lunge schlagen, und kann die Erkrankung im Keim ersticken.

Bryonia Strath comp.

s. Schnupfenmittel, S. 55

Corallium rubrum D3

Wirkstoffe: Rote Koralle
Wirkung: Entkrampft und stärkt den gesamten Lungenbereich

Pulver: 2- bis 3-mal täglich 1 Messerspitze voll einnehmen.
Hinweis: Besonders wirksam für »lungenschwache« Kinder.

Corallium Spl. N Tabletten

Wirkstoffe: Rote Koralle D6, Goldschwefel D3, Kaliumbichromat D4, Kalkschwefelleber D3, Anisöl D1
Wirkung: Lockert das Lungengewebe und entkrampft Bronchien und Atemmuskeln, desinfiziert die Atemwege, löst den Schleim

Tabletten: Alle 1–2 Stunden 1–2 Tabletten im Mund zergehen lassen. Kinder unter 12 Jahren alle 2 Stunden 1 Tablette.
Hinweis: Bei besonders festsitzendem, quälendem Husten mit Erstickungsgefühl und zähem Schleim

Cuprum aceticum D6

Wirkstoffe: Kupferacetat
Wirkung: Entkrampft die glatte und die quergestreifte Muskulatur

Tropfen: 2- bis 3-mal täglich 5–10 Tropfen.
Hinweis: Bei jedem Krampfhusten, beispielsweise Keuchhusten, begleitend einnehmen.

Droserapect N

Wirkstoffe: Sonnentau D1, Sonnenhut-Urtinktur, Fenchel-Urtinktur, Kaliumjod D4, Lobelie D4, Kiefer-Urtinktur
Wirkung: Reizmildernd, entkrampfend

Tropfen: 3-mal 20 Tropfen vor den Mahlzeiten einnehmen.
Hinweis: Empfehlenswert bei Reizhusten, akuter und chronischer Bronchitis.

Fertigpräparate	*Anwendungsweise*

Drosera Pentarkan

Wirkstoffe: Sonnentau D1, Stinktier D5, Tollkirsche D3, Cochenillelaus D2, Kupferacetat D3
Wirkung: Schleimlösend, entkrampfend, fiebersenkend, abwehrstärkend, reizmildernd

Tropfen: 3-mal täglich 10–20 Tropfen, in akuten Fällen alle 1/2–1 Stunde.
Hinweis: Spezielles Krampf- und Keuchhustenmittel.

Drosera-Plantaplex

Wirkstoffe: Sonnentau D2, Narde D1, Zehrwurz D3, Isländisch Moos D4, Brechwurz D3, Naphthalin D4, Blutwurz D2
Wirkung: Schleimlösend, reizmildernd, entzündungshemmend, entkrampfend

Tropfen: Akut, alle 1–2 Stunden 10–20 Tropfen, chronisch 3-mal täglich 10–20 Tropfen.
Hinweis: Gut bei Keuchhusten und chronischer Bronchitis.

DS 4 Bronchial Tabletten N

Wirkstoffe: Schafgarbe, Wermut, Quebrachorinde, Kümmel, Schöllkraut, Ephedra, Fenchel, Soja, Wacholder, Anis, Bibernelle, Spitzwegerich, Kreuzblume, Gänsefingerkraut, Faulbaum
Wirkung: Stärkt die Schleimhäute und die Abwehr, auswurffördernd, entkrampfend, fördert die Ausheilung

Tabletten: 3-mal täglich 1–2 Tabletten 1 Stunde vor dem Essen.
Hinweis: Bei allen Erkrankungen der Atemwege mit Nachtschweiß.

Dulcamara D4

Wirkstoff: Bittersüß, homöopathisch
Wirkung: Schweißtreibend, auswurffördernd

Globuli: 2- bis 3-mal täglich 10–15 Kügelchen unter der Zunge zergehen lassen.
Hinweis: Hilft vor allem bei Husten und Bronchitis durch Zugluft oder Kälte und Nässe. Herbstbronchitis. Stabilisiert die weinerliche Stimmung der kranken Kinder.

Equisil

Wirkstoffe: Ackerschachtelhalm, Wegerich, Kastanie, Primelwurzel, Königskerze, Thymian, Ephedra, Kieselsol
Wirkung: Schleimlösend, hustenstillend, entzündungshemmend, auswurffördernd

Saft: 3-mal täglich 1 TL des Safts, am besten in heißem Tee trinken.
Hinweis: Stärkt durch die viele Kieselsäure das Bindegewebe der Lunge.

Escarol

Wirkstoff: Trockenextrakt aus Haselwurz
Wirkung: Mildert entzündliche Erkrankungen der Schleimhäute, krampflösend

Dragees: 3-mal täglich 2 Dragees. Kinder 3-mal täglich 1 Dragee.
Hinweis: Bringt als Nebenwirkungen Müdigkeit, Brechreiz, Sodbrennen, vermehrtes Schwitzen mit sich.

Fertigpräparate | *Anwendungsweise*

Jutussin N R9

Wirkstoffe: Tollkirsche D4, Zaunrübe D3, Cochenillelaus D6, rote Koralle D12, Kupferacetat D12, Sonnentau D4, Brechwurz D6, Meerschwamm D6, Lungenflechte D4
Wirkung: Abwehrsteigernd, entzündungswidrig, entkrampfend, befeuchtend, schleimlösend

Tropfen: Akut all 30–60 Minuten 10 Tropfen, später 4- bis 6-mal täglich 10–15 Tropfen. Säuglinge 3- bis 4-mal 2–3 Tropfen, Kleinkinder 3–5 und Schulkinder 5–8 Tropfen.
Hinweis: Auch für die Behandlung von Keuchhusten geeignet. Nicht bei Schilddrüsenerkrankungen verwenden.

Lichenes comp. Sirup

Wirkstoffe: Isländisch Moos, Cladonia, Bartflechte, ätherisches Anisöl, Lungenkraut
Wirkung: Reizmildernd, schleimlösend

Sirup: Mehrmals täglich 1 TL möglichst in warmem Tee trinken.
Hinweis: Gutes Kindermittel, wenn keine Überempfindlichkeit gegen Anisöl besteht.

Melrosum

Wirkstoffe: Honig, Grindeliakraut, Bibernell, Schlüsselblume, Rosenblüten, Thymian (jeweils Tinktur 1/5)
Wirkung: Beruhigt, dämpft den Hustenreiz, lindert die Beschwerden

Sirup: Erwachsene 3-mal täglich 1 EL, Kinder 3-mal täglich 2 TL.
Hinweis: Empfehlenswerter Hustensaft vor allem für kleinere Kinder.

Pascotox

s. Schnupfenmittel, S. 58

Hinweis: Sollte bei allen viralen Erkrankungen der Atemwege zur Steigerung der Abwehr zusätzlich genommen werden.

Petasites comp.

Wirkstoffe: Weißtannenspitzen D2, Pestwurz D2, Spitzwegerich D2
Wirkung: Durchlüftet die Lunge, stärkt die Atmung und den Kreislauf; keimtötend, abwehrsteigernd, entkrampfend

Globuli: 3- bis 6-mal 5–10 Globuli unter der Zunge zergehen lassen.
Hinweis: Hilft bei akuter und chronischer Bronchitis, vor allem wenn sie von Bakterien und Viren verursacht wird. Hilft, wenn die Lunge vom Husten so richtig weh tut.

Pertudoron 1

Wirkstoffe: Tollkirsche D3, Chinarinde D3, Kaktus D3, Sonnentau D1, Brechwurz D3, Stinktierdrüsenextrakt D5, Weißer Germer D3

Tropfen: Im akuten Stadium im stündlichen Wechsel die Mittel 1 und 2. Säuglinge erhalten 3, Kinder 5 Tropfen als Einzelgabe. Mit fortschreitender Besserung wird die Häufigkeit der Gaben auf 2- bis 3-mal täglich eingeschränkt.
Hinweis: Das Keuchhustenmittel schlechthin. Hilft bei krampfartigem Husten.

Pertudoron 2

Wirkstoff: Kupferacetat
Wirkung: Entkrampft, lockert, heilt

Hilft bei krampfartigem Husten.

Pflügerplex Phellandrium

Wirkstoffe: Gundermann D2, Andorn D3, Großer Wasserfenchel D2, Bibernelle D3, Kiefernsteinpilz D4, Salbei D3, Salbeigamander D2
Wirkung: Bekämpft die Eitererreger, stärkt die Lungen- und Bronchialschleimhäute, schmerzlindernd

Tropfen: 3-mal täglich 10–15 Tropfen.
Hinweis: Hilft bei allen entzündlichen Erkrankungen der Bronchien, Lungen, des Rippenfells und des Kehlkopfs.

Pflügerplex Pertussis

Wirkstoffe: Süßwasserschwamm D4, Sonnentau D3, Holzkohle D6, Brechwurz D4, Kupfer D4, Kaktus-Schildlaus D1, Bilsenkraut D4, Magnesiumphosphat D3, Osterglocke D3
Wirkstoffe: Entkrampft, lindert den Brechreiz, beschleunigt den Gesundungsprozess

Tabletten: 3-mal täglich 2 Tabletten nach dem Essen.
Hinweis: Gutes Mittel bei Krampf-, Stick- und Keuchhusten.

Plantago-Bronchialbalsam

Wirkstoffe: Kampfer, gelbes Bienenwachs, Sonnentau D3, Eukalyptus D3, Pestwurz D1, Spitzwegerich D1, Lärchenharz, ätherisches Öl von Thymian
Wirkung: Erwärmt und lockert die Bronchien, keimtötend, sorgt für erholsamen Schlaf

Salbe: 1- bis 2-mal täglich Brust und Rücken einreiben; bei der chronischen Bronchitis mindestens 2-mal pro Woche.
Hinweis: Bei Säuglingen und Kleinkindern nicht ins Gesicht bringen, vorsichtig verwenden. Erleichtert die Atmung bei allen Erkrankungen der Atemwege.

Pneumodoron 1

Wirkstoffe: Eisenhut D2, Zaunrübe D2

Pneumodoron 2

Wirkstoffe: Phosphor D4, Kaliumantimon D2
Wirkung: Stärkt gezielt die Abwehr gegen Keime, stimmungsaufhellend, beschleunigt den Zellaufbau bei schweren Lungenerkrankungen

Tropfen: Im akuten Fall werden die Mittel 1 und 2 im Wechsel stündlich bis zu 5–10 Tropfen genommen. Säuglinge erhalten 1–2, Kinder 2–3 Tropfen.
Hinweis: Bei besonders schwerer, fieberhafter Bronchitis, die zu Lungenentzündung neigt.

Fertigpräparate	*Anwendungsweise*

Rumex crispus D 6

Wirkstoff: Krauser Ampfer
Wirkung: Löst den krampfigen Husten

Globuli: 2- bis 3-mal täglich 5 bis 10 Kügelchen unter der Zunge zergehen lassen.
Hinweis: Vor allem bei keuchhustenartigem Husten oder Keuchhusten, wenn beim Abhusten erbrochen wird.

Tussiflorin N Hustensaft

Wirkstoffe: Vogelknöterich, Sanikel, Hohlzahn, Primelwurzel, Anisöl
Wirkung: Schleimlösend, entkrampfend, fördert die Heilung

Hustensaft: Erwachsene 3- bis 6-mal täglich 1 TL bis 1 EL, Kinder 3- bis 6-mal 1 TL.
Hinweis: Sehr gutes und zuverlässiges Kindermittel. Darf nicht verwendet werden, wenn eine Überempfindlichkeit gegen Anisöl besteht.

Usneapect

Wirkstoffe: Eibisch-Urtinktur, Ammei-Urtinktur, Brechwurz D 4, Sonnentau-Urtinktur, Sonnenhut-Urtinktur, Fenchel-Urtinktur, Efeu-Urtinktur, Alant-Urtinktur, Kaliumjod D 4, Lobelie D 4, Magnesiumphosphat D 8, Kiefer-Urtinktur, Mandelbaum D 2, Thymus-Urtinktur, Bartflechte-Urtinktur
Wirkung: Reizlindernd, lungenstärkend, schleimlösend, auswurffördernd, entkrampfend

Tropfen: Erwachsene nehmen 3- bis 6-mal täglich 1 TL voll, Kinder die Hälfte.
Hinweis: Hilft vor allem bei Kehlkopfentzündungen, akuter und chronischer Bronchitis.

Weitere empfehlenswerte Mittel

Aralia Hustenhonig (Kräuterhonig). Nimmt Hustenreiz, löst Schleim, gut für Kinder.
Arnica-Heel (Tropfen). Homöopath., hilfreich bei Schnupfenkomplikationen.
Aschauer-Hustentropfen. Kräuterextrakte, beruhigt den Hustenreiz.
Eucalyptus cpl. 305 (Tabletten). Homöopath., gut bei Husten, verbunden mit »Grippe«.
Hedera helix Vitaplex forte (Tropfen). Efeupräparat, gut bei verstecktem Husten.
Influal (Tropfen). Homöopath., stärkt die Abwehr bei allen Atemwegsinfektionen.
Ipecacuanha cpl. 300 (Tabletten). Homöopath., gut bei starker Verschleimung.
Jsephca Dragees (Dragees). Homöopath. , verflüssigt sehr zähen Schleim.
Jsephca Hustentropfen (Tropfen). Homöopath., eher für Kinder geeignet.

Kneipp Husten Bonbons:
Eucalyptus (Bonbon). Des Geschmacks wegen nicht für Kinder geeignet.
Fenchel (Bonbon). Empfehlenswertes Hustenbonbon für Kinder.
Pfefferminze (Bonbon). Eher für leichteren Husten.
Spitzwegerich (Bonbon). Besonders hilfreich bei Raucherhusten.
Liquiritia forte (Tropfen). Kräuterextrakte, gut bei Reizhusten.
Pertussis cpl. 320 (Tabletten). Homöopath., empfiehlt sich bei krampfartigem Husten.
Thymus Al (Tropfen). Homöopath., gut bei nervösem Husten, Keuchhusten, Asthma.
Tussiflorin (Saft, Tropfen). Kräuterextrakte, auch für Kinder gut geeignet.

Akupressur

Sie brauchen drei Punktpaare: die beiden Punkte für Erkältungskrankheiten, die rechts und links vom dritten Brustwirbel am Rücken liegen (dazu braucht man einen Helfer), den Lungenpunkt in der Mulde zwischen den Schlüsselbeinen über dem Brustbein und die beiden Bronchienpunkte unterhalb der Nasenflügel.

Lassen Sie sich zunächst die Punkte für Erkältungskrankheiten am Rücken drücken. Dazu tastet der Helfer die Wirbel vom Hals her ab, bis er den dritten Brustwirbel gefunden hat. Rechts und links davon, in einer deutlich spürbaren Mulde, liegen die Akupressurpunkte. Sie werden mit beiden Daumenkuppen etwa fünfmal kurz und kräftig gedrückt (zweimal täglich). Dann drücken Sie mit dem Zeigefinger leicht den Lungenpunkt über dem Brustbein. Schieben Sie die Haut spielerisch hin und her. Tun Sie das 3- bis 5-mal am Tag. (Nicht erschrecken, wenn der Punkt hinterher etwas weh tut. Das ist normal.)
Schließlich setzen Sie beide Daumen unter die Nasenflügel und stoßen gleichzeitig ein paarmal sanft dagegen. Diese Akupressur können Sie im Lauf des Tages mehrmals wiederholen. Tun Sie es vor allem dann, wenn ein Hustenanfall droht.

Topfenwickel

Auf Hals und Brust

Auf ein Tuch von der Größe eines Geschirrtuchs streichen Sie ein halbes Pfund frischen Quark. Er soll zimmerwarm sein, also nicht direkt aus dem Kühlschrank kommen. Legen Sie diesen Umschlag um den Hals – und darum einen warmen Schal. Über Nacht kommt derselbe Wickel auf die Brust. Gut abdecken.

Fast immer beginnt diese Erkältungskrankheit mit dem typischen Kratzen im Hals, mit heftigem Niesen und dem Gefühl, sich ständig räuspern zu müssen. Daraus entwickeln sich gleichsam über Nacht Halsschmerzen und Schluckbeschwerden: Die Schleimhaut des Rachens ist entzündet. Zu den Halsschmerzen kommen meist auch noch Schnupfen oder Husten hinzu, vielleicht sogar beides. Das Krankheitsgefühl ist dabei weit stärker als bei deren Auftreten ohne Rachenentzündung.

Halsschmerzen resultieren in aller Regel – ebenso wie Husten und Schnupfen – aus Virusinfektionen, sind aber weit schwieriger als jene von bakteriellen Infektionen, wie etwa einer Mandelentzündung, zu unterscheiden. Einen besonders wichtigen Hinweis können die geschwollenen »Drüsen« im Hals, unmittelbar unter dem Unterkieferbogen, geben.

Die Mandeln können bei einer Virusinfektion des Rachenraums ebenfalls mitbetroffen sein. Sie werden jedoch im Gegensatz zur bakteriellen Angina nicht eitrig, bekommen keinen weißen Belag. Erstreckt sich die Entzündung auf die lymphatischen Seitenstränge des Rachens, spricht man von einer Seitenstrangangina, auch fast immer eine Virusinfektion.

Wie bei allen virusbedingten Infektionen gilt auch bei der Rachenentzündung: Jede Behandlung muss sich darauf beschränken, die Beschwerden zu lindern und den Körper in die Lage zu versetzen, den Heilungsprozess so zügig und so unbehindert wie möglich vornehmen zu können.

Das weithin übliche Gurgeln mit desinfizierenden Mitteln bleibt stark umstritten. Normalerweise gelangt das Gurgelwasser bestenfalls in die obersten Randbezirke der Entzündung.

Wirksamer sind enzymhaltige Lutschtabletten (z. B. Wobe-Mucos).

Ein äußerst hilfreiches Mittel gegen Halsschmerzen hat Pfarrer Kneipp wiederentdeckt: kalte Halswickel (s. *Wasseranwendungen und Wickel*). Fast noch besser sind freilich Quarkwickel. Dabei wird ein halbes Pfund Quark kalt auf ein Tuch gestrichen und um den Hals gelegt. Darüber kommt ein dicker Schal, und das Ganze behält man über Nacht an.

Eines der wichtigsten Gesetze der Heilkunde heißt: Wärme fördert die Durchblutung, verstärkt aber damit auch die Entzündung. Kälte hemmt die Durchblutung, drosselt somit die Entzündung. Seit alters her gilt deshalb bei Halsentzündungen: Nicht der Hals, sondern die Füße müssen warm gehalten werden. Kalte, also schlecht durchblutete Füße führen fast zwangsläufig zu Halsschmerzen. Deshalb gibt es in nasskalten Jahreszeiten kein besseres Vorbeugungsmittel gegen Erkältung als ein Fußbad vor dem Schlafengehen (s. *Wasseranwendungen und Wickel*). Auch sollte man zu enge und zu leichte Schuhe meiden, im Haus grundsätzlich die Schuhe wechseln und am Arbeitsplatz ein zweites Paar Schuhe bereit haben.

Heilmittel	Anwendungsweise

Ackerschachtelhalm

s. Aufbau- und Stärkungsmittel, S. 24

Tee: Ebd.
Hinweis: Besonders gut, wenn die Hals-entzündungen immer wieder kommen, stärkt die Schleimhäute und heilt diese.

Beinwell (Symphytum officinale)

Wirkstoffe: Schleim, Gerbstoffe, Harz, Zucker, Cholin, Gummi, Allantoin
Wirkung: Durchblutungsfördernd, heilend
Hinweis: Empfiehlt sich bei Halsschmerzen mit sehr trockenem Husten. Bei Leber-schaden nicht verwenden

Tee: 2 TL der Beinwellwurzel werden mit 1 Tasse Wasser überbrüht. Gut 10 Minuten ziehen lassen. Man trinkt höchstens 2–3 Tassen täglich.
Gurgelmittel: Man kann den Tee (s. o.) auch als Gurgelmittel verwenden.
Homöopath. Zubereitung: Symphytum, Urtinktur aus frischen Wurzeln 1/2.

Bibernelle

s. Schnupfenmittel, S. 49

Tee: Ebd.
Hinweis: Bessert nicht nur die Hals-schmerzen, sondern auch die Stimmung.

Bitterklee (Menyanthes trifoliata)

Wirkstoffe: Ätherisches Öl, Menyanthin, Gentianin, Tannine, Cholin, Vitamin C, Mi-neralstoffe
Wirkung: Reinigend, appetitanregend, ver-dauungsfördernd, krampflösend, entzün-dungshemmend, fiebersenkend

Tee: 1 TL des Krauts mit $1/4$ l kochendem Wasser überbrühen, 5–10 Minuten ziehen lassen und abseihen. Von diesem Tee, der auch zum Gurgeln verwendet werden kann, trinkt man über den Tag verteilt 3 kleine Tassen.
Hinweis: Sehr gutes Kindermittel, das bei allen fiebrigen Halsleiden hilft. Üblicherwei-se und für Kinder wird das Mittel in der Hauptsache homöopathisch als Globuli D3 verwendet.

Braunelle (Prunella vulgaris)

Wirkstoffe: Saponisid, Tannine, Harze, Bit-terstoffe
Wirkung: Entzündungshemmend, narben-bildend, blutstillend

Tee: 2 TL des blühenden Krauts mit $1/4$ l kochendem Wasser überbrühen, 10 Minu-ten ziehen lassen und abseihen. Man trinkt hiervon 2–3 Tassen täglich.
Hinweis: Das Halsmittel schlechthin. Re-pariert die angegriffenen Schleimhäute im Mund-, Hals- und Rachenbereich.

Eibisch

s. Schnupfenmittel, S. 49

Tee: Ebd.
Hinweis: Nimmt die Schwellung im Hals.

Heilmittel	*Anwendungsweise*
Gänseblümchen (Bellis perennis)	**Tee:** 2 TL der Blüten mit $1/4$ l kochendem Wasser überbrühen, 5–10 Minuten ziehen lassen und abseihen. Von diesem Tee, der auch zum Gurgeln verwendet werden kann, trinkt man über den Tag verteilt 3–4 Tassen
Wirkstoffe: Ätherische Öle, Tannine, Harze **Wirkung:** Harntreibend, schweißtreibend, reinigend, leicht abführend, antiviral, schmerzstillend bei Verletzungen, krebsfeindlich	**Gewürz:** Die frischen Gänseblümchenblüten reichlich als Zugabe zu Salaten, Suppen, Grießbrei.
	Tinktur: Eine Handvoll der Blüten in ein Glas geben, mit 40%igem Trinkalkohol so übergießen, dass alle Blüten bedeckt sind, und 49 Tage stehen lassen, gelegentlich gut durchschütteln und anschließend abseihen und in ein dunkles Gefäß geben. Von der Tinktur bei Bedarf $1/2$ TL vor dem Essen einnehmen. Kinder die Hälfte.
	Hinweis: Heilt nicht nur den Hals, sondern auch die weinerliche oder gereizte Stimmung. Ausgezeichnetes Kindermittel.
Goldrute (Solidago virgaurea)	**Tee:** 1–2 TL des Krauts mit kochendem Wasser überbrühen und 10 Minuten ziehen lassen. Nach dem Abseihen über den Tag verteilt $1/2$ l davon trinken.
Wirkstoffe: Gerbstoffe, Saponine, ätherisches Öl, Bitterstoffe, Flavonoide **Wirkung:** Reinigend, entwässernd, nierenstärkend	**Homöopath. Zubereitung:** *Solidago virgaurea*, Urtinktur aus frischen Blüten 1/3.
	Hinweis: Sollte bei jeder Erkältung als Nierenheilmittel und Blutreinigungsmittel zusätzlich zu anderen Mitteln genommen werden.
Gundermann	**Tee:** Ebd.
s. Schnupfenmittel, S. 49	**Tinktur:** s. Hustenmittel, S. 65 **Hinweis:** Besonders wirksam bei der eitrigen Angina.
Holunder	**Tee:** Ebd. **Mus:** Ebd.
s. Schnupfenmittel, S. 50	**Hinweis:** Wenn die Halsschmerzen von Fieber begleitet werden.
Kamille	**Tee:** Ebd. **Tinktur:** Ebd.
s. Aufbau- und Stärkungsmittel, S. 27	**Hinweis:** Mit dem Tee auch Gurgeln, das reinigt den Hals und beschleunigt die Wundheilung.

Heilmittel	Anwendungsweise

Kapuzinerkresse

s. Schnupfenmittel, S. 51

Tee: Ebd.
Gewürz: Ebd.
Deutsche Kapern: Ebd.
Hinweis: Bei allen Anginen wegen der antibiotischen Wirkung angesagt.

Lein, Flachs (Linum usitatissimum)

Wirkstoffe: Schleim, fettes Öl, Eiweiß, Linamarin
Wirkung: Schleimlösend, desinfizierend, leicht abführend
Hinweis: Speziell bei Verdauungsstörungen während der Erkrankung zu empfehlen

Latwerge: Leinsamen wird zermahlen und mit Honig verrührt. Davon isst man immer mal wieder 1 TL voll.
Homöopath. Zubereitung: *Linum usitatissimum*, Urtinktur aus frischen blühenden Pflanzen 1/3.

Lungenkraut

s. Hustenmittel, S. 66

Tee: Ebd.
Hinweis: Soll verhindern, dass die Erkrankung die Lunge mit einbezieht.

Malve

s. Hustenmittel, S. 67

Malvenwein: 3 EL Blüten in Weißwein kurz aufkochen. Etwas Honig beigeben. Das ist ein gutes Gurgelmittel.
Hinweis: Mit der Behandlung beginnen, wenn die ersten Symptome auftauchen. Hat sich auch bei Heiserkeit bewährt.

Melisse (Melissa officinalis)

Wirkstoffe: Ätherische Öle, Harze, Bitterstoffe
Wirkung: Verdauungsfördernd, krampflösend, beruhigend, magenstärkend, schmerzlindernd, antiviral, antibakteriell

Tee: 1 TL des blühenden Krauts mit 1/4 l kochendem Wasser überbrühen, 10 Minuten ziehen lassen und abseihen. 2–3 Tassen täglich trinken.
Hinweis: Die Melisse bekämpft Viren und Bakterien zuverlässig und nimmt den schlimmsten Schmerz.

Odermenning, gewöhnlicher (Agrimonia eupatoria)

Wirkstoffe: Gerbstoffe; Bitterstoff, ätherische Öle
Wirkung: Regt die Gallentätigkeit an, entzündungshemmend, juckreizlindernd, abschwellend

Tee: 1 TL des blühenden Krauts mit 1/4 l kochendem Wasser überbrühen, 10 Minuten ziehen lassen und abseihen. 2–3 Tassen täglich trinken
Tinktur: Eine Hand voll des Krauts mit 40%igem Trinkalkohol so übergießen, dass alle Pflanzenteile bedeckt sind. 49 Tage stehen lassen, gelegentlich gut durchschütteln, anschließend abseihen und in ein dunkles Gefäß geben. Von der Tinktur bei Bedarf 1/2 TL vor dem Essen einnehmen.
Hinweis: Mit Tee oder Tinktur gurgeln. Die Tinktur mit Wasser verdünnen.

Heilmittel	Anwendungsweise

Quecke

s. Schnupfenmittel, S. 53

Tee: Ebd.
Tinktur: Ebd.
Hinweis: Zusätzlich mit dem Tee oder der mit Wasser verdünnten Tinktur gurgeln, um die antibiotische Wirkung der Pflanze auch lokal zu nutzen.

Ringelblume (Calendula officinalis)

Wirkstoffe: Karotin, ätherische Öle, Pflanzenschleim, Harze
Wirkung: Fördert die Durchblutung, regt die Gallentätigkeit an, krampflösend, entzündungshemmend, abschwellend, schmerzstillend, führt Feuchtigkeit zu, antiviral, antibakteriell, antimyotisch

Tee: 2 TL des blühenden Krauts mit $1/4$ l kochendem Wasser übergießen, 10 Minuten ziehen lassen uns abseihen. Davon 2–3 Tassen über den Tag verteilt trinken.
Hinweis: Die Ringelblume bewirkt nicht nur eine schnellere Heilung, sie bessert auch gewaltig die Stimmung.

Salbei

s. Schnupfenmittel, S. 53

Tee: Ebd.
Weintinktur: Ebd.
Hinweis: Den Tee zum Gurgeln und zum Trinken verwenden, um das Geschehen am Ort anzugehen.

Veilchen

s. Hustenmittel, S. 68

Tee: Ebd.
Sirup: Ebd.
Hinweis: Besonders bei heftiger Erkrankung zu empfehlen. Geeignet auch für Kinder. Sie nehmen vor allem den Sirup sehr gern.

Vogelmiere

s. Hustenmittel, S. 68

Tee: Ebd.
Tinktur: Ebd.
Hinweis: Mit dem Tee oder der verdünnten Tinktur zusätzlich 15 Minuten vor dem Essen gurgeln, das nimmt den ärgsten Schmerz beim Schlucken.

Zwiebel (Allium cepa)

Wirkstoffe: Ätherische Öle, Glykoside, Vitamine, Stoffe, die das Wachstum von Bakterien hemmen
Wirkung: Regt die Drüsen der Schleimhäute an, krampflösend, blutreinigend, wundheilend
Hinweis: Zwiebelwickel sind ein wirksames Mittel zur Behandlung von Halsschmerzen aller Art bei Kindern.

Zwiebelsaft: Honig mit frisch gepresstem Zwiebelsaft verrühren und TLweise mehrmals am Tag einnehmen. Nimmt Heiserkeit und heilt die Rachenschleimhaut.
Wickel: 2 rohe Zwiebel werden fein gehackt und auf ein Tuch verteilt, das man um den Hals legt. Der Wickel sollte mehrmals am Tag erneuert werden. Bei Kindern macht man nur einen Wickel am Tag.
Homöopath. Zubereitung: *Cepa*, Urtinktur aus frischen Zwiebeln 1/3.

Heilmittel	Anwendungsweise
Ysop s. Aufbau- und Stärkungsmittel, S. 32	**Tee:** Ebd. **Wein:** Ebd. **Hinweis:** Eines der besten Mittel, um den Hals schnell wieder heil zu machen, ohne die Kraft zu verlieren.

Die verschiedenen Teesorten können auch beliebig untereinander gemischt werden. Es ist ratsam, zusätzlich Mittel aus dem Kapitel *Aufbau- und Stärkungsmittel* zu verwenden.
Alle hier genannten Pflanzen sind auch in homöopathischer Form als Tropfen oder Globuli in der Apotheke erhältlich. Der Name orientiert sich hierbei an der lateinischen Bezeichnung und wird in der Urtinktur eingenommen. Die Menge einer Tasse Tee entspricht etwa 10 Tropfen oder Globuli. Bei der Verwendung der homöopathischen Mittel sollte jedoch ein Arzt oder Heilpraktiker zu Rate gezogen werden.
Es ist ratsam, die ätherische Ölmischung (s. **Schnupfenmittel**, S. 54) auch bei Halsschmerzen zu verwenden.

Mittel bei Halsschmerzen

Fertigpräparate	Anwendungsweise
Agnus castus-Complex **Wirkstoffe:** Honigbiene D3, Tollkirsche D4, Walnuss D3, Nitroglycerin D5, Phosphor D6, Mönchspfeffer D3 **Wirkung:** Abwehrstärkend, Lymphfluss anregend, nimmt den Stechschmerz, beschleunigt die Heilung	**Tropfen:** 3-mal täglich 15 Tropfen. **Hinweis:** Bei allen Halsschmerzen und Mandelentzündungen mit geschwollenen Lymphknoten.
Agropyron comp. s. Schnupfenmittel, S. 55	**Globuli:** Ebd.
Apis/Belladonna cum Mercurio **Wirkstoffe:** Honigbiene D4, Tollkirsche D3, Quecksilberamidonitrat D14 **Wirkung:** Abwehrstärkend bei eitrigen Anginen mit stechenden Schmerzen	**Globuli:** Säuglinge nehmen 1- bis 3-mal täglich 3 Globuli, in akuten Fällen kurzzeitig auch mal 1- bis 2-stündliche Gaben, Kinder bis 6 Jahre 5–7 und Erwachsene 8–10 Globuli. **Hinweis:** Sehr wirksam im ganzen Hals-, Nasen- und Ohrbereich.
Alymphon **Wirkstoffe:** Kohlensaurer Kalk D30, Blasentang D6, Reißblei D30, Bärlappsporen D30, Schwefel D30, Hefe **Wirkung:** Steigerung der Abwehrkräfte, reguliert die Lymphdrüsen	**Granulat:** Erwachsene nehmen 3- bis 5-mal täglich 1 TL. Schulkinder 3- bis 5-mal 1/2 TL, kleinere Kinder 3-mal täglich eine Messerspitze. **Hinweis:** Nicht zu früh absetzen, sondern Packung zu Ende nehmen.

| *Fertigpräparate* | *Anwendungsweise* |

Angina-Gastreu N R1

Wirkstoffe: Honigbiene D 4, Belladonna D 4, Kalziumjod D 4, Kalkschwefelleber D 12, Kaliumbichromat D 4, Buschmeister D 12, Katzengamander D 6, Quecksilber D 5, Kermesbeere D 4
Wirkung: Nimmt den stechenden und brennenden Schmerz, entzündungswidrig, reizmildernd, abwehrstärkend

Tropfen: Alle 30–60 Minuten 5–10 Tropfen, wenn akut, später 2- bis 3-mal 5–10 Tropfen täglich, Schulkinder erhalten 5–8 Tropfen.
Hinweis: Zuverlässiges Mittel bei eitriger Angina mit heftigen Schluckbeschwerden, auch bei Scharlach zu verwenden.

Belladonna Pentarkan

Wirkstoffe: Tollkirsche D 3, Honigbiene D 2, Kermesbeere D 1, Quecksilbercyanat D 3, Götterbaum D 1
Wirkung: Entzündungswidrig, fiebersenkend, abschwellend, regt den Lymphfluss an

Tropfen: 3-mal täglich 10–20 Tropfen, nach Besserung reduzieren.
Hinweis: Hilft bei allen fieberhaften Infekten im Mund-, Hals-, Rachen- und Ohrbereich; auch bei Mumps und Mittelohrentzündung.

Bolus Eukalypti comp. (Weleda)

Wirkstoffe: Honigbiene, Tollkirsche, Eukalyptus, weißer Ton
Wirkung: Stärkt die Schleimhaut, die Abwehr und heilt bei Angina und Entzündungen der Mund- und Rachenschleimhaut

Pulver: 1 TL des Pulvers auf 1/2 Tasse Wasser zum Gurgeln oder mehrmals täglich 1 Messerspitze Pulver im Mund zergehen lassen.
Hinweis: Darf nicht bei Überempfindlichkeit gegen Bienengift angewendet werden.

Echinacea comp. Essenz

Wirkstoffe: Silbernitrat D 13, Ringelblume D 13, Sonnenhut D 13, Salbei D 13, Eukalyptusblätter D 1, Zahnfleisch D 4, D 8, Gaumenmandel D 4, D 8
Wirkung: Beschleunigt die Heilung bei akuten und chronischen Schleimhautschäden und Mandelerkrankungen

Sprühflüssigkeit: Bei chronischen Erkrankungen 2- bis 3-mal pro Woche 2–3 Sprühstöße auf den Rachenring oder die Mandel, in akuten Fällen mehrmals täglich.
Hinweis: Nicht verwenden bei Korbblütlerallergie. Hilft auch bei Zahnfleischentzündung.

Esberitox N

s. Schnupfenmittel, S. 56

Tropfen: Ebd.
Tabletten: Ebd.
Hinweis: Sollte als abwehrsteigerndes Mittel vor allem bei der von Bakterien verursachten eitrigen Angina zusätzlich genommen werden.

Fertigpräparate	*Anwendungsweise*

Escarol

Dragees: Ebd.

s. Hustenmittel, S. 71

Lachesis comp.

Globuli: 3- bis 6-mal täglich 5–10 Globuli unter der Zunge zergehen lassen.

Wirkstoffe: Tollkirsche D 3, Kalkschwefelleber D 7, Gift des Buschmeisters D 11, Bingelkraut D 5
Wirkung: Stärkt gewaltig die Abwehr bei hochfiebrigen, akuten und eitrigen Entzündungen

Hinweis: Eines der stärksten und schnellstwirkenden Mittel.

Meer-Löss-Moor

Pulver: $1/2$ TL des Pulvers ohne Flüssigkeitszusatz vor dem Schlafengehen in den Mund nehmen, einspeicheln und so einwirken lassen.

Wirkstoffe: Heilmoor, Heilerde, Meersalze
Wirkung: Entzündungshemmend, antibakteriell

Hinweis: Kann Kindern nicht zugemutet werden.

Pascotox

Tropfen: Ebd.
Tabletten: Ebd.

s. Schnupfenmittel, S. 58

Utilin »S« Kapseln schwach

Kapseln: Man nimmt sie wöchentlich 1- bis 2-mal morgens nüchtern ein. Anschließend sollte 3 – 4 Stunden nichts gegessen werden.

Wirkstoffe: Keime des Mykobakteriums
Wirkung: Stärkt die Abwehrkräfte, regt die Drüsentätigkeit an, antibakteriell

Hinweis: Für Kinder nicht geeignet. Am Tag der Einnahme möglichst viel trinken (wenigstens 3 l Flüssigkeit). Eignet sich besonders bei Mischinfektionen.

Vaucheria D 6

Tropfen: 3-mal täglich 10 – 15 Tropfen.

Wirkstoff: Süßwasseralge
Wirkung: Hat sich bei fieberhaften, entzündlichen Prozessen im gesamten Nasen-/Rachenbereich bestens bewährt. Gutes Mittel für Kinder und Jugendliche, vor allem bei Scharlach

Hinweis: Das Mittel kann in verschiedenen Potenzen erworben werden, deshalb ist es ratsam, im Fall einer Erkrankung den Rat eines Arztes oder Heilpraktikers einzuholen.

Fertigpräparate	*Anwendungsweise*
Wobenzyme	**Dragees:** Mindestens 3-mal täglich 2 Dragees.
Wirkstoffe: Enzyme Wirkung: Die Enzyme schädigen Viren und Bakterien und sind entzündungshemmend	**Hinweis:** Sollte immer gleich zu Beginn der Erkrankung zusätzlich genommen werden, außer von Schwangeren und Personen mit erhöhtem Blutungsrisiko.

Weitere empfehlenswerte Mittel

Angibosan-Bock (Tabletten). Homöopath., hilft auch gut bei Angina.

Cefatonsillan (Tropfen). Homöopath., hilft gut bei Mandelentzündung.

Echinacea-Mundspray (Spray). Kräuterextrakte, gut bei Entzündungen in Mund, Rachen.

Echte Sodener Mineralpastillen (Pastillen). Quellsalz, hilft bei rauhem Hals.

Echtrosept-Gurgeltinktur (Tinktur). Kräuteröle, hilft bei Halsentzündungen.

Emser Pastillen »stark« (Pastillen). Quellsalz, zur Desinfizierung von Mund, Rachen.

JHP-Öl-Rödler (Tropfen zur Inhalation). Mentholöl, lindert Entzündungen.

Infekt-Komplex Ho-fu (Tropfen). Homöopath., besonders hilfreich bei Mischinfektionen.

Inflammatio-Tropfen (Tropfen). Homöopath., hilft bei Erkältungen und Angina.

Isla-Moos (Pastillen). Isländisches Moos, schützt die Schleimhaut, lindert Reize.

Lomasatin (Tropfen). Kräuterextrakte, besonders gut zur Vorbeugung von Entzündungen.

Mandelo-katt (Dragees). Homöopath., empfehlenswert bei Schluckbeschwerden.

Petzo-Infekttropfen (Tropfen). Homöopath., gut vor allem zur Vorbeugung.

Septonsil (Tropfen). Homöopath., bewährtes Anginamittel.

Tonsiotren (Lutschtabletten). Homöopath., steigert die Abwehrkräfte.

Akupressur

Bei Halsschmerzen brauchen Sie drei Punktpaare: den Punkt für Erkältungskrankheiten (s. Behandlungsmethoden bei **Husten**, S. 75); den Halsschmerzpunkt an der Daumenwurzel – er liegt genau dort, wo die Falte zwischen Daumen und Zeigefinger endet – und den Schmerzpunkt rechts und links vom Daumennagel.

Lassen Sie sich zuerst den Punkt für Erkältungskrankheiten am Rücken akupressieren.
Nehmen Sie dann die linke Hand so zwischen Daumen und Zeigefinger der rechten, dass Sie von unten und oben den Halsschmerzpunkt festhalten. Drücken Sie etwa im Rhythmus des Pulsschlags zehnmal dagegen. Tun Sie das Gleiche dann mit der rechten Hand.
Nehmen Sie schließlich den linken Daumen zwischen Daumen und Zeigefinger der rechten Hand, und drücken Sie den Daumennagel neben dem Nagelende kräftig in die Haut. Drehen Sie den Daumen um, und drücken Sie den Nagel auch auf der anderen Seite. Nur kurz, zwei, drei Sekunden lang. Dann kommt der rechte Daumen dran. Diese Akupressur können Sie nach Bedarf wiederholen.

Zwiebelwickel

s. Mittel bei Halsschmerzen, S. 80

Obstessigwickel

In eine Schüssel gibt man lauwarmes Wasser und drei Esslöffel Obstessig. Man taucht ein Tuch hinein, presst es nur so weit aus, dass es nicht mehr tropft, und legt es um den Hals. Darum wickelt man einen dicken Wollschal. Der Wickel sollte zwei Stunden verbleiben.

Nasse Socken

Bevor man schlafen geht, zieht man zwei nasse, aber nicht tropfende Socken an. Sie sollten nicht aus Wolle sein. Über die nassen Socken kommen trockene, etwas längere, so dass die nassen gut bedeckt sind. Damit geht man zu Bett und behält die Socken die ganze Nacht über an.

Über die Ohrentrompete, die so genannte Eustachische Röhre, ist das Ohr mit dem Naseninnern verbunden. Man kann das selbst nachprüfen: Hält man sich die Nase zu und versucht dann zu schnäuzen, verspürt man den Druck deutlich in den Ohren. Mit dieser Maßnahme lassen sich die Ohren, die bei raschem Druckabfall oder -anstieg »zugeschnellt« sind, etwa beim Starten oder Landen während eines Flugs, auch wieder öffnen. Die Verbindung zwischen Nase und Ohr können aber auch Krankheitserreger benutzen, um auf diesem Weg ins Mittelohr zu gelangen. Speziell bei Kindern wird so recht häufig aus einer nicht rasch und gründlich ausgeheilten Erkältung eine äußerst schmerzhafte Mittelohrentzündung. Ein Blick in das Ohr seines Patienten zeigt dem Arzt oder Heilpraktiker, dass das Trommelfell gerötet, also entzündet ist. Ein vorgewölbtes Trommelfell ist das Zeichen für eine bereits eingesetzte Vereiterung. Eine Mittelohrentzündung kann aber auch auf direktem Weg entstehen, wenn die Ohren Zug ausgesetzt sind oder etwa Wasser in sie gelangt.

Auch wenn die Schmerzen nicht übermäßig toll sein sollten, muss eine Mittelohrentzündung sehr ernst genommen werden, weil eine Ausbreitung der Entzündung überaus folgenschwer sein kann. Auch beim geringsten Verdacht auf eine Mittelohrentzündung muss der Arzt aufgesucht werden, damit die rechten Heilmaßnahmen eingeleitet werden können.

Als gutes Mittel gegen die Schmerzen und zur raschen Heilung haben sich Dampfbäder mit Holunderblüten und Kamille bewährt. Man überbrüht in einem großen Topf eine Hand voll Holunderblüten und etwa die Hälfte Kamillenblüten. Dann stellt man den Topf vor sich auf einen Stuhl und beugt sich darüber, damit der Dampf ins Ohr gelangen kann. Zuvor hat man ein großes Badetuch über sich und den Topf gehängt, um den Dampf nicht entweichen zu lassen. Dieses Dampfbad sollte etwa fünfzehn Minuten dauern. Anschließend empfiehlt es sich, das Ohr und seine Umgebung in einen warmen Schal zu hüllen. Kleinen Kindern, die häufig an Ohrenschmerzen leiden, legt man ein kleines Kissen, gefüllt mit Holunder- und Kamillenblüten neben das Kissen des Bettchens. Ein altbewährtes Mittel zur Behandlung akuter und chronischer Mittelohrentzündung ist auch Knoblauch. Man schabt eine Zehe leicht an, entfernt so die äußersten Häute, wickelt sie in etwas Watte und steckt sie in die Ohren – am zweckmäßigsten gleich in beide, damit eine weitere Infektion des bisher noch schmerzfreien Ohrs möglichst verhindert wird.

Heilmittel	Anwendungsweise
Bitterklee s. Mittel bei Halsschmerzen, S. 77	**Tee:** Ebd. **Hinweis:** Hilft das Fieber zu senken, nimmt die Hitze aus den Ohren. **Homöopath. Zubereitung:** *Menyanthes*, Urtinktur aus der frischen Pflanze 1/2.
Kamille s. Aufbau- und Stärkungsmittel, S. 27	**Spülungen:** In diesem Fall wird der Tee entweder mit einer Pipette ins Ohr geträufelt oder auf ein Wattestäbchen gegeben, mit dem man vorsichtig das Ohr reinigt. Der Tee darf in keinem Fall zu heiß sein. **Hinweis:** Gutes Mittel bei stechenden Ohrenschmerzen.
Königskerze s. Hustenmittel, S. 66	**Öl:** Eine Hand voll frische Blüten wird mit 100 g Olivenöl in eine weiße Glasflasche gegeben. Man stellt sie für 3–4 Wochen in die Sonne. Zwischendurch sollte sie immer wieder geschüttelt werden. Bei Schmerzen wird das Öl in das Ohr geträufelt. **Hinweis:** Empfehlenswert bei Furunkel und Ekzemen im Ohr oder im Gehörgang und bei chronischer Mittelohrentzündung.
Ölbaum (Olea europaea) **Wirkstoffe:** Glykoside, Harze, Phytosterin, Cholin, Oleuropin **Wirkung:** Fiebersenkend, entzündungshemmend, antiseptisch, leicht blutdruck- und blutzuckersenkend, schmerzlindernd, krebsfeindlich, lebensverlängernd	**Öl:** Gutes, kaltgepresstes Olivenöl leicht erwärmen (darf auf keinen Fall über Körpertemperatur, eher weniger erhitzt werden!). Watte eintunken und ins Ohr geben. **Hinweis:** Man kann die Wirkung noch verstärken, indem man dem Olivenöl noch einen Tropfen des ätherischen Teebaumöls zugibt. Für Säuglinge und Kleinkinder das reine Olivenöl. Wirkt zuverlässig schnell schmerzlindernd.
Ringelblume s. Mittel bei Halsschmerzen, S. 80	**Tee:** Ebd. **Tinktur:** Ein Glas mit dem klein geschnittenen Kraut füllen, mit 40%igem Trinkalkohol auffüllen, so dass alle Pflanzenteile bedeckt sind. Nach 49 Tagen abseihen, die Tinktur in ein dunkles Glas füllen und täglich 2- bis 3-mal 1/2 TL voll einnehmen. **Hinweis:** Wirkt augenblicklich schmerzstillend und kann wie auch der Tee mit einem Wattebausch ins Ohr gegeben werden.

Heilmittel	*Anwendungsweise*
Spitzwegerich s. Schnupfenmittel, S. 54	**Tee:** Mit dem Tee einen Wattebausch tränken und ins Ohr geben. Zusätzlich den Tee trinken. **Hinweis:** Sofortige Schmerzstillung bei starken Ohrenschmerzen. **Homöopath. Zubereitung:** *Plantago major* D 2. Man nimmt mehrmals täglich 5 – 15 Tropfen.
Veilchen s. Hustenmittel, S. 68	**Tee:** Ebd. **Hinweis:** Besonders geeignet bei erkälteten Ohren. Nimmt den Krampfschmerz. **Homöopath. Zubereitung:** *Viola odorata* D 6. Man nimmt mehrmals täglich 5 – 10 Tropfen, in ganz schweren Fällen bis zu 2-mal täglich 15.
Wundklee (Anthyllis vulneraria) **Wirkstoffe:** Saponine, Gerbstoffe, Xanthophyll, Farbstoffe **Wirkung:** Antibiotisch, fördert die Wundheilung	**Tee für Umschläge:** 1 EL der Blüten mit $1/4$ l kochendem Wasser übergießen. Anschließend den Tee noch $1/4$ Stunde ziehen lassen. Der Tee wird mit Hilfe eines Taschentuchs ins Ohr getupft. **Hinweis:** Gutes Zusatzmittel bei offenen Ekzemen und Verletzungen im Ohr.
Zwiebel s. Mittel bei Halsschmerzen, S. 80	**Zwiebelsaft:** Ebd. **Wickel:** In diesem Fall hackt man eine rohe Zwiebel so klein wie möglich. Sie wird in ein Taschentuch gewickelt und aufs Ohr gelegt. Man kann das Taschentuch noch mit einem Handtuch am Kopf fixieren. Die beste Wirkung erzielt man jedoch, wenn man sich mit dem umwickelten Ohr aufs Kopfkissen legt. **Hinweis:** Der Saft sollte zusätzlich zum Wickel verwendet werden. Hilft bei Mittelohrvereiterung und nimmt den Schmerz.

Bei Ohrenentzündung: 20 g Kamille, 40 g Storchenschnabel, 10 g Fliederblüten, 20 g Ackerschachtelhalm.

Anwendungsweise: Die Kräuter werden gut gemischt. Man setzt 50 g von der Mischung mit $1/2$ l Wasser kalt an und lässt es einmal aufkochen. Nachdem die Kräuter 10 Minuten gezogen haben, wickelt man sie in ein Tuch und legt dieses auf das entzündete Ohr.

Bei Furunkel: 10 g Farn, 20 g Storchenschnabel, 30 g Kamille, 10 g Ackerschachtelhalm, 20 g Bockshornklee.

Anwendungsweise: Die Kräuter werden gemischt. Man setzt 50 g davon mit 1 l Wasser kalt an und lässt es einmal kurz aufkochen. Nachdem der Tee noch 10 Minuten gezogen hat, legt man ein Tuch in den Sud und gibt dieses 2-mal täglich auf das Ohr.

Die verschiedenen Teesorten können auch beliebig untereinander gemischt werden. Dies kann die Wirkung nochmals verstärken. Es ist ratsam, zusätzlich Mittel aus dem Kapitel *Aufbau- und Stärkungsmittel* zu verwenden.

Alle hier genannten Pflanzen sind auch in homöopathischer Form als Tropfen oder Globuli in der Apotheke erhältlich. Der Name orientiert sich hierbei an der lateinischen Bezeichnung und wird in der Urtinktur eingenommen. Die Menge einer Tasse Tee entspricht ca. 10 Tropfen oder Globuli. Bei der Verwendung der homöopathischen Mittel sollte jedoch ein Arzt oder Heilpraktiker zu Rate gezogen werden.

Mittel bei Ohrenschmerzen

Fertigpräparate	*Anwendungsweise*
Aconitum comp. Ohrentropfen **Wirkstoffe:** Eisenhut D 9, Kampfer, Lavendelöl, Bergkristall D 9 **Wirkung:** Wundheilend, schmerzstillend, antiseptisch	Ohrentropfen: 3- bis 5-mal pro Tag einen körperwarmen Tropfen ins Ohr geben. Hinweis: Eines der besten Mittel überhaupt, nimmt sofort den Schmerz und heilt dazu.
Angina-Gastreu N R1 s. Mittel bei Halsschmerzen, S. 82	Tropfen: Ebd. Hinweis: Wenn die Ohrenschmerzen stechen.
Apis/Belladonna **Wirkstoffe:** Honigbiene D 4, Tollkirsche D 3 **Wirkung:** Abwehrsteigernd, entzündungswidrig, schmerzlindernd	Globuli: Säuglinge und Kinder bis 6 Jahre 1- bis 3-mal täglich, während der Akutphase 1–2 stündlich 3–5 Globuli, ältere Kinder und Erwachsene 1- bis 3-mal täglich, akut auch stündlich 5–10 Globuli. Hinweis: Bei allen Entzündungen mit stichartigen Schmerzen, im gesamten Hals-, Nasen- und Ohrenbereich hilfreich.
Argentum/Quarz **Wirkstoffe:** Silber D 19, Bergkristall D 29 **Wirkung:** Baut die Abwehr gezielt gegen die Eitererreger auf	Globuli: Säuglingen gibt man 3- bis 5-mal täglich 3–5 Globuli, Kinder bis 6 Jahre 3- bis 5-mal 5–7, ältere Kinder und Erwachsene 2- bis 5-mal 8–10 Globuli. Hinweis: Gutes Kindermittel, verhindert neben der Heilung eine weitere Ausbreitung.

Fertigpräparate	*Anwendungsweise*

Erysideron

Wirkstoffe: Honigbiene D 2, Tollkirsche D 2
Wirkung: Stärkt die Abwehr, nimmt den stechenden Schmerz bei Mittelohrentzündung, heilt

Tropfen: 1- bis 2-stündlich 10–15 Tropfen.
Hinweis: Hilft im ganzen Hals-, Nasen-, Ohrenbereich.

Calendula-Plantaplex

Wirkstoffe: Ringelblume D 1, Arnica D 2, Kalziumsulfat D 8, Sonnenhut D 2, Buschmeister D 8, Muskatnussbaum D 2, Schwefeljod D 4
Hinweis: Regt die Abwehr speziell gegen Eitererreger an, baut die Schleimhäute auf

Tropfen: 3-mal täglich 10–20 Tropfen vor den Mahlzeiten.
Hinweis: Hilfreich bei Abszessen, Furunkel, Eiterherden.

CERES Gingkgo-Dryopteris comp.

Wirkstoffe: Ginkgo, Wurmfarn D 30
Wirkung: Verstärkt die Durchblutung im Kopfbereich

Tropfen: 1- bis 3-mal täglich 2–5 Tropfen.
Hinweis: Hilft vor allem gegen Ohrensausen.

Infekt-Komplex (Ho-fu)

Wirkstoffe: Sturmhut D 4, Honigbiene D 4, Bariumjodid D 4, Tollkirsche D 4, Sonnenhut (Urtinktur), Jasmin D 4, Guajakbaum D 4, Kaliumjodid D 4
Wirkung: Fördert die Heilung bei Entzündungen

Tropfen: Je nach Beschwerden nimmt man 1- bis 3-mal täglich 7–9 Tropfen.
Hinweis: Hilft gut und schnell bei allen Ohrentzündungen.

Levisticum Rh D3

Wirkstoff: Liebstöckelwurzel
Wirkung: Mindert die Entzündung und den Schmerz, stärkt die Nerven und begünstigt die Wundheilung; schütz vor Rückfällen

Tropfen: 1- bis 3-mal täglich 5–10 Tropfen, im akuten Fall 1- bis 2-stündlich.
Hinweis: Regt Verdauung und Appetit an, hilft gegen die weinerliche Stimmung bei allen Entzündungen des Ohrs.

Levisticum-Ohrentropfen

Wirkstoff: Liebstöckelwurzel
Wirkung: Reinigend, verdauungsfördernd, schmerzstillend

Tropfen: Erwachsene und Schulkinder 2-mal täglich 3–4 körperwarme Tropfen, Säuglinge und Kleinkinder 1- bis 3-mal 1–2 Tropfen in den Gehörgang einträufeln, oder auf Watte gegeben ins Ohr einlegen.
Hinweis: Wirkt zuverlässig und schnell.

Fertigpräparate | *Anwendungsweise*

Lymphomyosot

Wirkstoffe: Vergissmeinnicht D 3, Ehrenpreis D 3, Salbeigamander D 3, Kiefer D 4, Enzian D 5, Winterackerschachtelhalm D 4, Sarsaparilla D 6, Braunwurz D 3, Walnuss D 3, Kalziumphosphat D12, Natriumsulfat D 4, Erdrauch D 4, Levothyroxin D12, Kreuzspinne D 6, Storchenschnabel D 4, Brunnenkresse D 4, Eisenjodid D12
Wirkung: Aufbauend, abwehrstärkend

Tropfen: 3-mal täglich 15–20 Tropfen.
Hinweis: Nimmt die Schmerzen und fördert die Heilung bei allen entzündlichen Vorgängen im Ohr und in den Gehörgängen, bei Drüsenschwellungen, auch Mumps. Schilddrüsenerkrankte sollten vor der Einnahme den Rat eines Arztes oder Heilpraktikers einholen.

Lymphozil einfach/forte

Wirkstoffe: Sonnenhut, Kalziumkarbonat D 3, Buschmeister D 6
Wirkung: Regt den Lymphfluss an, stärkt so die Abwehr

Tabletten: Erwachsene nehmen 3-mal täglich 1–2 Tabletten, Schulkinder $1/2$ bis 1 Tablette.
Hinweis: Reinigt die Drüsen und stärkt die Abwehr. Sollte zu jeder Behandlung zusätzlich eingenommen werden, außer bei Tuberkulose, multipler Sklerose und Aids.

Otitis media D 12

Wirkstoff: Nosode
Wirkung: Tötet die Bakterien, die für die Mittelohrentzündung verantwortlich sind

Tropfen: Man nimmt, solange Beschwerden vorhanden, täglich 5 Tropfen.
Hinweis: Die Schmerzen können sich am ersten Tag etwas verschlimmern, bis der Eiterherd sich öffnet und der Druck nachlässt.

Otovowen

Wirkstoffe: Eisenhut D 6, Pfeffer D 6, Kamille, Sonnenhut, Hortensie D 6, Gelbwurz D 4, Jod D 4, Natriumbor D 4, Holunder, Blutwurz
Wirkung: Entzündungswidrig, abwehrsteigernd, durchblutungfördernd, stärkend

Tropfen: Akut stündlich 12–15 Tropfen, Kleinkinder 5. In chronischen Fällen 3-mal täglich 12 Tropfen, Kleinkinder 5.
Hinweis: Hilft besonders bei Mittelohrvereiterung und Ohrensausen. Bei Schilddrüsenerkrankungen Arzt oder Heilpraktiker fragen.

Pflügerplex Phytolacca 331

Wirkstoffe: Eisenhut D 4, Arsenjod D 6, Gold D 4, Graphit D 4, Kalkschwefelleber D 3, Kermesbeere D 3, Lebensbaum D 3, Veilchen D 3
Hinweis: Entzündungswidrig, abschwellend, abwehrstärkend, schmerzstillend, heilsam

Tabletten: 3-mal 2 Tabletten nach den Mahlzeiten.
Hinweis: Bei akuter und chronischer Mittelohrentzündung, Ohrenschmerzen, Ohrensausen. Schilddrüsenkranke sollten Rat bei Arzt oder Heilpraktiker einholen.

Fertigpräparate   *Anwendungsweise*

Quarz D12

Wirkstoff: Natürlich kristallisierte Kieselsäure
Wirkung: Unterstützt den Abbau von kran-
kem Gewebe und den Aufbau und Erhalt
des gesunden. Schützt vor Rückfällen

Pulver: 1- bis 3-mal täglich 1 Messerspitze
einnehmen.
Hinweis: Hilft bei Mittelohrentzündung, Furunkel, Fistelbildung und Ekzemen. Holt
hysterische Kinder wieder auf den Boden.

Silicea comp.

Wirkstoffe: Silber D19, Tollkirsche D13,
Bergkristall D20
Wirkung: Entzündungswidrig, abwehrstei-
gernd, schmerzstillend

Suppositorien für Kinder: 1- bis 2-mal
täglich 1 Zäpfchen einführen.
Hinweis: Die Zäpfchen sind speziell für
Säuglinge und Kleinkinder bis 6 Jahre gedacht.

Thuja occidentalis D4

Wirkstoff: Junge Triebe vom Lebensbaum
Wirkung: Regt das Hautwachstum an, re-
pariert die durch Entzündungen entstandenen Schäden

Tropfen: 1- bis 3-mal täglich 5 – 10 Tropfen.
Hinweis: Die Thuja ist giftig. Es können
auch andere Potenzen in Frage kommen,
je nach Krankheitsbild und Verlauf. Es ist
daher ratsam, einen Arzt oder Heilpraktiker
zu Rate zu ziehen.

Vivianit

Wirkstoffe: Natürliches Eisenphosphat
Wirkung: Regt die Bildung der roten Blutkörperchen an, gibt Kraft, stärkt die Abwehr; fiebersenkend, kühlend

Pulver: 3-mal täglich 1 Messerspitze davon einnehmen.
Hinweis: Gut auch für Kinder zu verwenden, weil das Mittel zwar kräftigt, aber nicht
aufputscht.

Wobenzyme

s. Mittel bei Halsschmerzen, S. 84

Dragees: Ebd.
Hinweis: Kann immer zusätzlich genommen werden, verkürzt die Heilung erheblich. Nicht für Schwangere oder Personen,
die ein erhöhtes Blutungsrisiko haben.

Akupressur

Im akuten Notfall lassen sich die Schmerzen lindern, wenn man einen Punkt drückt, der unmittelbar am oberen Rand der Ohrmuschel liegt.

Fahren Sie mit dem Zeigefinger vor der Ohrmuschel in die Höhe, bis Sie eine Stelle gefunden haben, die sich wie eine kleine Mulde anfühlt. Sie ist sehr druckempfindlich. Massieren Sie diesen Punkt ganz leicht. Wiederholen Sie diese Massage, bis die Ohrenschmerzen abgeklungen sind.

Dampfbad

s. Ohrenschmerzen, S. 86

Olivenölbad

Erwärmen Sie ein gutes Olivenöl auf etwa 30–35 Grad. Dann träufeln Sie es mit einer Pipette in das schmerzende Ohr. Das hilft besonders gut bei starkem bis schmerzhaftem Juckreiz infolge von verhärtetem Ohrenschmalz.

Ohrdusche

Wenn die Ohren verstopft sind, so dass Sie am liebsten darin herumstochern würden, kochen Sie einen Kamillentee und lassen ihn auf Körpertemperatur abkühlen. Füllen Sie ihn in eine Munddusche, die auf Stufe 1 geschaltet wird. Dann sprühen Sie den Tee in die Ohren. Das befreit sehr rasch und gründlich.

Wenn alles zusammenkommt, Schnupfen, Husten, Hals-, Kopf-, Glieder-schmerzen, Fieber, so dass man sich nicht nur unwohl, sondern richtig krank fühlt, spricht man von der »Grippe«. Gemeint ist aber nicht die mitunter sehr schwere und bedrohliche, von Grippeviren ausgelöste Krankheit (Influenza), sondern der so genannte grippale Infekt, eine fieb-rige Erkältung, die einen mehr oder weniger heftig und mit schöner Regelmäßigkeit befällt und vor der in unserem Klima, vor allem im Herbst und Frühjahr, so gut wie keiner sicher ist.

Diese »Grippe«, eine der häufigsten Krankheiten überhaupt, wird zu den »banalen Infekten« gezählt, eine fast schon verhängnisvolle Bezeich-nung. Ursprünglich wollte man damit nur andeuten, dass sie im Gegensatz zu schlimmen Infektionskrankheiten wie etwa den Pocken, der Kinderläh-mung, der Tuberkulose etc. nicht lebensbedrohend ist und Patienten des-halb auch nicht streng isoliert und massiv behandelt werden müssen. Mag die »Grippe« den Körper vorübergehend auch noch so heftig schütteln, letztlich wird er mit ihr fertig. Tut man nichts, so sagt der Volksmund ganz richtig, dauert sie acht Tage. Holt man den Arzt und nimmt Medikamente, heilt sie in einer Woche.

Solche Einsichten verleiten leicht zu der heute weit verbreiteten Mei-nung: Deswegen legt man sich doch nicht ins Bett. Das sollen Kinder und zarte Naturen tun. Wer sonst gesund und stabil ist, der beißt ein paar Tage die Zähne zusammen, sieht zu, dass das Fieber in Grenzen bleibt, schluckt Medikamente oder lässt sich vom Arzt eine Spritze geben. Das wird schon wieder … Genau hier aber liegt das vielleicht größte Gesundheitsrisiko un-serer Tage überhaupt.

Eine »Grippe« ist nicht unbedingt ein Hinweis auf körperliche Schwäche. Schwach ist der Körper erst dann, wenn er nicht mehr in der Lage ist, nicht mehr die Kraft besitzt, auf Krankheitserreger energisch zu reagieren. Das wird viel zu häufig übersehen: Wer frei ist von Beschwer-den, von Fieber, von Entzündungen und Schwellungen, besitzt noch lange keine Garantie dafür, auch gesund zu sein.

So gesehen sollte man – gerade im höheren Alter – geradezu froh sein, wenn man akut krank werden kann. Das ist ein Zeichen dafür, dass die Ab-wehr noch funktioniert. Viele Menschen, die in jüngeren Jahren regel-mäßig »grippekrank« waren, bleiben etwa ab dem fünfundvierzigsten Le-bensjahr fast schlagartig verschont. Sie dürfen sich nicht in Sicherheit wie-gen: Die Wahrscheinlichkeit ist groß, dass ihre Körperabwehr stumpf ge-worden ist – weil die »Grippe« niemals richtig ausgeheilt wurde. Das aber wäre der Anfang vorzeitigen Alterns, der Beginn der eigentlichen, der chronischen Erkrankung (s. *Abwehrschwäche*).

Noch wichtiger als Vorbeugen durch Abhärten und durch gesunde, vita-

min- und enzymreiche Nahrung ist also die vollständige Ausheilung jeder
scheinbar noch so »banalen« Infektion. Das aber heißt, alles, was den Körper in seiner heftigen Auseinandersetzung mit den Viren und Bakterien
behindern könnte, muss vermieden werden.

▷ Der kranke Körper braucht Ruhe und Zeit, seine Abwehr zu formieren und einzusetzen. Dies kann er nicht, wenn der Kranke arbeitet oder
gar in Stress gerät, wenn er sich trotz Fieber erheblichen Temperaturschwankungen aussetzt, zu früh wieder voll einsteigt und nur die Symptome der Krankheit unterdrückt (Verwendung von Schmerzmitteln, Linde-
rungsmitteln), ohne an ihre Heilung zu denken. Wer unter heftigem Fieber und Gliederschmerzen leidet, der gehört für ein paar Tage ins Bett. Er
sollte sich zunächst auch noch schonen, wenn es ihm wieder besser geht,
und vor allem für reichlich Schlaf und eine angenehme ruhige Umgebung
sorgen. Es wäre töricht, ein schmerzhaftes chronisches Leiden oder gar
die drastische Verkürzung des Lebens zu riskieren – nur weil man glaubt,
man könne sich ein paar Tage Krankheit nicht leisten. Genau das aber tun
heute Millionen Menschen.

▷ Fieber, Schwellungen, Entzündungen sind Maßnahmen des Körpers gegen Krankheitserreger. Sie dürfen nur dort abgemildert werden, wo
der Körper allzu heftig reagiert. Davon abgesehen ist die Chance einer
vollkommenen Heilung größer, je kraftvoller sich diese Ahwehrmaßnah-
men äußern. Wenn eine Körperzelle erhöht aktiv wird, weil sie Abwehrkräfte, Enzyme, herstellt, vergrößert sie sich. Gleichzeitig steigt in ihr die
Temperatur. Wer Schwellungen und Entzündungen bekämpft, drosselt also die Aktivität der Abwehr. Und damit zwingt er den Körper, verhängnisvolle Kompromisse zu schließen. Beispielsweise kommt er nicht mehr dazu, die »Unterlegenen« des Kampfes, die Reste von Viren und Abwehrkör-
pern, abzubauen und wegzuräumen. Dieser »Müll« wird dann irgendwo im
Gewebe, in Gelenken und im Blut abgelagert und löst dort unter Umständen irgendwann einmal eine rheumatische Erkrankung aus.

Vollständige Heilung ist dann gewährleistet, wenn der Körper sich »austoben« kann, wenn er keine Medikamente bekommt, die das Fieber senken, die die Entzündung beseitigen.

▷ Besonders wichtig ist, dass man nicht von einer »Grippe« in die andere fällt, weil keine richtig ausgeheilt wurde – so harmlos sich solche Erkältungen auch äußern. Damit zwingt man den Organismus nur wieder zu
Notmaßnahmen, die schlimme Folgen haben können.

Angenommen, eine »Grippe« ist halbwegs überstanden – oder man hält sie
für überstanden, weil die Krankheitssymptome unter der Wirkung von
Medikamenten verblasst sind. Strengt man sich in dieser Situation körperlich oder auch geistig stark an, dann muss der Körper unter Umständen

seine Abwehr- und Heilmaßnahmen abbrechen, weil seine Kräfte anderswo gefordert werden. In seiner Not bleibt ihm dann nichts anderes übrig, als den »Herd« abzuriegeln, damit die Krankheitserreger dort gefangen sind und verhungern. Dann werden »Dämme« gebaut, und die Blutzufuhr wird blockiert. Vielleicht wird die betreffende Region sogar unter Wasser gesetzt.

Findet sich später Zeit und Gelegenheit, die Notmaßnahmen rückgängig zu machen, ist alles wieder in bester Ordnung. Fehlen sie, weil neue Infektionen bekämpft werden müssen, dann bleiben die »Herdnarben«, und bald reihen sich solche Narben zu einem einzigen Geflecht aneinander. Das Gewebe wird hart und nutzlos, die Blutversorgung immer schlechter. Auf diese Weise baut man eher ab, altert man schneller.

Früher hatte man um solche Zusammenhänge noch gewusst und entsprechend gehandelt. Im Ägypten der Pharaonen riskierte der Arzt sein Leben, begann er mit der Behandlung eines fieberkranken Patienten vor Ablauf des dritten Tages. Ehe er tätig wurde, sollte die Krankheit erst einmal voll »aufblühen«. Am vierten Tag – das war schon damals so – zeigte sich dann, ob es sich um eine »Grippe« handelte, die von den Heilkräften des Körpers bereits gebrochen war, oder ob ärztliche Kunst nötig wurde, ein schlimmeres Übel zu bekämpfen. Hippokrates, der Vater der abendländischen Medizin, hat die fiebrige »Grippe« schon vor 2400 Jahren als heilsame Krankheit bezeichnet und seine Schüler beschworen, möglichst wenig einzugreifen und nachzuhelfen, sondern den Körper lediglich dabei zu unterstützen, die Heilung selbst zu vollbringen.

Es ist das uralte Missverständnis, wenn heute immer noch (oder wieder) behauptet wird, natürliche Heilmittel seien schon allein deswegen suspekt, weil sie nicht gezielt gegen ein bestimmtes Leiden, sondern gewissermaßen wie Allheilmittel eingesetzt werden: Sie sind keine Arznei gegen etwas, sondern in erster Linie Stärkungsmittel, Reinigungsmittel, Mittel zur Rückgewinnung der inneren Harmonie. Noch unsere Großeltern hatten ihren selbst zubereiteten Kräuterlikör, ihren Kräutergeist oder Fruchtwein – alles Mittel gegen die »Grippe«, zur Herzstärkung und Kreislaufregulierung.

Achtung: Viele Infektionen, die nichts mit einer Erkältung zu tun haben, beginnen oder verlaufen ähnlich wie eine »Grippe«. So kann ein ungeimpftes Kind besonders im Spätsommer eine leichte Form der Kinderlähmung durchstehen, die für eine Erkältung gehalten wird. Deshalb sollte bei jedem fiebrigen Infekt bei Kindern oder Jugendlichen der Arzt gerufen werden. Erwarten Sie von ihm aber nicht gleich Antibiotika, die sowieso nichts helfen würden, sondern sehen Sie gerade dann in ihm den verantwortungsbewussten Arzt, wenn er zunächst versucht, ganz ohne Medikamente, etwa mit Wickeln, Packungen oder Waschungen auszukommen. Dringend nötig ist der Ruf nach dem Arzt, wenn ein Kind über Nackensteife klagt; dann muss der Verdacht auf Hirnhautentzündung abgeklärt werden.

Heilmittel	*Anwendungsweise*

Benediktenkraut (Cnicus benedictus)

Wirkstoffe: Bitterstoffe, Gerbstoff, ätherische Öle, Vitamin A
Wirkung: Appetitanregend, verdauungsfördernd, harntreibend, schweißtreibend, antiviral, blähungswidrig, krebsfeindlich, abwehrstärkend

Tee: 1 TL des Krauts mit $^1/_4$ l kochendem Wasser überbrühen, 10 Minuten ziehen lassen, abseihen und davon vor den Mahlzeiten täglich 2–3 kleine Tassen trinken.
Weintinktur: 10 g des Krauts mit $^1/_4$ l Rotwein 3 Tage ansetzen, abseihen und vor den Mahlzeiten 1 TL davon einnehmen.
Hinweis: Schmeckt recht bitter, darf von Personen mit Magen-, Darm- oder Nierenentzündungen nicht verwendet werden.

Bibernelle

s. Schnupfenmittel, S. 49

Tee: Ebd.
Hinweis: Hier nutzt man die antibiotische Wirkung der Bibernelle.

Engelwurz

s. Aufbau- und Stärkungmittel, S. 24

Tee: Ebd.
Elixier: Ebd.
Weintinktur: Ebd.
Hinweis: Wenn die »Grippe« viral bedingt ist.

Fichte (Picea excelsa)

Wirkstoffe: Vitamin C, Harz, Terpentin
Wirkung: Blutreinigend, schweißtreibend, durchblutungsfördernd, schleimlösend
Hinweis: Das Harz der Fichte oder das ätherische Öl eignet sich, in der Duftlampe angewandt, zur Desinfektion der Raumluft.

Tee: 1–2 TL der jungen Zweigtriebe und Knospen lässt man in 1 Tasse heißem (nicht kochendem) Wasser 5–10 Minuten ziehen und trinkt davon morgens und abends je 1 Tasse.
Tannenwipfelsirup: Man sammelt im Frühjahr die hellgrünen Zweigtriebe von Fichten und Tannen, etwa 1 kg. Die Triebe werden zerrupft und in einen Kochtopf gegeben, mit Wasser übergossen, so dass sie gut bedeckt sind, und unter ständigem Rühren zu einem dicken Brei gekocht. Anschließend in Gläser abfüllen. Diesen Sirup isst man bei »Grippe«-Erkrankungen teelöffelweise.

Heckenrose

s. Schnupfenmittel, S. 50

Tee: Ebd.
Mus: Ebd.
Hinweis: Gibt auch Seelenkraft durch gute Stimmung.

Holunder

s. Schnupfenmittel, S. 50

Tee: Ebd.
Mus: Ebd.

Heilmittel	*Anwendungsweise*
Kapuzinerkresse	Tee: Ebd.
	Gewürz: Ebd.
s. Schnupfenmittel, S. 51	
Kümmel (Carum carvi)	Tee: 2 TL mit $1/4$ l kochendem Wasser übergießen, 10 Minuten ziehen lassen, abseihen und davon täglich 2–3 kleine Tassen trinken.
Wirkstoffe: Ätherische Öle	Duftlampe: 5 Tropfen des ätherischen Öls in die Duftlampe geben.
Wirkung: Appetitanregend, verdauungsfördernd, krampflösend, windtreibend, antibiotisch	Hinweis: Die ätherischen Öle wirken antibiotisch und verhindern eine Verbreitung der Erreger.
Linde	Tee: Ebd.
s. Schnupfenmittel, S. 51	
Lungenkraut	Tee: Ebd.
s. Hustenmittel, S. 66	
Quitten	Gelee: Ebd.
s. Aufbau- und Stärkungsmittel, S. 28	Sirup: 5 g zerstoßene Quittenkerne werden in 100 g Wasser angesetzt, bis eine schleimige Masse entstanden ist. Diese nimmt man teelöffelweise ein.
Ringelblume	Tee: Ebd.
	Tinktur: Ebd.
s. Mittel bei Halsschmerzen, S. 80	Hinweis: Verstärkt die Fresszellen gegen eingedrungene Erreger. Zählt zu den Pflanzen mit krebsfeindlicher Wirkung.
Schlüsselblume	Tee: Ebd.
	Hinweis: Besonders wirksam, wenn zur »Grippe« Husten hinzukommt.
s. Hustenmittel, S. 67	
Storchenschnabel (Geranium robertianum)	Tee: 2 TL des Krauts mit $1/4$ l kochendem Wasser überbrühen, 10 Minuten stehen lassen und abseihen. 2–3 kleine Tassen täglich genügen.
Wirkstoffe: Tannine	Hinweis: Hilft gegen Bakterien, Pilze und Viren.
Wirkung: Entzündungshemmend, wundheilend, stark abwehrstärkend, antiviral, antibakteriell, antimykotisch	

Heilmittel	Anwendungsweise
Wacholder s. Aufbau- und Stärkungsmittel, S. 31	Tee: Ebd. Wein: Ebd. Homöopath. Zubereitung: *Juniperus*, Urtinktur aus reifen Beeren 1/3.
Wasserdost (Eupatorium cannabinum) Wirkstoffe: Terpen, Flavonoide Wirkung: Schmerzstillend, galletreibend, reinigend, bitter, harntreibend	Tee: 1 TL des Krauts mit $1/4$ l kochendem Wasser überbrühen, 10 Minuten stehen lassen und abseihen. 2 kleine Tassen täglich genügen. Hinweis: Hilft bei grippalen Infekten, die durch Durchnässung entstanden sind. Der Tee schmeckt scheußlich, deshalb wäre beim Wasserdost die homöopathische D 6 nicht nur schmackhafter, sondern auch wirksamer.

Die verschiedenen Teesorten können auch beliebig untereinander gemischt werden. Dies kann die Wirkung nochmals verstärken. Es ist ratsam, zusätzlich Mittel aus dem Kapitel *Aufbau- und Stärkungsmittel* zu verwenden.

Alle hier genannten Pflanzen sind auch in homöopathischer Form als Tropfen oder Globuli in der Apotheke erhältlich. Der Name orientiert sich hierbei an der lateinischen Bezeichnung und wird in der Urtinktur eingenommen. Die Menge einer Tasse Tee entspricht ca. 10 Tropfen oder Globuli. Bei der Verwendung der homöopathischen Mittel sollte jedoch ein Arzt oder Heilpraktiker zu Rate gezogen werden.

Mittel bei »Grippe«

Fertigpräparate	Anwendungsweise
Aconitum /China comp. Wirkstoffe: Eisenhut D 3 (D 2), Zaunrübe D 3 (D 2), Chinarinde D 2 (D 1), Eukalyptus D 2 (D 1), Wasserdost D 1 (D 1) Wirkung: Abwehrstärkend, schmerzstillend	Suppositorien für Kinder: 1- bis 2-mal täglich 1 Zäpfchen. Globuli: 3- bis 5-mal 5–10 Globuli, akut 1- bis 2-stündlich, Kinder die Hälfte. Hinweis: Hilft bei allen fieberhaften Infekten recht schnell.
CERES Echinacea purpurea Wirkstoff: Sonnenhut Wirkung: Vermehrt die Fresszellen, fördert die Heilung und Abwehr	Tropfen: Zur Vorbeugung: 1- bis 3-mal täglich 4 Tage lang 2–5 Tropfen einnehmen, 3 Tage Pause, dann wiederholen. Evtl. mehrmals wiederholen. Hinweis: Zu Beginn einer Infektion: 3- bis 5-mal täglich 1–2 Tage lang 3–8 Tropfen; während einer Infektion: 1- bis 3-mal täglich 2–4 Tropfen.

Fertigpräparate	*Anwendungsweise*

Echinacea Straht comp.

Wirkstoffe: Eisenhut, Sonnenhut, Taigawurzel, Wasserdost
Wirkung: Stärkt die Abwehr, beschleunigt die Heilung, schmerzstillend, antibiotisch, antimykotisch

Tropfen: 3-mal täglich 20–30 Tropfen vor dem Essen.
Hinweis: Bei plötzlichem Grippeausbruch durch Unterkühlung. Nicht bei Allergie gegen Korbblütler nehmen.

ELEU-KOKK

s. Spezielle Aufbau- und Stärkungsmittel, S. 39

Dragees: Ebd.

Esberitox N

s. Schnupfenmittel, S. 56

Tropfen: Ebd.
Tabletten: Ebd.

Eupatorium Pentarkan

Wirkstoffe: Wasserdost-Urtinktur, Eukalyptus D 2, Bittersüß D 1, wilder Jasmin D 3, Phosphor D 5
Wirkstoffe: Entzündungshemmend, fiebersenkend, abschwellend, schmerzlindernd, stärkt die Abwehr gegen Viren und Bakterien

Tropfen: 3-mal täglich 10–20 Tropfen, akut auch kurzzeitig; bis Besserung eintritt stündlich.
Hinweis: Hält den Kreislauf stabil und verkürzt den Gesundungsprozess.

Ferrum phosphoricum comp.

Wirkstoffe: Eisenhut D 1, Zaunrübe D 1, Eukalyptus-Urtinktur, Wasserdost D 1, Eisenphosphat D 6, Sabadill D 1
Wirkung: Fiebersenkend, schmerzstillend, kräftigend, abwehrstärkend

Streukügelchen: Alle 1–2 Stunden 15 Kügelchen, Kinder 8–10.
Hinweis: Bessert Wohlbefinden und Stimmung.

Grippe-Gastreu

Wirkstoffe: Eisenhut D 4, Baptisia D 4, Zaunrübe D 4, Kampfer D 4, Causticum D 6, Eukalyptus D 3, Wasserdost D 3, Eisenphosphat D 8, wilder Jasmin D 6, Sabadill D 6
Wirkung: Fiebersenkend, abwehrstärkend, nimmt die Kopf- und Gliederschmerzen

Tropfen: Akut nimmt man alle 15 Minuten 10 Tropfen. Nach Besserung nur noch 3- bis 4-mal täglich 10–15 Tropfen. Säuglinge 2–3, Kleinkinder 3–5 und Schulkinder 5–8 Tropfen.
Hinweis: Wirkt zuverlässig und schnell.

Fertigpräparate	*Anwendungsweise*

Gripp-Heel

Wirkstoffe: Blauer Eisenhut D 4, Weiße Zaunrübe D 4, Schlangengift der Lachesis D 12, Wasserhanf D 3, Phosphor D 5
Wirkung: Abwehrstärkend, austreibend, entzündungsdämpfend

Tabletten: 3- bis 5-mal täglich 1 Tablette lutschen; bei starken Beschwerden bis zu 1 Tablette viertelstündlich.
Hinweis: Empfiehlt sich bei starkem Krankheitsgefühl und wenn die »Grippe« ganz plötzlich kam.

Infludo

Wirkstoffe: Eisenhut D 3, Zaunrübe D 2, Eukalyptus D 2, Wasserdost D 2, Phosphor D 4, Sabadill D 4
Wirkung: Entgiftend, abwehrstärkend, aufbauend

Tropfen: Akut alle 1–2 Stunden 5–8 Tropfen oder 60–80 Tropfen auf 1 Glas Wasser geben und dieses über den Tag verteilt schluckweise trinken. Wenn fieberfrei 2- bis 4-mal täglich 5–8 Tropfen. Kinder 3–5 Tropfen akut alle 2 Stunden oder 35–50 Tropfen in ein Glas Wasser über den Tag verteilt.
Hinweis: Nimmt die Schmerzen und bessert die Laune.

Influex

Wirkstoffe: Blauer Eisenhut D 4, Honigbiene D 3, Weißer Sonnenhut Dl, Schlangengift von Lachesis D 5, Vitamin C
Wirkung: Steigerung der natürlichen Abwehr

Tabletten: 3- bis 4-mal täglich 25 Tabletten auf der Zunge zergehen lassen. Kinder die Hälfte.
Hinweis: Empfiehlt sich bei ersten Krankheitsanzeichen.

Meteoreisen/Phosphor/Quarz

s. Spezielle Aufbau- und Stärkungsmittel, S. 41

Globuli: Ebd.

Pascotox

s. Schnupfenmittel, S. 58

Tropfen: Ebd.
Tabletten: Ebd.
Hinweis: Wenn die »Grippe« von Viren verursacht ist.

Thymus Mucos

Wirkstoff: Thymusextrakt
Wirkung: Säubert das Krankeitsgebiet und stärkt ganz immens die Abwehr

Tabletten: 3-mal täglich 1–2 Tabletten ca. 1 Stunde vor den Mahlzeiten.
Hinweis: Nicht bei Überfunktion oder Tumoren der Thymus- oder Schilddrüse.

Fertigpräparate	*Anwendungsweise*

Traumeel

Wirkstoffe: Arnika D 2, Ringelblume D 2, Virginischer Zauberstrauch D 2, Schafgarbe D 3, Tollkirsche D 4, Echter Sturmhut D 3, Quecksilber D 3, Schwefelleber D 5, Kamille D 3, Beinwurz D 3, Gänseblümchen D 2, Roter Sonnenhut D 2, Weißer Sonnenhut D 2, Johanniskraut D 2
Wirkung: Schmerzlindernd, entzündungshemmend, stimmungsverbessernd

Tabletten: 3-mal täglich 1 Tablette.
Tropfen: 3-mal täglich 10 – 30 Tropfen.
Hinweis: Tropfen eignen sich für Kinder besser.

Behandlungsmethoden bei »Grippe«

Akupressur

s. Behandlungsmethoden bei Halsschmerzen, S. 85
Es werden dieselben Punkte gedrückt wie bei Halsschmerzen. Dazu kommt aber noch der Punkt zur Stützung und Belebung des Kreislaufs. Er liegt am seitlichen inneren Nagelbett des kleinen Fingers.

Zusätzlich: Nehmen Sie die Spitze des kleinen Fingers zwischen Daumen und Zeigefinger der anderen Hand, und pressen Sie diese ganz kurz, aber kräftig. Tun Sie das zuerst an der linken Hand, dann an der rechten. Wiederholen Sie das kurze Zusammenpressen dreimal. Nach einer Pause von einigen Minuten darf diese Akupressur erneut angewendet werden.

Schwitzen im Bett

Nach wie vor ist es die beste, wirkungsvollste Methode, »Grippe« zu heilen. Sie bleibt allerdings sonst gesunden Menschen (Herz!) vorbehalten.

Trinken Sie vor dem Zubettgehen einen heißen Lindenblüten- oder Kamillentee (Zubereitung s. **Schnupfenmittel**, S. 51, **Aufbau- und Stärkungsmittel**, S. 27). Dann legen Sie sich ins Bett und decken sich bis zum Hals zu. Nach 1 Stunde etwa dürfen Sie schweißgebadet sein. Machen Sie jetzt eine Ganzwaschung (s. **Wasseranwendungen und Wickel**, S. 496).

Einlauf

Ganz wichtig bei jeder »Grippe« ist die Reinigung des Darms. Sie beschleunigt die Heilung ganz wesentlich. Einen Einlauf kann man selbst machen. Besser ist es freilich, jemand geht einem zur Hand: Nehmen Sie 1 l Wasser (etwa 37 °C). Darin verrühren Sie einen Esslöffel Kochsalz. Das Ende des Einlaufschlauchs wird etwas eingefettet und in den After gesteckt. Halten oder hängen Sie die Einlaufbirne möglichst hoch.

Die echte Grippe ist weit seltener als der »grippale Infekt«, aber auch weit gefährlicher. Meist tritt sie in Epidemien auf, so dass es keinen Zweifel gibt, dass der Krankheitserreger ein Grippevirus ist. Besonders heimtückisch sind die Viren vom Typ A, die von Zeit zu Zeit weltweite Erkrankungswellen auslösen. 1918/19 sind einer solchen Grippeepidemie 20 Millionen Menschen erlegen. Meist waren es Kinder und ältere Menschen. 1957 wütete die »Asiatische Grippe«, 1968 die »Hongkong-Grippe«. Abgesehen von den großen Epidemien sterben alljährlich weltweit einige zehntausend Menschen an Grippe. Sie fallen Kreislaufversagen zum Opfer oder Komplikationen, die der Infektion folgen: Lungenentzündung, Hirnhautentzündung, Herzversagen. Die Virusgrippe ist also eine der letzten noch unbesiegten Infektionskrankheiten der Menschheit. Und sie ist hoch ansteckend. Die Symptome sind denen des grippalen Infekts zum Verwechseln ähnlich – nur zeigen sie sich bedrohlicher: Halsschmerzen, Kopfschmerzen, Schnupfen, Gliederschmerzen, Fieber. Dazu kommen in der Regel noch Rückenschmerzen, gelegentlich auch Magen-Darm-Beschwerden.

Etwa drei, vier Tage nach der Ansteckung steigt das Fieber rasch an und erreicht leicht Höhen um 40 Grad. Nicht selten ist es von Schüttelfrost begleitet. Wiederum etwa vier Tage später fühlt man sich langsam wieder besser. Doch bleiben im Gegensatz zum grippalen Infekt Müdigkeit und Abgeschlagenheit noch lange bestehen. Es dauert Wochen, wenn nicht gar Monate, bis man sich nach einer Grippe wieder richtig wohl und leistungsfähig fühlt.

Da es sich dabei um ein bestimmtes Virus handelt, kann man gegen die Grippe impfen. Der Schutz hält etwa ein Jahr lang an. Allerdings ist dieses Grippevirus so vielgestaltig und zugleich so wandlungsfähig, dass auch die beste, Jahr für Jahr sorgfältig durchgeführte Grippeschutzimpfung keine absolute Sicherheit vor Ansteckung bietet. Schon gar nicht darf man hoffen, nun auch vor grippalen Infekten gefeit zu sein. Neun von zehn so genannten Grippeerkrankungen aber sind solche Infekte, deren Erreger es zu Hunderten gibt, so dass gegen sie auch nicht geimpft werden kann. Die Grippeimpfung wird zudem nicht von vielen vertragen: Heftige Eiweißallergien können die Folge sein. Somit ist sie nicht ganz unproblematisch. Vor allem Risikogruppen, etwa ältere Menschen, Herzpatienten, Nierenkranke, Diabetiker, Patienten, deren Immunsystem künstlich geschwächt werden muss, sollten mit ihrem Arzt sprechen, ob in ihrem speziellen Fall eine Gammaglobulinspritze nicht empfehlenswerter sei. Gammaglobuline sind Abwehrkörper, die aus fremdem Blut herausgefiltert werden. Da bei einer schweren Grippeerkrankung nicht selten bakterielle Infektionen hinzukommen – man spricht dann von den so genannten Superinfektionen, die sich einstellen, wenn ein Organismus stark geschwächt ist –, kann es notwendig werden, dass der Arzt Antibiotika einsetzt. Das ist einer der Fälle, in denen es unverantwortlich wäre, auf Naturheilmitteln im engeren Sinn zu bestehen.

Pfarrer Künzle ist 1919 weltweit berühmt geworden, weil nicht ein einziger seiner Patienten während der schlimmen Grippeepidemie starb. Sein Mittel: »Am besten wird der Grippe vorgebeugt durch Genuss von Knoblauch oder Zwiebeln, weißen Suppenrüben, Bodenkohlraben, Zuckerrüben, Randen, weil diese Pflanzen wassertreibend sind. Grippepatienten werden im gewärmten, aber nicht überheizten Zimmer täglich drei- bis fünfmal abgewaschen. Wer es verträgt, den wasche man mit kaltem Wasser; wer zu empfindlich ist, den behandle man mit warmem. Die Abwaschung muss schnell vor sich gehen [s. *Wasseranwendungen und Wickel*]. Beginnt der Patient zu schwitzen, was gewöhnlich schon nach der dritten Waschung eintritt, so lasse man ihn in Ruhe. Sodann empfehlen wir unseren Erkältungstee. Er enthält drei Teile Stechpalmen, je ein Teil Schießgraswurzeln, Weiße Taubnessel, Wermut, Salbei, Angelika, Wasserdosten, Pestwurz, Pfefferminz, drei Teile alpines Benediktenkraut. Man gibt dem Kranken jede Stunde einen Schluck. Zur Unterstützung der Nierentätigkeit mache man folgende Auflage auf die Nierengegend: zwei rohe, zerquetschte Zwiebeln. Dauer der Auflage drei bis sieben Stunden, dann wieder erneuern.«

Pfarrer Künzle riet dringend, nach jeder Grippe zur Wiederherstellung der vollen Gesundheit folgende »Sonderkur« vorzunehmen:

▷   An sieben bis zehn Tagen hintereinander soll ein Vollbad mit Heublumenzusatz genommen werden. Danach kurz abduschen.

▷   An zehn Abenden hintereinander trinke man ein Glas guten, erwärmten Rotwein. Ein Teelöffel Zimtpulver, in den Glühwein gegeben, erhöht die Wirkung.

▷   Statt des Weins kann man auch zwei Tassen Holunderblütentee trinken.

Heilmittel	*Anwendungsweise*

Benediktenkraut

s. Mittel bei »Grippe«, S. 97

Tee: Ebd.
Weintinktur: Ebd.

Bibernelle

s. Schnupfenmittel, S. 49

Tee: Ebd.

Bockshornklee (Trigonella foenum-graecum)

Wirkstoffe: Schleim, Eisen, Phosphor, Cholin, Saponin, Bitterstoffe
Wirkung: Schleimlösend, blutreinigend
Hinweis: Gilt seit mindestens 3000 Jahren als das beste Mittel, Schleim zu lösen

Tee: 1 TL des Samens wird mit Wasser kalt angesetzt. Man lässt ihn zugedeckt gut 4 Stunden ziehen. Dann wird der Auszug mit den Samen ganz kurz aufgekocht, abgeseiht, evtl. mit Honig gesüßt. Man trinkt täglich 2–3 Tassen.
Homöopath. Anwendung: *T. foenum-graecum*, Urtinktur aus den reifen Samen 1/10.

Brennnessel (Urtica dioica)

Wirkstoffe: Karotin, Sekretin, Mineralsalze, Gerbstoffe, Acetylcholin, Histamin, Vitamine
Wirkung: Reinigend, entzündungshemmend, harntreibend, knochenbildend

Tee: 4 TL des Krauts mit 1/2 l kochendem Wasser überbrühen, 10 Minuten ziehen lassen und abseihen. Man trinkt den Tee über den Tag verteilt.
Saft: Die frischen Kräuter auspressen und von dem Saft täglich 6–7 EL einnehmen.
Tinktur: Das Kraut in ein Glas geben und so weit mit 40%igem Trinkalkohol übergießen, dass alle Pflanzenteile bedeckt sind. 49 Tage, bei gelegentlichem Schütteln, stehen lassen, abseihen und in ein dunkles Gefäß umfüllen. Davon täglich 3-mal 1/2–1 TL einnehmen, Kinder die Hälfte.
Hinweis: Unterstützt die Nieren bei der Entgiftung und schenkt Kraft.

Engelwurz

s. Aufbau- und Stärkungsmittel, S. 24

Tee: Ebd.
Elixier: Ebd.
Weintinktur: Mittel bei Halsschmerzen.

Enzian (Gentiana lutea)

Wirkstoffe: Bitterstoffe, Glykoside, Gentiansäure, Mineralsalze
Wirkung: Verbessert das Blut, senkt das Fieber, regt die Verdauungsdrüsen an
Hinweis: Nicht geeignet für Hypertoniker und Schwangere

Wein: 30–40 g fein zerhackte Wurzeln des Gelben Enzians werden in 1 l Wein (weiß oder rot) gegeben. Man lässt das Ganze gut verschlossen 14 Tage stehen. Dann seiht man die Wurzeln ab. Von diesem Enzianwein trinken Erwachsene bei Grippe 1/2–1 Weinglas täglich.
Homöopath. Zubereitung: *Gentiana lutea*, Urtinktur aus frischer Wurzel 1/3.

Heilmittel	*Anwendungsweise*

Gänseblümchen

s. Mittel bei Halsschmerzen, S. 78

Tee: Ebd.
Gewürz: Ebd.
Tinktur: Ebd.

Gamander

s. Aufbau und Stärkungsmittel, S. 25

Tee: Ebd.
Tinktur: Ebd.

Holunder

s. Schnupfenmittel, S. 50

Tee: Ebd.
Mus: Ebd.

**Johanniskraut
(Hypericum perforatum)**

Wirkstoffe: Ätherische Öle, Flavonoide, Tannine, Hypericin, Chlorogen- und Kaffeesäure
Wirkung: Verdauungsfördernd, krampflösend, blutdrucksenkend, entzündungshemmend, nervenstärkend, stimmungsaufhellend, antiviral, lässt Nervenenden wieder zusammenwachsen

Tee: 2 TL der Blüten mit $1/4$ l kochendem Wasser überbrühen, 5 Minuten ziehen lassen, abseihen und davon 2–3 Tassen täglich trinken.
Tinktur: Die Blüten in ein Glas geben, mit 40%igem Trinkalkohol übergießen, so dass alle Blüten bedeckt sind. Nach 49 Tagen abseihen und die Tinktur in ein dunkles Glas abfüllen. Davon täglich 3-mal $1/2$–1 TL voll nehmen.
Hinweis: Die gute Wirkung des Johanniskrauts wird mittlerweile durch die erfolgreiche Anwendung im Kampf gegen Aids auch wissenschaftlich bestätigt.

Kapuzinerkresse

s. Schnupfenmittel, S. 51

Tee: Ebd.
Gewürz: Ebd.
Deutsche Kapern: Ebd.

Karotte (Daucus carota)

Wirkstoffe: Karotin, Vitamin A, B_1, B_2, B_6, E, H, Pantothensäure, ätherische Öle, Pektin, Glutamin, Kalium
Wirkung: Blutreinigend, belebend, harntreibend, hilft auch gegen Würmer

Sirup: Möglichst frische Karotten werden sauber gewaschen, klein geschnitten und ausgepresst. Der Saft wird mit 1 Blatt natürlicher Gelatine etwas eingekocht. Von diesem Sirup isst man immer wieder 1 EL voll.
Hinweis: Auch für Kinder geeignet, gegebenenfalls etwas süßen.

Heilmittel	*Anwendungsweise*
Meisterwurz (Imeratorium ostruthium) **Wirkstoffe:** Ätherische Öle, Kumarine, Tannine **Wirkung:** Bitter, appetitanregend, verdauungsfördernd, schweißtreibend, auswurffördernd, entzündungshemmend, antiviral	**Tee:** 2 TL der Wurzel mit $^1/_4$ l kaltem Wasser ansetzen. Aufkochen, 10 Minuten ziehen lassen und davon 2–3 kleine Tassen täglich trinken. **Tinktur:** Wurzeln in ein Glas geben und so weit mit 60%igem Trinkalkohol übergießen, dass alle Pflanzenteile bedeckt sind. 49 Tage, bei gelegentlichem Schütteln, stehen lassen, abseihen und in ein dunkles Gefäß umfüllen. Davon täglich 3-mal $^1/_2$ EL einnehmen, Kinder die Hälfte. **Weintinktur:** 5 g der Wurzeln mit $^1/_4$ l Weißwein 10 Tage lang ansetzen. 2–3 Schnapsgläschen pro Tag reichen aus. **Hinweis:** Die Meisterwurz gilt als ein Allheilmittel und hilft schnell und zuverlässig.
Melisse s. Mittel bei Halsschmerzen, S. 79	**Tee:** Ebd.
Ringelblume s. Mittel bei Halsschmerzen, S. 80	**Tee:** Ebd. **Tinktur:** s. Mittel bei Ohrenschmerzen, S. 87.
Rote Bete s. Aufbau- und Stärkungsmittel, S.29	**Roher Saft:** Ebd.
Salbei s. Schnupfenmittel, S. 53	**Tee:** Ebd. **Weintinktur:** Ebd.
Silberdistel s. Aufbau- und Stärkungsmittel, S. 30	**Tee:** Ebd. **Wein:** Ebd.
Storchenschnabel s. Mittel bei »Grippe«, S. 98	**Tee:** Ebd.
Wasserdost s. Mittel bei »Grippe«, S. 99	**Tee:** Ebd. **Homöopathisch:** D 6

Heilmittel	Anwendungsweise

Zimt (Cinnamomum zeylanicum)

Wirkstoffe: Ätherisches Öl, Harze, Tannine, Pektine
Wirkung: Anregend, verdauungsfördernd, antiseptisch

Gewürz: 1-mal pro Tag eine leichte Mahlzeit, beispielsweise Haferschleimbrei mit Zimt leicht bestreuen oder erwärmten Rotwein mit Zimtstangen und Pfefferkörnern zu sich nehmen.
Hinweis: Neben seiner desinfizierenden Wirkung gibt der Zimt viel Kraft und unterstützt den Kreislauf.

Zitrone (Citrus limon)

Wirkstoffe: Vitamine C, B, P, ätherische Öle, Kumarin, Flavonoide, Zitronensäure
Wirkung: Verdauungsfördernd, reinigend, antiseptisch, aufbauend

Saft: Man kann über den Tag verteilt frisch gepressten Saft teelöffelweise einnehmen oder in heißes Wasser geben und mit Honig süßen.
Hinweis: Unterstützt den Körper bei der Heilung und gibt Kraft.

Die verschiedenen Teesorten können auch beliebig untereinander gemischt werden. Dies kann die Wirkung nochmals verstärken. Es ist ratsam, zusätzlich Mittel aus dem Kapitel *Aufbau- und Stärkungsmittel* zu verwenden. Im Fall der Influenza kommen auch die Mittel für »*Grippe*« (Heilmittel und Fertigpräparate) in Frage, sie werden hier nicht eigens aufgeführt.

Alle hier genannten Pflanzen sind auch in homöopathischer Form als Tropfen oder Globuli in der Apotheke erhältlich. Der Name orientiert sich hierbei an der lateinischen Bezeichnung und wird in der Urtinktur eingenommen. Die Menge einer Tasse Tee entspricht ca. 10 Tropfen oder Globuli. Bei der Verwendung der homöopathischen Mittel sollte jedoch ein Arzt oder Heilpraktiker zu Rate gezogen werden.

Mittel bei Grippe (Influenza)

Fertigpräparate	Anwendungsweise

Aconitum D6

Wirkstoff: Eisenhut
Wirkung: Abwehrsteigernd, bei allen plötzlichen Grippeausbrüchen

Tropfen: 2- bis 5-mal täglich 5 Tropfen.
Hinweis: Hilft gegen die Nervenschmerzen im Gesicht.

Azinat

Wirkstoffe: Eisenoxid, Kieselsäure, Antimon, Natriumnitrit, Kaliumantimon D 3
Wirkung: Baut die Abwehr ganz gezielt auf und verkürzt so die Krankheitszeit, blutbildend, kräftigend

Tropfen: Bei den ersten Krankheitszeichen sofort 30 Tropfen in etwas schleimlösendem Tee, dann alle 2 Stunden im Wechsel je 10 Tropfen Azinat und Epidemik (s. unten) über 18–24 Stunden. In den folgenden 3–6 Tagen je nach Verlauf in immer größeren Zeitabständen; bis zum völligen Verschwinden der Krankheitszeichen noch einige Tage weiternehmen.
Hinweis: Ein speziell hergestelltes Präparat, das zuverlässig wirkt.

Fertigpräparate | *Anwendungsweise*

Bryonia Spl. Tropfen

Wirkstoffe: Zaunrübe, Sonnenhut, Eisenhut D 3, Arnika D 3, Tollkirsche D 4, Chinarinde D 3, Brechwurz D 4, Sublimat D 6, Brechnuss D 4, Giftsumach D 4, Nieswurz D 3, Mutterkorn D 4
Wirkung: Stützt und stärkt den Kreislauf, fiebersenkend, heilfördernd, abwehrstärkend

Tropfen: Alle $^1/_2$–1 Stunde 5–10 Tropfen, nach der akuten Phase reduzieren auf 30 Tropfen auf 1 Glas Wasser; stündlich davon einen Schluck trinken.
Hinweis: Nicht bei Überempfindlichkeit gegen Chinin oder Giftsumach. Nimmt die Gliederschmerzen und das Krankheitsgefühl.

CERES Tropaeolum majus Urtinktur

Wirkstoff: Kapuzinerkresse
Wirkung: Hilft gegen Pilze und Bakterien

Tropfen: 2- bis 4-mal 2–5 Tropfen.
Hinweis: Besonders empfehlenswert, wenn man um eine Antibiotikabehandlung nicht herumkommt; auch als Vorbeugung gegen eine Pilzinfektion, die oft die Folge einer solchen Behandlungsmethode ist.

Epidemik

Wirkstoffe: Antimon, Natriumnitrat, Kieselsäure, Kaliumantimon D 3
Wirkung: Steigert die Blut- und Zellbildung, fiebersenkend, abwehrstärkend

Tropfen: s. Azinat, S. 108
Hinweis: Auch wenn die Wirkstoffe ähnlich sind wie bei Azinat, ergänzen sich diese Mittel besonders gut, da ein spezielles Verfahren (Spagyrik) angewendet wurde, das eine größere Wirksamkeit hat. Die Zusammensetzung der Wirkstoffe ist somit unterschiedlich, ebenfalls die Wirkung. Die Kombination der Mittel kann eine Antibiotikatherapie überflüssig machen.

FEPYR spag.

Wirkstoffe: Eisenhut D 4, Silbernitrat D 4, Chinarinde D 3, Wasserdost D 2, Buschmeister D 12, Schwalbenwurz D 3, Artischoke-Urtinktur, Spitzwegerich-Urtinktur
Wirkung: Bekämpft das bakterielle und virusbedingte Fieber und leitet die Gifte dabei schnell aus dem Körper aus, indem es kräftig die Leberfunktion unterstützt

Tropfen: Alle 2–3 Stunden nehmen Erwachsene 20, Schulkinder 10–15, Kleinkinder und Säuglinge 3–8 Tropfen in etwas Flüssigkeit vor dem Essen.
Hinweis: Sehr gutes Mittel bei der sehr fiebrigen Grippe mit viel Unruhe.

Febro-cyl

Wirkstoffe: Eisenhut D 4, Honigbiene D 4, Tollkirsche D 6, Chinarinde D 3, wilder Jasmin D 4, Kaliumjodat D 3, Kermesbeere D 3
Wirkung: Abwehrstärkend, heilungsfördernd

Tropfen: 3-mal täglich 7–5 Tropfen, akut alle 2–3 Stunden.
Hinweis: Nicht verwenden bei Schilddrüsenerkrankungen.

Fertigpräparate   *Anwendungsweise*

Fiebermittel nach Dr. med Zimpel

Wirkstoffe: Eisenhut, Tollkirsche, Chinarinde D 1, Eukalyptus D 1, wilder Jasmin D 1, Kirschlorbeer, Wasserminze, Holunder, Mädesüß (die bisherigen Stoffe sind alle spagyrisch hergestellt und verlieren dadurch ihre Giftigkeit), Eisenhut D 4, Tollkirsche D 4, Chinarinde D 3, wilder Jasmin D 4, Kirschlorbeer D 4
Wirkung: Abwehrstärkend, kräftigend, blutbildend, schweißtreibend, ausgleichend

Tropfen: 3 – 5 Tropfen in ein Glas Wasser geben und dieses über den Tag verteilt schluckweise trinken.
Hinweis: Sehr wirksames Mittel speziell bei hartnäckiger Grippe mit lang anhaltendem Fieber.

Horvitrigon-Reintoxin

Wirkstoffe: Schlangengift der Lachesis, Kochsalzlösung
Wirkung: Entzündungshemmend, entgiftend, gefäßreinigend

Ampullen: 3-mal täglich 5 – 6 Tropfen $1/2$ Stunde vor dem Essen pur einnehmen. Für Kinder gilt die gleiche Dosierung.
Hinweis: Keine Einschränkungen.

Influtruw

Wirkstoffe: Arsensäure D 5, Eisenhut D 4, Tollkirsche D 4, Zaunrübe D 1, Brechwurz D 5, Sonnenhut D 1, wilder Jasmin D 4
Wirkung: Abwehrstärkend, entgiftend, blutreinigend, kräftigend

Tropfen: Alle $1/2$ – 1 Stunde 5 Tropfen einnehmen, später 1- bis 3-mal täglich 5 Tropfen.
Hinweis: Enthält viel Alhohol, für Kinder besser auf andere Mittel ausweichen. Gute Wirkung, wenn die Grippe von Übelkeit und Erbrechen sowie Kopfschmerzen begleitet wird.

Influvit

Wirkstoffe: Eisenhut D 3, Brechnuss D 3, Wasserdost D 1, wilder Jasmin D 3, Kaliumphosphat D 3
Wirkung: Abwehrsteigernd, verkürzt die Krankheitsdauer

Tabletten: Zu Beginn der Erkrankung jede Stunde 1 – 2 Tabletten, nach Besserung alle 2 Stunden 1. Kinder nehmen die Hälfte.
Hinweis: Kann auch schon vorbeugend genommen werden, wenn Ansteckungsgefahr besteht.

Metavirulent

Wirkstoffe: Influenzinum-Nosode D 30, Milchsäure D 15, Eisenhut D 4, Eisenphosphat D 8, Luffa D 2, Nieswurz D 4, Enzian-Urtinktur
Wirkung: Gezielte Abwehrsteigerung gegen die Grippeerreger und dadurch wesentlich verkürzter Krankheitsverlauf, fiebersenkend, schleimlösend

Tropfen: Erwachsene nehmen zur Vorbeugung 1- bis 3-mal täglich 20 – 30 Tropfen, akut alle Stunde 10 – 20. Kinder erhalten 1- bis 3-mal täglich so viel Tropfen wie sie Jahre zählen.
Hinweis: Eines der wirksamsten Mittel bei Grippe.

Fertigpräparate	*Anwendungsweise*

Pflügerplex Aconitum

Wirkstoffe: Eisenhut D4, Hirschhornsalz D3, Zaunrübe D4, Ätzstoff nach Hahnemann D15, Kaktusschildlaus D1, Eukalyptus D2, Wasserdost D1, Brechweinstein D12, Phosphor D12
Wirkung: Entkrampfend, auswurffördernd, schmerzlindernd, abwehrsteigernd

Tropfen: 3-mal täglich 10–15 Tropfen.
Hinweis: Hilft besonders bei Grippe, wenn die Lungen mit angegriffen sind. Vermindert, rechtzeitig genommen, die Gefahr einer Lungenentzündung.

Pflügerplex Echinacea

Wirkstoffe: Eisenhut D4, Gänseblümchen D3, Hirtentäschel D3, Sonnenhut D2, Ackerschachtelhalm D4, Storchenschnabel D3, Johanniskraut D4, Blutwurz D4, Weinraute D3
Wirkung: Stärkt Bindegewebe und Schleimhäute, abwehrsteigernd, antiviral, nervenstärkend

Tropfen: 3-mal täglich 10–15 Tropfen.
Hinweis: Nicht bei Erkrankungen, bei denen keine Stärkung des Immunsystems erfolgen darf, wie beispielsweise Aids, Autoimmunerkrankungen und Korbblütlerallergie. Stützt Kreislauf und Nerven.

PSY-stabil spag.

Wirkstoffe: Phosphorsäure D4, Hafer D1, Chinarinde D3, Ginseng D2, Sabadill D6, Johanniskraut-Urtinktur, Rauschpfeffer-Urtinktur
Wirkung: Kräftigt die Nerven und den Körper, stärkt das Herz

Tropfen: Erwachsene nehmen 20 Tropfen, Schulkinder 10–15 nach Bedarf.
Hinweis: Hilft bei Grippe die starke Unruhe zu dämpfen, macht gute Laune. Kann bedenkenlos auch Kindern gegeben werden, da es nicht müde macht und auch kein Gewöhnungseffekt eintritt.

Pyrogenium Pentarkan

Wirkstoffe: Nosode aus Fleisch D14, Honigbiene D3, Tollkirsche D3, Quecksilberamidonitrat D6
Wirkung: Abwehrstärkend, entzündungswidrig, fiebersenkend, verkürzt den Krankheitsverlauf

Tropfen: 3-mal täglich 10–20 Tropfen, akut $1/2$- oder stündlich. Bei eingetretener Besserung reduzieren.
Hinweis: Kann, wenn rechtzeitig genommen, eine Antibiotikatherapie verhindern.

Viburcol Fieberzäpfchen

Wirkstoffe: Kamille D1, Tollkirsche D2, Bittersüß D4, Spitzwegerich D3, Küchenschelle D2, Muschel D8
Wirkung: Leicht und sanft fiebersenkend, beruhigend, entkrampfend, abwehrstärkend

Zäpfchen für Säuglinge und Kleinkinder: Akut mehrere Male 1 Zäpfchen einführen, nach Besserung 3- bis 2-mal 1 Zäpfchen. Säuglinge vom 1. Tag bis 6 Monate höchstens 2-mal täglich 1 Zäpfchen.
Hinweis: Beschleunigt den Heilungsprozess als Begleitmittel und fördert den ruhigen und erholsamen Schlaf.

Bei der echten Grippe (Influenza) können auch alle bei der *»Grippe« (grippaler Infekt)* und im Kapitel *Spezielle Aufbau- und Stärkungsmittel* angeführten Medikamente verwendet werden; sie wurden in der Liste für Influenza nicht mehr eigens erwähnt.

Weitere empfehlenswerte Mittel

Aconitum Homaccord (Tabletten). Homöopath., hilfreich besonders im Anfangsstadium.
Bryaconeel (Tabletten) Homöopath., mildert die Krankheitserscheinungen stark.
Coxsachie-Virus B4 Injeel (Ampullen). Nosode, stärkt gegen das Grippevirus.
Engystol (Ampullen). Homöopath., stärkt gegen verschiedene Viren.
Grippe-Nosode-Injeel (Ampullen). Sehr gut zum Wiederaufbau nach einer Grippe.
Phosphorus-Injeel (Ampullen). Homöopath., beruhigt, dämpft Krankheitserscheinungen.
Pyrogenium-Injeel (Ampullen). Nosode, hilft bei Gliederschmerzen, sehr hohem Fieber.
Tartephedreel (Tropfen). Homöopath., empfehlenswert, wenn die Lunge angegriffen ist.

Behandlungsmethoden bei Grippe (Influenza)

Akupressur

s. Behandlungsmethoden bei »Grippe«, S. 102
Bei der echten Grippe werden dieselben Punkte gedrückt wie beim grippalen Infekt.

Schwitzen Im Bett

s. Behandlungsmethoden bei »Grippe«, S. 102

Fieberdämpfung

Im Gegensatz zum grippalen Infekt ist die echte Grippe gewöhnlich von sehr hohem Fieber begleitet. Sobald das Fieber über 39 Grad ansteigt, muss es gedrosselt werden. Das geschieht am wirkungsvollsten mit Wadenwickeln aus Quark.

Auf zwei nicht zu große Tücher streicht man je ein halbes Pfund Quark, der zimmerwarm ist. Um jede Wade legt man einen dieser Quarkwickel, umwickelt sie mit Handtüchern und lässt sie die ganze Nacht dort. Quarkwickel besitzen gegenüber gewöhnlichen Wasserwickeln den Vorteil, dass sie ihre kühlende Wirkung länger beibehalten.

3 Kopfschmerzen

Vom »benebelten« Kopf, einem dumpfen Druck in den Schläfen über zermürbendes Bohren, Pochen, Klopfen, Ziehen bis hin zu unerträglichem Reißen oder höllischer Migräne gibt es unendlich viele Kopfschmerzarten – und fast ebenso viele Ursachen. Vielleicht ist gerade diese Ungewissheit das Schlimmste an ihnen. Der Geplagte weiß nicht, woher sie kommen, was sie zu bedeuten haben und grübelt um so ängstlicher, je häufiger sie auftreten: Was ist mit mir los? Ist es das Wetter? Bin ich erschöpft, übermüdet, krank? Wie krank? Habe ich mich vergiftet? Habe ich einen Tumor?

So viel ist sicher: Kopfschmerzen sind kein eigenständiges Leiden. Sie sind wichtige Warnsignale, auf die wir unbedingt achten müssen. »Wenn der Kopf weh tut, ist der Körper krank«, lautet eine alte Volksweisheit. In weit über neunzig von hundert Fällen stimmt das auch. Nur die allerwenigsten Kopfschmerzen haben etwas mit dem Kopf oder gar mit dem Gehirn zu tun. Es kann überhaupt nicht weh tun – schmerzempfindlich sind nur die Blutgefäße und die Hirnhaut.

Das Kopfweh zeigt in der Regel also keinen organischen Schaden oder einen schlimmen Vorgang im Kopf an, sondern Vergiftungen, mangelhafte Durchblutung, nervliche Störungen oder – und das ist wohl die häufigste Ursache überhaupt – eine allgemeine körperliche Schwäche. Das Warnsignal bedeutet: Aufgepasst, irgendetwas mit deiner Gesundheit stimmt nicht mehr. Wenn der Fehler (in der Lebensweise, in der Körperfunktion) nicht behoben wird, musst du damit rechnen, krank zu werden.

Wenn das tatsächlich so ist, gibt es nichts Unvernünftigeres und Verhängnisvolleres, als unüberlegt zur Schmerztablette zu greifen und es dabei bewenden zu lassen; denn kein Schmerzmittel vermag zu heilen oder die Ursachen der Schmerzen zu beseitigen. Es schaltet lediglich den Alarm aus. Der Körper, der seine Not vermeldet, soll zum Schweigen gebracht werden, ohne dass man sich darum kümmert, um welche Not es sich handelt.

Selbstverständlich darf man, wird man von heftigen Kopfschmerzen geplagt, gelegentlich eine Tablette nehmen. Es kann weit gesünder sein, damit zur inneren Ruhe zu finden, als verkrampft und verspannt das Ende der Schmerzen abzuwarten. Doch immer, wenn man Schmerzmittel verwendet, sollte man sich fragen, warum sie nötig sind und ob es nicht eine viel einfachere, harmlosere Möglichkeit gibt, die Schmerzen loszuwerden und womöglich gleichzeitig die Ursachen zu beseitigen. Um nur ein Beispiel anzuführen: Die Kopfschmerzen des geistig angestrengt Arbeitenden stammen in der Regel von Muskelverspannungen im Hals-Nacken-Bereich, von Sauerstoffmangel infolge solcher Verspannungen und fehlender Bewegung. Besser als eine Schmerztablette wären deshalb ein paar Schritte in der frischen Luft oder gymnastische Übungen am offenen Fenster. Doch darauf kommt nur, wer einmal darüber nachgedacht und den Erfolg bei entsprechenden Versuchen festgestellt hat. Deshalb an dieser Stelle wieder eine Checkliste, die Ihnen Klarheit über die Ursachen Ihrer Kopfschmerzen verschaffen und sie in die Lage versetzen soll, dem Heilpraktiker oder dem Arzt präziser Auskunft über Ihr Leiden zu geben.

Wann leiden Sie unter Kopfschmerzen?
Morgens nach dem Aufstehen
○ Ist Ihr Bett gesund, liegen Sie mit dem Kopf zu niedrig oder zu hoch? Verwenden Sie Bettwäsche aus natürlichen Stoffen oder aus Kunstfaser? (s. *Schlafstörungen, Verspannungskopfschmerzen*)
○ Schaffen Sie es, entspannt und gelöst einzuschlafen, oder quälen Sie sich vor dem Einschlafen regelmäßig mit Sorgen, Befürchtungen, Ängsten? (s. *Schlafstörungen, Verspannungskopfschmerzen*)
○ Wird Ihr Schlafzimmer ausgiebig gelüftet? Schlafen Sie hei offenem oder geschlossenem Fenster? Steht das Bett unter dem Fenster? (s. *Schlafstörungen, Verspannungskopfschmerzen*)
○ Haben Sie ein Telefon neben dem Bett stehen oder einen elektrischen Wecker? Verlaufen elektrische Leitungen durch die Wand neben oder über dem Bett? Haben Sie die Kopfschmerzen nur, wenn Sie im eigenen Bett geschlafen haben, oder auch, wenn Sie unterwegs (Urlaub, Hotel) sind?
○ Trinken Sie vor dem Schlafengehen viel Alkohol, so dass Sie morgens einen »Kater« haben? Verwenden Sie bestimmte Gewürze wie beispielsweise Glutamat, das sich vor allem in chinesischen Soßen befindet? (s. *Vergiftungskopfschmerzen*)
○ Rauchen Sie viel vor dem Zubettgehen, oder sitzen Sie zumindest stundenlang im verrauchten Zimmer? (s. *Vergiftungskopfschmerzen*)
○ Sind Ihre Kopfschmerzen von Blähungen oder sonstigen Verdauungsbeschwerden begleitet? (s. *Verdauungsstörungen*)
○ Wohnen Sie in einem typischen Föhngebiet, und melden sich die Kopfschmerzen nur bei bestimmter Wetterlage? (s. *Migräne*)
○ Wie steht es mit Ihrem Blutdruck, mit dem Kreislauf? Ist Ihnen morgens leicht schwindlig? Haben Sie Sehprobleme? (s. *Herz-Kreislauf-Erkrankungen*)

Tagsüber vor allem am späten Nachmittag
○ Sobald Sie in die Kälte oder in die Wärme kommen? (s. *Durchblutungskopfschmerzen*)

○ Vor oder nach dem Essen? (s. *Migräne* und *Verdauungsstörungen*)
○ Wenn Sie lange stehen oder nahezu unbeweglich sitzen mussten? Ist Ihr Stuhl am Arbeitsplatz richtig eingestellt? Sitzen Sie gekrümmt oder gebeugt? (s. *Verspannungskopfschmerzen*)
○ Stellen sich die Schmerzen vor allem dann ein, wenn Sie Auto fahren, geistig angestrengt arbeiten? (s. *Verspannungskopfschmerzen*)
○ Oder sind sie da, sobald Sie sich entspannen, ausruhen, vor allem am Wochenende, am Abend, im Urlaub? (s. *Migräne* und *Durchblutungskopfsschmerzen*)
○ Lassen die Schmerzen nach, wenn Sie sich körperlich anstrengen – oder werden sie dann stärker? (s. *Durchblutungskopfschmerzen* sowie *Herz-Kreislauf-Erkrankungen*)
○ Tragen Sie Kleidung, die den Hals abschnürt, etwa eine festgezurrte Krawatte, enge Hemden oder straffe Rollkragenpullis? (s. *Durchblutungskopfschmerzen* sowie *Verspannungskopfschmerzen*)
○ Verspüren Sie die Schmerzen, sobald Sie unter Menschen gehen oder wenn Sie allein sind? Sobald Sie ganz bestimmten Menschen begegnen oder diese vermissen?

Vor allem in der Nacht
○ Schon kurz nachdem Sie sich hingelegt haben? Mitten in der Nacht, so gegen zwei, drei Uhr, wobei Sie regelmäßig aufwachen? In den frühen Morgenstunden kurz vor dem Aufstehen? Immer wenn Sie wirr geträumt haben? (s. *Schlafstörungen*)
○ Wie schlafen Sie? Im geheizten oder kalten Zimmer, dick oder nur leicht zugedeckt? Auf sehr weicher oder sehr harter Matratze? Besteht Ihre Nachtkleidung aus synthetischen Stoffen? (s. *Schlafstörungen*)
○ Wenn Sie zu Hause schlafen oder in einem fremden Bett nächtigen müssen?
○ Wenn Sie zu viel gegessen oder getrunken haben? (s. *Vergiftungskopfschmerzen*)
○ Wenn Sie tagsüber starke Aufputschmittel (Kaffee, Tee, Medikamente) eingenommen haben? (s. *Herz-Kreislauf-Erkrankungen*)
○ Wenn Sie sich tagsüber körperlich ausgiebig betätigt haben – oder wenn Sie dazu keine Zeit fanden? Wenn der Tag besonders anstrengend war – oder wenn Sie fürchten, einen Tag verloren zu haben? (s. *Stress*)

<u>*Wo treten die Kopfschmerzen auf?*</u>
In der Stirn
○ Waren Sie kürzlich stark erkältet? Haben Sie einen Schnupfen, der nicht auskuriert wurde? Haben Sie Fieber? (s. *Erkältungen*)
○ Tun Ihnen die Augen weh? Sind sie druckempfindlich? Haben Sie Sehschwierigkeiten? (s. *Kopfschmerzen, die von Sehstörungen herrühren*)

○ Wie sind die Schmerzen: stechend, klopfend, ziehend – oder eher wie Wundschmerzen? Werden die Schmerzen stärker, wenn Sie sich bücken? (s. *Durchblutungskopfschmerzen* und *Trigeminusneuralgie*)

○ Haben Sie die Kopfschmerzen abwechselnd mit Magenbeschwerden? (s. *Verdauungsstörungen*)

○ Haben Sie die Kopfschmerzen in der Stirn zugleich mit Nackenschmerzen? (s. *Verspannungskopfschmerzen*)

In den Schläfen

○ Leiden Sie allgemein unter Kreislaufschwäche? Haben Sie einen zu niedrigen Blutdruck? (s. *Herz-Kreislauf-Erkrankungen*)

○ Sind die Schmerzen nur auf einer oder auf beiden Seiten? (s. *Trigeminusneuralgie*)

○ Gehören Sie zu den starken Rauchern (mehr als zwanzig Zigaretten täglich)? (s. *Durchblutungskopfschmerzen*)

○ Haben Sie schon einmal feststellen lassen, ob Sie unter Arteriosklerose leiden? Schon Dreißigjährige können betroffen sein. (s. *Arteriosklerose*)

○ Sind Ihre Ohren gesund? (s. *Ohrenschmerzen*)

○ Leiden Sie gleichzeitig unter starken Blähungen? (s. *Verdauungsstörungen*)

Im Hinterkopf

○ Sitzen Sie viel? Ist die Muskulatur von Hals, Nacken, Schultergürtel hart verspannt? Können Sie ohne Schwierigkeiten und Beschwerden den Kopf drehen, beugen, kippen? (s. *Verspannungskopfschmerzen*)

○ Haben Sie einen »Kater«? Könnten Sie sich sonst mit einem Nahrungsmittel, einem Getränk oder mit Gasen, Dämpfen »vergiftet« haben? (s. *Vergiftungskopfschmerzen*)

○ Gehen Sie regelmäßig und bei jedem Wetter an die frische Luft, oder halten Sie sich praktisch nur in geschlossenen Räumen auf? (s. *Herz-Kreislauf-Erkrankungen*)

○ Sind Sie stark nervös? (s. *Stress, Herzschwäche, vegetative Dystonie*)

○ Haben Sie neben den Kopfschmerzen auch Rücken- oder Kreuzschmerzen? Ist Ihre Wirbelsäule in Ordnung? (s. *Chiropraktik*)

○ Ist mit den Kopfschmerzen eine schmerzhafte Nackensteife verbunden? Dann könnte es sich um eine Gehirnhautentzündung handeln.

Mitten auf dem Kopf

○ Leiden Sie unter Bluthochdruck? Unter einer Schilddrüsenfehlfunktion? Sind Sie Diabetiker – oder haben Sie Unterzucker? (s. *Stoffwechselstörungen*)

○ Machen Sie gerade eine Schlankheitskur? (s. *Durchblutungskopfschmerzen*)

○ Wie steht es mit Ihrem Hormonhaushalt? Nehmen Sie die »Pille«?
(s. *Migräne* und *Frauen- und Männerleiden*)
○ Verwenden Sie regelmäßig Schmerztabletten, Beruhigungsmittel, Psychopharmaka? (s. *Vergiftungskopfschmerzen*)
○ Sind Sie wetterfühlig? (s. *Migräne*)
○ Plagen Sie sich mit einer chronischen Bronchitis herum? (s. *Chronische Bronchitis* und *Abwehrschwäche*)
○ Ist Ihr Gebiss nicht in Ordnung? Stehen die Zähne schief, verkantet, verschoben aufeinander? Haben Sie Probleme beim Kauen? (s. *Verspannungskopfschmerzen*)

Mal da, mal dort
○ Haben Sie mehr oder weniger regelmäßig Kopfschmerzen, fällt es Ihnen aber schwer anzugeben, an welcher Stelle des Kopfes Sie diese verspüren? Oder wandern diese Kopfschmerzen? Tut es bald da, bald dort weh? (s. *Durchblutungskopfschmerzen*)
○ Machen sich die Schmerzen vor allem bemerkbar, wenn Sie müde, erschöpft, stark gestresst sind? (s. *Herz-Kreislauf-Erkrankungen*)
○ Tun Sie etwas zur Abhärtung? (s. *Wasseranwendungen* und *Wickel*)
○ Gleichgültig, wann und wo die Schmerzen auftreten, müssen Sie sich fragen: Kommen die Kopfschmerzen jeweils sehr plötzlich, geradezu anfallsweise, oder schleichen sie sich ein, wobei sie wachsend stärker werden? (s. *Trigeminusneuralgie* und *Durchblutungskopfschmerzen*)
○ Sind Sie von den Kopfschmerzen allein betroffen, oder klagt Ihre Umgebung über ähnliche Beschwerden? Haben Sie die Schmerzen vor den anderen, mit ihnen oder nach ihnen?
○ Gehen die Schmerzen einher mit Übelkeit (s. *Verdauungsstörungen*), Schwindelgefühlen (s. *Vergiftungskopfschmerzen*), mit Fieber? (s. *Erkältungen*)

Verspannungskopfschmerzen

Der Mediziner spricht vom »Hartspann« und benutzt diesen Begriff, wenn einzelne Muskelpartien so massiv verspannt sind, dass sie sich steinhart anfühlen.

Solche Verspannungen fordern vom Körper einerseits eine Riesenarbeit, auch wenn wir den Eindruck haben, nichts zu tun. Andererseits wird der Blutfluss im betroffenen Bezirk gedrosselt, so dass die entsprechenden Muskeln selbst, aber auch die dahinter liegenden Bereiche schlecht oder fast gar nicht mehr versorgt werden. Wer wissen möchte, wie anstrengend und letztlich schmerzhaft das werden kann, der braucht nur einmal mit aller Gewalt die Faust zu ballen und abzuwarten, wie lange er das aushalten kann. Die Muskeln im Hals-Nacken-Bereich – nicht selten ist der gesamte Schultergürtel mit einbezogen – haben ähnliche verkrampfte Anspannungen oft stundenlang durchzuhalten. Vor allem beim unbeweglichen Sitzen während anstrengender oder gleichförmiger Arbeit (am Schreibtisch, am Fließband, beim Autofahren) müssen sie den verhältnismäßig schweren Kopf nahezu unbeweglich ruhig halten. Und so, wie man bei einer Schreibtischlampe, die in der passenden Stellung feststehen soll, die Schrauben anziehen muss, muss der Körper die entsprechenden Muskeln »festzurren«. Das wäre für eine vorübergehende, kurze Zeitspanne kein Problem. Es bliebe auch ohne Folgen, dürften sich die angespannten Muskeln in regelmäßigen Abständen erholen. Eine solche Erholung wäre schon gegeben, würde man gelegentlich den Kopf ein wenig bewegen oder die Schultern lockernd »ausschütteln«. Doch derartige Entspannungs- und Lockerungsübungen haben wir verlernt – mit dem Ergebnis, dass bei vielen älteren Menschen der gesamte obere Rücken nur noch eine einzige starre, steinharte Region ist. Die Folgen sind, dass zu wenig frisches Blut durch diesen Panzer hindurch zum Kopf gelangt. Das verbrauchte Blut staut sich in den Kopfvenen.

Verspannungskopfschmerzen liegen vornehmlich im Hinterkopf, sind bohrend, vergleichbar einem »Kater« nach durchzechter Nacht. Sie plagen einen vor allem ab dem späten Vormittag, während sie in der Nacht nachlassen. Es kann aber auch vorkommen, dass man mit solchen Kopfschmerzen morgens aufwacht, um sie erst nach und nach loszuwerden. Dann liegt man falsch im Bett, das heißt, verkrampft, weil das Kissen zu dick oder der Kopfkeil im Bett zu steil ist.

Verblüffend rasche Besserung bringen oft leichte, lockere Kopfbewegungen: Man lässt den Kopf auf die Brust sinken und legt ihn dann so weit wie möglich in den Nacken. Nun senkt man ihn auf die linke Schulter und hebt ihn hinüber zur rechten. Das geschieht ganz leicht, ohne jede Kraftanwendung, ohne Hast und eckige Bewegungen. So werden die obersten Halswirbel nicht zu sehr beansprucht oder gar abgenutzt. Solche Kopfbewegungen zur Lockerung der Hals-Nacken-Muskeln, das leichte Ausschütteln von Händen und Armen sowie das Heben und Kreisen der Schultern zur Lockerung des Schultergürtels sollte man gleich morgens nach dem Aufstehen im Stehen und mehrmals täglich im Sitzen durchführen.

Paracelsus wusste schon, dass sehr viele Kopfschmerzen aus Verkrampfungen und Verspannungen resultieren. Er verordnete als sofort wirksames Mittel Kamillenumschläge. Sein Rezept: Kamillenblüten werden zu Pulver zerstoßen und mit der gleichen Menge Gerstenmehl vermengt. Da hinein gibt man noch ein paar Tropfen Kamillenöl. Diese Mischung kocht man in nicht zu viel Wasser, und zwar so lange, bis ein dicker Brei entstanden ist. Ihn streicht man warm, aber nicht zu heiß, auf ein Tuch und legt

es in den Nacken, auf die Stirn oder die Schläfen, je nachdem, wo sich die
Schmerzen befinden.

Hier eine Abwandlung dieses Mittels zur leichteren Handhabung – ebenfalls ein sehr altes, früher in vielen Familien wohl bekanntes Rezept:

Zwei Hand voll Kamillenblüten werden in einem halben Liter Wein, verdünnt mit ebenso viel Wasser, kurz aufgekocht. Dann gibt man drei Achtel frische Butter hinzu und lässt das Ganze so lange weiterkochen, bis die Flüssigkeit fast vollständig verdampft ist. Der Satz wird in einem Leinentuch fest ausgepresst, wobei man eine Salbe erhält, die sich, gut verschlossen, für den Notfall aufbewahren lässt. Bei Kopfschmerzen reibt man ein wenig von der Salbe leicht in die Haut.

Ganz wichtig ist es zu wissen, dass Verspannungen im Nackenbereich auch durch Zug entstehen können – etwa beim Autofahren mit offenem Fenster, durch Klimaanlagen, durch kalte Luft in der Nacht, wenn beispielsweise das Bett in der Nähe des offenen Fensters steht. Solche »Erkältungen« sind im Sommer besonders häufig, wenn man geschwitzt hat und der Schweiß auf der Haut durch Zugluft stark abgekühlt wird. Auch in diesem Fall gilt: Bewegte, entspannte Muskeln lassen sich nicht so leicht unterkühlen wie bereits verspannte. Zugluft kann man nicht immer vermeiden – wohl aber starre Muskelpartien. Ist es trotz aller Vorsicht zu einem Hartspann infolge Zugluft gekommen, hilft das Rezept des Paracelsus besonders gut.

Immer häufiger beobachten Ärzte heute Kopfschmerzen, für die sie den »Fernseh-Hartspann« verantwortlich machen. Diese Kopfschmerzen treten in der Nacht, spätestens am frühen Morgen auf, nachdem man zu lange starr vor dem Fernsehgerät oder Computer gesessen hat, den Kopf wie in einer Schraubzwinge, die Augen ebenfalls unbeweglich auf das Bild fixiert. Wer damit zu tun hat, sollte zumindest dafür sorgen, dass sein Kopf während des Fernsehens abgestützt ist. Also kein Sessel ohne hohe Rücken- und Kopflehne!

Schmerzen mitten auf dem Kopf oder in den Schläfen können auch von Muskelverspannungen im Gesichtsbereich herrühren. Wenn die Zähne nicht richtig aufeinanderpassen, weil das Gebiss verschoben ist (das ist bei Kindern häufig so und später bei Pfeifenrauchern), dann werden einzelne Muskeln überanstrengt. Ähnlich ist es bei einer Fehlfunktion des Kiefergelenks. In einem solchen Fall kann nur der Zahnarzt oder Kieferorthopäde weiterhelfen.

Die einfachste Maßnahme bei Verspannungskopfschmerzen ganz allgemein sind heiße Kompressen auf den Nacken. Sehr wirksam und rasch helfen auch Bindegewebsmassagen und eine Lymphdrainage (s. *Massage*).

Heilmittel	*Anwendungsweise*
Eukalyptus (Eucalyptus globulus) Wirkstoffe: Ätherische Öle, Menthol Wirkung: Entkrampfend, kühlend Hinweis: Nicht für Kinder unter 3 Jahren	**Einreibung:** Eukalyptusöl wird mit 7%igem Alkohol verdünnt (Mischungsverhältnis 1:1) und in Stirn und Schläfen einmassieren. **Inhalation:** 2 Tropfen Eukalyptusöl in 1 l kochendes Wasser geben. Der Dampf wird eingeatmet. **Homöopath. Zubereitung:** *Eucalyptus*, Urtinktur aus getrockneten Blättern 1/3.
Gänsefingerkraut (Potentilla anserina) Wirkstoffe: Tannine, biogene Amine Wirkung: Krampflösend, entzündungshemmend, blutstillend, entgiftend	**Tee:** 2 TL des blühenden Krauts mit 1/4 l Wasser überbrühen und 10 Minuten ziehen lassen. Nach dem Abseihen bei Bedarf 1 Tasse trinken. **Wein:** 5 g des Krauts mit 1/4 l Weißwein 5 Tage lang ansetzen, abseihen und bei Bedarf ein Gläschen voll trinken. **Hinweis:** Das klassische Krampfkraut ist bei allen Verspannungen hilfreich. Es entgiftet den Körper zudem zuverlässig.
Kartoffel s. Aufbau- und Stärkungsmittel, S. 27 Hinweis: Nur schmerzlindernd, nicht heilend	**Auflage:** Rohe Kartoffelscheiben werden auf die Stirn gelegt und durch frische ersetzt, sobald die kühlende Wirkung nachlässt.
Lavendel (Lavandula officinalis) Wirkstoffe: Ätherisches Öl, Saponin, Kumarin, Gerbstoffe, Bitterstoffe Wirkung: Krampflösend und belebend Hinweis: Auch für Kinder geeignet	**Tee:** 1 TL der Blüten und Blätter des Krauts mit 1 Tasse kochendem Wasser überbrühen. Den Tee 5 Minuten ziehen lassen. Nicht zu heiß trinken. **Öl:** 5 Tropfen des ätherischen Öls auf einem Stück Zucker 2-mal täglich einnehmen. **Homöopath. Zubereitung:** *Lavandula*, Urtinktur aus frischen Blüten 1/3.
Mädesüß (Filipendula ulmaria) Wirkstoffe: Ätherische Öle, Glykoside, Vitamin C Wirkung: Harntreibend, reinigend, antirheumatisch, entkrampfend, beruhigend	**Tee:** 2 TL des blühenden Krauts mit 1/4 l Wasser überbrühen und 10 Minuten ziehen lassen. Nach dem Abseihen bei Bedarf eine kleine Tasse trinken. **Hinweis:** Wenn die Verspannung durch Feuchtigkeit oder Zug ausgelöst wurde.

Heilmittel	*Anwendungsweise*
Majoran s. Schnupfenmittel, S. 52	**Salbe:** 1 EL getrocknetes Majorankraut wird fein pulverisiert. Dazu kommen 1/2 EL Minze und 1/2 EL Salbei, ebenfalls pulverisiert. Die verschiedenen Pulver verrührt man in 125 g erwärmtem Schweineschmalz. Diese Salbe massiert man leicht in die Stirn. **Hinweis:** Sparsam anwenden. Zu häufiger Gebrauch kann selbst Kopfschmerzen auslösen. Deshalb nur 2-mal am Tag, nicht über Wochen. Auch Majorantee (Zubereitung s. Schnupfenmittel, S. 52) hilft gegen Verspannungskopfschmerzen.
Melisse s. Mittel bei Halsschmerzen, S. 79	**Tee:** Ebd. **Hinweis:** Empfiehlt sich vor dem Schlafengehen. **Hormöopath. Zubereitung:** *Melisse*, Urtinktur aus frischen Blättern 1/3.
Meisterwurz s. Mittel bei Grippe, S. 107	**Tee:** Ebd. **Wurzel:** Ein kleines Stück der Wurzel kauen. **Hinweis:** Wenn der Kopf zu voll ist und zu platzen droht.
Pfefferminze s. Schnupfenmittel, S. 52	**Tee:** Ebd. **Gewürz:** Ebd. **Hinweis:** Wenn der Kopfschmerz Schwindel macht und das Gefühl eines Bretts vor dem Kopf vermittelt.
Schlüsselblume s. Hustenmittel, S. 67	**Tee:** Ebd. **Hinweis:** Bei Kopfschmerzen mit Schwindel und Atembeklemmung.
Steinklee (Melilotus officinalis) **Wirkstoffe:** Melilotin, Gerbstoffe, Kumarin, ätherisches Öl, Flavone, Schleim **Wirkung:** Entkrampfend **Hinweis:** Nicht für kleinere Kinder geeignet. Hilft bei hämmernden Kopfschmerzen. Nicht überdosieren, da der Steinklee dann erst recht Kopfschmerzen verursachen kann. Besser in der Wirkung ist die homöopathische Form: D 4	**Tee:** 1 TL des Krauts mit 1/4 l kochendem Wasser überbrühen, 10 Minuten ziehen lassen. Man trinkt davon 2 kleine Tassen täglich. **Homöopath. Zubereitung:** *Melilotus officinalis*, Urtinktur aus frischen Blättern und Blüten 1/3.

Fertigpräparate

Anwendungsweise

Apo-DOLOR spag.

Wirkstoffe: Arnika D 4, wilder Jasmin D 4, Schwertlilie D 3, Fieberklee D 3, Spigelia D 3, Rauschpfeffer D 2, Bartflechte D 2
Wirkung: Harmonisiert die Gehirndurchblutung, entkrampfend, schmerzstillend

Tropfen: Erwachsene nehmen 3- bis 4-mal täglich 20 Tropfen, Schulkinder 10 – 15.
Hinweis: Empfehlenswert bei Kopfschmerzen durch Wirbelsäulenfehlstellung, nervöser Erschöpfung, bei Durchblutungskopfschmerz, Nervenentzündungen, Gehirnerschütterung und Migräne.

Aranidolor

Wirkstoffe: Blauer Eisenhut D 4, Zahnstocher Ammei D1, Tollkirsche D 4, Sonnenhut D1, Schlangenwurzel D 4, Coffein D 4, Wasserdost D1 Jasmin D 4, Natriumbromat D 2, Giftsumach D 4, Pestwurz-Trockenextrakt, Magnesiumoxid, Salicylamid
Wirkung: Schmerzstillend, fördert die Durchblutung, entspannt

Dragees: Je nach Bedarf bis zu 3-mal täglich 1– 2 Dragees. Für Kinder unter 3 Jahren empfiehlt der Hersteller höchstens 3 Dragees täglich.
Hinweis: Die Mischung potenzierter Extrakte aus Naturheilmitteln mit Salicylsäure ist ein fragwürdiger Versuch, eine möglichst breite Wirkung zu erzielen. Für kleinere Kinder abzuraten. Ebenfalls darf diese Dragees nicht nehmen, wem Salicylsäure schaden könnte (s. **Aspirin**, S. 153).

CERES Passiflora incarnata Urtinktur

Wirkstoff: Passionsblume
Wirkung: Schenkt innere Ruhe und gleicht Unruhezustände aus

Tropfen: 2- bis 4-mal täglich 2 – 5 Tropfen, oder vor dem Schlafengehen 5 – 10 Tropfen.
Hinweis: Hilfreich, wenn Sorgen in den Kopf steigen und den Schlaf verhindern.

Chamomilla Cupro culta, Radix D 3

Wirkstoffe: Kamillenwurzel, mit Kupfer speziell gedüngt
Wirkung: Entkrampfend für Muskulatur und Gefäße, stabilisiert die Nerven

Tropfen: 1- bis 3-mal täglich 10 – 15 Tropfen.
Hinweis: Zuverlässiges Mittel bei allen Verspannungskopfschmerzen, auch für Kinder geeignet.

IRIS Spl. Tropfen

Wirkstoffe: Schwertlilie D 2, wilder Jasmin D 3, Nitroglyzerin D 4, Tollkirsche D 4, Mutterkorn D 4, Alpenveilchen D 3, Arnika D 4, Spigelia D 4, Kaffeebohne D 3, Kokkelskörner D 4
Wirkung: Entkrampft die Muskulatur und Gefäße, lindert Übelkeit und Erbrechen, reguliert die Durchblutung im Gehirn

Tropfen: 1- bis 6-mal täglich 10 – 20 Tropfen auf 1TL Wasser einnehmen.
Hinweis: Für alle Kopfweharten empfehlenswert, am wirksamsten bei der linksseitigen Migräne. Hilft bei »Nagelkopfschmerz« mit Erbrechen und Schwindel.

Fertigpräparate | *Anwendungsweise*

Klosterfrau Franzbranntwein

Wirkstoffe: Menthol, Kampfer, Thymianöl, Wacholderbeeröl, Muskatnussöl, Fichtennadelöl, Zitronenöl
Wirkung: Löst Verkrampfungen, fördert die Durchblutung
Hinweis: Nicht bei kleineren Kindern anwenden.

Einreibung: Mehrmals täglich wird der Franzbranntwein eingerieben, besser noch, leicht einmassiert.
Umschläge: Mit der gleichen Menge Wasser verdünnt in eine Schale geben, ein kleines Tuch gut durchtränken und leicht auswringen. Der Umschlag sollte für gut 5 Minuten aufgelegt werden.

Ma-Fra-Franzbranntwein mit Latschenkiefernöl

Wirkstoffe: Latschenkiefernöl, Edeltannenöl, Menthol, Kampfer
Wirkung: Erfrischt, kräftigt, löst Verkrampfungen
Hinweis: Besonders wirksam bei Wetterfühligkeit, Erschöpfungskopfschmerzen. Nicht geeignet für Kinder

Einreibung: Der Franzbranntwein wird nach Bedarf leicht eingerieben oder einmassiert – oder auch nur auf die schmerzende Stelle aufgetupft. Bei Hinterkopfschmerzen den verspannten Nacken nicht vergessen.

Petadolex-Kapseln

Wirkstoff: Pestwurz
Wirkung: Entkrampfend auf Muskulatur und Gefäße, beruhigt die Nerven

Kapseln: Bei Bedarf täglich bis zu 3-mal 1–3 Kapseln.
Hinweis: Hilfreich bei Verspannungskopfschmerzen, die von der Wirbelsäule ausgehen, aber auch bei Migräne. Nicht in der Schwangerschaft und Stillzeit verwenden.

Poliomyelansalbe

Wirkstoffe: Rinderhodenextrakt, Plazentaextrakt
Wirkung: Entspannt die Muskulatur, baut die Zwischenwirbelscheiben auf, schmerzlindernd

Salbe: Mehrmals täglich den Nackenbereich einreiben.
Hinweis: Sehr empfehlenswert nach jedem chiropraktischen Eingriff an der Halswirbelsäule; hilft nach Fehlstellungen der Halswirbelsäule die Wirbel wieder in ihrer Lage zu stärken.

Serpalgin Salbe »Horvi«

Wirkstoffe: Gift der Viper, Buschmeister, Naja
Wirkung: Entkrampfend, aufbauend, abwehrstärkend, schmerzstillend, erwärmend

Salbe: Bei Bedarf 1- bis 2-mal täglich den Nackenbereich einreiben.
Hinweis: Lockert schnell und zuverlässig die verspannten Nackenmuskeln und nimmt den Schmerz.

Fertigpräparate	*Anwendungsweise*

Spigelia Pentarkan D

Wirkstoffe: Spigelia D 3, Tollkirsche D 3, Nitroglyzerin D 5, Brechnuss D 3, Mutterkorn D 3
Wirkung: Entspannt, entkrampft, beruhigend, reizmildernd, bessert die Sauerstoffversorgung im Gehirn

Tropfen: 3-mal täglich 10–20 Tropfen, in akuten Fällen alle $1/2$–1 Stunde.
Hinweis: Sehr gelungene Kombination, die für alle Arten von Kopfweh empfehlenswert ist.

Spondylon

Wirkstoffe: Heparin-Natrium, Methylnicotinat, Kampfer, Salicylsäure
Wirkung: Entkrampft, dämpft die Schmerzen, macht das Blut »flüssiger«

Einreibung: Mehrmals täglich mittels der Rollkugel in die Haut einmassieren.
Hinweis: Sollte nicht verwendet werden, wenn Salicylsäure verboten ist (s. **Aspirin,** S. 153).

Behandlungsmethoden bei Verspannungskopfschmerzen

Akupressur

Die hilfreichen Punkte finden Sie am Hinterkopf, unmittelbar am unteren Rand des Schädelknochens.

Legen Sie beide Hände so auf den Kopf, dass die Daumen sich dort treffen, wo Hals und Kopf ineinander übergehen. Sie spüren eine deutliche Vertiefung. Drücken Sie mit beiden Daumen nicht zu fest. Am besten massiert man die Punkte mit leichten, kreisenden Bewegungen. Falls notwendig, zweistündlich wiederholen. Diese Akupunktur sollte nie länger als zehn Sekunden dauern.

Massage des Schultergürtels

s. **Massage,** S. 491–493

Der »Kater« nach durchzechter Nacht ist ein typisches Beispiel für diese Art von Kopfschmerzen: Der Schädel brummt, ohne dass man angeben könnte, wo genau die Schmerzen lokalisiert sind. Die ganze Kopfhaut ist überempfindlich, fühlt sich »roh« an. Mitunter glaubt man, selbst die Haare hätten Nerven.

Die Hintergründe: Der Alkohol raubt dem Körper wertvolle Salze, die mit der erhöhten Wasserausscheidung ausgeschwemmt werden, daher der Durst und das Verlangen nach Salzig-Saurem. Gleichzeitig bringt der Alkohol die komplizierte Wärmeregulierung und den Blutkreislauf durcheinander. Er erweitert die Blutgefäße. Das bedeutet Abkühlung des Blutes und Blutdruckabfall vor allem im Kopf, weil das Blut in den unteren Regionen des Körpers versackt. Gleichzeitig sind Leber und Nieren hektisch dabei, den Alkohol zu zerlegen und auszuscheiden. Dazu braucht die Leber ein Vielfaches des normalen Sauerstoffbedarfs. Je mehr Sauerstoff sie bekommt, desto schneller wird sie mit ihrer Arbeit fertig, desto rascher auch lassen Beschwerden wie Kopfschmerzen nach. Deshalb muss der Zecher am nächsten Morgen möglichst an die frische Luft gehen.

Die Kopfschmerzen sind also zugleich Signal dafür, dass Leber und Nieren sich in Not befinden und dass die Blutversorgung von Gehirn und Gehirnhaut mangelhaft ist. Die Muskeln der Kopfarterien verkrampfen. Das tut weh, vergleichbar einem Wadenkrampf. Ganz ähnlich ist es bei den zahllosen anderen Vergiftungen, denen wir tagtäglich ausgesetzt sind: Autoabgase, Verschmutzungen der Luft durch Industrie und Heizungsanlagen, Chemikalien, die Kunststoffen, Pressplatten, Farbstoffen und Reinigungsmitteln entweichen, geraten über die Lungen ins Blut und besetzen die »Passagierplätze«, die an den roten Blutkörperchen für den Sauerstoff vorgesehen sind. Und da bleiben Sie eine ganze Weile sitzen. Wer sich beispielsweise über einen längeren Zeitraum in einem verrauchten Raum aufhält, kann das nicht einfach mit einem kurzen Spaziergang wieder gutmachen. Der Sauerstoff findet für ein paar Stunden keinen »Platz«, das Blut vermag ihn nicht aufzunehmen.

Die Entgiftungsorgane des Körpers sind Leber und Nieren. Wenn sie die Gift- und Abfallstoffe nicht mehr gründlich zerlegen und aus dem Blut filtern können, ist in erster Linie der Kopf der Leidtragende: Müdigkeit, Konzentrationsschwäche, von einem gewissen Grad der Vergiftung an Kopfschmerzen. Deshalb sollte man bei Kopfschmerzen, die häufig oder regelmäßig auftreten und deren Ursachen nicht auf der Hand liegen, auch an die Nieren denken.

Oftmals verschafft ein einfacher Test Klarheit: Man trinkt in möglichst kurzer Zeit zwei bis drei Liter kohlensäurearmes Mineralwasser oder Tee, am besten gleich einen Blutreinigungstee. Wenn die Nieren richtig funktionieren, wird die Flüssigkeit nach spätestens zwei Stunden den Körper wieder verlassen. Ebenso schnell müssten die Kopfschmerzen nachlassen, weil das Gift ausgespült wurde. Solche Teekuren können auch ein hervorragendes Vorbeugungsmittel gegen Vergiftungskopfschmerzen sein. Banal ausgedrückt: Je mehr man mit Umweltgiften und Giften in der Nahrung in Berührung kommt, desto mehr und regelmäßiger sollte man trinken, desto sorgfältiger muss man auch auf regelmäßigen Stuhlgang achten. Eine weitere, sehr hilfreiche Methode, Gifte loszuwerden, ist die Sauna, die zumindest im Winter wöchentlich besucht werden sollte.

Eine besonders tückische Art der Vergiftung stellt heute der Medikamentenmissbrauch dar. Angeblich harmlose Schmerzmittel spielen dabei eine unerwartet böse Rolle: Sie schaffen die Schmerzen erst, die sie beseitigen sollen. Ärzte und Heilpraktiker beobachten immer häufiger, dass scheinbar chronische Kopfschmerzen, gegen die kein Medikament mehr hilft, verschwinden, sobald auf die ständig eingenommenen Tabletten verzichtet wird. Deshalb sollte jeder, der häufig Schmerzmittel nimmt, gleich welcher Art, von Zeit zu Zeit eine Pause einlegen, das heißt versuchen, wenigstens drei, vier Tage ohne Medikamente auszukommen, um zu sehen, ob sich die Besserung nicht ganz von selbst einstellt.

Wie uralt Kopfschmerzen sind, zeigt der *Papyrus Ebers*, eine altägyptische Rezeptsammlung, aufgezeichnet vor 3550 Jahren. 1873 hat sie der Leipziger Professor Georg Ebers bei Ausgrabungen gefunden. Darin wird offenbar: Selbst Götter leiden unter Kopfschmerzen – und sie haben, wie das Beispiel zeigt, ihre Mittel dagegen. So hat Göttin Isis Re folgende Salbe gegen Kopfschmerzen zubereitet: »Dillsamen, Koriandersamen, Thymian, Myrte, Eselfett. Damit wird der Kopf eingerieben.« Leider fehlen bei diesem Rezept alle Mengenangaben und die Beschreibung der Zubereitung. Doch die Handhabung sah wohl so aus: Dill- und Koriandersamen zu gleichen Teilen wurden fein zermahlen oder zu feinem Pulver zerstoßen, der getrocknete Thymian und die ebenfalls dürren, fein zerriebenen Blätter des Myrtenbaums daruntergemischt. Dieses Pulver gab man schließlich in Eselfett (vermutlich ein viertel Pfund), das kurz aufgekocht und durch ein Tuch gegossen wurde. Den Satz presste man gut aus und füllte das Ganze in kleine Gefäße. Man benutzte diese Salbe zum Einreiben. (Eselfett ersetzt man heute am besten durch Vaseline.)

Hippokrates empfahl gegen Kopfschmerzen Veilchenöl oder Veilchenessig zum Einreiben: Man bringt gutes Olivenöl kurz zum Kochen, wirft eine Handvoll Veilchenblüten hinein, lässt das Ganze sofort abkühlen und füllt es in Flaschen. Bei Kopfschmerzen reibt man Stirn, Schläfen oder Nacken damit ein. Der Veilchenessig wird ebenso mit Obstessig hergestellt.

Die Erfahrung zeigt, dass Kopfweh im Genick oftmals mit Nieren-, auf der Stirn mit Magen- und an den Schläfen mit Leber- und Galleproblemen in Zusammenhang gebracht werden kann.

Heilmittel	*Anwendungsweise*

Boldo (Peumus boldus)

Wirkstoffe: Boldin, Boldoglucin, ätherisches ÖL, Tannine
Wirkung: Entkrampfend, appetitanregend, galletreibend, regt die Verdauungsdrüsen an, harntreibend

Tee: 2 TL der Blätter mit $1/4$ l kochendem Wasser überbrühen, 5–10 Minuten ziehen lassen, abseihen und davon je 1 Tasse vor den Mahlzeiten trinken.
Hinweis: Unterstützt Leber, Niere und Magen-Darm bei der Entgiftung. Ebenfalls gutes Katermittel.

Brombeere (Rubus ulmifolius)

Wirkstoffe: Organische Säuren, Pektine, Tannine
Wirkung: Entzündungshemmend, entgiftend, darmregulierend

Tee: 2 TL der Blüten und jungen Blätter mit 1 Tasse kochendem Wasser überbrühen, 5 Minuten ziehen lassen, abseihen und davon bei Bedarf eine Tasse trinken.
Hinweis: Wenn zum Kopfweh Darmprobleme hinzukommen.

Frauenmantel (Alchemilla vulgaris)

Wirkstoffe: Tannine, Harze, Phytosterine, Saponine
Wirkung: Entzündungshemmend, wundheilend, darmregulierend, antiseptisch, blutreinigend

Tee: 2 TL des Krauts mit $1/4$ l kochendem Wasser überbrühen, 10 Minuten ziehen lassen, abseihen und davon $1/2$ l auf den Tag verteilt trinken. Kurmäßig 6–8 Wochen lang.
Hinweis: Bringt die Hormone wieder ins Gleichgewicht und hilft bei Kopfschmerzen nach Antibiotikatherapien, Antibabypillenfolgen, Akne sowie Kopfschmerz vor der Menstruation und letztendlich auch noch gegen Kopfweh, das durch Schwermetalle verursacht wird.

Gartenrose (Rosa centifolia)

Wirkstoffe: Ätherische Öle, Quercitrin, Gerbstoffe, Säuren
Wirkung: Blutreinigend

Tee: 1 gehäufter TL der getrockneten Wurzeln wird mit 1 Tasse Wasser kalt angesetzt. 10 Minuten ziehen lassen und nur kurz aufkochen. Mit Honig verstärkt man die blutreinigende Wirkung.
Rosenwein: Man kocht 1 Hand voll frischer Rosenblätter in 1 l Wein. Die Blätter werden dann abgeseiht, der Wein kühl gelagert. Bei Kopfschmerzen macht man damit Umschläge auf Stirn, Schläfen und im Nacken.
Homöopath. Zubereitung: *Rosa centifolia*, Urtinktur aus frischen Blütenblättern 1/3.
Hinweis: Hilft auch gegen die gereizte Stimmung.

Gänsefingerkraut

Tee: Ebd.

s. Mittel bei Verspannungskopfschmerzen, S. 120

Heilmittel	*Anwendungsweise*
Heckenrose	Tee: Ebd.
s. Schnupfenmittel, S. 50	
Johanniskraut	Tee: . Ebd.
s. Grippe (Influenza), S. 106	Homöopath. Zubereitung: *Hypericum*, Urtinktur aus frischen, blühenden Pflanzen 1/3.
Hinweis: Macht lichtempfindlich. Im Sommer muss man sich deshalb besonders gut vor Sonnenbrand schützen	
Ringelblume	Tee: Ebd.
s. Mittel bei Halsschmerzen, S. 80	Hinweis: Nicht unbedingt bei einem »Kater« geeignet.
	Homöopath. Zubereitung: *Calendula*, Urtinktur aus blühendem Kraut 1/3.
Salbei	Tee: Ebd.
s. Schnupfenmittel, S. 53	Hinweis: Bei Kopfschmerzen infolge eines Katers oder einer anderen »Vergiftung« sollten in möglichst kurzer Zeit 2 Tassen Salbeitee getrunken werden. Er schwemmt das Gift aus.
Schlehe	Tee: Ebd.
	Sirup: Ebd.
s. Aufbau- und Stärkungsmittel, S. 29	Hinweis: Besonders wenn die Vergiftungen durch Strahlen verursacht werden (z. B. Röntgenkater, Computer, Hochstromleitungen). Stärkt auch den Kreislauf und hilft nach einer durchzechten Nacht schneller wieder fit zu sein.
Wegwarte (Cichorium intybus)	Tee: 1 gehäufter TL der Wurzeln, Blätter, Blüten wird in 1 Tasse kaltem Wasser angesetzt. Nur kurz aufkochen. Von diesem Tee trinkt man nicht mehr als 2 Tassen.
Wirkstoffe: Inulin, Eisen, Bitterstofle, Gerbsäure, Öle	Hinweis: Besonders hilfreich nach Kopfschmerzen infolge übermäßigen Rauchens. Darf nicht bei Korbblütlerallergie verwendet werden.
Wirkung: Blutreinigend, kreislaufanregend, galletreibend, entzündungswidrig, stark stimmungsaufhellend	Homöopath. Zubereitung: *Cichorium*, Urtinktur aus frischem, blühendem Kraut 1/3.

Heilmittel   *Anwendungsweise*

Weißdorn (Crataegus monogyna)

Wirkstoffe: Crataegussäure, Saponine, Flavonoide, ätherisches Öl, Chlorogensäure
Wirkung: Beruhigend, blutdrucksenkend, gefäßerweiternd, darmregulierend

Tee: 2 TL der Blüten und Blätter mit 1/4 l kochendem Wasser überbrühen, 10 Minuten ziehen lassen und abseihen. Davon trinkt man über den Tag verteilt 3 Tassen.
Hinweis: Bei klopfendem Kopfschmerz mit Herzrasen und Schlafproblemen. Auch wenn die Vergiftung seelischer Art ist.

Die verschiedenen Teesorten können auch beliebig untereinander gemischt werden. Dies kann die Wirkung nochmals verstärken.
Alle hier genannten Pflanzen sind auch in homöopathischer Form als Tropfen oder Globuli in der Apotheke erhältlich. Der Name orientiert sich hierbei an der lateinischen Bezeichnung und wird in der Urtinktur eingenommen. Die Menge einer Tasse Tee entspricht ca. 10 Tropfen oder Globuli. Bei der Verwendung der homöopathischen Mittel sollte jedoch ein Arzt oder Heilpraktiker zu Rate gezogen werden.

Mittel bei Vergiftungskopfschmerzen

Fertigpräparate   *Anwendungsweise*

Cefaktivon novum

Wirkstoffe: Sonnenhutwurzel, Johanniskraut, Bitterkleeblätter, Ringelblumenblüten, Petersilienblüten
Wirkung: Blutreinigend, stimmungserhellend, aufbauend

Tropfen: Mehrmals täglich 20–30 Tropfen.
Hinweis: Besonders hilfreich bei Vergiftungen infolge organischer Fehlfunktionen.

CERES Taraxacum Urtinktur

Wirkstoff: Löwenzahn
Wirkung: Unterstützt die Leber bei der Entgiftung, leitet die Gifte schnell aus, nimmt die Müdigkeit

Tropfen: 1- bis 3-mal täglich 2–5 Tropfen.
Hinweis: Wenn die Kopfschmerzen mit einem schlechten Magen einhergehen. Sollte auch zusätzlich bei allen Amalgamentfernungen über mindestens 3–4 Wochen genommen werden.

Chelidonium-Strath comp.

Wirkstoffe: Schöllkraut, Artischockenblätter, Erdrauchkraut, Mariendistelfrüchte, Löwenzahn
Wirkung: Stärkt Leber und Galle für die Entgiftung

Tropfen: 3-mal täglich 20–30 Tropfen vor dem Essen.
Hinweis: Empfehlenswert bei allen Kopfschmerzen, deren Ursache eine Vergiftung ist, beispielsweise auch Medikamentenmissbrauch, Alkohol, Kaffee, Zigaretten.

Fertigpräparate	*Anwendungsweise*

hepa-loges

Wirkstoffe: Cholin, L-Cysterin-HCL, Vitamin B_1, B_{11}, PP, Mariendistelsamen, Schöllkrautextrakt, Bitterholzbaumextrakt, Guajazulen, myo-Inositol
Wirkung: Stützt die Leber, reguliert den Wasserhaushalt, entgiftet

Dragees: 1- bis 3-mal täglich 1–3 Dragees.
Hinweis: Nicht bei Nierenfunktionsstörungen. Sonst empfehlenswertes »Kater«-Mittel.

Horviton Dragees

Wirkstoffe: Vitamin C, B_1, B_2, BB, PP, Cystin, Leukin, Valin, Glutaminsäure, Kalzium, Eisen, Chlorophyllin, Hämoglobin, Orotsäure, Organextrakte, Enzyme
Wirkung: Entgiftend, beruhigt das vegetative Nervensystem

Dragees: 3-mal täglich 1 Dragee.
Hinweis: Besonders geeignetes Mittel zur Stimmungsverbesserung und Beseitigung von Übelkeit, Erbrechen und Kopfschmerzen nach Alkoholmissbrauch.

Natrium sulfuricum D6

Wirkstoff: Natriumsulfat (Glaubersalz)
Wirkung: Wirkt anregend auf die Gallenabsonderung, reinigt die Leber

Tabletten: 1-mal 15 Tabletten.
Hinweis: Rasch wirksames »Kater«-Mittel.

Nettidiath

Wirkstoffe: Berberitze D 4, Schierling D 4, Sonnenhut D 4, Virginischer Zauberstrauch D 4, Weiße Pappel D 3
Wirkung: Steigert die Nierenleistung, reinigt Nieren und Gefäße

Tabletten: Man lutscht täglich 4 Stück.
Hinweis: Empfehlenswert bei Kopfschmerzen in Verbindung mit chronischen Leiden.

Nux vomica D6

Wirkstoff: Brechnuss
Wirkung: Nimmt das flaue Gefühl aus dem Magen, bindet die Giftstoffe und leitet sie aus

Globuli: 3 Globuli einnehmen, 3 weitere in ein Glas Wasser geben und dieses schluckweise trinken.
Hinweis: Das klassische Katermittel nach zu viel Alkohol und Zigaretten.

Regenaplex Nr. 3

Wirkstoffe: Arnika D 12, Engelwurz D 6, Aloe D 12, Tollkirsche D 2, wilder Jasmin D 6, Augentrost D 4, Meisterwurz D 8, Raute D 4
Wirkung: Entgiftend

Tropfen: Bei Kopfschmerzen 3-mal täglich 8–10 Tropfen. Bei längerer Anwendung nur noch 1-mal täglich einnehmen. Kinder bekommen die Hälfte.
Hinweis: Hilfreich bei Kopfschmerzen in Verbindung mit Infektionen.

Fertigpräparate	Anwendungsweise

Regenaplex Nr. 203

Wirkstoffe: Gold D 60, Goldchlorid-Chlornatrium D 30, Kreuzspinne D 30, Grauspießglanzer D 20, Arnika D 30, Tollkirsche D 8, Elefantenlaus D 30, Bariumkarbonat D 30, Cedron D 6, Nordamerikanische Ulme D 16.
Wirkung: Blutreinigend.

Tropfen: Bei Kopfschmerzen täglich 8 – 10 Tropfen. Bei längerer Anwendung nur noch 1-mal täglich einnehmen. Kinder bekommen die Hälfte.
Hinweis: Wirksames Mittel bei typischen Stresskopfschmerzen, starker Nervosität.

Tinktura Basdanae

Wirkstoffe: Klette, Angelika, Liebstöckel, Goldrute, Meisterwurz
Wirkung: Spezielle Entgiftung von Schwermetallen und deren Ausleitung

Tinktur: 2-mal täglich 1 TL, Kinder die Hälfte.
Hinweis: Für Verkehrspolizisten, Tankstellenbetreiber (auch Mieter über solchen), nach Amalgamentfernen und allen Schwermetallen besonders ausgesetzte Personen.

Weitere empfehlenswerte Mittel

Nierenkomplex Hofu (Tropfen). Homöopath., zur raschen Entgiftung des Körpers.
Nux vomica Similiaplex (Tropfen). Homöopath., stützt die Leber, entgiftet.
Petrosellinum Similiaplex (Dragees). Homöopath., entgiftet den Darm.
Platin Similiaplex (Tropfen). Homöopath., reinigt Blut und Gewebe.

Behandlungsmethoden bei Vergiftungskopfschmerzen

Akupressur

Die hilfreichen Punkte liegen nicht am Kopf, in Stirn oder Nacken, sondern direkt unterhalb des Fußknöchels.

Erfassen Sie mit Daumen und Zeigefinger Ihren Fuß so von hinten, dass der Daumen direkt unter den Innenknöchel, der Zeigefinger unter den Außenknöchel zu liegen kommt. Massieren Sie diese Punkte mit beiden Fingern kräftig und mit Ausdauer. Sie werden spüren, wie nachhaltig der Druck unter den Knöcheln spürbar bleibt, wie rasch die Kopfschmerzen verschwinden.

Ozontherapie

s. Ozontherapie, S. 494

Sportliche Betätigung

Bei einem »Kater« hilft nichts rascher als Bewegung an der frischen Luft – auch wenn das sehr schwer fällt. Man muss dabei allerdings tüchtig außer Atem und zum Schwitzen kommen, damit viel Sauerstoff aufgenommen und viel »Gift« ausgeschwitzt wird.

Die bisherigen Erläuterungen zeigen, dass alle Schmerzen im Kopf offenbar etwas gemeinsam haben: Die Sauerstoffversorgung in diesem Teil unseres Körpers ist gestört. Von der biologischen Entwicklung her könnte man den Menschen in seiner heutigen Gestalt als Fehlkonstruktion bezeichnen, denn ausgerechnet das Gehirn, jenes Organ also, das sorgfältiger, pünktlicher und regelmäßiger als alle anderen mit Blut versorgt werden muss, sitzt, seit der Mensch aufrecht geht, an der höchsten Stelle. Das frische Blut muss vom Herzen aus dreißig, vierzig Zentimeter in die Höhe steigen, um zu den Gehirnzellen zu gelangen. Bei kleinsten Störungen des Blutkreislaufs ist naturgemäß dieser Teil zuerst und besonders nachhaltig betroffen. Pumpt das Herz zu schwach, oder sind die Gefäße nicht straff, sondern schlaff, so dass der Blutdruck absinkt, dann kommt zu wenig Blut nach oben; steht oder sitzt der Körper unbeweglich oder erschlafft der Kreislauf im Schock, dann sackt das Blut automatisch nach unten. Im Kopf aber entsteht die gefürchtete »Blutleere«, die schnell zu Bewusstlosigkeit führen kann.

Ein zweiter Konstruktionsfehler wird bei starkem Blutandrang spürbar: Pumpt das Herz in Aufregung oder Anstrengung besonders rasch und heftig, ist der Blutdruck stark erhöht, dann kommt es im Kopf schnell zu Stauungen. Die Blutgefäße aber können sich innerhalb der harten Schädeldecke nur sehr begrenzt ausdehnen, und der Engpass Hals ist auch nicht die ideale Voraussetzung für einen raschen Rückfluss des verbrauchten Blutes. Kurz: Die Schwankungen in der Blutversorgung und die Beanspruchung der Blutgefäße sind nirgendwo im Körper so groß wie im Kopf. 80 Prozent der Hypertoniker leiden unter Kopfschmerzen, die von zu hohem Blutdruck herrühren. Vermutlich sind jene, die einen zu niedrigen Blutdruck als Ursache haben, noch weit häufiger.

Vor allem bei älteren Menschen dürfte ein Großteil der Schmerzen auf mangelhafte Durchblutung des Kopfs zurückzuführen sein. Hintergrund ist die Arteriosklerose: Verengte Hauptschlagadern (Aorta, Schlagadern im Hals, in den Schläfen) sind schuld daran, dass immer weniger Blut unter immer höherem Druck durch die Kopfarterien schießt. Die Muskulatur der Blutgefäße ist nicht mehr imstande, die steinhart gewordenen Gefäße zu dehnen oder zu straffen. Die Gefahr, dass ein Gefäß bricht (Schlaganfall) oder völlig verstopft (Infarkt), wächst. Werden Kopfschmerzen bei zunehmendem Alter häufiger, sollte das immer als Aufforderung verstanden werden, etwas gegen Arteriosklerose zu unternehmen (s. *Arteriosklerose*).

Gelegentlich, wenn auch keinesfalls regelmäßig, kann ein Aspirin in diesem Fall seinen Sinn haben. Die Acetylsalicylsäure macht offensichtlich das Blut »flüssiger«. Das kann im Fall von »zu dickem« Blut oder verstopften Gefäßen hilfreich sein. Nur muss man auch bei diesem altbewährten

Medikament wissen: Wenn man zu Blutungen neigt, etwa zu Magenblutungen, darf man es nicht nehmen. Außerdem: Ob es wirkt, also die Kopfschmerzen verschwinden lässt oder nicht, das hängt nicht zuletzt vom Wetter ab. Wird es draußen schlagartig kalt, dann ist das Blut sowieso schon »flüssiger«, weniger »klebrig« und gerinnungsfähig. Dann nützt ein Aspirin so gut wie nichts. Wird es dagegen wärmer, dann neigt das Blut zu erhöhter »Klebrigkeit«. In diesem Fall kann ein Aspirin helfen.

Auch die Ärzte früher hatten schon ihr natürliches Aspirin, die Weidenrinde. Sie enthält Salizylsäureverbindungen. So empfahl Hippokrates gegen Schmerzen Weidenrindentee: Ein gehäufter Teelöffel getrocknete, klein geschnittene Weidenrinde wird in einen viertel Liter kaltes Wasser gegeben. Das bringt man langsam zum Kochen, nimmt es vom Feuer und lässt den Tee etwa fünf Minuten ziehen. Danach wird er abgeseiht und getrunken. Zwei Tassen davon täglich, so heißt es in den alten Rezepten, befreien von Schmerzen und senken allzu hohes Fieber.

Vor allem jüngere Frauen und Jugendliche haben häufig Kopfweh, das auf Blutarmut zurückzuführen ist. Diese Schmerzen sitzen mit Vorliebe in der Stirn und über den Augen. Sie können sehr heftig und quälend werden, weil sie nicht nur zu bestimmten Zeiten auftreten, sondern zum Dauerschmerz werden.

Die eigentlichen und letztlich allein heilsamen Maßnahmen gegen Kopfschmerzen, die Durchblutungsstörungen anzeigen, liegen in der Regulierung von Kreislauf und Blutdruck (s. *Zu hoher Blutdruck* und *Zu niedriger Blutdruck*).

Vorsicht: Kopfschmerzen können auch von zu hohen Dosen Vitamin A ausgelöst werden, sie erhöhen den Druck im Kopf (s. *Spezielle Aufbau- und Stärkungsmittel*).

Kopfschmerzen infolge einer Übersäuerung des Magens treten hauptsächlich dann auf, wenn man lange nichts gegessen hat. Das muss man bei Schlankheitskuren beachten. Es hilft am besten doppelkohlensaures Natron in warmer Milch (ein halber Teelöffel auf eine Tasse).

Vasomotorische (Durchblutungs-)Kopfschmerzen können auch, so verrückt das klingen mag, eine Art verlagerter Gicht sein. Dabei sammeln sich die Harnsäurekristalle nicht in Gelenken an (in Zehengelenken wie bei der klassischen Gicht), sondern in den Halswirbeln. Wer bisher vergeblich gegen seine Kopfschmerzen angegangen ist, weil er keine Ursache finden konnte, der sollte einmal an diese Möglichkeit denken. Unter Umständen bringen ein paar Veränderungen des Speiseplans die ersehnte Erlösung.

Heilmittel	*Anwendungsweise*

Arnika (Arnica montana)

Wirkstoffe: Ätherische Öle, Thymol, Glykoside
Wirkung: Entkrampfend, durchblutungsfördernd

Tinktur (Einreiben): Man bereitet sich Arnikaspiritus, indem man eine Literflasche etwa zu drei Viertel mit frischen Arnikablüten füllt. Diese übergießt man mit Kornschnaps, bis die Flasche voll ist. Das Ganze lässt man 2, besser 3 Wochen gut verschlossen stehen. Danach werden die Blüten abgeseiht. Bei Kopfschmerzen verdünnt man etwas Arnikaspiritus mit der gleichen Menge Wasser und reibt die schmerzende Stelle damit ein.
Hinweis: Nur wirklich im Notfall anwenden. Bei zu häufiger Verwendung kann es zu Hautrötungen und Bläschen kommen.
Homöopath. Anwendung: *Arnica montana*, Urtinktur aus dem getrockneten Wurzelstock 1/10.

Eisenkraut

s. Aufbau- und Stärkungsmittel, S. 24

Tee: Ebd.
Tinktur: Ebd.
Hinweis: Nicht in der Schwangerschaft, bei Schilddrüsenproblemen nur nach Absprache mit dem Arzt oder Heilpraktiker. Wirkt nicht nur entgiftend über Leber und Niere, sondern reguliert auch den Herzrhythmus in Erschöpfungskrisen mit Kopfschmerzen.

Ginseng

s. Aufbau- und Stärkungsmittel, S. 25

Tee: Ebd.
Tinktur: Ebd.
Hinweis: Bei Kopfschmerzen durch zu niedrigen Blutdruck, verbessert die Durchblutung des Kopfes. Nicht verwenden bei Bluthochdruck.

Herzgespann (Leonurus cardiaca)

Wirkstoffe: Bitterstoffe, Glykoside, Saponine
Wirkung: Beruhigend bei Nervosität und Herzbeschwerden, blutdrucksenkend

Tee: 2 TL des Krauts mit $1/4$ l kochendem Wasser überbrühen, 5 Minuten ziehen lassen. Man trinkt täglich bis zu 2 – 3 Tassen.
Hinweis: Besonders wirksam, wenn zum Kopfschmerz seelische Belastung und Herzrasen hinzukommen. Hilft auch bei wechselndem Blutdruck.

Heilmittel	*Anwendungsweise*

Knoblauch (Allium sativum)

Wirkstoffe: Ätherische, schwefelhaltige Öle, Glykoside, Phytohormon
Wirkung: Blutdrucksenkend, antibiotisch, antiviral, antimykotisch, auswurffördernd, regt die Galle an

Tinktur: 20 g der zerkleinerten Zehen werden mit 100 ml 50%igem Trinkalkohol übergossen, mindestens 10, besser 49 Tage ziehen lassen. Nach dem Abseihen und Umfüllen in ein dunkles Gefäß nimmt man bei Beschwerden 10–20 Tropfen, am besten auf einem Stück Zucker.
Sirup: 10 zerkleinerte Zehen mit ca. 20 ml Wasser 12 Stunden einweichen. Dann so viel Zucker hinzufügen, wie sich darin auflösen kann. 1–2 EL am Tag reichen aus.
Hinweis: Hilft, wenn der Kopfschmerz durch zu hohen Blutdruck ausgelöst wird. Auch bei Kopfschmerzen durch erhöhten Druck im Kopf durch Hustenkrämpfe wirksam.

Ölbaum

s. Mittel bei Ohrenschmerzen, S. 87

Tee: 2 TL der Blätter mit 1/4 l kochendem Wasser überbrühen, 10 Minuten stehen lassen und abseihen. Davon 3 Tassen über den Tag verteilt trinken.
Hinweis: Bei Kopfschmerzen infolge Bluthochdrucks.

Passionsblume (Passiflora incarnata)

Wirkstoffe: Passiflorin, Alkaloide, Phytosterin
Wirkung: Beruhigend, krampflösend, entzündungshemmend, schmerzstillend, leicht blutdrucksenkend

Tee: 2 TL des Krauts mit 1/4 l kochendem Wasser überbrühen, 10 Minuten stehen lassen und abseihen. Davon 3 Tassen über den Tag verteilt trinken, meist reicht jedoch 1 Tasse vor dem Schlafengehen.
Hinweis: Wenn Sorgen und Kummer das Herz und den Blutdruck angreifen und so die Kopfschmerzen den Schlaf verhindern.

Pfefferminze

s. Schnupfenmittel, S. 52

Tee: Ebd.

Raute (Ruta graveolens)

Wirkstoffe: Ätherische Öle, Rutin
Wirkung: Durchblutungsfördernd, entkrampfend

Tee: 2 TL des Krauts mit 1 Tasse kochendem Wasser überbrühen, 5 Minuten ziehen lassen. Täglich bis zu 2 Tassen trinken.
Hinweis: Nicht geeignet für Allergiker und Schwangere. Empfiehlt sich aber bei Kopfschmerzen infolge Regelstörungen.
Homöopath. Zubereitung: *Ruta*, Urtinktur aus frischem Kraut 1/3.

Heilmittel	*Anwendungsweise*
Rosmarin s. Aufbau- und Stärkungsmittel, S. 28	Tee: Ebd. Hinweis: Nicht für Kinder geeignet; nicht während der Schwangerschaft trinken und bei Bluthochdruck. Hilft, wenn der Kreislauf unten ist, da der Rosmarin die Gefäße erweitert. Homöopath. Zubereitung: *Rosmarinus officinalis*, Urtinktur aus getrockneten Blättern 1/4.
Steinklee s. Mittel bei Verspannungskopfschmerzen, S. 121	Tee: Ebd. Homöopathisch: D 4
Wacholder s. Aufbau- und Stärkungsmittel, S. 31	Tee: Ebd. Wein: Ebd.
Weißdorn s. Mittel bei Vergiftungskopfschmerzen, S. 129	Tee: Ebd.

Mittel bei Durchblutungskopfschmerzen

Fertigpräparate	*Anwendungsweise*
Arnica Spl. Tropfen Wirkstoffe: Arnika D 3, Weißdorn, Baldrian, Mistel, Glaubersalz D 4, Berberitze D 2, Goldrute D 1, Kaliumjodit D 3 Wirkung: Ausgleichend auf Herz und Gefäße, blutdrucksenkend, beruhigend	Tropfen: 3-mal täglich 10–15 Tropfen. Hinweis: Hilft bei Kopfweh durch Arteriosklerose, vor allem bei schlaganfallgefährdeten Personen. Nicht verwenden bei Schilddrüsenerkrankungen oder Allergie gegen Korbblütler.
Aurum/Belladonna Wirkstoffe: Tollkirsche D 9, Gold D 9, Blei D 11 Wirkung: Gleicht Durchblutungsstörungen im Gehirn aus	Globuli: 1- bis 3-mal täglich 5–10 Globuli. Hinweis: Bei beginnender Verkalkung des Gehirns mit fortschreitender Gedächtnisschwäche und Kopfschmerzen.

Fertigpräparate | *Anwendungsweise*

CERES Allium ursinum Urtinktur

Wirkstoff: Bärlauch
Wirkung: Blutdrucksenkend, leberstärkend, entspannt die Gefäße

Tropfen: 1- bis 3-mal täglich 2–5 Tropfen.
Hinweis: Hilft bei Kopfschmerzen in Verbindung mit Arteriosklerose.

CERES Ginkgo Urtinktur

Wirkstoff: Ginkgo
Wirkung: Fördert die Durchblutung im Kopfbereich

Tropfen: 1- bis 3-mal täglich 2–5 Tropfen.
Hinweis: Hilft bei Kopfschmerzen, Ohrensausen, Schwindel infolge Gefäßverengung und damit resultierender Durchblutungsstörung.

CERES Rosmarinus

Wirkstoff: Rosmarin
Wirkung: Regt den Blutkreislauf an, stärkt, blutdrucksteigernd, regt die Bildung von Magensäften an

Tropfen: 2- bis 4-mal täglich 2–5 Tropfen.
Hinweis: Bei Kopfschmerzen aufgrund zu niedrigen Blutdrucks. Nicht in der Schwangerschaft verwenden.

Conium maculatum D 6

Wirkstoff: Gefleckter Schierling
Wirkung: Gleicht den Blutfluss aus. Schmerzstillend

Tropfen: 1- bis 3-mal täglich 5–10 Tropfen.
Hinweis: Bei Kopfschmerzen mit Schwindel und Gleichgewichtsstörungen. Hilft bei Tumorgeschehen gegen die Schmerzen.

Ferrum hydroxydatum D 12

Wirkstoff: Eisen in besonderer Zubereitung
Wirkung: Reguliert den Kreislauf bei Bluthoch und -niederdruck, kräftigend

Pulver: 1- bis 3-mal täglich 1 Messerspitze voll einnehmen.
Hinweis: Hilft akut, aber auch zur Vorbeugung des Schlaganfalls.

Ginkgo-Strath comp.

Wirkstoffe: Rosskastaniensamen, Weißdorn, Ginkgo, Steinklee, Rosmarin
Wirkung: Fördert die Durchblutung auch in den kleinsten Gefäßen; aktivierend, regulierend und stabilisierend auf die Gefäße, gleicht den Blutdruck aus

Tropfen: 3-mal täglich 20–30 Tropfen.
Hinweis: Bei allen Kopfschmerzen, die durch unregelmäßigen Kreislauf verursacht werden.

Macoel Latschenkiefernöl

Wirkstoff: Latschenkiefernöl
Wirkung: Beruhigend, durchblutungsfördernd

Inhalation: 20–30 Tropfen in kochendes Wasser geben.
Badeöl: 20–50 Tropfen ins Badewasser.
Hinweis: Nicht für Kinder geeignet, nicht bei fieberhaften Erkrankungen, Tuberkulose, Herz-Kreislaufschwäche, Hypertonie.

Fertigpräparate	*Anwendungsweise*

Petaforce

Wirkstoff: Pestwurzelextrakt
Wirkung: Entkrampfend, durchblutungsfördernd

Kapseln: 3-mal täglich 1 Kapsel.
Hinweis: Empfiehlt sich bei großen Anstrengungen, Unruhe, Wetterbelastungen.

Pflügerplex Baryta

Wirkstoffe: Kieselsäure D 4, Seestern D 4, Goldjodat D 4, Bariumkarbonat D 6, Bariumchlorat D 8, Weißdorn D 2, Eisenphosphat D 3, Bleijodat D 4, Schlüsselblume D 3, Kaktus D 3
Wirkung: Reguliert Kreislauf und Gefäßtonus

Tabletten: 3-mal täglich 2 Tabletten nach den Mahlzeiten.
Hinweis: Empfehlenswertes Mittel bei Kopfschmerzen in Verbindung mit Arteriosklerose, Schwindel, Blutandrang im Kopf, Bluthochdruck. Kann auch zur Vorbeugung bei drohendem Schlaganfall genommen werden. Nicht verwenden bei Schilddrüsenerkrankungen sowie in Schwangerschaft und Stillzeit.

Pflügerplex Erechthites

Wirkstoffe: Schafgarbe D 4, Kamille D 4, Engelstrompete D 4, amerikanisches Afterkreuzkraut D 6, Buchweizen D 2, Holunder D 4, Amylnitrit D 6, Tintenfisch D 8, Bartflechte D 4
Wirkung: Gleicht die Durchblutung im ganzen Körper aus

Tropfen: 3-mal täglich 10–15 Tropfen.
Hinweis: Bei jedem Kopfweh mit Frösteln, Blutandrang im Kopf, Schwindel, Herzklopfen, Kopfschweiß, vor allem im Klimakterium.

PK7 Hefetabletten

s. Spezielle Aufbau- und Stärkungsmittel, S. 42

Tabletten: Ebd.

Regenaplex Nr. 94 a

Wirkstoffe: Honigbiene D 12, Küchenschelle D 30, Tollkirsche D 8, Calcium carbonicum D 30, Kalium carbonicum, wilder Jasmin DG, Fieberrindenbaum D 20, Giftsumach D 30
Wirkung: Entgiftend, durchblutungsfördernd

Tropfen: Bei Kopfschmerzen 3-mal täglich 8–10 Tropfen. Bei längerer Anwendung nur noch 1-mal täglich. Kinder bekommen die Hälfte.
Hinweis: Eignet sich speziell bei Kopfschmerzen, die mit Menstruationsbeschwerden verbunden sind.

Scleron

Wirkstoffe: Blei D 12, Honig, Rohrzucker
Wirkung: Verbessert die Durchblutung bei Zerebral- und Arteriosklerose, fördert die Konzentration

Tabletten: 2-mal täglich 1 Tablette.
Hinweis: Mittel für ältere Menschen. Kann auch über längere Zeit hinweg eingenommen werden.

Mittel bei Durchblutungskopfschmerzen

Fertigpräparate	*Anwendungsweise*

Secale-Plantaplex

Wirkstoffe: Mutterkorn D 4, Rosskastanie D 1, Arnika D 3, Kupferacetat D 6, Brechnuss D 4
Wirkung: Durchblutungsfördernd, entzündungshemmend, vor allen in den Venen, herzstärkend, entkrampfend

Tropfen: 3-mal täglich 10 – 20 Tropfen.
Hinweis: Verbessert den venösen Blutstrom und somit auch die Durchblutung im Kopf.

Thermazet (Watteauflage)

Wirkstoffe: Capsaicin, Zauberstrauchrinde
Wirkung: Schmerzlindernd, durchblutungsfördernd, beruhigend

Auflage: Watte wird einseitig mit Wasser besprengt und die feuchte Seite auf die schmerzende Stelle gelegt.
Hinweis: Nicht auf Schleimhäute und offene Wunden bringen.

Behandlungsmethoden bei Durchblutungskopfschmerzen

Akupressur

Sie brauchen ein direktes und ein indirektes Punktepaar: Das erste liegt in den Schläfen, einen Fingerbreit hinter dem Ende der Augenbrauen. Es lässt sich durch eine deutliche Vertiefung ertasten. Das zweite finden Sie am Handgelenk an der Seite des kleinen Fingers, genau in der Vertiefung zwischen Hand- und Unterarmknochen.

Man drückt beide Daumenballen erst leicht, dann etwas kräftiger gegen die Vertiefungen in den Schläfen. In der Regel verstärkt das für Sekunden die Kopfschmerzen. Das ist ein gutes Zeichen: Die richtige Stelle ist getroffen. Massieren Sie die beiden Punkte gleichzeitig ein paar Sekunden lang. Dann drücken Sie, am besten mit dem Daumen, die Stelle am Handgelenk. Der Druck sollte mäßig sein und nicht länger als 10 Sekunden andauern. Drücken Sie nacheinander an beiden Handgelenken.

Fuß- und Armbäder

s. **Wasseranwendungen** und **Wickel**, S. 496

Hinweis: Bei zu niedrigem Blutdruck empfehlen sich kalte Arm- und Fußbäder, bei zu hohem Blutdruck warme.

Häufiger als allgemein angenommen, gehen Kopfschmerzen von den Augen aus. Sie werden überanstrengt bei zu langem Lesen, wenn Gedrucktes oder kleine Gegenstände zu nah vor die Augen gehalten werden, bei schlechtem oder zu grellem Licht, durch das Flimmern des Fernsehapparats, durch eine zu schwache oder zu starke Brille, durch Fehlstellungen der Augen, durch Druckanstieg in den Augen bei Menschen über vierzig, durch fehlende Entlastung der Augenmuskeln, wenn einseitig auf Dinge in kurzer Distanz und zu selten in die Ferne geschaut wird. Die von solchen Fehlern ausgehenden Kopfschmerzen äußern sich allgemein als diffuse Schmerzen oder speziell als Druck in und über den Augen. Sie sind vorübergehend und verblassen rasch, sobald der Fehler behoben ist. Viel zu selten allerdings wird der Zusammenhang zwischen Augenproblemen und Kopfschmerzen erkannt – oft nur rein zufällig beim Augenarzt.

Bei dieser Art von Kopfschmerz sollte man, kann sie durch Maßnahmen des Augenarztes nicht behoben werden, immer auch an Wirbelverschiebungen denken. Es ist nämlich möglich, dass sowohl die Sehstörungen als auch die Kopfschmerzen von einem verschobenen Halswirbel, speziell dem Atlas, herrühren. In diesem Fall kann der Chiropraktiker rasch und gründlich Abhilfe schaffen.

Trigeminusneuralgie

Der Volksmund spricht treffend vom »Gesichtsreißen«: Wie ein Blitz schlägt der überaus heftige Schmerz ein, der immer nur eine Kopf- und Gesichtshälfte befällt, mit Vorliebe die rechte. Betroffen sind meist Menschen über fünfzig, Frauen sehr viel häufiger als Männer. Man kennt diese »steinernen« Leute: Sie hüten sich vor jeder noch so kleinen Muskelbewegung im Gesicht, sprechen, kauen wie in Zeitlupe. Das Lachen ist ihnen sowieso längst vergangen. Wenn es draußen nur ein bisschen kälter wird, packen sie sich in Wolle und Watte. 2500 Bundesbürger lernen alljährlich diese Trigeminusneuralgie neu kennen. Viele Hunderttausende leben damit – ständig in Angst vor einer neuen Attacke, die durch ein unvorsichtiges Gähnen, durch Kauen, Kälte oder auch durch Hitze ausgelöst werden kann. Häufig findet sich im Gesicht des Gepeinigten eine ganz bestimmte Stelle, die wie ein Lichtschalter funktioniert: Sobald sie auch nur berührt wird, schießt der Schmerz in das Gesicht.

Verschiedene Ursachen können für die abnorme Reizüberempfindlichkeit eines Nervenstrangs verantwortlich sein: ein Eiterherd im Körper, ein kranker oder toter Zahn, Vergiftungen durch Alkohol oder Blei, zurückliegende Infektionen, die nicht restlos ausgeheilt wurden.

Eine besonders unheilvolle Rolle scheint bei diesen Schmerzen das Herpesvirus zu spielen, das die Lippenbläschen verursacht. Die meisten Menschen bleiben nach einer Erstinfektion von ihm verschont – zirkulierende Antikörper vernichten neu einfallende Viren schnell. Doch bei manchen bleibt dieses Virus im Körper zurück und wird von ihm seltsamerweise in einer ganz bestimmten Region geduldet – bis es bei der geringsten Abwehrschwäche aus seinem »Schlaf« erwacht und erneut zuschlägt. Mitunter aber durchbricht es auch die ihm gesetzten Schranken, vornehmlich, um in Nervenbahnen vorzudringen. Kurz: Krankheitserreger, deren Ausscheidungen oder Gifte sind in die Bahn des Trigeminusnervs gelangt (s. *Herpesinfektionen*).

Mit Schmerzmitteln ist bei solchen Neuralgien in der Regel nichts zu erreichen – weder die augenblickliche Ausschaltung der Schmerzen noch die Verhinderung einer neuen Attacke, noch die Beseitigung der Ursache.

Schon die alten Ägypter kannten die Trigeminusneuralgie. »Wenn das Gesicht nur auf einer Seite schmerzte«, gingen sie so vor: Der Kopf eines Fisches, möglichst eines Welses, wurde in reinem Olivenöl gekocht und die schmerzende Gesichtshälfte vier Tage hintereinander mit dem lauwarmen Öl eingerieben. Diese »Kur« musste auch dann weitergeführt werden, wenn die Schmerzen inzwischen abgeklungen waren.

Es ging jenen Ärzten darum, das Gift herauszuziehen. Das kann – neben der Anwendung homöopathischer Nosoden – auch heute noch die einzig wirksame Behandlung sein: Nicht nur die schmerzende Stelle, der ganze Körper muss »entgiftet« werden. Pfarrer Kneipp empfahl, warme Heublumensäckchen auf die schmerzende Gesichtshälfte zu legen, bis die schlimmsten Schmerzen nachgelassen haben. Danach sollen Salzwickel, Essigwasserauflagen, vor allem aber Lendenwickel zur Anregung der Nieren gemacht werden. Gleichzeitig verbot Kneipp Alkohol und Nikotin. Heute wird die Trigeminusneuralgie oft blitzartig mit einer Neuraltherapie beseitigt (wenn die Nerven durch Stau hinter einer Narbe irritiert werden), mit einem Vitamin-B_{12}-Stoß (wenn ein Vitaminmangel vorliegt) oder mit Akupunktur (s. *Neuraltherapie*).

Erfahrene Praktiker gehen gegen sehr hartnäckige, schmerzhafte Neuralgien heute folgendermaßen vor: Sie spritzen Phenosol in sehr hoher, mitunter zehnfacher Dosierung direkt am Nerv, wobei kleine Quaddeln entstehen. Das ist für einen Augenblick sehr schmerzhaft, bringt aber fast immer sofortige Befreiung.

Eine letzte Möglichkeit ist die Eigenblut-Ozontherapie (s. *Ozontherapie*).

Heilmittel	*Anwendungsweise*

Ackerschachtelhalm

s. Aufbau- und Stärkungsmittel, S. 24

Tee: Ebd.

Ehrenpreis (Veronica officinalis)

Wirkstoffe: Veronicin, ätherische Öle, Tanine, organische Säuren, Glykoside
Wirkung: Appetitanregend, verdauungsfördernd, hustenstillend, entzündungswidrig, erweichend, schmerzstillend, entkrampfend, entgiftend

Tee: 2 TL des blühenden Krauts mit 1/4 l Wasser überbrühen und 10 Minuten ziehen lassen. Nach dem Abseihen vor allem vor dem Zubettgehen 1 Tasse trinken.
Hinweis: Entspannendes Mittel, wenn der Druck von außen kommt, beispielsweise Arbeitsdruck, und Magen und Darm mitbetroffen sind.

Heublumen

(Gemisch aus getrockneten Blüten, Samen, Grasteilchen)
Wirkstoffe: Kumarin, viele pflanzliche Schleimstoffe
Wirkung: Entspannend, erfrischend, aufbauend, anregend für das Nervensystem, schmerzlindernd
Hinweis: Jeder Heublumenanwendung sollte eine ausgedehnte Ruhepause folgen. Nicht für Schwangere geeignet, galt früher als Abtreibungsmethode.

Vollbad: Man gibt etwa 2 kg Heublumen in einen großen Topf, übergießt sie mit kaltem Wasser und bringt dieses kurz zum Kochen. Zugedeckt lässt man die Heublumenabkochung etwa 15 Minuten ziehen. Dann wird sie abgeseiht und in das warme Badewasser gegeben.

Johanniskraut

s. Mittel bei Grippe (Influenza), S. 106

Öl: Die vorsichtig abgezupften frischen Blüten gibt man in eine Flasche mit einem weiten Hals und gießt etwa die 4-fache Menge bestes Olivenöl darüber. Die Flasche wird gut verschlossen 6 Wochen lang an die Sonne gestellt (bei schlechtem Wetter entsprechend länger). In dieser Zeit schüttelt man sie möglichst täglich. Das Öl bekommt eine leuchtend rote Farbe. Wenn es so weit ist, gießt man es durch ein Leinentuch, wobei der Satz gut ausgepresst werden muss. Das Öl wird im Dunkeln aufbewahrt. Bei Schmerzattacken reibt man die schmerzende Stelle mit dem Johannisöl ein. Zusätzlich trinkt man einen
Tee: Ebd.

Heilmittel	Anwendungsweise
Melisse	Tee: Ebd.

s. Mittel bei Halsschmerzen, S. 79

Ringelblume	Tee: Ebd.

s. Mittel bei Halsschmerzen, S. 80

Salbei	Tee: Ebd.

s. Schnupfenmittel, S. 53

Die Behandlung der Trigeminusneuralgie muss durch eine Stärkung der Nerven und des Nervengewebes erfolgen. Dafür sind hauptsächlich die höheren homöopathischen Potenzen notwendig. Ein sehr hilfreiches, wärmendes Öl kann vor allem dann helfen, wenn sich das Leiden im Winter verstärkt.

Erwärmendes Winteröl

Je 50 g Kiefernnadeln, Wacholderbeeren, Rosmarin- und Lorbeerblätter werden zerkleinert und in ein helles Glas gegeben. Man übergießt die Kräuter mit Olivenöl und stellt das Glas gut verschlossen 6 Wochen an die Sonne oder an einen anderen warmen Platz. Täglich sollte man sie 1-mal schütteln, dann abfiltern und in eine dunkle Flasche abfüllen. Mit dem gewonnenen Öl massiert man mehrmals täglich die betroffenen Stellen.

Mittel bei Trigeminusneuralgie

Fertigpräparate	Anwendungsweise
Aconitum D 6	Tropfen: Ebd.

s. Mittel bei Grippe (Influenza), S. 108

Aconitum Spl. Tropfen	Tropfen: 1- bis 6-mal 10–20 Tropfen.

Wirkstoffe: Eisenhut D 3, wilder Jasmin D 4, Spigelia D 4, Magnesiumphosphat D 8, Tollkirsche D 4, Seidelbast D 4, Ruhrkraut D 2, Ammoniumkarbonat D 8, Giftsumach D 4, Koloquinte D 3
Wirkung: Dämpft den Schmerz, entzündungswidrig, entkrampfend, abwehrstärkend

Hinweis: Nicht verwenden bei Überempfindlichkeit gegen Giftsumachgewächse. Hilft bei der rechts- und linksseitigen Trigeminusneuralgie.

Fertigpräparate	*Anwendungsweise*

Campfer-Vasogen

Wirkstoffe: Kampfer, Terpentinöl, Cajeputöl
Wirkung: Erfrischt, reizt die Haut, fördert Reinigungsprozesse
Hinweis: Nicht geeignet für Kleinkinder

Einreibung: Schmerzende Partien werden mehrmals täglich eingerieben. Man darf die entsprechende Stelle mit dem Vasogen ruhig ein wenig massieren.

Cefanalgin

Wirkstoffe: Wilder Jasmin D 4, Schwertlilie, Alpenveilchen, Steinklee
Wirkung: Schmerzstillend, entkrampfend

Tropfen: 3- bis 4-mal täglich 20 – 30 Tropfen, Kinder die Hälfte.
Hinweis: Biologisches Schmerzmittel bei Trigeminusneuralgie und Migräne.

Cosmochema Neuralgietropfen S

Wirkstoffe: Wilder Jasmin D 2, Fieberklee D 1, Zaunrübe D 2, Lebensbaum D 1, Wurmkraut D 4, Kaffee D 3, Ruhrkraut D 4, Berberitze D 10, Eisenhut D 10, Kalmus D 8, Kieselsäure D 6, Zinn D 10, Gehirn D 8, Kaliumbichromat D 6
Wirkung: Schmerzstillend, reizmildernd, baut das Nervengewebe auf, abwehrsteigernd, harntreibend

Tropfen: Bis zu 3-mal täglich alle 15 Minuten über einen Zeitraum von maximal 2 Stunden, dann 3 Stunden Pause. Nach Besserung weiterhin 3 – 4 Tage 3-mal täglich 10 Tropfen. In chronischen Fällen 2- bis 4-mal täglich 10 Tropfen.
Hinweis: Empfehlenswert bei der Trigeminusneuralgie, die von Zahnschmerzen begleitet wird.

Gelsemium-Plantaplex

Wirkstoffe: Wilder Jasmin D 3, Atropin D 4, Chininarsenat D 4, Mondsamenbaum D 3, Johanniskraut D 2, Schwertlilie D 2, Blutwurzel D 4
Wirkung: Entkrampfend, reizmildernd, schmerzstillend

Tropfen, Tabletten: Akut alle 1 – 2 Stunden 10 – 20 Tropfen bzw. 1 – 2 Tabletten, sonst 3-mal täglich 10 – 20 Tropfen oder 1 – 2 Tabletten.
Hinweis: Hilft vor allem bei der rechtsseitigen Trigeminusneuralgie und bei Migräne mit Übelkeit und Erbrechen.

Gotthard-Öl

Wirkstoffe: Eukalyptusöl, Menthol, Wacholderöl, Wintergrünöl, Angelikawurzel, Hopfen, Anisöl, Thymianöl, Fenchelöl, Zitronellgrasöl
Wirkung: Schmerzlindernd, herzstärkend, Verbesserung des Allgemeinbefindens
Hinweis: Nicht für Kleinkinder geeignet

Öl: Man benutzt es zum Einreiben bei Kopfschmerzen.
Zum Einnehmen: Ein paar Tropfen (bis zu 10) werden mit Wasser verdünnt getrunken. Das kann mehrmals am Tag wiederholt werden.
Zusatz zum Badewasser: 1 TL Öl wird im Badewasser verrührt.

Fertigpräparate	Anwendungsweise

Herpes zoster D 12

Wirkstoff: Nosode
Wirkung: Tötet das Virus

Tropfen: 1- bis 2-mal wöchentlich 5 Tropfen
Hinweis: Sollte, falls eine Infektion mit dem Virus vorliegt, zusätzlich zu anderen Behandlungen genommen und mit dem Arzt oder Heilpraktiker wegen der Verdünnungsstufe besprochen werden.

Nervencreme Fides

Wirkstoffe: Mentholöl, Mentholtinktur, Eukalyptusöl
Wirkung: Dämpft Nervenschmerzen, ist krampflösend
Hinweis: Hilfreich besonders bei »Erkältungen« der Gesichtsnerven. Nicht für Kinder geeignet

Salbe: Mehrmals täglich die schmerzende Stelle leicht einreiben. Dem Gefühl der Kälte folgt bald ein leicht brennendes. Das ist ein Zeichen dafür, dass die Salbe vor allem auf die kälteempfindlichen Nerven einwirkt.

Neuralgie-Gastreu

Wirkstoffe: Eisenhut D 4, Cedron D 4, Koloquinte D 6, Kalmus D 3, Königskerze D 2
Wirkung: Schmerzstillend, stärkt das Nervengewebe und reguliert Nervenreize, entzündungswidrig, abwehrstärkend

Tropfen: Akut alle 1–2 Stunden 10–15 Tropfen, nach Besserung 2- bis 3-mal täglich $1/2$ Stunde vor dem Essen 10–15 Tropfen.
Hinweis: Nimmt die Schmerzen und das Taubheitsgefühl vor allem bei der rechtsseitigen Trigeminusneuralgie.

Pflügerplex Neuralgie L

Wirkstoffe: Wanzenkraut D 3, China D 4, Koloquinte D 6, Seidelbast D 6, Buchenholzkohlenteer D 8, Cedron D 4, Wurmkraut D 4
Wirkung: Reizmildernd, entzündungswidrig, entkrampfend, wärmend

Tropfen: 3-mal täglich 10–15 Tropfen.
Hinweis: Hilft bei der linksseitigen Neuralgie mit Frösteln und Empfindlichkeit gegen kalte Luft.

Pflügerplex Neuralgie R

Wirkstoffe: Arsen D 10, Kieselsäure D 10, Aluminium D 10, Tollkirsche D 4, Eisen D 6, Bärlapp D 4, Natriumchlorat D 3, Küchenschelle D 4, Tonka D 3
Wirkung: Kräftigend, baut Nervengewebe auf, regt die Blutbildung an, abwehrstärkend

Tropfen: 3-mal täglich 10–15 Tropfen.
Hinweis: Bei der rechtsseitigen Neuralgie, wenn der Kopfschmerz den Nacken hochkriecht und die Augen, Schultern und Arme betrifft.

Fertigpräparate

Anwendungsweise

Psychotonin M

Wirkstoff: Extrakt aus Johanniskraut
Wirkung: Schmerzstillend, beruhigend, zusammenziehend, gemütsaufhellend
Hinweis: Das Johanniskraut macht lichtempfindlich. Man muss sich deshalb im Sommer besonders gut vor Sonnenbrand schützen.

Tinktur: Im Fall einer Schmerzattacke 5–20 Tropfen einnehmen. Das Medikament darf bis zu 3-mal täglich eingenommen werden.

Serpalgin-Reintoxin-Horvi

Wirkstoffe: Gift der Viper, Buschmeister, Naja, myo-Inosit
Wirkung: Abwehrsteigernd, schmerzstillend

Tropfen: 2- bis 3-mal 5–6 Tropfen auf die Zunge geben.
Hinweis: Das wohl zuverlässigste Schmerzmittel, das zugleich Heilwirkung hat.

Weitere empfehlenswerte Mittel

Gelsemium-Homaccord (Tropfen). Homöopath., hilfreich bei »Gesichtsreißen«.
Ischias-Gastreu R71 (Tropfen). Homöopath., hat sich auch bei Ischias bewährt.
Lebertrankapseln (Kapseln). Dorschlebertran, kräftigt die Nerven allgemein.
Multi-Mulsin (Tropfen). Vitaminkombination, auch für Kinder geeignet.
Nervorheuminsalbe »Cefak« (Salbe). Pflanzenöle, sehr gutes zusätzliches Mittel.
Phytodolor (Tropfen). Kräuterauszüge, rasch schmerzstillend.
Poly-Mulsin (Dragees). Vitamin-Kombination, empfiehlt sich bei starken Belastungen.
Vitamin-B-Kapseln (Kapseln). Vitamin-B-Komplex, stärkt vor allem die Nerven.
Vitamin-B-Komplex-Hefekapseln (Kapseln). Hefe und Vitamin B, stärkt die Nerven.

Behandlungsmethoden bei Trigeminusneuralgie

Akupressur

s. Behandlungsmethoden bei Durchblutungskopfschmerzen, S. 139

Neuraltherapie

s. Neuraltherapie, S. 493

Eigenblut-Ozontherapie

s. Ozontherapie, S. 494

Jede sechste Frau, jeder zwanzigste Mann und selbst schon vier von hundert Kindern leiden unter Migräne. Die Spezialisten glauben, einen bestimmten Menschentyp herausgefunden zu haben, der für diese Art von Kopfschmerz besonders anfällig ist. Er ist geistig sehr beweglich, aggressiv, energisch, gewissenhaft, genau, ständig aktiv und engagiert. Vor allem aber: Er hat die Fähigkeit verloren, sich zu entspannen, zur inneren Ruhe zu finden. Er freut sich mächtig auf die freien Stunden, plant mit großen Erwartungen, doch wenn es so weit ist, wird er die innere Unruhe nicht los. In der Enttäuschung darüber steigert sie sich sogar. Tatsache jedenfalls ist, dass Migräneanfälle besonders häufig an Wochenenden, freien Tagen und im Urlaub auftreten. Migräne kommt oder verschwindet oft auch mit der ersten Regel, mit der Schwangerschaft oder mit den Wechseljahren. Bei manchen Frauen stellen sich die Schmerzen so pünktlich ein wie die »kritischen Tage«, nämlich kurz davor oder danach. Sie müssen also in direktem Zusammenhang mit dem Hormonhaushalt stehen.

Schließlich gibt es auch noch Nahrungsmittel und Genussgifte, die Migräne verursachen können: Käse, Schokolade, Zitronen, Orangen, Pökelfleisch, Alkohol, Nikotin. Auch manche Medikamente können sie auslösen. Ein Anfall kann ebenso im Hunger wie im Wetter seine Ursache haben. Bei Föhn gibt es die meisten Migräneerkrankungen überhaupt. Migränepatienten sind äußerst wetterfühlig.

Allein schon die Aufzählung lässt vermuten, dass diese vermeintlichen Ursachen nur jeweils die letzten Tropfen sind, die ein ganz anderes, tiefgründigeres »Fass« zum Überlaufen bringen. Es gibt unzählige und höchst unterschiedliche »Auslöser« für Migräne – doch alle rühren sie an etwas völlig anderes, so dass ihre Ausschaltung und Beseitigung das eigentliche Grundübel in keiner Weise »heilen« kann.

Interessant ist eine Tatsache, und jeder Migränepatient kennt sie: Ist ein Anfall vorüber, hat man erst einmal Ruhe – so, als hätte sich im Schmerz ein Stau abgebaut, der sich nun erst wieder bilden muss. Unmittelbar danach können weder Schokolade noch starke Lichtreize, noch sonst ein »Auslöser« einen erneuten Anfall provozieren. Dass ein Stau sich wieder aufgebaut hat und somit eine neue Attacke unmittelbar bevorsteht, das kündigen meist Vorboten an: Der eine Patient wird grundlos ausgelassen, aufgedreht, der andere total verstimmt. Ein dritter merkt, dass seine Sinne auf alle Reize überempfindlich reagieren. Das Licht ist grell, jeder Ton dröhnend. Ein Vierter fühlt sich schon vor dem Anfall äußerst unwohl oder sogar krank. Er leidet unter Ohrensausen, Flimmern vor den Augen, Schwindel, Übelkeit, Schüttelfrost. Schlagartig setzen darauf die Schmerzen ein, zuerst noch dumpf in der Schläfengegend oder über den Augen, bald aber bohrend, hämmernd, mahlend – als wäre der ganze Kopf in einen Schraubstock gezwängt. Meistens muss der Betroffene auch noch heftig erbrechen. Er flüchtet in ein verdunkeltes Zimmer und meidet jedes noch so kleine Geräusch. Er weiß, es wird Stunden dauern, ehe er sich wieder besser fühlt.

Bei einem solchen Anfall ereignet sich vermutlich in manchen äußeren Blutgefäßen des Kopfes eine Art Kurzschluss. Obwohl die Kopfarterien beängstigend hervortreten und man deutlich sehen kann, wie heftig das Blut in ihnen pulsiert, bleibt der Migränepatient eigenartig blass. Sein Venenblut ist nicht verbraucht, sondern sauerstofffrei. Das spricht dafür, dass das Blut nicht bis in die feinsten Blutgefäße fließt, um dort den Sauerstoff und andere wertvolle Inhaltsstoffe abzuliefern, sondern über eine »Abkürzung« direkt in die Venen gelangt.

Doch damit ist der eigentliche Hintergrund der Migräne noch immer nicht geklärt. Er muss ganz offensichtlich in Störungen der Feinabstimmung der Drüsen gesucht werden. Durch Überreizung oder Blockierungen ist das innere Gleichgewicht gestört: Die Hormonausschüttungen sind nicht mehr aufeinander abgestimmt; die Lymphe oder verschobene Halswirbel bewirken einen Stau oder geben falsche Signale; Leber und Nieren funktionieren nicht voll; oder es liegt ein Vitamin-B_{12}-Mangel vor.

Deshalb kann es nicht genügen, auf Schokolade oder andere »Auslöser« zu verzichten und im Augenblick des Anfalls gefäßverengende Mittel zu nehmen – er kommt trotzdem. Der Patient sollte zunächst einmal herausfinden, wie er die Anfälle wirksam abfangen kann, damit sie sich nicht voll entfalten. Beispielsweise gelingt es manchem, der Migräne mit einer Tasse Kaffee, bei der ersten Vorwarnung getrunken, zuvorzukommen. Das kann selbstverständlich nicht jenem helfen, für den Kaffee zu den Auslösern gehört. Er kann den Anfall vielleicht mit einem anderen Mittel kupieren: einem Eisbeutel, rechtzeitig auf den Kopf gelegt. Anderen wieder hilft es, Kölnisch Wasser hochzuschnupfen. Man füllt eine flache Untertasse halb mit Wasser, gibt etwa zehn Tropfen davon hinzu und verrührt sie. Dann hält man das linke Nasenloch zu und zieht mit dem rechten etwas Wasser hoch. Danach hält man das rechte zu und schnupft mit dem linken. (Nicht sofort schneuzen!) Solche ganz einfachen »Hausmittel« sind mitunter wesentlich wirksamer als alle Medikamente. Doch auch sie können nur »Notfallmaßnahmen« sein. Daneben gilt es, das äußerst heftige und deshalb sicher dringliche Warnsignal aufzugreifen und herauszufinden, warum es vom Körper gegeben wird. Jeder Migränepatient muss grundsätzlich vom Arzt oder Heilpraktiker abklären lassen, welche Ursache seinen Schmerzattacken zugrunde liegt. Kann bei den Untersuchungen keine organische Störung gefunden werden, und sind die Migräneanfälle auch durch Abhärtung, sportliche, gymnastische Übungen nicht auszuschalten, sollte man einen Chiropraktiker aufsuchen und eine Lymphdrainage, Akupunktur oder eine Neuraltherapie in Erwägung ziehen.

Heilmittel

Anwendungsweise

Liebstöckel (Levisticum officinale)

Wirkstoffe: Ätherisches Öl mit Lingustuid, Terpinol, Carvacrol, Terpene, Bitterstoffe
Wirkung: Wassertreibend, blutreinigend, durchblutungsfördernd

Pulver: Die Wurzel wird pulverisiert (mit der Gewürzmühle, dem Reibeisen). Im Bedarfsfall nimmt man 1 Messerspitze davon ein und spült sie mit einem Schluck Wasser hinunter.
Tee: 2 gestrichene TL der zerschnittenen Wurzel mit $1/2$ l kaltem Wasser übergießen, bis zum Sieden erhitzen und sofort abseihen. Man trinkt bei Beschwerden 2 Tassen täglich.
Hinweis: Darf nicht während der Schwangerschaft angewendet werden.
Homöopath. Zubereitung: *Levisticum officinale*, Urtinktur aus dem frischen Wurzelstock 1/3

Majoran

s. Schnupfenmittel, S. 52

Tee: Ebd.

Schlüsselblume

s. Hustenmittel, S. 67

Tee: Ebd.

Schwarze Johannisbeere (Ribes nigrum)

Wirkstoffe: Ätherisches Öl, Gerbstoff, Emulsin, organische Säuren, Vitamin C, Rutin
Wirkung: Blutreinigend, regt die Tätigkeit der Nieren an, harntreibend, krampflösend

Tee: 1 TL der im Schatten getrockneten Blätter mit 1 Tasse heißem, nicht mehr kochendem Wasser übergießen. 5 Minuten ziehen lassen, ungesüßt schluckweise trinken. 2–3 Tassen täglich.
Hinweis: Nur sehr gesunde Blätter des Strauchs verwenden.

Zur Linderung der Migräne kommen auch alle bei den übrigen Kopfwehvarianten genannten Pflanzenanwendungen in Frage. Sie wurden hier nicht mehr eigens aufgeführt.

Fertigpräparate	*Anwendungsweise*

Chamomilla Cupro culta, Radix D 3 — Tropfen: Ebd.

s. Mittel bei Verspannungskopfschmerzen, S. 122

Cyclamen Pentarkan

Wirkstoffe: Alpenveilchen D 3, Wanzenkraut D 3, wilder Jasmin D 3, Schwertlilie D 2, Blutwurzel
Wirkung: Reguliert und stabilisiert die Nerven und Hormone, entkrampft den Gefäßbereich, fördert die Durchblutung

Tropfen: 3-mal täglich 10 – 20 Tropfen, akut alle $1/2$ – 1 Stunde.
Hinweis: Nimmt nicht nur den Schmerz und die Übelkeit, verringert auch die Häufigkeit der Attacken.

Ferrum Quarz Kapseln (Weleda)

Wirkstoffe: Eisensulfat, Kieselsäure in besonderer Zubereitung
Wirkung: Entkrampfend, stärkend, auflösend

Kapseln: 1- bis 2-mal täglich 1 Kapsel.
Hinweis: Bei allen Migränearten durch Gefäßkrämpfe, auch als Folge von Gehirnerschütterung und Erschöpfungszuständen. Nicht verwenden bei Eisenverwertungsstörungen und chronischen Hämolysen.

Migräne-Echtroplex

Wirkstoffe: Phosphorsäure D 3, Kokkelskörner D 6. Schöllkraut D 4, Kaffeebohnen D 4, wilder Jasmin D 4, Schwertlilie D 4, Natriumchlorat D 6, Ruhrkraut D 3, Brechnuss D 4, Königskerze
Wirkung: Ausgleichend auf die Hormone, entgiftend, entkrampfend, stimmungsaufhellend, schmerzstillend

Tropfen: 3-mal täglich 15 Minuten vor dem Essen 30 Tropfen.
Hinweis: Bei leberbedingter Migräne, Nackenkopfschmerz mit Übelkeit und Erbrechen.

Migräne-Gastreu

Wirkstoffe: Wanzenkraut D 4, wilder Jasmin D 3, Lilie D 2, Ruhrkraut D 3, Wurmkraut D 4
Wirkung: Ausgleichend auf die Drüsenfunktion (Hormone), die Blutzirkulation, entkrampfend

Tropfen: 3-mal täglich 30 Minuten vor dem Essen 10 – 15 Tropfen. In akuten Fällen alle halbe bis Stunde 10 Tropfen, nach Besserung wieder reduzieren. Schulkinder 5 – 8 Tropfen.
Hinweis: Vor allem geeignet für die Migräne bei Menstruation oder im Klimakterium.

Petaforce — Kapseln: Ebd.

s. Mittel bei Durchblutungskopfschmerzen, S. 138

Fertigpräparate	Anwendungsweise

Pflügerplex Gelsemium

Wirkstoffe: Alpenveilchen D3, wilder Jasmin D4, Steinklee D2, Schlüsselblume D3, Ruhrkraut D4, Brechnuss D4, chinesischer Teestrauch D3
Wirkung: Entkrampfend, schmerzstillend, entgiftend

Tabletten: 3-mal täglich 2 Tabletten nach dem Essen.
Hinweis: Bei Migräne mit Sehstörungen, Übelkeit und Erbrechen, vor allem nach Alkohol und Kaffeegenuss. Nicht verwenden bei Überempfindlichkeit gegen Primeln.

Sanalgutt

Wirkstoffe: Jasminextrakt, Ignatiusbohne, Tollkirschenextrakt, Mutterkornextrakt, Antipyrin, Coffein, Vitamin C, Phosphorsäure, Zitronenöl
Wirkung: Lindert Schmerzen (senkt auch Fieber), löst Verspannungen

Tropfen: 30 Tropfen bei Schmerzattacken, sonst (bei Ankündigung einer Attacke) 3-mal täglich 20–25 Tropfen in etwas Flüssigkeit einnehmen.
Hinweis: Problematische, aber oft recht hilfreiche Kombination.

Secale/Quarz

Wirkstoffe: Bergkristall D29, Mutterkorn D5
Wirkung: Durchblutungsfördernd, entkrampfend, strukturierend

Globuli: 3- bis 5-mal täglich 10 Globuli.
Hinweis: Gutes Mittel bei besonders hartnäckigen, chronischen Migräneanfällen.

Behandlungsmethoden bei Migräne

Akupressur

Den entscheidenden Punkt finden Sie am Handgelenk. Er liegt drei Finger unterhalb vom Handrand.
Hinweis: Bei Migräneanfällen gilt es, möglichst frühzeitig zu akupressieren, und zwar schon dann, wenn man spürt, dass ein Anfall im Kommen ist. Je früher man regulierend eingreift, desto größer sind die Aussichten auf Erfolg.

Legen Sie den Ringfinger an den Rand des Handtellers, Mittelfinger und Zeigefinger direkt daneben. Drücken Sie mit dem Zeigefinger kräftig zu. Der Migränepunkt ist sehr empfindlich. Nur wenn das ein bisschen weh tut, haben Sie den richtigen Punkt getroffen. Akupressieren Sie rhythmisch, etwa im Takt des Pulsschlags, zwei, drei Minuten lang, notfalls auch länger. Ist die Migräne in der rechten Kopfhälfte spürbar, dann akupressieren Sie den linken Arm und umgekehrt.

Eisbeutelauflage

Im Fall einer heftigen Attacke lindert die Auflage eines Eisbeutels umgehend Schmerzen. Neuerdings gibt es auch ein so genanntes Kryopin, weiche Beutel, die man im Tiefkühlfach des Kühlschranks für den Notfall bereithält.

4 Schmerzen

Wer nichts von seinem Körper spürt, ist entweder kerngesund – oder tot«, sagt ein anderes Sprichwort. Das ist ganz sicher falsch. In Wirklichkeit gibt uns der Organismus schon weit unterhalb der Schmerzschwelle zu verstehen, ob das, was wir tun, bekömmlich oder schädlich, heilsam oder störend ist. Er meldet sich mit Hunger, wenn er Nahrung braucht. Er fühlt sich unbehaglich und beginnt zu schwitzen, wenn es zu heiß ist. Er zeigt durch Müdigkeit an, dass es Zeit ist auszuruhen, durch Übelkeit, dass wir falsch gegessen haben. Auch wenn wir uns rundum wohl fühlen, vernehmen wir eine solche »Rückmeldung«. Ohne sie könnten wir nicht leben. Erst wenn Gefahr droht, wenn sich der ganze Körper oder auch nur ein winziger Teil von ihm in Bedrängnis befindet, meldet er sich mit Schmerzen – Warnsignalen, die sich bis ins Unerträgliche steigern können. In jedem Quadratzentimeter unserer Haut befinden sich zwischen hundert und zweihundert Nervenenden, Schmerzrezeptoren, die dann Alarm schlagen, wenn die Haut an dieser Stelle verbrannt, verbrüht, gequetscht, aufgeschürft – kurz, beschädigt wird. Der Schmerz zwingt uns, der Gefahr zu entrinnen. Wir ziehen die Hand blitzschnell von der heißen Herdplatte zurück. Dabei sind Schmerzen, vielgestaltig wie Geschmacks- und Geruchsempfindungen, kein Gradmesser für die Schädigung oder Lebensbedrohung. Bei schlimmen Verletzungen, etwa durch einen Autounfall, können sie beispielsweise überhaupt fehlen. Der Körper, der damit einen massiven Zwang auf uns ausüben würde, blockiert ihn völlig. Umgekehrt gibt es auch sinnlose Schmerzen, die ohne jede Reizung von Rezeptoren zustande kommen. Dazu gehören die so genannten Phantomschmerzen: Zehen beispielsweise tun weh, die schon seit Jahren nicht mehr existieren, weil sie samt Fuß und Bein amputiert worden sind. Schmerzen treten auch nicht immer mit der gleichen Heftigkeit auf. Manche Menschen – es müssen nicht unbedingt die feinfühligen sein – scheinen bei der gleichen Verletzung, der gleichen Kolik, mehr zu leiden als andere. Exakt nachmessen lassen sich solche Aussagen freilich nicht. Doch so viel scheint gesichert: Abends und in der Nacht werden Schmerzen intensiver empfunden als tagsüber oder gar in den Morgenstunden, im Urlaub und am Wochenende heftiger als während der Arbeitszeit. Man kann Schmerzen dämpfen, indem man sich ablenkt. Sie nehmen zu, sobald man auf sie wartet und Angst vor ihnen hat. Wenig tröstlich ist die Erkenntnis, dass es offensichtlich keine Schmerzgewöhnung gibt. Gegen Schmerzen gibt es keine »Abhärtung«.

Wohl aber gewöhnt sich der Körper an Schmerzmittel. So gut wie alle verblassen mit der Zeit in ihrer Wirkung – und zwar um so schneller, je häufiger man sie nimmt, so dass immer größere Dosierungen notwendig werden.

Vielleicht sollte man noch erwähnen: Schmerzen zeigen nicht immer an, dass genau dort, wo es weh tut, ein Schaden oder eine Entzündung zu suchen ist. Das wurde bei den Kopfschmerzen deutlich (s. *Kopfschmerzen*) und gilt teilweise auch für Zahnschmerzen (s. *Zahnschmerzen*) und bestimmte Koliken (s. *Koliken*). Manche Organe, etwa das Gehirn und die Leber, sind überhaupt schmerzunempfindlich.

Es gibt drei Möglichkeiten, Schmerzen zu dämpfen oder ganz auszuschalten. Entweder man betäubt das Schmerzzentrum im Gehirn – ein recht riskantes Unterfangen. Schlimmstenfalls muss man es mit Veränderungen der Gehirnstruktur, mit Lähmungserscheinungen oder mit Abhängigkeit (Sucht) bezahlen. Oder man erhöht die Schmerzschwelle, indem man die Schmerzleitungen zum Schmerzzentrum blockiert. Die Wirkung mancher Medikamente ist dabei ähnlich wie die der Akupunktur und Akupressur (s. *Akupressur*): Die körpereigenen Schmerzsubstanzen, die in den Nervensträngen zum Nervenzentrum unterwegs sind, um die Meldung eines Schadens oder einer Gefahr zu übermitteln, werden aufgehalten.

Die dritte Möglichkeit: Man unterkühlt die schmerzende Stelle, so dass die Rezeptoren unfähig werden, überhaupt eine »Meldung« loszuschicken. Das tut der Arzt beispielsweise bei örtlicher Betäubung. Das macht man instinktiv aber auch bei kleineren Verbrennungen, Quetschungen, wenn man den schmerzenden Finger unter fließend kaltes Wasser hält oder Eisbeutel auflegt.

Das klingt einfacher, als es wirklich ist. Man darf dabei nicht übersehen, dass wir bei dem am häufigsten verwendeten Schmerzmittel überhaupt, der Acetylsalicylsäure (Aspirin), bis heute nicht restlos geklärt haben, warum es überhaupt schmerzlindernd wirkt. Gewiss, man weiß, dass diese Substanz das Blut »flüssiger« macht, so dass sie im Augenblick akuter Blutungen oder Blutungsgefahr nicht genommen werden darf. Sie verlangsamt auch – wohl durch denselben Mechanismus – die Wundheilung. Sie hilft bei rheumatischen Erkrankungen. Doch das alles erklärt nicht schlüssig, wie Schmerzdämpfung und -ausschaltung zustande kommen.

Überhaupt ist die Schmerzbekämpfung ein besonders deutliches Beispiel dafür, dass »natürlich« behandeln nicht kurzerhand mit segensreich in jedem Fall oder gar mit harmlos gleichgesetzt werden darf. Die stärksten Betäubungsmittel, schwere Gifte, die süchtig machen, stellt die Natur her: Opium und Morphium.

Natürliche Schmerzbekämpfung heißt also nicht, dass man bedenkenlos auf Pflanzen oder pflanzliche Substanzen zurückgreifen kann. Sie müssen ebenso überlegt angewendet werden wie ein Aspirin im akuten Notfall.

Und für sie gilt – von wenigen Ausnahmen abgesehen – wie für alle anderen Schmerzmittel auch: Sie machen unempfindlich für die Alarmzeichen, aber sie heilen nicht. Wer über Tage oder gar Wochen Schmerzen bekämpft, ohne zu wissen, welche Ursachen ihnen zugrunde liegen, der riskiert, die Heilung zu verzögern, vielleicht sogar, den rechten Zeitpunkt für die notwendige Heilmaßnahme zu verpassen. Obendrein schädigt er seinen Organismus. Schmerzen sind Hilferufe.

Zu den natürlichen Maßnahmen der Schmerzbekämpfung, die heute viel zu wenig angewendet werden, gehören kalte und warme Umschläge (s. *Wasseranwendungen und Wickel),* Akupunktur und Akupressur (s. *Akupressur*) und Übungen zur seelischen Entspannung (s. *Auto-Heilhypnose).*

Schmerzen bei Verletzungen

Kleine, aber nicht selten recht schmerzhafte Unfälle gehören zum Alltag: Wir schneiden uns in den Finger, stoßen den Kopf an, verstauchen den Knöchel, quetschen den Daumen, verbrennen oder verbrühen die Hand. Mal fließt Blut, mal gibt es eine dicke Beule, einen Bluterguss, eine Schwellung. Und immer tut es weh. Bei solch akuten Schmerzen erleben wir mitunter, dass sie zwar auf die verletzte Stelle beschränkt bleiben. Gleichzeitig kann aber auch – vor allem bei sehr heftig empfundenen Schmerzen – der ganze Organismus in Aufruhr geraten: Wir beginnen zu schwitzen, bekommen Herzklopfen, uns wird übel. Im schlimmsten Fall packt uns sogar ein Schüttelfrost. Ein Zeichen dafür, dass der Schmerz, verbunden mit dem Anblick von Blut oder größeren Verletzungen, eine Art Panik auszulösen vermag, die recht folgenschwer sein kann. Bei Autounfällen sterben mehr Verkehrsopfer am Schock als an ihren Verletzungen.

Mit der Panik setzt sich ein Teufelskreis in Bewegung: Die Angst vergrößert den Schmerz, die zunehmenden Schmerzen steigern die Panik. Das kann dazu führen, dass der Kreislauf zusammenbricht, weil die Gefäße erschlaffen, das Blut in die untersten Partien des Körpers absackt und das Herz »leer« und immer hektischer zu pumpen versucht. Schmerzbekämpfung – auch bei kleinsten Verletzungen – kann nur wirksam werden, wenn der Verletzte seine Angst abbaut.

Bei *stumpfen Verletzungen* (Quetschungen, Prellungen, Blutergüssen) hilft am wirksamsten und am schnellsten sofortige Kälte – je früher, desto besser. Einen gequetschten Finger zum Beispiel hält man zehn bis fünfzehn Minuten lang unter fließend kaltes Wasser. Anschließend wickelt man ihn in ein feuchtkaltes Tuch, das nass gemacht wird, sobald es warm geworden ist. Gegen eine Beule am Kopf drückt man ein nasses, kaltes Tuch, besser noch, einen Eisbeutel. Um einen verstauchten Knöchel legt man einen kalten Wickel (s. *Wasseranwendungen und Wickel).*

Kälte bewirkt dabei zweierlei: Sie drosselt die Schmerzen, und sie verhindert übermäßiges Anschwellen. Die Gefäße unmittelbar unter der Haut werden dadurch abgeriegelt, so dass kein Blut in zerstörtes Gewebe dringen kann. Die Beule bleibt auf diese Weise kleiner.

Es gibt heute Sprays, mit denen man stumpfe Wunden einsprühen kann. Ihre Wirkung ist noch stärker als die des kalten Wassers, weil bei der »Vereisung« die Hauttemperatur noch wesentlich weiter absinkt.

Bei leichten *Verbrennungen* und *Verbrühungen* wendet man zunächst ebenfalls Kälte an. Auch hier gilt es, die Wunde rasch und intensiv zu unterkühlen – nicht nur für einen kurzen Moment, sonst treten die Schmerzen erneut auf, sobald sich die verbrannte Stelle wieder erwärmt. Dabei gilt es, ein Gebot zu beachten: keine Salben auftragen, sondern Gels; offene Verbrennungswunden nicht selbst behandeln, es sei denn, man wendet ein natürliches Rezept an, wie das der heiligen Hildegard: »Wer an seinem Körper eine Brandverletzung erlitt, der koche Leinsamen stark in Wasser und durchtränke ein sauberes leinenes Tuch mit diesem Wasser und lege es warm auf die verbrannte Stelle. Das zieht die Verbrennung heraus.« Ein moderner Arzt, Dr. Gottfried Hertzka, der sich eingehend mit den Rezepten der Hildegard befasste, erklärt dies so: »Darauf kommt es nämlich an, dass die Brandstoffe herausgezogen werden, welche sonst den Körper (in schweren Fällen sogar tödlich) vergiften, wie die Wissenschaft nachweist. Nur wusste man bisher kein voll befriedigendes Naturmittel, das dies bewirkt. Hier ist es. Damit können sogar Verbrennungen dritten Grades, Verschorfung bis Verkohlung, abgefangen werden. Doch auch hier gilt: Alle Anweisungen genauestens einhalten. Es muss Leinsamen verwendet werden, die ganzen Körner. Er muss richtig stark gekocht werden, was eine schleimig-sulzige Abkochung ergibt. Körner abseihen und nur das Abkochwasser verwenden. Ich rate: Etwa drei Teelöffel voll Leinsamenkörner in fünf bis sechs Tassen Wasser kochen. Vorsicht, es schäumt leicht. Als Umschlag muss man Leinen nehmen. Hieraus ergibt sich, dass Lein (Flachs) offenbar auch in seiner Faser Heilwirkung gegen Verbrennungswunden besitzt.«

Auch *Erfrierungen* können sehr schmerzhaft sein. Sind Finger oder Zehen in der Kälte rot angeschwollen, dann behandelt man sie zunächst nicht mit warmem oder heißem, sondern mit kaltem Wasser. Nachdem man den Körper selbst möglichst rasch erwärmt hat – Bewegung im warmen Raum ist besonders vorteilhaft –, hält man die steifen Glieder unter kaltes Wasser. Auch gegen die vor Kälte schmerzenden Ohrmuscheln presst man keinen warmen, sondern einen nasskalten Lappen.

Bei *offenen Wunden* wirkt Kälte ebenfalls schmerzlindernd. Nur muss dafür gesorgt werden, dass kein Schmutz hineingelangt. Sobald sie bluten, darf man keine Schmerzmittel wie etwa Aspirin verwenden, weil sie die Blutung verstärken und die Schorfbildung über der Wunde behindern.

Heilmittel	*Anwendungsweise*
Ackerschachtelhalm s. Aufbau- und Stärkungsmittel, S.24	**Tee:** Ebd. **Hinweis:** Sollte wegen des hohen Kieselsäuregehalts in alle Verletzungsteemischungen mit hinein.
Arnika s. Mittel bei Durchblutungskopfschmerzen, S. 134	**Auflage:** In 1 Glas Wasser gibt man 1–2 Tropfen der Tinktur (Spiritus), tunkt einen Wattebausch ein und legt diesen auf die schmerzende Stelle. Die Auflage wird jeweils erneuert, wenn der Wattebausch trocken geworden ist.
Beinwell s. Mittel bei Halsschmerzen, S. 77	**Auflage:** 2 TL der Wurzel werden in ein Leinensäckchen eingenäht. Dieses lässt man in Wasser kurz aufkochen und 15 Minuten ziehen. Dann wird es lauwarm auf die schmerzende Stelle gelegt. Nur 1-mal verwenden. **Hinweis:** Schmerzlindernd bei Knochenbrüchen und Quetschungen.
Brennnessel s. Mittel bei Grippe (Influenza), S. 105	**Tee:** Ebd. **Saft:** Ebd. **Tinktur:** Ebd.
Dachwurz (Sempervivum tectorum) **Wirkstoffe:** Gerbstoff, pflanzlicher Schleim, fettes Öl, Harze, Säuren, Kalziummmalat **Wirkung:** Kühlend, schmerzstillend, zusammenziehend	**Auflage:** Die frischen, zerquetschten Blätter werden auf die Verletzung gelegt. **Salbe:** Der Saft, aus frischen Blättern gepresst (1/2 TL genügt), wird in 50 g warmer, flüssiger Vaseline verrührt. Diese Salbe reibt man auf die schmerzende Stelle. **Hinweis:** Salbe im Kühlschrank aufbewahren. Sie hält nur wenige Monate. **Homöopath. Zubereitung:** *Sempervivum tectorum,* Urtinktur aus frischen Blättern 1/2.
Engelwurz s. Aufbau- und Stärkungsmittel, S.24	**Tee:** Ebd. **Hinweis:** Entweder man verwendet den Tee für Wickel oder auch innerlich. Er entkrampft bei schmerzenden Muskeln, beispielsweise Muskelkater.
Gänseblümchen s. Mittel bei Halsschmerzen, S. 78	**Tee:** Ebd. **Tinktur:** Ebd. **Hinweis:** Gutes Schmerzmittel bei Verletzungen, Prellung, Verstauchung und Muskelschmerzen.

Heilmittel	*Anwendungsweise*

Hamamelis (Hamamelis virginiana)

Wirkstoffe: Tannine, Gallussäure, ätherische Öle, Phytosterin, Hamamelin, Saponine
Wirkung: Stark schmerzstillend, entzündungshemmend, regenerierend

Tee: 2 TL des Krauts mit $^1/_4$ l kochendem Wasser überbrühen und 15 Minuten ziehen lassen. Mit dem Tee Kompressen oder Wickel auf die schmerzenden Körperteile legen.
Tinktur: Das Kraut in ein Glas geben und mit 50%igem Trinkalkohol übergießen, so dass alle Pflanzenteile bedeckt sind. 49 Tage stehen lassen, ab und zu schütteln. Nach dem Abseihen in ein dunkles Gefäß umfüllen. Die Tinktur kann entweder in eine Salbe eingearbeitet (ca. 1 TL auf 100 g Salbe) oder für Auflagen mit etwas Wasser verdünnt benutzt werden.
Hinweis: Hilft zuverlässig und schnell bei allen stumpfen Verletzungen, insbesondere bei Muskel- und Gelenkschmerzen.

Johanniskraut

s. Mittel bei Grippe (Influenza), S. 106

Einreibung: Die schmerzende Stelle wird mit Johannisöl eingerieben.
Umschlag: Ein kleines Mullläppchen wird in Johannisöl (s. **Mittel bei Trigeminusneuralgie**, S. 82) getaucht und auf die schmerzende Stelle gebunden.

Kalmus (Acorus calamus)

Wirkstoffe: Ätherische Öle, Asaron, Bitterstoffe
Wirkung: Appetitanregend, verdauungsfördernd, fiebersenkend, knochenbildend, durchblutungsfördernd

Tee: 1 TL der Wurzel mit $^1/_4$ l kochendem Wasser überbrühen und 10 Minuten ziehen lassen. Man trinkt 2 kleine Tassen täglich.
Weintinktur: 50 g der zerkleinerten Wurzel in einen $^1/_2$ l guten Wein geben, 10 Tage ziehen lassen, abseihen und davon ein Gläschen vor dem Essen trinken.
Hinweis: Sollte wie der Ackerschachtelhalm und die Brennnessel bei allen Knochenbrüchen mit verwendet werden. Beschleunigt den Knochenaufbau nach Brüchen.

Kraut

s. Aufbau- und Stärkungsprodukte, S. 27

Auflage: Frische Weißkrautblätter (Kohl) werden auf die Verletzung gelegt.
Hinweis: Blätter nur 1-mal verwenden und erneuern, sobald sie sich erwärmt haben. Hinterher wegwerfen.

Heilmittel	Anwendungsweise

Ringelblume

s. Mittel bei Halsschmerzen, S. 80

Salbe: 1 Hand voll frisch gepflückte, ganze Blüten und Blätter in 150 g Vaseline ungefähr 10 Minuten in einem Topf erwärmen, anschließend durch ein Leinentuch gießen und in ein verschließbares Gefäß abfüllen. Das ergibt eine vorzügliche Wundsalbe.
Tinktur: Siehe Ohrenschmerzen. Innerlich und äußerlich als Wattebauschauflage verwenden.

Rosskastanie (Aesculus hippocastanum)

Wirkstoffe: Saponin, Glykoside, Bitterstoffe, Gerbstoffe, Stärke
Wirkung: Entkrampfend, schmerzstillend, durchblutungsfördernd
Hinweis: Besonders hautschonend, deshalb bei empfindlicher Haut besonders geeignet

Tinktur: 1 Hand voll Blüten wird in $1/2$ l Weingeist angesetzt. Man lässt die verschlossene Flasche 49 Tage stehen und seiht ab. Mit dieser Tinktur (unverdünnt) macht man Umschläge.
Homöopath. Zubereitung: *Aesculus hippocastanum e floribus*, Urtinktur aus frischen Blüten 1/2.

Mittel bei Verletzungen · Verbrennungen/Verbrühungen

Heilmittel	Anwendungsweise

Apfel (Pyrus malus)

Wirkstoffe: Viele Vitamine, Säuren, Pektin, Mineralien, Gerbsäure, Enzyme
Wirkung: Blutreinigend, kühlend, schmerzlindernd

Auflage: Ein süßer Apfel wird in Scheiben geschnitten und zusammen mit 1 TL Spitzwegerich (s. **Schnupfenmittel**) in Wasser gekocht, bis die Apfelscheiben weich sind. Die Scheiben werden dann in kalte Milch getaucht und auf die Brandwunde gelegt.
Hinweis: Nicht für sehr schwere Brandverletzungen geeignet.

Brennnessel

s. Mittel bei Grippe (Influenza), S. 105

Tee: Ebd
Tinktur: Ebd.
Saft: Ebd.
Hinweis: Unterstützt als Tee die Nieren, die bei Verbrennungen am meisten zu tun haben. Homöopathisch D6 beschleunigt sie den Wiederaufbau der Haut unter den Blasen.

Heilmittel	*Anwendungsweise*

Eibisch

s. Schnupfenmittel, S. 49

Auflage: Fein geschabte Wurzeln (Menge je nach Größe der Wunde) werden auf ein Leinentüchlein gegeben und aufgelegt. Alle 2–3 Stunden erneuern.
Hinweis: Die Wirkung wird durch Beimengen von Honig noch verbessert.

Eiche (Quercus robur)

Wirkstoffe: Gerbstoff, Säuren, Pektin, Stärke, Quercin, Ouercit
Wirkung: Zusammenziehend, entzündungswidrig

Umschläge: 1–2 gehäufte TL geschnittener Eichenrinde werden mit $1/4$ l kaltem Wasser übergossen und 3–5 Minuten gekocht. Mit diesem Sud macht man täglich 2–3 Umschläge.
Hinweis: Empfehlenswert vor allem bei Brandblasen und offenen Brandwunden.
Homöopath. Zubereitung: *Quercus e cortice,* Urtinktur aus frischer Rinde von jungen Zweigen 1/3.

**Herzsame
(Cardiospermum halicacabum)**

Wirkstoffe: Kortisonähnlich
Wirkung: Entzündungswidrig, entgiftend, abwehrstärkend

Tee: 2 TL des blühenden Krauts mit $1/4$ l kochendem Wasser überbrühen, 10 Minuten ziehen lassen, abseihen und davon 2 Tassen täglich trinken.
Tinktur: 1 Hand voll des zerkleinerten, blühenden Krauts mit 40%igem Trinkalkohol übergießen, 49 Tage unter gelegentlichem Schütteln ziehen lassen, abseihen und in ein dunkles Gefäß umfüllen. Die Tinktur entweder innerlich 2-mal täglich $1/2$ TL voll einnehmen oder in eine Brandsalbe einmischen.
Hinweis: Verkürzt den Heilungsprozess, verringert die Gefahr der bleibenden Schäden und reduziert den Verbrennungsgrad um 1 Grad.

Johanniskraut

s. Mittel bei Grippe (Influenza), S. 106

Tee: Ebd.
Tinktur: Ebd.
Öl: s. Trigeminusneuralgie, S. 142
Hinweis: Wenn die Verbrennung zugeheilt ist, verbessert die Einreibung mit dem Öl die Narbenbildung und die nervliche Versorgung im erkrankten Gebiet.

Heilmittel	*Anwendungsweise*
Königskerze s. Hustenmittel, S. 66	**Auflage:** Frische Blüten und Blätter (nach Bedarf) mit Honig vermengen und auflegen. **Hinweis:** Bei großflächigen Verbrühungen geeignet. **Homöopath. Zubereitung:** *Verbascum,* Urtinktur aus frischem Kraut 1/2.
Kraut s. Aufbau- und Stärkungsmittel, S. 27	**Auflage:** s. Stumpfe Verletzungen, S. 157 **Hinweis:** Nur bei leichten Verbrennungen sinnvoll.
Ringelblume s. Mittel bei Halsschmerzen, S. 80	**Tee:** Ebd. **Tinktur:** s. Ohrenschmerzen, S. 87 **Hinweis:** Innerlich und äußerlich verwenden, stark schmerzstillend, verhindert Entzündung der Brandwunde; auch bei Sonnenbrand vorbeugend gegen Hautkrebs verwenden.
Sanikel (Sanicula europaea) **Wirkstoffe:** Saponosid, Tannine, Harze, Bitterstoffe, ätherisches Öl **Wirkung:** Entzündungshemmend, abschwellend, blutungsstillend, narbenbildend, schmerzstillend, entgiftend	**Tee:** 2 TL des blühenden Krauts mit 1/4 l kochendem Wasser überbrühen, 10 Minuten ziehen lassen, abseihen und davon 2 Tassen täglich trinken. **Hinweis:** Innerlich und äußerlich bei Brandwunden. Bei offenen Verletzungen nur innerlich verwenden. Der Volksmund sagt: »Sanikel lässt sogar das Fleisch in der Pfanne wieder zusammenwachsen.«
Spitzwegerich s. Schnupfenmittel, S. 54	**Auflage:** Frische Blätter werden zerquetscht, mit Eiweiß bestrichen und auf die Wunde gelegt. **Saft:** Der frisch gepresste Saft wird auf die Wunde geträufelt. **Hinweis:** Bei noch geschlossenen Brandblasen geeignet.
Zitrone s. Mittel bei Grippe (Influenza), S. 108	**Tinktur:** Das weiße Innere der Schale von ungespritzten Zitronen wird mit 40%igem Trinkalkohol übergossen, 49 Tage stehen gelassen, abgeseiht und in ein dunkles Gefäß umgefüllt. Davon täglich 3-mal 1/2 TL. **Hinweis:** Wie die Ringelblume vorbeugend bei Sonnenbrand und schweren großflächigen Verbrennungen zu verwenden, um eine entzündungsfreie Abheilung zu gewährleisten.

Heilmittel	Anwendungsweise
Arnika s. Mittel bei Durchblutungskopfschmerzen, S. 134	Auflage: s. Stumpfe Verletzungen, S. 156
Johanniskraut s. Mittel bei Grippe (Influenza), S. 106	Tee: Ebd. Tinktur: Ebd. Öl: s. Trigeminusneuralgie, S. 142 Hinweis: Hilft, die Nervenverbindungen wieder herzustellen.
Rosmarin s. Aufbau- und Stärkungsmittel, S. 28	Tinktur: Ebd. Hinweis: Die erfrorenen Körperstellen mit der Tinktur einreiben, so dass diese gut durchblutet werden.
Rosskastanie s. Mittel bei stumpfen Verletzungen, S. 158	Tinktur: Ebd.

Mittel bei Verletzungen · Offene Wunden

Heilmittel	Anwendungsweise
Arnika s. Mittel bei Durchblutungskopfschmerzen, S. 134 Hinweis: Besser als Arnikatinktur, weil das Öl nicht brennt. Für Kinder geeignet.	Wundöl: Arnikablüten werden in einer Flasche mit kalt gepresstem Olivenöl eben bedeckt. 4–6 Wochen bleibt die verschlossene Flasche stehen, ehe man abseiht. Mit diesem Öl werden Wunden ausgewaschen.
Gundermann s. Schnupfenmittel, S. 49	Tee: Ebd. Tinktur: s. Hustenmittel, S. 65 Hinweis: Bei allen eitrigen Wunden innerlich und äußerlich für Abwaschungen.
Hirtentäschel (Capsella bursa-pastoris) Wirkstoffe: Alkaloide, ätherische Öle, Tannine, Tyramin, Acethylcholin Wirkung: Blutstillend	Tee: 2 TL des blühenden Krauts mit $1/4$ l kochendem Wasser überbrühen, 10 Minuten ziehen lassen, abseihen und in Form von Watteauflagen verwenden. Tinktur: Das Kraut mit 40%igem Trinkalkohol übergießen, 49 Tage stehen lassen, abseihen und in ein dunkles Gefäß umfüllen. In Form von Watteauflagen verwenden. Hinweis: Das Hirtentäschelkraut wirkt sofort blutstillend, bei stark blutenden Wunden.

Heilmittel	*Anwendungsweise*
Johanniskraut s. Mittel bei Grippe (Influenza), S. 106	Tinktur: Ebd. Öl: s. Mittel bei Trigeminusneuralgie, S. 142
Kamille s. Aufbau- und Stärkungsmittel, S. 27	Tee: Ebd. Hinweis: Innerlich und äußerlich für Abwaschungen bei schlecht heilenden und eitrigen Wunden.
Ringelblume s. Mittel bei Halsschmerzen, S. 80	Tee: Ebd. Tinktur: s. Ohrenschmerzen, S. 87 Hinweis: Bei offenen Wunden innerlich und äußerlich (Tinktur in Salbe einarbeiten) häufig verwenden. Fördert die Wundheilung, verhindert ein Eindringen von Keimen und nimmt den Schmerz.
Sanikel s. Mittel bei Verbrennungen, S. 160	Tee: Ebd.
Schafgarbe (Achillea mille folium) Wirkstoffe: Ätherische Öle, Bitterstoffe, Phytosterine Wirkung: Blutstillend, wundheilend, entzündungshemmend, verdauungsfördernd, beruhigend, krampflösend, antibakteriell	Tee: 2 TL des blühenden Krauts mit $1/4$ l kochendem Wasser überbrühen, 10 Minuten ziehen lassen, abseihen und damit Watteauflagen, mindestens 15 Minuten lang, machen und 2–3 Tassen täglich trinken. Tinktur: Das Kraut mit 40%igem Trinkalkohol übergießen, 49 Tage stehen lassen, abseihen und in ein dunkles Gefäß umfüllen. Äußerlich in Form von Watteauflagen verwenden. Hinweis: Bei allen stark blutenden Verletzungen hilfreich.
Vogelmiere s. Hustenmittel, S. 68	Tee: Ebd. Hinweis: Bei offenen Wunden wird der Tee als Kompressenauflage verwendet.
Walnuss s. Aufbau- und Stärkungsmittel, S. 32	Tee: Ebd. Hinweis: Den Tee sowohl innerlich als auch äußerlich in Form von Auflagen verwenden. Hilft bei schlecht heilenden Wunden.
Wundklee s. Mittel bei Ohrenschmerzen, S. 88	Tee: Ebd. Hinweis: Man kann den Tee oder das frische, zerriebene Kraut auf die Wunden auflegen.

Fertigpräparate	Anwendungsweise

Arnica-Complex

Wirkstoffe: Arnika D2, Ringelblume, Hamamelis D2
Wirkung: Durchblutungsfördernd, schmerzstillend, regt die gesamte Wundheilung an

Tropfen: Vor Operationen 2–3 Tage 3-mal täglich 10 Tropfen, nach dem Eingriff alle 2 Stunden 10 Tropfen, sonst 5- bis 6-mal täglich 10 Tropfen einnehmen
Hinweis: Hilft bei allen offenen und geschlossenen Verletzungen. Auch für die Operationsvorbereitung verwenden.

Arnica e planta tota D12

Wirkstoff: Arnika
Wirkung: Schmerzstillend, abschwellend, durchblutungsfördernd, beschleunigt den Heilungsprozess

Globuli: 1- bis 3-mal täglich 5–10 Globuli.
Hinweis: Bei allen stumpfen Verletzungen sofort geben, nimmt den Schock auch bei Gehirnerschütterung.

Arnika-Essenz

Wirkstoff: Arnika
Wirkung: Schmerzstillend, abschwellend, durchblutungsfördernd

Tinktur: 1 EL Arnikatinktur auf $1/4$ l Wasser geben und für Umschläge verwenden.
Hinweis: Hilft schnell und zuverlässig, nimmt den ersten Schmerz bei allen stumpfen Verletzungen und Gehirnerschütterung.

Arnikamill

Wirkstoffe: Kamillenblüten, Arnikablüten, Kräuteröl
Wirkung: Schmerzstillend, heilend

Salbe: Mehrmals täglich einreiben.
Hinweis: Gut für Sportverletzungen, Prellungen, Quetschungen.

Arnika-Sport-Gel

Wirkstoffe: Arnika, Ringelblume
Wirkung: Durchblutungsfördernd, entzündungshemmend, schmerzstillend, abschwellend

Gel: Mehrmals täglich einmassieren oder als Salbenverband verwenden.
Hinweis: Hilft bei allen Muskel- und Gelenksverletzungen, Blutergüssen und nach Operationen.

Atemaron N

Wirkstoffe: Arnika D3, Ringelblume D3, Bittersüß D3, Hamamelis D3, Johanniskraut D3, Giftsumach D3
Wirkung: Schmerzstillend, heilungsfördernd, entzündungswidrig, nervenberuhigend

Salbe: Morgens und abends oder als Salbenverband auf die betroffenen Stellen aufbringen.
Hinweis: Hilft bei Nervenschmerzen nach Verwundungen und Amputationen, Prellungen und Muskelkater. Nicht verwenden bei Allergie gegen Korbblütler oder Giftsumachgewächse. Nicht auf offene Wunden.

Fertigpräparate	*Anwendungsweise*

Aufbaukalk 1

Wirkstoffe: Apatit D 5, Kürbisblüten D 2
Wirkung: Fördert den gesunden Knochenaufbau

Pulver: Morgens 1 Messerspitze Aufbaukalk 1, abends Aufbaukalk 2.
Hinweis: Ausgezeichnetes Kindermittel bei Knochenbrüchen.

Aufbaukalk 2

Wirkstoffe: Muschel, Eiche
Wirkung: Unterstützt den Knochenaufbau

Bach Rescue Remedy

Wirkstoffe: 5 verschiedene Bachblüten
Wirkung: Nimmt die Schockwirkung bei allen Verletzungen sofort, reguliert so Herz- und Kreislauf, auch bei hysterischen Personen.

Tropfen: 4 Tropfen auf die Zunge geben, danach evtl. nochmals 4 in ein Glas Wasser und dieses über den Tag verteilt trinken.
Salbe: Zuverlässig schmerzstillend, bei allen stumpfen Verletzungen.
Hinweis: Das wichtigste Notfallmittel für alle Personen mit Kindern. Sollte immer in der Handtasche sein.

Bryonia-Strath-S Salbe

Wirkstoffe: Rosskastanie, Arnika, Zaunrübe, Sonnenhut, Hamamelis
Wirkung: Aktiviert Zellaufbau von Muskel- und Gelenkgewebe sowie Blutgefäßen, reinigend, durchblutungsfördernd, enzündungshemmend

Salbe: 2- bis 3-mal täglich einreiben.
Hinweis: Empfehlenswert bei allen stumpfen Verletzungen.

Calcium-Gastreu N

Wirkstoffe: Kalziumkarbonat D 30, Kalziumfluorat D 12, Hekla Lava D 12, Kieselsäure D 30
Wirkung: Unterstützt den Knochenaufbau, sorgt für genügend Kalziumvorrat beim Knochenwachstum und Zahnen

Tropfen: Erwachsene nehmen 1- bis 2-mal 10–15 Tropfen, Schulkinder 1- bis 2-mal täglich 5–8, Kleinkinder 3–5 und Säuglinge 2–3 Tropfen.
Hinweis: Empfehlenswertes Zusatzmittel bei Knochenbrüchen, Zahnen.

Cefavenin

Wirkstoffe: Zauberbaumblüten, Zauberbaumrinde, Kastaniensamen, Arnikablüten
Wirkung: Durchblutungsfördernd, kühlend, schmerzlindernd

Salbe: Mehrmals täglich messerrückendick auftragen, evtl. einbinden.
Hinweis: Besonders hilfreich bei Prellungen.

Fertigpräparate | *Anwendungsweise*

Cerebellum comp.

Wirkstoffe: Apatit D 6, Arnika D 5, Gehirn D 5, Muschel D 3, Liebstöckel D 3, Natriumkarbonat D 4, Knabenkraut D 7, Skorodit D 6
Wirkung: Aufbauend, reinigend, entkrampfend, abschwellend, beschleunigt die Heilung, entzündungswidrig

Globuli: 1-mal täglich, akut alle 4 Stunden 5–10 Globuli.
Hinweis: Sehr gutes Mittel bei Gehirnerschütterung. Auch für Kinder geeignet.

Chiroplexan H

Wirkstoffe: Kieselsäure D 9, Kalziumkarbonat D 10, Kalziumphosphat D 8, Zypressenwolfsmilch D 4, Johanniskraut D 3, Beinwell D 6
Wirkung: Schmerzstillend, regt die Heilung an

Tropfen: 3- bis 6-mal täglich 10–15 Tropfen.
Hinweis: Empfehlenswert bei allen schlecht heilenden Knochenbrüchen und starken Schmerzen.

CERES Bellis perennis

Wirkstoff: Gänseblümchen
Wirkung: Fördert die Heilung und nimmt die Schmerzen bei allen stumpfen Verletzungen

Tropfen: 1- bis 3-mal täglich 2–5 Tropfen.
Hinweis: Kann auch äußerlich, 10–20 Tropfen in etwas Wasser, als Auflage verwendet werden.

Keparin

Wirkstoff: Heparin-Natrium
Wirkung: Fördert Heilung und Durchblutung, lindert Schmerzen

Salbe: 2- bis 3-mal täglich dünn auf die betroffene Stelle und ihre Umgebung auflegen (nicht einreiben oder einmassieren).
Hinweis: Nicht auf offene Wunden oder Unterschenkelgeschwüre.

Phlogenzym

Wirkstoffe: Bromelain, Trypsin, Papain
Wirkung: Reinigt das verletzte Gebiet von Gewebstrümmern, fördert die Heilung und Durchblutung

Tabletten: 3- bis 6-mal 2 Tabletten.
Hinweis: Magenverträglicher als Wobenzym. Nicht in der Schwangerschaft und bei Blutgerinnungsstörungen verwenden.

Ruta-Gastreu N

Wirkstoffe: Arnika D 3, Ringelblume D 3, Hamamelis D 4, Giftsumach D 6, Weinraute D 6, Beinwell D 6
Wirkung: Abschwellend, fördert die narbenfreie Heilung, schmerzstillend, regt die Kallusbildung an

Tropfen: In akuten Situationen alle 10–15 Minuten 10–15 Tropfen, später alle 1–2 Stunden. Mit dem Verlauf der Besserung weiter reduzieren. Schulkinder erhalten 5–8 Tropfen pro Gabe.
Hinweis: Bei allen stumpfen Verletzungen, beispielsweise Knochenbrüchen, Verrenkungen, Verstauchungen und Blutergüssen.

Fertigpräparate	Anwendungsweise

Serpalgin-Reintoxin-Horvi

s. Mittel bei Trigeminusneuralgie, S. 146

Tropfen: Ebd.
Salbe: s. Verspannungskopfschmerzen, S. 123.
Hinweis: Nimmt augenblicklich auch die stärksten Schmerzen und beschleunigt die Heilung durch starke Abwehrsteigerung.

Steirocall

Wirkstoffe: Kieselsäure D 12, Kalziumkarbonat D 12, Kalziumphosphat D 12, Kalmus D 6, Ackerschachtelhalm D 6, Stechpalme D 6, Beinwell D 6, Frauenmantel D 6, Vitamine
Wirkung: Entkrampfend, aufbauend, entspannend, entzündungswidrig, schmerzstillend, regt die Kallusbildung an

Tropfen: 3-mal täglich 30 – 50 Tropfen, Kinder 10 – 20.
Hinweis: Hilft bei allen degenerativen Gelenks- und Knochenveränderungen, besonders bei Knochenbrüchen und Wirbelsäulenschäden. Heilt und stillt die Schmerzen. Sollte immer über einen längeren Zeitraum angewendet werden.

Symphytum comp.

Wirkstoffe: Arnika D 3, Gänseblümchen D 3, Ringelblume D 2, Zwiebel D 3, Hamamelis D 2, Weinraute D 2, Beinwell D 2
Wirkung: Regt den Heilungsprozess an, abschwellend, schmerzstillend

Tropfen: 1- bis 3-mal täglich 15 – 20 Tropfen.
Hinweis: Nimmt zuverlässig die Schmerzen und beschleunigt die Heilung bei allen stumpfen Verletzungen, vor allem bei Knochenbrüchen.

Symphytum Spl. Tropfen

Wirkstoffe: Beinwell D 3, Arnika D 3, Johanniskraut D 2, Ringelblume, Sanikel
Wirkung: Regt die Kallusbildung an, fördert die Durchblutung, nervenaufbauend, heilungsfördernd, schmerzstillend

Tropfen: 3- bis 6-mal täglich 10 – 15 Tropfen
Hinweis: Beschleunigt den Heilungsprozess bei Knochenbrüchen, nach chirurgischen Eingriffen und allgemeiner verzögerter Wundheilung.

Traumeel

s. Mittel bei »Grippe«, S. 102

Tropfen: Ebd.
Hinweis: Beschleunigt die Heilung, nimmt die Schmerzen.

Varicylum-S Salbe

Wirkstoffe: Arnika, Hamamelis, Rosskastanie, Kamille, Salbei
Wirkung: Durchblutungsfördernd, entzündungshemmend, kühlend, schmerzlindernd

Salbe: Mehrmals täglich betroffene Gebiete einreiben.
Hinweis: Nicht für offene Wunden oder auf Schleimhäuten verwenden. Empfehlenswert bei allen Sportverletzungen und Sehnenscheidenentzündung.

Fertigpräparate	*Anwendungsweise*
Wobenzyme s. Mittel bei Halsschmerzen, S. 84	Dragees: Ebd. Salbe: Mehrmals täglich die verletzten Stellen einreiben. Hinweis: Beschleunigt den Heilungsprozess bei allen stumpfen Verletzungen. Sollte immer zusätzlich verwendet werden.

Weitere empfehlenswerte Mittel

Emef-Essenz (Kompressen). Pflanzenöle, gut bei Verstauchungen, Überanstrengungen.
Heparin-Gel (Gel). Pflanzenextrakte, die Blutgerinnung hemmend, heilend.
Nervfluid Fides (Flüssigkeit). Kräuteröle, besonders hilfreich bei »Tennisarm«.
Oradin-Salbe (Salbe). Kräuteröle, bei Muskel- und Gelenkschmerzen.
Phönix Kalantol-A (Einreibung). Kräuterauszüge, gut bei Quetschungen.
Rubicolan (Tropfen). Homöopath., hilft vor allem bei Verrenkungen.
Trauma-Salbe Rödler 301 (Salbe). Kräuterextrakte mit Salicyl, schmerzlindernd.

Mittel bei Verletzungen · Verbrennungen/Verbrühungen

Fertigpräparate	*Anwendungsweise*
APM-Creme Wirkstoffe: Elektrolyte Wirkung: Heilfördernd, schmerzlindernd, verhindert Vernarbungen	Salbe: Die Salbe wird nach Bedarf dünn aufgetragen, bei großflächigen Verbrennungen mit etwas Wasser vermischt. Hinweis: Hilft bei allen geschlossenen Verbrennungen, lässt auch alte Narben verschwinden.
Brandessenz Wirkstoffe: Arnika, Ringelblume, Spanische Fliege, Beinwell, Lebensbaum, Brennnessel, alle D 6 Wirkung: Nimmt die Schmerzen und fördert die narbenfreie Heilung	Tinktur: 1 EL der Tinktur auf $1/4$ l lauwarmes Wasser geben und für Umschläge verwenden. Hinweis: Empfehlenswert bei Verbrennungen, Sonnenbrand 1. und 2. Grades.
CERES Calendula Wirkstoff: Ringelblume Wirkung: Fördert rasche Heilung, entzündungswidrig, durchblutungsfördernd	Tropfen: 1- bis 3-mal täglich 3–5 Tropfen einnehmen oder mehrmals täglich 10 Tropfen mit Wasser verdünnen und Wunde damit betupfen. Hinweis: Kann auch bei offenen Brandwunden verwendet werden.

Fertigpräparate	*Anwendungsweise*

Combudoron

Wirkstoffe: Arnika, Brennnessel
Wirkung: Schmerzstillend, entzündungswidrig, regt die Neubildung der Haut an

Gelee: Zunächst nur dünn auftragen und antrocknen lassen, wiederholen, bis Schmerzfreiheit eintritt.
Salbe: Zur Nachbehandlung zum Schutz der neuen Haut.
Hinweis: Verhindert bleibende Schäden bei Verbrennungen, Sonnenbrand und Strahlenschäden.

Wecesin

Wirkstoffe: Arnika, Ringelblume, Sonnenhut, Antimon
Wirkung: Regt die narbenfreie Hautbildung
an, abwehrstärkend, schmerzlindernd

Salbe: Mehrmals täglich auftragen.
Hinweis: Hilft bei allen Verbrennungen, besonders aber bei durch Chemikalien verursachten (Verätzungen).

Wobenzym

s. Mittel bei Halsschmerzen, S. 84

Dragees: Ebd.
Hinweis: Beschleunigt die narbenfreie Abheilung.

Wund- und Brandgel

Wirkstoffe: Silber, Arnika, Ringelblume, alle
D 5, Spanische Fliege, Beinwell, Lebensbaum Brennnessel D 6
Wirkung: Schmerzstillend, regt die Heilung
an

Gel: Brandwunde sofort messerdick auftragen und mit der Brandessenz, s. oben, feucht halten.
Hinweis: Bei allen Verbrennungen und Verbrühungen, auch bei Sonnenbrand, als erstes Notfallmittel verwenden.

Weitere empfehlenswerte Mittel

Alvergi (Creme). Pflanzenöle, gut bei Brandblasen, offenen Wunden.
Echinatruw (Salbe). Sonnenhuttinktur, hilft auch bei schweren Verbrennungen.
Habstalan (Salbe). Kräuterextrakte, bewährt auch bei Sonnenbrand.
Ipheca (Salbe). Zinkoxid, Kampfer, empfehlenswert bei leichten Verbrennungen.
Lucrusanum (Salbe). Vitamin H₁, hilfreich bei schlecht heilenden Wunden.
Medargal AL (Puder). Aluminium, Harnstoff, schützt vor Infektionen.
Neo-Pyodron (Gel). Aluminium, Zinkoxid, trocknet, schützt Wunden.
Omidalin (Tinktur). Pflanzenextrakte, heilt, lindert die Schmerzen.
St. Jakobs-Balsam (Balsam). Zinkoxid, Aluminium, schmerzstillend, trocknend.
Unguentum-Thorraduran (Salbe). Kräutertinkturen, geeignet für Kinder.
Wundsalbe forte Nestmann (Salbe). Kräutertinkturen, auch für schwere Verbrennungen.
Wundsalbe Nestmann (Salbe). Kräutertinkturen, geeignet für Kinder.

Fertigpräparate	Anwendungsweise

Abrotanum Pentarkan

Wirkstoffe: Eberraute, Rosskastanie D 1, Arnika D 2, Mutterkorn D 3, Steinöl D 3
Wirkung: Durchblutet Haut und Gewebe, fördert die Funktion der kleinsten Blutgefäße, stärkt und regeneriert das Gewebe, fördert gesunden Aufbau der Haut

Tropfen: 3-mal täglich 10–20 Tropfen, akut alle $1/2$ –1 Stunde.
Hinweis: Empfehlenswert bei allen Schäden durch Kälte.

CERES Calendula

s. Mittel bei Verbrennungen, S. 167

Tropfen: Ebd.
Hinweis: Sind die Erfrierungen an Händen oder Beinen, kann auch ein Hand- oder Fußbad mit der verdünnten Tinktur erfolgreich sein.

Iso-Frostsalbe

Wirkstoffe: Berberitze, Schierling, Virginischer Zauberstrauch D 4, Hirtentäschel D 4
Wirkung: Fördert die Durchblutung, stillt die Schmerzen

Salbe: Man reibt die Salbe entweder mehrmals täglich dick ein oder gibt sie auf einen Verband, der jedoch öfter am Tag gewechselt werden sollte.
Hinweis: Empfehlenswertes Mittel, das schon vorbeugend verwendet werden kann.

Kupfersalbe rot

Wirkstoff: Kupferoxid
Wirkung: Fördert die Durchblutug der kleinsten Blutgefäße

Salbe: Mehrmals täglich die betroffenen Gebiete einreiben.
Hinweis: Sollte bei Erfrierungen immer dazu genommen werden. Evtl. vorbeugend bei Kleinkindern verwenden.

Vasa-Gastreu N

Wirkstoffe: Kupferacetat D 6, Mutterkorn D 4, Tabak D 4
Wirkung: Fördert die Durchblutung der entlegeneren Körperteile, entkrampfend, schmerzlindernd, erwärmend

Tropfen: 3-mal täglich 30 Minuten vor dem Essen 10–15 Tropfen über einen längeren Zeitraum einnehmen.
Hinweis: Empfehlenswert bei Erfrierungen an Händen und Beinen.

Wobenzyme

s. Mittel bei Halsschmerzen, S. 84

Dragees: Ebd.
Salbe: s. Stumpfe Verletzungen, S. 167

Weitere empfehlenswerte Mittel

A-Salbe Fink (Salbe). Homöopath., reguliert und fördert die Durchblutung.
Dolpyc (Salbe). Kräuteröle, erzeugt Wärme, lindert die Schmerzen, das Jucken.
Durchblutungs-Salbe (Salbe). Homöopath., fördert die Durchblutung.
Echinatruw (Salbe). Sonnenhuttinktur, hilft vor allem bei leichten Erfrierungen.
Heparin-Gel (Gel). Heparin, Pflanzenextrakte, fördert die Durchblutung der Gewebe.

Fertigpräparate	Anwendungsweise

Calendula-Essenz

Wirkstoff: Ringelblume
Wirkung: Reinigend, durchblutungsfördernd, verhindert bakterielle Infektion der Wunde

Tinktur: Für Umschläge nimmt man 1–2 TL der Essenz auf $1/4$ l abgekochtes Wasser. Mit einer Kompresse 2- bis 3-mal täglich für 15 Minuten die Wunde bedecken.
Hinweis: Darf nicht bei Allergie gegen Korbblütler verwendet werden. Vor allen bei Wunden, die zu eitern drohen.

CERES Calendula

s. Mittel bei Verbrennungen, S. 167

Tropfen: Ebd.
Hinweis: Bei allen Hauteiterungen und schlecht heilenden Wunden.

Echtromintol

Wirkstoffe: Sonnenhut, ätherisches Pfefferminzöl, ätherisches Kamillenöl, Johanniskrautöl
Wirkung: Heilfördernd, antiseptisch, reinigend

Hautöl: Mehrmals täglich mit einem Wattebausch auf die Wunde auftragen.
Hinweis: Hilfreich zum Lösen von Borken und Krusten allgemein, zum Reinigen der Wunde.

Jecogran-Salbe

Wirkstoffe: Schierling D 4, Espe D 4, Dextrose, Karottenöl
Wirkung: Entzündungswidrig, schmerzstillend, fördert die Heilung

Salbe: Die Salbe wird entweder dick aufgetragen oder auf einen Verband gegeben. Dieser muss alle 3–4 Tage gewechselt werden.
Hinweis: Kann auch bei verunreinigten Wunden ohne vorherige Desinfektion verwendet werden.

Mirfulan

Wirkstoffe: Lebertran, Vitamine A, D_3, Harnstoff, Zinkoxid, Virginische Zauberstrauchrinde
Wirkung: Kühlt, heilt, lindert

Salbe: Die Salbe wird nach Bedarf auf die Wunden oder auf die gereizten Hautstellen aufgetragen.
Hinweis: Nur auf gereinigte Wunden; eignet sich auch zur Pflege von Amputationsstümpfen.

Mirfulan Salbenspray

Wirkstoffe: Zinkoxid, Lebertran, Bisabolol, Allantom, Vitamin A, Colecalciferol
Wirkung: Fördert die Heilung, schmerzlindernd

Salbenspray: Man sprüht die Salbe im Abstand von etwa 20 cm senkrecht und gleichmäßig dick auf die Wunde.
Hinweis: Die Wunde muss vorher gereinigt werden. Nicht in die Augen bringen. Empfehlenswertes Mittel auch für Säuglinge.

Zahnschmerzen

Sie können von einer Zerstörung des Zahns durch Karies herrühren, wenn der Nerv durch das Loch im Zahnschmelz gereizt wird. Daneben gibt es aber »Zahnschmerzen«, die keinen Zahnschaden anzeigen, sondern mit Entzündungen im Kieferbereich oder mit Infektionen im Hals-Rachen-Raum einhergehen. Sie können unter Umständen ebenso heftig sein wie richtige Zahnschmerzen und lassen sich von jenen nur dadurch unterscheiden, dass sie schwieriger zu lokalisieren sind. Es tut nicht ein bestimmter Zahn weh, sondern mehrere Zähne. Oder die Schmerzen wandern sogar von einem Zahn zum anderen.

Die Elektroakupunktur hat jüngst entdeckt, dass es noch eine dritte Art von Zahnschmerzen gibt – solche nämlich, die überhaupt nichts mit Zähnen zu tun haben, sondern Organerkrankungen anzeigen. Das sind Erkenntnisse, die man unbedingt kennen sollte: Es gibt eine Wechselbeziehung zwischen Organen, Muskelgruppen, Gelenken und ganz bestimmten Zähnen. Tut einem ohne erkennbaren Grund beispielsweise immer wieder einer der vorderen Schneidezähne weh, dann kann man daraus rückschließen, dass die Blase, eine der Nieren, eventuell auch die Stirnhöhle in ihrer Funktion gestört ist. Macht sich einer der Eckzähne bemerkbar, könnten die Augen, die Hüften, Leber oder Galle in Bedrängnis sein. Achten Sie einmal darauf. Greifen Sie nicht wahllos zu Schmerzmitteln, die alles nur vertuschen und doch relativ wenig nutzen. Bei Zahnschmerzen können Mittel wie Aspirin nicht helfen, da es sich um reine Nervenschmerzen handelt. Auch solche, die Anregungsstoffe, etwa Coffein, enthalten, sind fehl am Platz. Am wirksamsten ist, was beruhigt, also einen Zusatz wie Baldrian enthält, das die Schmerzleitungen blockiert.

Heilmittel	*Anwendungsweise*
Ackerschachtelhalm s. Aufbau- und Stärkungsmittel, S. 24	**Spülung:** 1 TL der Pflanze mit 1 Tasse kaltem Wasser ansetzen, 1 Minute kochen, 1 Minute ziehen lassen, abseihen. Mit dem lauwarmen Tee wird der Mund gespült. **Hinweis:** Hilfreich bei allen Blutungen im Mundraum. **Homöopath. Zubereitung:** *Equisetum arvense,* Urtinktur aus frischen Pflanzen 1/2.
Bitterklee s. Mittel bei Halsschmerzen, S. 77	**Tee:** Zum Spülen des Mundraums verwenden. **Hinweis:** Die homöopathische D 3 hilft bei der hitzigen, heißen Zahnwehbacke.
Eiche s. Mittel bei Verbrennungen, S. 159	**Spülung:** Mit dem Sud der Eichenrinde (s. **Verbrennungen,** S. 159), wird nach Bedarf der Mund gespült. **Hinweis:** Besonders wirksam bei Zahnfleischentzündungen.
Gundermann s. Schnupfenmittel, S. 49	**Tee:** Ebd. **Hinweis:** Wirksam bei allen eitrigen Zahnerkrankungen.
Kalmus s. Mittel bei stumpfen Verletzungen, S.157	**Kauen:** Man nimmt ein Stückchen der Kalmuswurzel und kaut es, bis die Schmerzen nachlassen. **Spülung:** 1 TL der fein geschnittenen Wurzel mit 1 Tasse kochendem Wasser überbrühen, 5 Minuten ziehen lassen. Nicht süßen. **Hinweis:** Nicht bei Durchfall verwenden. **Homöopath. Zubereitung:** *Calamus aromaticus,* Urtinktur aus getrockneten Wurzeln 1/10.
Kamille s. Schnupfenmittel, S. 50	**Spülung:** Mit lauwarmem Tee (s. **Aufbau- und Stärkungsmittel,** S. 27), wird der Mund nach Bedarf gespült. **Hinweis:** Auch für Schmerzen nach dem Zahnziehen geeignet.

Heilmittel	Anwendungsweise

Lein, Flachs

s. Mittel bei Halsschmerzen, S. 79

Spülung: 1–2 TL Leinsamen mit $1/4$ l kaltem Wasser übergießen, unter gelegentlichem Umrühen 20–30 Minuten quellen lassen. Zur Anwendung leicht erwärmen.
Auflage: Zerquetschte Leinsamen in ein Mullsäckchen nähen. Dieses wird 10 Minuten in heißes Wasser gelegt. Zur Schmerzlinderung stülpt man es so heiß wie erträglich über den schmerzenden Zahn.

Mädesüß

s. Mittel bei Verspannungskopfschmerzen, S. 120

Tee: Ebd.
Hinweis: Bei Zahnschmerzen wird der Tee für Spülungen verwendet.

Melisse

s. Mittel bei Halsschmerzen, S. 79

Spülung: Mit dem Tee (ebd.) werden auch zusätzlich Mundspülungen gemacht. Nicht zu heiß anwenden.

Nelken (Gewürznelken; Syzygium aromaticum)

Wirkstoffe: Gerbstoffe, ätherisches Öl
Wirkung: Desinfizierend, entkrampfend, örtlich betäubend

Füllung: Man steckt die Nelke, so gut es geht, in das Loch des Zahns und lässt sie dort.
Nelkenöl: Man besorgt sich in der Apotheke das ätherische Nelkenöl. Damit reibt man die schmerzende Stelle ein. Mit Wasser verdünnt (1 Glas Wasser, 2–3 Tropfen Nelkenöl) kann man den Mund spülen.
Hinweis: Sehr sparsam anwenden, bei zu häufigem Gebrauch und zu starker Dosierung sind Schleimhautreizungen möglich.
Homöopath. Zubereitung: *Oleum Caryophylii aether;* Tropfen zur Einreibung 10 %, als Zahntropfen 50 %.

Petersilie (Petroselinum hortense)

Wirkstoffe: Ätherisches Öl, Glukosid, Mineralstoffe, Schleim, Glykosid, Vitamin C
Wirkung: Krampfstillend, schmerzlindernd

Spülung: 1 TL der Früchte mit 1 Tasse kochendem Wasser übergießen, sofort abseihen, etwas abkühlen lassen, damit den Mund spülen.
Hinweis: Nicht bei Nierenleiden und in der Schwangerschaft anwenden.
Homöopath. Zubereitung: *Petroselinum e seminibus,* Urtinktur aus reifen Früchten 1/10.

Ringelblume

s. Mittel bei Halsschmerzen, S. 80

Tee: Ebd.
Hinweis: Sollte nach Zahnextraktionen getrunken und zum Spülen verwendet werden.

Heilmittel	Anwendungsweise

Zwiebel

s. Mittel bei Halsschmerzen, S. 80
Hinweis: Heilt Zahnfleischentzündungen, festigt wackelnde Zähne

BEWÄHRTE KRÄUTERMISCHUNG

Beinwell
Spitzwegerich
Blutwurz *(Potentllla tormentilla)*
Wirkstoffe: Gerbstoffe, Glykosid
Wirkung: Kühlend, zusammenziehend, stärkend

Einreibung: Zerriebene Zwiebeln reibt man auf die schmerzende Stelle (1- bis 2-mal täglich).
Auflage: Eine im Wasser erwärmte Zwiebel wird gegen die Wange gedrückt.

Zahnwehtinktur: Die Pflanzen werden zu gleichen Teilen gemischt und mit Kornschnaps eben bedeckt. Man stellt die Flasche 5 – 8 Tage an die Sonne, siebt sie durch ein Leinentuch ab und bewahrt die Flasche gut verschlossen für den Notfall auf. Bei Zahnschmerzen nimmt man 1 EL der Tinktur, verdünnt ihn mit 2 EL warmem Wasser und spült damit.
Hinweis: Nicht für Kinder geeignet.

Mittel bei Zahnschmerzen

Fertigpräparate	Anwendungsweise

Arnica-Complex

s. Mittel bei stumpfen Verletzungen, S. 163

Tropfen: Ebd.
Hinweis: Beschleunigt die Heilung und nimmt die Schmerzen nach Zahnarztbesuchen.

Cefossin

Wirkstoffe: Beinwell D 1, Kieselsäure, Goldchlorat D 4, Schneebeeren D 1, Zypressenwolfsmilch D 1, Kalziumphosphat D 3, Magnesiumphosphat D 3, Strontiumphosphoricum D 3
Wirkung: Bindegewebsstärkend

Tropfen: 3- bis 5-mal täglich 20 Tropfen einnehmen, Kinder die Hälfte.
Hinweis: Gutes Mittel bei Parodontose.

Chamomilla e radice D6

Wirkstoff: Kamille
Wirkung: Entkrampfend

Globuli: 1- bis 3-mal täglich 5 – 10 Globuli.
Hinweis: Gutes Mittel bei Zahnungsbeschwerden mit Krämpfen und unruhigem Schlaf der Kleinkinder.

Dentin-Gastreu

Wirkstoffe: Kalziumkarbonat D 30, Kamille D 4, Stefanskraut D 8
Wirkung: Entkrampfend, beruhigend, schmerzstillend

Tropfen: Akut 10 – 15 Tropfen in $\frac{1}{2}$ Glas Wasser geben, davon alle 15 Minuten 1 TL voll trinken. Nach eingetretener Besserung auf den Tag verteilen.
Hinweis: Besonders wirksam bei Zahnungsbeschwerden der Kinder mit Krämpfen und Unruhe.

Fertigpräparate	Anwendungsweise

PSY-stabil spag.

s. Mittel bei Grippe (Influenza), S. 111

Hinweis: Bei großer Angst vor Zahnarztbesuchen.

Spascupreel

Wirkstoffe: Koloquinte D 4, Ammonium-bromid D 4, Atropinsulfat D 6, Nieswurz D 6, Magnesiumphosphat D 6, Jasmin D 6, Passionsblume D 2, Fliegenpilz D 4, Kamille D 3, Kupfersulfat D 6, Eisenhut D 6
Wirkung: Beruhigend, entkrampfend, schmerzstillend

Tabletten: Man lutscht 3-mal täglich 1 Tablette, bei starken Schmerzen alle 15 Minuten.
Suppositorien: 2- bis 3-mal täglich 1 Zäpfchen, akut stündlich. Bei Säuglingen bis zu einem halben Jahr jeweils ¹/₂ Zäpfchen.
Hinweis: Zahnschmerzmittel, das sich auch für Kinder eignet.

Symphytum Spl. Tropfen

s. Mittel bei stumpfen Verletzungen, S. 166

Tropfen: Ebd.
Hinweis: Empfehlenswertes Mittel nach allen zahnheilkundlichen Eingriffen, auch im Kieferknochenbereich.

Traumeel

s. Mittel bei »Grippe«, S. 102

Tabletten: Bei starken Schmerzen darf man über den Tag verteilt bis zu 20 Tabletten einnehmen.
Hinweis: Besonders empfehlenswert vor und nach Parodontoseeingriffen und Zahnextraktionen.

Viburcol Fieberzäpfchen

s. Mittel bei Grippe (Influenza), S. 111

Suppositorien: Ebd.

Vulpur spag.

Wirkstoffe: Gänseblümchen, Eukalyptus, Labkraut, Hirtentäschel, Spitzwegerich, Dachwurz, Salbei
Wirkung: Entgiftend, entkrampfend, reinigend, baut die Schleimhäute auf, entzündungswidrig, bakterizid, blutstillend, schmerzstillend

Tropfen: Nach Zahnextraktionen 30–40 Tropfen auf ¹/₈ l Wasser geben und damit spülen; ebenfalls zur Behandlung chronischer oder akuter Zahnfleisch- oder sonstiger Schleimhautschäden. Zum Blutstillen pur auftragen.
Hinweis: Hilft sowohl bei lockeren Zähnen durch Parodontose und Zahnfleischentzündungen als auch bei hartnäckigen Bläschen oder Pilzbefall der Mundschleimhaut.

Wobenzym

s. Mittel bei Halsschmerzen, S. 84
Wirkung: Beseitigt schmerzauslösende Stoffe, die für jegliche Art von Zahnschmerzen verantwortlich sein können.

Dragees: Ebd.
Hinweis: Vor und nach zahnärztlichen Eingriffen 1–2 Tage Pause machen, sonst könnten vermehrt Blutungen entstehen.

Fertigpräparate	Anwendungsweise

Zahnfleischmikrokokken D 12

Wirkstoff: Nosode

Tropfen: Man nimmt 3-mal 15 Tropfen.
Hinweis: Bei allen Zahnfleischproblemen sollte man zusätzlich zur Behandlung zuerst diese Nosode einnehmen. Sie tötet Bakterien im Zahnfleisch ab.

Weitere empfehlenswerte Mittel

Alvergi Grün (Tropfen zum Gurgeln). Homöopath., desinfiziert den Mundraum.
Dentinox (Tinktur). Kräutertinkturen, gut für das zahnende Kind, antibakteriell.
Difoss (Kügelchen). Homöopath., hilft besonders bei Zahnfleischentzündungen.
Efisol (Tropfen). Dequaliniumchlorid, Thymol, hilft bei allen Entzündungen.
Hyoscyamus-Tabletten (Tabletten). Homöopath., Coffein, rasch schmerzlindernd.
Mundbalsamgelee (Gelee). Homöopath., gut bei Reizzuständen durch Zahnprothesen.
Myrrhetinktur (Tinktur). Myrrhe, rasch lindernd bei Zahnschmerzen.
Nelkenöl (Tropfen). Nelken, gut und rasch schmerzlindernd.
Neuralgie-Tropfen Cosmochema (Tropfen). Homöopath., beruhigt die Schmerznerven.
NeyParadent (Tropfen). Organextrakte, Kräuterextrakte, hilft bei Zahnfleischleiden.
Pestwurzelextrakt (Kapseln). Pestwurzel, hilft gut bei Zahnschmerzen.
Pyralvex (Tropfen). Nierenextrakt, Salicyl, schmerzlindernd, heilt Schleimhäute.
Salviathymol (Tropfen). Pflanzenöle, Tinkturen, hilft bei Parodontose, desinfiziert.
Tyro-Hals-Fridetten (Lutschtabletten). Tyrothricin, Benzocain, desinfiziert.

Behandlungsmethoden bei Zahnschmerzen

Akupressur

Treten plötzlich Zahnschmerzen auf, und haben Sie keine Möglichkeit, eine Tablette zu nehmen oder zum Zahnarzt zu gehen, dann drücken Sie einen Punkt am Zeigefinger. Eine andere Anwendungsmöglichkeit ist diese Akupressur auch nach dem Gang zum Zahnarzt.

Biegen Sie alle Finger zur Hand, setzen Sie die Daumen seitlich gegen das Nagelbett der Zeigefinger, und drücken Sie gleichzeitig an beiden Fingern – erst leicht, dann immer kräftiger. Das darf ruhig zwei Minuten dauern. Nach einer kurzen Pause, in der Sie tief und gleichmäßig durchatmen, können Sie die Akupressur wiederholen – so lange, bis die Schmerzen nachlassen.

Wechselfußbad

s. Wasseranwendungen und Wickel, S. 496

Hinweis: In diesem Fall, vor allem bei Zahnschmerzen, die nicht von einem zerstörten Zahn herrühren, kann man dem warmen Wasser Kamille (eine Hand voll) oder Rosskastanie (eine Hand voll zermahlene Früchte) zusetzen.

Frauen, die die Erfahrung gemacht haben, sagen: »Nierenkoliken können schmerzhafter sein als Wehen.« Die rasenden, schneidenden Kolikschmerzen, die dem Betroffenen sogar das Bewusstsein rauben können, werden meist durch ein winziges Steinchen ausgelöst. Solange es sich in der Niere befindet, spürt man es nicht. Sobald es aber ausgeschwemmt wird und auf dem Weg zur Blase im Harnleiter stecken bleibt, weil es für den engen Durchgang doch zu dick ist, staut sich hinter ihm der Harn. Er presst das Steinchen noch tiefer in den Harnleiter, und der Druck wird immer größer. In dieser Situation reagiert der Körper ähnlich wie beim Verbrennen der Hand auf einer Herdplatte: mit Reflexen und großen Schmerzen. Der Harnleiter zuckt bei dem Versuch, den Stein vorwärts oder rückwärts zu drücken – vergleichbar einem Hustenanfall, wenn etwas in die Luftröhre geraten ist. Diese Schmerzen versetzen den ganzen Körper in Alarm. Eigentlich sollte ihnen, ähnlich wie beim Schock, eine gewisse Lähmung folgen, die alle Muskeln im Notgebiet lockert, damit der Druck gemildert und der Durchlass für den Stein geweitet wird. Doch es kommt Angst auf, und sie bewirkt das Gegenteil: die totale Verkrampfung. Damit werden die Koliken noch heftiger, die Notmaßnahmen verzögern sich oder werden sogar unmöglich gemacht. Die Schmerzen, im Normalfall im Rücken beginnend – sie können sich zuerst aber auch im Bauch oder in den Flanken bemerkbar machen –, erstrecken sich bald bis in die Oberschenkel. Schüttelfrost und Erbrechen kommen hinzu. Die beiden ersten, wichtigsten Maßnahmen können nur heißen: Ruhe und Wärme. Und halten Sie die Gegend, in der das Steinchen eingeklemmt ist – es kann schon ein ganzes Stück von den Nieren entfernt sein – gut warm, damit sich die Verkrampfung löst (heiße Bettflasche in den Rücken). Erst wenn diese Grundvoraussetzungen für eine Linderung geschaffen sind, kann man an den nächsten Schritt denken: den Arzt rufen. Das ist nötig, damit abgeklärt wird, ob es sich auch tatsächlich um eine Nierenkolik handelt. Schaffen Sie es, sollten Sie sich nicht hinlegen, sondern sich möglichst unverkrampft bewegen: So rutscht der Stein vielleicht ab. Nehmen Sie ohne ärztlichen Rat keine Schmerzmittel ein. Sie könnten die Verkrampfung des Harnleiters verstärken oder eine eventuelle Blutung fördern. Der Arzt gibt Ihnen ein krampflösendes Mittel, besser noch, eine örtliche Betäubung, die, wie die Spritze beim Zahnarzt, einen ganz bestimmten Nervenstrang – und nur diesen – ausschaltet.

Pfarrer Künzle empfahl gegen Nierensteine und Nierenkoliken: »Wer viel Petersilie oder Sellerie isst, bekommt ganz selten Nierensteine. Eine Auflösung der Steine zu feinem Grieß, der problemlos fortgeschwemmt werden kann, erreicht man mit einer Teekur, wobei folgende Kräuter verwendet werden: Katzenschwanz, Schließgraswurzel, Knöterich, Hagebutten, Weiße Taubnessel. Das Auflösen und Abführen der Nierensteine be-wirkt auch folgende Kur: Man zerschneidet drei bis vier ganze Knoblauch-zwiebeln, siedet sie in einem halben Liter Wein, seiht ab und trinkt von diesem Wein täglich und nüchtern ein Glas voll.«

Gallenkoliken entstehen ähnlich wie Nierenkoliken durch eingeklemmte Steine. Nach jedem Essen zieht sich die Gallenblase wiederholt kräftig zu-sammen, um Galle, die zur Verdauung nötig ist, in den Dünndarm zu pres-sen. Sind in der Galle nun Steine vorhanden, die sich etwa erbsengroß aus Ablagerungen gebildet haben, dann können sie im Gallengang, einer klei-nen Verbindung zwischen Gallenblase und Dünndarm, hängen bleiben und krampfartige Schmerzen verursachen. Sie äußern sich unter dem rechten Rippenbogen und ziehen meist im Rücken zum rechten Schulter-blatt hoch. Ein solcher Anfall dauert zwischen 30 und 120 Minuten. Am häufigsten tritt er nach fettem Essen auf. Die beste Soforthilfe: Ruhe und Wärme. Warme Wickel auf die Lebergegend lösen den Krampf oft sofort. In leichteren Fällen kann auch ein kräftiges Massieren des Oberbauchs helfen. Doch das darf man nur tun, wenn die Sicherheit besteht, dass es sich tatsächlich um eine Gallenkolik und nicht um eine Blinddarmentzün-dung oder gar einen Magendurchbruch handelt.

Ein altes Volksmittel gegen Gallenkoliken sind Kuren mit frischem Ret-tichsaft. Pfarrer Kneipp empfahl einen Esslöffel davon nach jeder Mahlzeit.

Magen- und Darmkoliken, krampfartige Leibschmerzen, die nicht gleichmäßig bohren oder wühlen, sondern wellenartig anschwellen und verebben, um sich erneut zu steigern, entstehen ebenfalls durch Ver-krampfungen, wobei sich die Hohlorgane verschließen. Solche Krämpfe können unterschiedliche Ursachen haben: einen zu vollen Magen, eine leichte Vergiftung, eiskalte Getränke, Gasbildung, nervöse Überreizung. Vor allem Säuglinge und Kleinkinder leiden oft unter Koliken, wenn sie et-was Ungewohntes oder leicht Verdorbenes zu essen bekommen. Die Na-belkoliken von Kindern und jungen Menschen zeigen besonders deutlich, wie massiv sich übermäßige seelische Belastungen auf die Verdauungsor-gane auswirken können: Angst vor dem Versagen in der Schule oder vor dem Verlust elterlicher Liebe kann äußerst schmerzhafte Darmverkramp-fungen auslösen, die leider viel zu oft nicht erkannt oder zumindest nicht ernst genommen werden. Bei leichten Magenkoliken hilft ein guter Ma-genbitter – bei Kindern das uralte Hausmittel Fencheltee. Bei Darmkoli-ken sollte man, etwa mit Baldrian, für Beruhigung sorgen, notfalls warme Leibwickel machen (*s. Wasseranwendungen und Wickel*). *Achtung:* Wenn es draußen plötzlich kälter wird, wenn gerade ein Tiefdruckgebiet mit Kaltfront vorbeizieht, dann ist das Risiko für Koliken deutlich erhöht. An solchen Tagen sollte sich, wer dazu neigt, vorsehen und wenig essen, vor allem keine schweren, scharf gewürzten, fetten Nahrungsmittel; auch Auf-regungen sollte man dann tunlichst aus dem Weg gehen.

Heilmittel	Anwendungsweise
Anis s. Hustenmittel, S. 64	Tee: Ebd. Hinweis: Vor allem für Kinder geeignet.
Benediktenkraut s. Mittel bei »Grippe«, S. 97	Tee: Ebd. Wein: Ebd. Hinweis: Wirksam, wenn die Koliken durch Blähungen verursacht werden. Nicht bei Darmentzündungen verwenden.
Boldo s. Mittel bei Vergiftungskopfschmerzen, S. 127	Tee: Ebd.
Ehrenpreis s. Mittel bei Trigeminusneuralgie, S. 142	Tee: Ebd. Hinweis: Besonders wirksam bei starken Blähungen.
Engelwurz s. Aufbau- und Stärkungsmittel, S. 24	Tee: Ebd. Hinweis: Hilft gut bei Blähungen.
Fenchel s. Hustenmittel, S. 65	Tee: Ebd.
Gänsefingerkraut s. Mittel bei Verspannungskopfschmerzen, S. 120	Tee: Ebd.
Kamille s. Aufbau- und Stärkungsmittel, S. 27	Tee: Ebd. Tinktur: Ebd.
Kümmel s. Mittel bei »Grippe«, S. 98	Tee: Ebd.
Lavendel s. Mittel bei Verspannungskopfschmerzen, S. 120	Tee: Ebd.

Heilmittel	Anwendungsweise
Pfefferminze s. Schnupfenmittel, S. 52	**Tee:** Ebd. **Hinweis:** Sehr sparsam anwenden. Für Kinder eignet sich besser Fencheltee.
Ringelblume s. Mittel bei Halsschmerzen, S. 80	**Tee:** Ebd.
Thymian s. Aufbau- und Stärkungsmittel, S. 31	**Tee:** Ebd. **Gewürz:** Ebd. **Wein:** Ebd.

Mittel bei Koliken · Gallenkolik

Heilmittel	Anwendungsweise
Benediktenkraut s. Mittel bei »Grippe«, S. 97	**Tee:** Ebd. **Wein:** Ebd. **Hinweis:** Hilfreich bei noch ganz kleinen Gallensteinen und zur Verhinderung neuer.
Kartoffel s. Aufbau- und Stärkungsmittel, S. 27	**Auflage:** Kartoffeln kochen, zerdrücken und heiß auf die Lebergegend legen. Darüber kommt ein Frotteetuch; so lange einwirken lassen, bis die Schmerzen nachgelassen haben. Dazu den Saft einer rohen Kartoffel trinken. **Hinweis:** Die Auflage darf nicht kochend heiß sein, sonst besteht die Gefahr von Verbrennungen (Unterarmtest!).

Mittel bei Koliken · Nierenkolik (Blasenkolik)

Heilmittel	Anwendungsweise
Ackerschachtelhalm s. Aufbau- und Stärkungsmittel, S. 24	**Tee:** Um alle Wirkstoffe zur Anwendung zu bringen, 2 Teesorten bereiten und mischen. 1 TL des frischen oder getrockneten Krauts mit 1 Tasse Wasser kalt ansetzen und 1 Minute aufkochen; 1 Minute ziehen lassen und abseihen. Das Ganze wiederholen, aber gleich abseihen und beide Tees mischen. **Hinweis:** In diesem Fall muss man so viel wie möglich von diesem Tee trinken.

Heilmittel	Anwendungsweise
Birke (Betula alba)	**Tee:** 2 TL der jungen Blätter mit $1/4$ l kochendem Wasser überbrühen, 10 Minuten stehen lassen und abseihen. Davon über den Tag verteilt 3 Tassen trinken.
Wirkstoffe: Tannine, Harze, ätherische Öle, Betulin, Glykoside **Wirkung:** Harnteibend, regt die Gallentätigkeit an, schmerzstillend, senkt Cholesterin. Antiseptisch, krebsfeindlich, leitet Schwermetalle aus	**Hinweis:** Keinerlei Nebenwirkungen bekannt.
Brennnessel	**Tee:** Ebd.
s. Mittel bei Grippe (Influenza), S. 105	**Hinweis:** Frische Brennnesselblätter wirken besser als getrocknete. **Homöopath. Zubereitung:** *Urtica dioica*, Urtinktur aus frischem Kraut 1/2.
Bruchkraut (Herniaria glabra)	**Tee:** 2 TL des Krauts mit $1/4$ l kochendem Wasser überbrühen, 10 Minuten stehen lassen und abseihen. Davon über den Tag verteilt 2 Tassen trinken.
Wirkstoffe: Polyphenol, Saponin, Kumarin, Zucker **Wirkung:** Harntreibend	**Hinweis:** Hilft vor allem bei Krämpfen der Blase durch Blasenkatarrh.
Goldrute	**Tee:** Ebd.
s. Mittel bei Halsschmerzen, S. 78	**Hinweis:** Am wirksamsten zusammen mit Brennnessel und Ackerschachtelhalm bei Steinleiden.
Heckenrose	**Tee:** Ebd.
s. Schnupfenmittel, S. 50	
Quecke	**Tee:** Ebd. **Tinktur:** Ebd.
s. Schnupfenmittel, S. 53	
Salbei	**Tee:** Ebd.
s. Schnupfenmittel, S. 53	**Hinweis:** Viel, aber nur schwach dosierten Tee trinken.
Steinbrech (Saxifraga granulata)	**Tee:** 2 TL des Krauts mit $1/4$ l kochendem Wasser überbrühen, 10 Minuten stehen lassen und abseihen. Davon über den Tag verteilt 2 Tassen trinken; zusätzlich wird der Tee für Sitzbäder verwendet.
Wirkstoffe: Gerbstoffe, Bitterstoffe **Wirkung:** Harntreibend, entzündungswidrig	

Fertigpräparate	Anwendungsweise

Cefaspasmon

Wirkstoffe: Tollkirsche D 4, Podophyllum D 4, Kamille, Bischofskraut
Wirkung: Entkrampfend

Tropfen: 3- bis 5-mal täglich 20 – 30 Tropfen. Kinder die Hälfte.
Hinweis: Hilfreich bei allen Koliken in Magen, Darm, Galle und Harnwege.

Colintest-Gastreu N

Wirkstoffe: Aluminium D 12, Zaunrübe D 4, Koloquinte D 4, Bärlapp D 4, Brechnuss D 6, Schwefel D 12
Wirkung: Entkrampfend, leberstärkend

Tropfen: 3-mal täglich 30 Minuten vor dem Essen 10 – 15 Tropfen. Bei Koliken alle 15 Minuten 10 Tropfen. Säuglinge 2 – 3 Tropfen, Kleinkinder 3 – 5, Schulkinder 5 – 8 Tropfen.
Hinweis: Hilft bei Blähungen und Darmkoliken.

Colocynthis Pentarkan

Wirkstoffe: Koloquinte D 3, Atropinsulfat D 3, Yamswurzel D 1, Balsamapfel D 2, Zinn D 2
Wirkung: Entkrampfend, nervenberuhigend, leberschützend

Tropfen: 3-mal täglich 10 – 20 Tropfen. Akut alle 1/2 – 1 Stunde. Nach Besserung reduzieren.
Hinweis: Hilfreich bei allen Krampfzuständen von Niere, Blase, Magen, Darm und Galle, auch bei Blähungen.

Colocynthis Spl. N

Wirkstoffe: Koloquinte D 3, Magnesiumphosphat D 3, Virginischer Ehrenpreis D 3, Gänsefingerkraut D 3, Lebensbaum D 4, Mariendistel
Wirkung: Entkrampfend, entzündungswidrig

Tabletten: Akut alle 10 Minuten 1 – 2 Tabletten, chronisch 1-mal täglich 2 Tabletten.
Hinweis: Vor allem bei Gallenkolik sehr wirksames Mittel.

Equisetum-Essenz

Wirkstoffe: Ackerschachtelhalm
Wirkung: Schwemmt Ablagerungen aus, stärkt das Nierengewebe und beugt Steinbildung vor

Tinktur: 2 TL der Essenz mit 1/4 l lauwarmem Wasser für Umschläge im Nierenbereich.
Bad: 4 EL auf 1 Vollbad.
Hinweis: Wirksam bei chronischen Verläufen und zur Vorbeugung.

Hepar H

Wirkstoffe: Berberitze D 4, amerikanische Säckelblume D 3, Schöllkraut D 3, China D 4, Choleinsaures Natrium D 3, Mariendistel D 3, Virginischer Ehrenpreis D 3
Wirkung: Schmerzstillend, appetitanregend, leberstärkend, regt den Gallenfluss an, krampflösend

Tropfen: 3-mal täglich 10 – 15 Tropfen.
Hinweis: Zur Behandlung und Vorbeugung von Gallenkoliken durch Steine oder Grieß.

Fertigpräparate	Anwendungsweise

Juniperus/Berberis comp.

Wirkstoffe: Kalmus, Anis, Berberitze, Kampfer, ätherisches Eukalyptusöl, ätherisches Fenchelöl, Lebertran, ätherisches Wacholderöl, Leinöl, ätherisches Bergkiefernöl, Rhizinusöl, Goldrute D 3, Lärchenharz, ätherisches Pinienharz, Weizenkeimöl
Wirkung: Entkrampfend, harntreibend, stärkt die Nieren und fördert die Ausscheidung von Ablagerungen

Kapseln: 1- bis 3-mal täglich 1–2 Kapseln nach dem Essen.
Hinweis: Wirksam bei Krampfzuständen durch Steine, vor allem bei Nierenkolik, aber auch gutes Mittel bei Blähungen.

Oxalis comp.

Wirkstoffe: Tollkirsche D 3, Kamille D 3, wilder Jasmin D 3, Sauerklee D 3, Blutwurzel D 3
Wirkung: Entkrampfend

Tropfen: Akut 20 – 30 Tropfen, sonst 1- bis 3-mal täglich 10 – 20 Tropfen.
Hinweis: Hilfreich bei Darm-, Nieren-, und Gallekoliken.

Pflügerplex Liatris

Wirkstoffe: Benzoesäure D 4, Hundswürger D 3, Berberitze D 3, Kaktus-Schildlaus D 2, Binse D 2, Wacholder D 3, Prachtscharte D 3, Bärlapp D 4, Spanische Fliege D 4, Natriumchlorat D 3, Goldrute D 2, Meerzwiebel D 3
Wirkung: Nierenstärkend, harntreibend, entgiftend, entkrampfend

Tabletten: 3-mal täglich 2 Tabletten.
Hinweis: Bei allen Koliken der Nieren und der Blase.

Rheno-Gastreu N

Wirkstoffe: Salpetersäure D 6, Berberitze D 6, Bärlapp D 5, Sarsaparilla D 3
Wirkung: Entkrampfend, harntreibend, schmerzstillend

Tropfen: 3-mal täglich 30 Minuten vor dem Essen 10 – 15, nach Besserung 2-mal täglich 5 – 10, Schulkinder 5 – 8 Tropfen.
Hinweis: Hilfreich bei Schmerzen in Blase und Nieren aufgrund von Nierensteinen oder Grieß.

Schwedentrunk

Wirkstoffe: Aloeextrakt, Sennesblätter, Mannaesche, Myrrhe, Engelwurz, Eberwurzel, Enzianwurzel, Rhabarberwurzelstock, Zitwerwurzelstock, Kampfer, Safran, Vitamin C, Theriak
Wirkung: Anregend für Gallenfunktion und Gallenentleerung, verbessert die Verdauung, regt die Magensekretion an

Getränk: Man nimmt morgens und abends je 1 TL bis 1 EL voll.
Hinweis: Gutes Mittel bei Darm- und Gallenkoliken. Darf nicht in der Schwangerschaft genommen werden. Nicht geeignet für Kinder.

Fertigpräparate	Anwendungsweise
Spascupreel	Tabletten: Ebd.
	Zäpfchen: Ebd.
s. Mittel bei Zahnschmerzen, S. 175	**Hinweis:** Dürfte das beste rein biologische Krampflösungsmittel sein.

Behandlungsmethode bei Gallenkolik

Akupressur

Der gesuchte Punkt zur Lösung der Verkrampfungen und zur Schmerzdämpfung liegt auf der Schulter.

Legen Sie Ihre Hände abwechselnd auf die gegenüberliegende Schulter, und zwar so, dass der Daumen am Halsansatz zu liegen kommt. Drücken Sie dann mit dem Mittelfinger kräftig zu. Ob Sie den rechten Punkt gefunden haben, merken Sie an der Empfindsamkeit der gedrückten Stelle. Evtl. müssen Sie diese Stelle ertasten. Akupressieren Sie etwa fünfmal kräftig, wechseln Sie sodann zur anderen Schulter und wieder zurück, bis die Kolik nachlässt.
Zusätzlich empfiehlt es sich, die Zone der Gallenblase leicht zu massieren. Legen Sie die Hand mitten auf den Bauch, und drücken Sie mit allen Fingern in Wellenbewegungen zu.

Behandlungsmethoden bei Nierenkolik (Blasenkolik)

Akupressur

Die äußerst heftigen Schmerzen können gemildert werden, wenn man folgende Punktpaare behandelt: Das erste liegt auf der Stirn, das zweite auf der Schulter.

Legen Sie den Ringfinger jeder Hand über die höchste Stelle der Augenbrauen, Mittelfinger und Zeigefinger daneben. Massieren Sie mit den Zeigefingern die Stellen, die genau unter den Fingerkuppen liegen. Machen Sie dabei leichte, kreisende Bewegungen, bis die Schmerzen nachlassen. Legen Sie Ihre Hände abwechselnd auf die jeweils gegenüberliegende Schulter, und zwar so, dass der Daumen am Hals anliegt. Drücken Sie dann mit dem Mittelfinger kräftig zu. Akupressieren Sie etwa fünfmal kräftig – wechseln Sie dann zur anderen Schulter – und wieder zurück, bis die Kolik nachgelassen hat.

Heißes Vollbad

s. Wasseranwendungen und Wickel, S. 496

Bauchschmerzen, die nicht wellenartig zu- und abnehmen, sondern sich ständig steigern, sind mitunter äußerst schwierig zu beurteilen. Von einer momentanen und harmlosen »Verstimmung« bis hin zur lebensbedrohlichen Bauchfellentzündung sind so viele Ursachen möglich, dass eine Selbstdiagnose recht riskant werden kann. Weder von der Heftigkeit der Schmerzen noch von der Schmerzstelle lässt sich immer auf die Erkrankung oder Störung eines Organs rückschließen. Eine Blinddarmentzündung kann bei dem einen plötzlich auftreten und so schmerzhaft sein, dass man gern den Arzt ruft. Bei dem anderen zwickt es nur manchmal in der Blinddarmgegend, so dass solche Beschwerden kaum mehr beachtet werden – bis es dann eines Tages fast zu spät ist. Schmerzen, die einen entzündeten oder auch schon vereiterten Wurmfortsatz anzeigen, können sich zuerst im Rücken melden oder im Nabelbereich. Nierenleiden kündigen sich gelegentlich mit Bauchschmerzen an, Gallenkoliken mit Schmerzen unter dem Schulterblatt.

Wer seine Leiden nicht kennt, muss deshalb unbedingt ärztlichen Rat einholen – vor allem dann, wenn zu den Schmerzen Übelkeit, Erbrechen, Schüttelfrost oder eine hart verspannte Bauchdecke hinzukommen. Ein vereiterter Blinddarm kann sehr schnell durchbrechen. Auch ein Zwölffingerdarmgeschwür frisst sich möglicherweise durch die Darmwand hindurch. Einen solchen Vorgang spürt man aber erst, wenn höllische Schmerzen melden, dass sich der Darminhalt in den Bauchraum ergossen und dort eine Bauchfellentzündung ausgelöst hat. Zu langes Abwarten ist möglicherweise ebenso verhängnisvoll wie der Versuch, die Schmerzen zu dämpfen. Besteht nämlich eine innere Blutung, könnte sie durch Schmerzmittel verschlimmert werden. Handelt es sich um eine Entzündung, wären warme Wickel verhängnisvoll.

Heilmittel	*Anwendungsweise*
Basilikum (Ocimum basilicum)	**Tee:** 2 TL des Krauts mit $1/4$ l kochendem Wasser überbrühen, 10 Minuten ziehen lassen und davon bei Bedarf 1 kleine Tasse trinken.
Wirkstoffe: Ätherische Öle **Wirkung:** Entkrampfend, verdauungsfördernd, entzündungshemmend, beruhigt die Nerven	**Hinweis:** Hilft besonders bei nervösen Magenschmerzen, wenn sich der Ärger oder die Aufregung dort niederlässt.
Dill (Anethum graveolens)	**Tee:** 1 TL Samen mit 1 Tasse kaltem Wasser ansetzen, kurz aufkochen, abseihen, ungesüßt trinken. Bis zu 3 Tassen täglich.
Wirkstoffe: Ätherisches Öl, fettes Öl, Mineralstoffe **Wirkung:** Blähungsfördernd, appetitanregend, harntreibend	**Hinweis:** Auch für kleinere Kinder geeignet.
Enzian	**Tee:** 1 TL der Wurzel wird mit $1/4$ l kaltem Wasser angesetzt, 5 Minuten kochen lassen. Man trinkt jeweils vor den Mahlzeiten 1 Tasse, und zwar schluckweise.
s. Mittel bei Grippe (Influenza), S. 105	**Hinweis:** Nicht geeignet bei übersäuertem und gereiztem Magen.
Gänsefingerkraut	**Tee:** Ebd. **Hinweis:** Wenn der Magen krampft.
s. Mittel bei Verspannungskopfschmerzen, S. 120	
Johanniskraut	**Tee:** s. Mittel bei Grippe (Influenza), S. 106 **Öl:** s. Mittel bei Trigeminusneuralgie, S. 142
s. Mittel bei Grippe (Influenza), S. 106	
Kamille	**Tee:** Ebd.
s. Aufbau- und Stärkungsmittel, S. 27	
Kümmel	**Tee:** Ebd. **Auflage:** Die Kümmelsamen werden in ein Leinensäckchen genäht und im Wasser erwärmt. Man legt das Säckchen auf den Bauch.
s. Mittel bei »Grippe«, S. 98	**Hinweis:** Speziell für Kinder geeignet.

Heilmittel	Anwendungsweise

Lein, Flachs

s. Mittel bei Halsschmerzen, S. 79

Tee: 1–2 TL Leinsamen in $1/4$ l Wasser ansetzen, gelegentlich umrühren, 20–30 Minuten quellen lassen, abseihen und auf Trinktemperatur erwärmen. Davon trinkt man 2–3 Tassen täglich.
Auflagen: s. **Zahnschmerzen,** S. 173
Hinweis: Besonders geeignet bei chronischen Leibschmerzen.

Ringelblume

s. Mittel bei Halsschmerzen, S. 80

Tee: Ebd.
Hinweis: Vor allem wirksam bei der akuten Gastritis.

Schafgarbe

s. Mittel bei offenen Wunden, S. 162
Hinweis: Wirkt besonders gut bei Leibschmerzen, die mit Kreuzschmerzen verbunden sind.

Tee: 1 TL der Pflanze mit $1/4$ l heißem Wasser überbrühen, 15 Minuten ziehen lassen, abseihen. Man trinkt davon 3 Tassen pro Tag.
Badezusatz: 50–75 Gramm des Krauts mit 1 l kochendem Wasser überbrühen, nach 20 Minuten dem Badewasser zugeben.
Homöopath. Zubereitung: *Millefolium,* Urtinktur aus frischem Kraut 1/3.

Tausendgüldenkraut

s. Aufbau- und Stärkungsmittel, S. 30

Tee: Ebd.
Tinktur: Ebd.
Hinweis: Wirksam bei allen Leibschmerzen, besonders auch bei Sodbrennen.

Wermut (Absinthium)

Wirkstoffe: Bitterstoffe, ätherisches Öl, Gerbstoffe
Wirkung: Beruhigend, abwehrsteigernd

Tee: 1 TL geschnittenes Kraut wird mit 1 Tasse kochendem Wasser überbrüht. 10 Minuten ziehen lassen, abseihen. Man trinkt 1 Tasse, nicht zu heiß und nicht mehr nach dem Essen.
Hinweis: Wegen des bitteren Geschmacks für Kinder kaum geeignet. Nicht in der Schwangerschaft und bei Entzündungen im Darm.
Homöopath. Zubereitung: *Absinthium,* Urtinktur aus frischen Blättern und Blüten 1/3.

Fertigpräparate	*Anwendungsweise*

Argentum nitricum D 4

Wirkstoff: Silbernitrat
Wirkung: Schützt und baut die Magenschleimhaut auf

Tropfen: 1-mal täglich 10–15 Tropfen, akut 2- bis 3-mal.
Globuli: Ebenso.
Hinweis: Eines der besten Mittel gegen Sodbrennen.

Belladonna-Strath comp.

Wirkstoffe: Kalmus, Kamille, Süßholz, Melisse, Tollkirsche
Wirkung: Entspannend auf den gesamten Magen-Darm-Trakt, stabilisiert die Magensekretion, entzündungswidrig

Tropfen: 3-mal täglich 20–30 Tropfen.
Hinweis: Hilft nicht nur bei den körperlichen Ursachen der Magenschmerzen, sondern auch bei den nervösen und seelischen.

Bismutum Pentarkan

Wirkstoffe: Wismutnitrat D 2, Pfeffer D 5, Akazie D 5, Schwertlilie D 3, Arsen D 5
Wirkung: Entzündungshemmend, krampflösend, schmerzstillend; schützt die Magenschleimhaut vor Selbstverdauung

Tabletten: 3-mal täglich 1–2 Tabletten, akut alle $1/2$ bis Stunde.
Hinweis: Wirkt schnell bei akuter und chronischer Gastritis und vor allem bei erhöhter Säureproduktion mit heftigen Schmerzen.

Cefatropin

Wirkstoffe: Atropinsulfat D 4, wilder Jasmin D 4, Silber D 4, Angelikawurzel, Wermut, Leinsamen
Wirkung: Beruhigend, verdauungsfördernd, entkrampfend, schmerzlindernd

Tropfen: Man nimmt 3-mal täglich 10–20 Tropfen, Säuglinge bekommen 2–3 Tropfen in die Milch.
Tabletten: Man lässt 3-mal täglich 1–2 Tabletten vor den Mahlzeiten im Mund zergehen.
Hinweis: Für Säuglinge sind die Tropfen geeignet.

Cefagastrin

Wirkstoffe: Kamille, Ringelblume, Pfefferminze, Tausengüldenkraut, Wermut, Arnika, Fenchel
Wirkung: Entkrampft, beruhigt, entzündungswidrig, antibakteriell, antiviral, antimykotisch

Tropfen: 3-mal täglich 20–30 Tropfen vor dem Essen, Kinder die Hälfte.
Hinweis: Hilft vor allem gegen die akute und chronische Gastritis.

Flatuol Forte cum Belladonna

Wirkstoffe: Tollkirschenextrakt, Anis, Fenchel, Kümmel, Wermut, Pfefferminze, Kalmuswurzel, Kümmelöl, Pfefferminzöl
Wirkung: Entkrampfend, verdauungsregelnd, schmerzlindernd

Dragees: Man nimmt 3-mal täglich 1–2 Dragees, doch nicht mehr als täglich 6.
Hinweis: Bei Leibschmerzen infolge Verdauungsbeschwerden, Funktionsschwäche von Gallenblase und Bauchspeicheldrüse geeignet. Bei grünem Star verboten.

Fertigpräparate   *Anwendungsweise*

Gastroplant

Wirkstoffe: Tausendgüldenkraut D1, Ignatiusbohne D4
Wirkung: Reguliert und normalisiert die Magensaftsekretion, macht den Magen widerstandsfähiger gegen nervliche Belastungen.

Tropfen: 3-mal täglich 5–15 Tropfen vor dem Essen, Kinder 3–6 Tropfen.
Hinweis: Wirksam bei nervösem Magen, aber auch bei Magenschmerzen durch Nikotin, Alkohol oder zu fettem Essen.

Iberogast

Wirkstoffe: Schleifenblume, Schöllkraut, Mariendistel, Melisse, Kümmel, Süßholz, Engelwurz, Kamille
Wirkung: Entkrampft die Magen und Darmmuskulatur, regt die Verdauung an, unterstützt Leber und Galle bei der Entgiftung

Tropfen: 3-mal täglich 20 Tropfen, Kinder die Hälfte vor dem Essen.
Hinweis: Hilft bei allen Störungen in Magen und Darm zuverlässig und schnell. Auch bei Sodbrennen wirksam.

Pflügerplex Ornithogalum

Wirkstoffe: Essig D12, Silbernitrat D12, Tausendgüldenkraut D3, Brechweinstein D12, Kondurango D3, Milchstern D3
Wirkung: Entkrampft, reguliert Magensaftproduktion, schmerzstillend, regt die Verdauung an

Tropfen: 3-mal 10–15 Tropfen.
Hinweis: Wirksames Mittel bei Magen-, Darmgeschwüren, Koliken mit Übelkeit und starken Schmerzen.

Spascupreel

s. **Mittel bei Zahnschmerzen, S. 175**

Suppositorien: Ebd.
Hinweis: Bei allen Krämpfen, auch für Erwachsene.

Thymus Spl. Tropfen

Wirkstoffe: Thymian D2, Stinkasant D4, Magnesiumphosphat D10, Magnesiumcarbonat D10, Bismutnitrat D10, Antimon D12
Wirkung: Entkrampft, schmerzstillend, reguliert die Verdauungssäfte, beruhigt, nimmt den Brechreiz

Tropfen: 1- bis 3-mal 15 Tropfen.
Hinweis: Wenn die Gastritis mit erhöhter Magensaftproduktion und heftigen Krampfschmerzen verbunden ist.

Atropin cpl. 314 (Tabletten). Homöopath., hilft auch bei chronischem Magenleiden.
Dioscorea cpl. 178 (Tropfen). Homöopath., hilft bei Verdauungsstörungen, Blähungen.
Duodena Magen-Pulver (Pulver). Kohle, Kräuterextrakte, nicht bei Entzündungen.
Enzynorm (Dragees). Enzyme, besonders hilfreich bei zu wenig Magensäure.
Gelée Royale (Pillen, Trinkampullen). Bienenköniginnenfutter, aufbauend.
Leptandra compositum (Tropfen). Homöopath., hilft sehr gut bei Diätfehlern.
Pflüger Magen-Darmtee (Tee). Kräutertinkturen, hilft bei allen Magen-Darm-Leiden.

Behandlungsmethoden bei Leibschmerzen

Akupressur

Bei allen Magen- und Leibschmerzen hilft der Harmonisierungspunkt, drei Finger breit über dem Bauchnabel.

Legen Sie drei Finger oberhalb des Nabels auf den Bauch. Der gesuchte Punkt liegt dann unter dem obersten Finger, in der Regel ist es der Zeigefinger. Massieren Sie diesen Punkt mit langsamen, kreisenden Bewegungen ganz leicht, aber mit Ausdauer, und zwar mindestens zwei Minuten lang. Wiederholen Sie diese Akupressur mehrmals am Tag.

Fuß-Reflexzonen-Massage, S. 487

Hinweis: Empfiehlt sich bei chronischen Leibschmerzen.

Nach Kopfschmerzen sind Rücken- und Kreuzschmerzen die häufigsten Beschwerden. Die Skala der möglichen Ursachen reicht vom »Hexenschuss« über verschobene Wirbel, Ischias, ein verschobenes Becken, Haltungsfehler bis hin zu Gebärmuttersenkung. Von der Art der Schmerzen und ihrer Lokalisierung lässt sich nur selten mit einiger Sicherheit auf den Hintergrund schließen. Weil aber im einen Fall der Orthopäde, im anderen der Rheumaspezialist, im dritten der Frauenarzt, im vierten der Neurologe zuständig ist, kann es vorkommen, dass sich der betroffene Patient von einem Arzt zum anderen »abgeschoben« fühlt und einen langen Weg gehen muss, bis ihm endlich geholfen wird.

Dass Frauen von Kreuzschmerzen zehnmal häufiger heimgesucht werden, liegt mit Sicherheit in ihrer Natur:

1. Nicht ganz die Hälfte dieser Kreuzschmerzen resultiert aus Unterleibsproblemen. Dabei kann es sich um eine Gebärmuttersenkung handeln, um Verwachsungen, eine Entzündung oder eine gutartige Geschwulst an Gebärmutter, Eierstöcken oder Eileiter. Selbst Regelstörungen können Kreuzschmerzen auslösen.
2. Wenn die weibliche Hormonproduktion schon mit fünfunddreißig Jahren langsam nachlässt, bekommen das nicht zuletzt die Knochen zu spüren. Sie werden, fehlt Östrogen, nur noch mangelhaft versorgt, bauen sich deshalb ab, werden brüchig oder verbiegen sich. Ganz typisch dafür ist der so genannte »Witwenbuckel«.
3. Vielfach sind Rückenschmerzen auch das Ergebnis seelischer »Verspannungen«. Davon sind vor allem jüngere Frauen häufig betroffen. Übermäßiger Stress führt bei Männern eher zu Magengeschwüren, bei Frauen zu Kreuzschmerzen.

Das bedeutet, Frauen mit Kreuzschmerzen sollten immer zuerst an eine Störung im Unterleib oder der Hormonproduktion denken. In den meisten Fällen lassen sich die Ursachen relativ leicht beheben, so dass man sich nicht unnötig damit herumquälen muss. Grundsätzlich ist zu empfehlen, dass Mütter nach einer Geburt den Chiropraktiker aufsuchen, um prüfen zu lassen, ob sich während der Schwangerschaft Beckenwirbel verschoben haben.

Auch Ischias und Hexenschuss haben nicht selten mit einem verschobenen Wirbel zu tun. Und Rückenschmerzen in der Höhe der Schulterblätter stehen meist in direktem Zusammenhang mit Blähungen und Verstopfung.

Stellt sich aber heraus, dass den Kreuzschmerzen kein organischer Schaden zugrunde liegt, muss die Lebensweise überprüft und, wenn nötig, korrigiert werden, damit sich kein chronisches Leiden entwickelt.

Heilmittel	Anwendungsweise

Ackerschachtelhalm

s. Aufbau- und Stärkungsmittel, S. 24

Tee: Ebd.
Hinweis: Stärkt den ganzen Halteapparat der Wirbelsäule, vergrößert die Elastizität und baut Bindegewebe neu auf.

Eiche

s. Mittel bei Verbrennungen, S. 159

Umschläge: Ebd.

Frauenmantel

s. Mittel bei Vergiftungskopfschmerzen, S. 127

Sitzbad: 50–60 g der ganzen Pflanze werden in 5 l Wasser aufgekocht. 10 Minuten ziehen lassen. Bei etwa 35 Grad Wärme anwenden (s. Wasseranwendungen, S. 496).
Hinweis: Besonders empfehlenswert bei periodebedingten Kreuzschmerzen. Darf jedoch nicht in der Schwangerschaft angewendet werden.
Homöopath. Zubereitung: Alchemilla vulgans, Urtinktur aus frischem, blühendem Kraut 1/2.

Ginseng

s. Aufbau- und Stärkungsmittel, S. 25

Tee: Ebd.
Hinweis: Den Tee nicht nur trinken, sondern auch in Form von Auflagen auf die schmerzende Stelle legen. Besonders wirksam beim Hexenschuss.

Hafer

s. Aufbau- und Stärkungsmittel, S. 26

Tee: 4 TL des Getreides mit $1/4$ l kaltem Wasser aufkochen und so lange kochen, bis nur noch etwa $2/3$ der ursprünglichen Menge übrig sind. Damit Umschäge oder Vollbäder machen und 2 Tassen trinken.

Heublumen

s. Mittel bei Trigeminusneuralgie, S. 142
Hinweis: Die Auflage empfiehlt sich bei Verkrampfungen der Rückenmuskeln, das Sitzbad bei Unterleibsstörungen. Heublumen jeweils nur einmal verwenden.
Nicht in der Schwangerschaft anwenden.

Auflage: 1 kg Heublumen wird mit 3–5 l kaltem Wasser übergossen. Man kocht es kurz auf und lässt es $1/4$ Stunde ziehen. In den Absud wird ein Leinentuch 10 Minuten eingeweicht und anschließend auf die schmerzende Stelle gelegt. Die Auflage wird alle 2 Stunden erneuert.
Sitzbad: Wie bei der Auflage wird ein Absud aus Heublumen zubereitet. Mit ihm macht man ein Sitzbad von etwa 35 Grad (s. Wasseranwendungen, S. 496).

| *Heilmittel* | *Anwendungsweise* |

Johanniskraut

s. Mittel bei Grippe (Influenza), S. 106
Hinweis: Hilfreich bei Rückenverspannungen, Haltungsfehlern. Erhöhte Sonnenempfindlichkeit beachten. Das Johanniskraut ist wie kaum eine andere Pflanze in der Lage, abgenutzte Zwischenwirbelscheiben wieder aufzubauen.

Bürstenmassage mit Johannisöl: Man massiert das Johannisöl (s. Mittel bei Trigeminusneuralgie, S. 142) mit einer weichen Bürste leicht in die schmerzende Rückenpartie.

Kalmus

s. Mittel bei stumpfen Verletzungen, S. 157

Tee: Ebd.
Hinweis: Den Tee trinken und für Auflagen oder Bäder verwenden.

Wirsing (Brassica oleracea)

Wirkstoffe: Alkalien, Anti-Ulkus-Faktor
Wirkung: Reinigend, kühlend, schmerzstillend

Auflage: Ein frisches, gesundes Wirsingblatt wird auf die schmerzende Stelle gelegt und gewechselt, sobald es warm geworden ist. Am besten abends vor dem Schlafen anwenden.
Hinweis: Jedes Blatt soll nur einmal verwendet und dann weggeworfen werden.

Mittel bei Kreuzschmerzen

| *Fertigpräparate* | *Anwendungsweise* |

Chiroplexan H

s. Mittel bei stumpfen Verletzungen, S. 165

Tropfen: Ebd.
Hinweis: Knochenaufbau- und Bandscheibenmittel.

Disci Bamb HM

Wirkstoffe: Kieselsäure D 10, Arnika D 3, Gold D 6, Bambus D 6, Kalziumphosphat D 10, Bandscheibe D 6, Zypressenwolfsmilch D 2, Ameise D 3, Magnesiumphosphat D 10
Wirkung: Baut Knorpel und Knochen auf

Tropfen: 3-mal täglich 10–15 Tropfen.
Hinweis: Empfehlenswertes Mittel bei Bandscheibenschäden, Wirbelsäulenerkrankungen und Bänderschwäche.

Disci comp. cum Aesculo

Wirkstoffe: Rosskastanie D 49, Arnika D 19, Bandscheiben D 7, Ameise D 6, Bambus D 1
Wirkung: Durchblutungsfördernd, entzündungswidrig. Aufbauend für Knorpelsubstanz, schmerzstillend

Globuli: 1- bis 3-mal täglich 5–10 Globuli.
Gel: 1- bis 2-mal täglich entlang der Wirbelsäule einreiben.
Hinweis: Wirksames Mittel bei Bandscheibenschäden und Scheuermann.

Fertigpräparate	*Anwendungsweise*

Disci comp. cum Argento

Wirkstoffe: Silber D 19, Arnika D 19, Bandscheiben D 7, Ameise D 6, Bambus D 5
Wirkung: Baut ebenfalls Knorpelgewebe auf, stark entzündungswidrig, kühlend, schmerzstillend

Globuli: 1- bis 3-mal 5–10 Globuli.
Hinweis: Bei allen Wirbelsäulenschäden, die von einer Entzündung begleitet werden.

Gyno-Gastreu

Wirkstoffe: Rosskastanie D 6, Schlangenwurzel D 4, Koloquinte D 6, Natriumchlorat D 30, Brechnuss D 30, Kermesbeere D 8, Strontiumcarbonat D 12
Wirkung: Durchblutungsfördernd, reguliert die Hormone, entkrampfend, schmerzstillend

Tropfen: 1-mal täglich 10–15 Tropfen.
Hinweis: Vor allem bei Kreuzschmerzen geeignet, die von der Menstruation oder Unterleibserkrankungen kommen.

Hypericum flos 25%

Wirkstoff: Johanniskrautöl
Wirkung: Erwärmend, entspannend, knorpelaufbauend

Öl: 1- bis 2-mal täglich den Rücken kräftig einmassieren.
Hinweis: Hilft sogar bei starken Schmerzen und heilt.

Poliomyelansalbe

s. Mittel bei Verspannungskopfschmerzen, S. 123

Serpalgin Salbe »Horvi«

s. Mittel bei Verspannungskopfschmerzen, S. 123

Salbe: Ebd.,
Hinweis: Bei allen besonders starken Schmerzzuständen hilfreich.

Steirocall

s. Mittel bei stumpfen Verletzungen, S. 166

Tropfen: Ebd.
Hinweis: Gutes Schmerz- und Heilmittel.

Spondylonal

Wirkstoffe: Vitamin E, B_1, B_6, B_{12}
Wirkung: Knochenaufbauend, knochenheilend

Kapseln: 3-mal täglich 1 Kapsel nach den Mahlzeiten mit etwas Flüssigkeit.
Hinweis: Besonders bei Schmerzen, die von der Wirbelsäule ausgehen.

| Fertigpräparate | Anwendungsweise |

Spondylon mild

Wirkstoffe: Heparin-Natrium, Metylnicotinat, Salicylsäure, Kampfer
Wirkung: Schmerzlindernd, löst Muskelverspannungen

Einreibung: Mehrmals täglich mittels der Rollkugel in die schmerzende Stelle einmassieren.
Hinweis: Hilft besonders gut bei Schmerzen, die von der Wirbelsäule ausgehen.

Wobe-Mugos

Wirkstoffe: Eiweißspaltende Enzyme aus Rinderpankreas, Kalbsthymus und dem Melonenbaum
Wirkung: Schmerzlösend, fördert die Durchblutung, reinigt die Gefäße, stärkt die Abwehrkräfte

Dragees: 3 – 10 Dragees täglich, im akuten Notfall bis zu 20.
Zäpfchen: 13 Zäpfchen täglich.
Salbe: Nach Bedarf auf die schmerzende Stelle auftragen.
Hinweis: Beschleunigt den Heilungsprozess, indem es die Schlackstoffe aus den erkrankten Gebieten ausleitet. Darf nur bei akuten Blutungen oder bei Neigung zu Blutungen nicht genommen werden, sonst unbedenklich.

Behandlungsmethoden bei Kreuzschmerzen

Akupressur

Die beiden Punkte liegen rechts und links der Wirbelsäule, unmittelbar über den Beckenknochen.

Stützen Sie beide Hände seitlich so in die Hüften, dass die Finger vorn, die Daumen auf dem Rücken liegen, möglichst nahe zur Wirbelsäule hin. Drücken Sie mit den Daumen kräftig zu. Wenn Sie den richtigen Punkt gefunden haben, verspüren Sie einen leichten Schmerz. Drücken Sie zwei, drei Minuten lang gleichmäßig.

Heublumenauflagen

Man legt abends vor dem Schlafengehen ein heißes Heublumensäckchen in das Kreuz und lässt es so lange dort, bis es nicht mehr warm ist. Danach gut zudecken.

Fuß-Reflexzonen-Massage, S. 487

Als harmlos sollte man sie eigentlich nie bezeichnen, auch wenn einem beruhigend versichert wird: »Es besteht kein organischer Schaden.« Gewiss, es ist eine Erleichterung zu wissen, dass die weitaus meisten Herzbeschwerden keine ernste Gefahr signalisieren. Doch wenn sich das Herz mit Schmerzen meldet, ist das fast immer ein Zeichen dafür, dass es sich in Not befindet. Dabei lässt sich von der Heftigkeit der Schmerzen nicht unbedingt der Grad seiner Not ablesen. Nervöse Herzschmerzen, so genannte funktionelle Herzstörungen, können heftiger sein als die eines stummen Infarkts. Ein Herzklappenfehler meldet sich überhaupt nicht mit Schmerzen, sondern nur mit Leistungsabfall und Müdigkeit.

Einen sehr deutlichen Hinweis allerdings sollte man kennen und beachten: Treten bei körperlicher Anstrengung Schmerzen auf, und lassen sie nach, sobald man sich ausruht, reicht die Sauerstoffversorgung eines Herzmuskels nicht mehr aus, größere Belastungen mitzumachen. Dann bekommt der betroffene Muskel einen Krampf, vergleichbar dem Wadenkrampf nach Überanstrengung. Treten solche Herzkrämpfe häufiger auf, spricht man von *Angina pectoris*. Sie kann mit sehr heftigen Schmerzen verbunden sein, die sich kaum mehr von denen beim akuten Infarkt unterscheiden. Sie sitzen mitten in der Brust, unter dem Brustbein – nicht etwa in der »Herzgegend« – und strahlen in den linken Arm aus, in das Kinn oder sternförmig in den ganzen Körper. Solche massiven Schmerzen – der Betroffene hat das Gefühl, von einem eisernen Panzer umklammert zu werden – lösen panische Angst aus, was den Krampf verstärkt und damit die Schmerzen. Ist der *Angina-pectoris*-Anfall nach zwanzig Minuten nicht vorbei, handelt es sich aller Wahrscheinlichkeit nach um einen Herzinfarkt.

Ein Blutgefäß im Herzmuskel ist nicht mehr verengt, wie meist bei *einer Angina pectoris*, sondern verschlossen. Das Blut kann nicht mehr hindurchgelangen. Die Muskeln hinter dem Verschluss bekommen keinen Sauerstoff und sterben ab.

Umgekehrt: Melden sich die Schmerzen im Augenblick körperlicher Untätigkeit (beim Sitzen am Schreibtisch, vor dem Fernseher, nachts im Bett) und verschwinden sie, sobald man sich bewegt, ein bisschen anstrengt, gehen sie fast immer von nervösen, funktionellen Herzstörungen aus. Der Hintergrund: Die Herzmuskeln, die zum Ausruhen nur die kurze Zeit zwischen zwei Schlägen besitzen, sind bei Untätigkeit, vor allem wenn man regungslos steht oder sitzt, mehr beansprucht als bei leichter Bewegung. Die Muskeltätigkeit nämlich unterstützt den Kreislauf, entlastet das Herz, indem sie das Blut zu ihm zurückpresst und Raum schafft, damit es überhaupt vorankommen kann. Das Herz ist zwar eine kräftige, leistungsstarke Pumpe, doch allein könnte sie das Blut nicht im Fluß halten. Der

Kreislauf ist weit verzweigt, die Gefäße werden immer feiner. Das Herz ist auf die Mithilfe der Muskeln angewiesen. Jedes Mal, wenn es eine Tasse voll Blut in die Gefäße drückt, müssen diese weit geöffnet sein, um es aufnehmen zu können. Haben sie es aufgenommen, müssen sie sich zusammenziehen, um es wieder weitergeben zu können – Zentimeter um Zentimeter, den ganzen Kreislauf entlang.

Normalerweise funktioniert das perfekt. Bei großer Nervosität und nervlicher Belastung allerdings geraten Herz und Gefäßmuskeln leicht aus dem Takt. Dann zieht sich das Herz mit gesteigerter Kraft zusammen, bringt aber doch nur wenig Blut – und das mit hohem Druck – voran, weil die Gefäße im falschen Moment verschlossen sind. Oder die Muskeln entlang des Kreislaufs bleiben schlaff, und das Blut »versickert« buchstäblich in den Gefäßen. In beiden Fällen wird das Herz überanstrengt, obwohl man scheinbar überhaupt nichts tut.

Eine dritte Art von »Herzschmerzen« muss noch erwähnt werden, die zwar in der Herzgegend verspürt wird, mit dem Herzen aber nichts oder nur wenig zu tun hat. Sie tritt dann auf, wenn das Zwerchfell das Herz beengt, weil Magen und Darm nach oben drücken. Interessanterweise haben schon die alten Ägypter in Magen und Herz eine Einheit gesehen. Niemals durfte das eine Organ ohne das andere behandelt werden. Bei Übelkeit sagen wir Deutschen »Mir ist schlecht« und beziehen das Unwohlsein auf den Magen. Die Franzosen sprechen in derselben Situation vom »mal au coeur«, vom Herzschmerz. Für die Ägypter war es dasselbe. Im *Papyrus Ebers* wird der Arzt angewiesen: »Falls du einen Patienten wegen Schmerzen in der Herzgegend untersuchst und feststellst, dass seine Glieder so schwer sind, als litte er unter einem Anfall von Schwäche, dann lege deine Hand auf sein Herz. Fühlst du es trommeln, ist es bald deutlich spürbar, bald wieder verschwunden, dann kannst du deinem Patienten sagen: ›Es handelt sich um eine Verdauungsschwäche. Sicher verspürst du auch keinen rechten Appetit.‹ Sorge dafür, dass sein Leib geräumt wird. Nimm das Innere von frischen Datteln und mache mit Bier einen Brei daraus. Das soll er trinken, dann kommt der Appetit von selbst wieder.« Als Herzstärkungsmittel empfahlen die Ägypter Olivenöl, Honig, Wein und vor allem Gurken – in den unterschiedlichsten Kombinationen –, also wiederum Produkte der Natur, die die Nerven beruhigen, das Herz entlasten, für eine gute Verdauung sorgen und zur inneren Harmonie beitragen.

Nervöse Herzbeschwerden behandelt man heute im akuten Fall am zweckmäßigsten mit einem leichten Beruhigungsmittel, etwa Baldrian. Gleichzeitig sollte man aber durch gezieltes Abhärten (s. *Wasseranwendungen und Wickel*) und sportliche Betätigung dafür sorgen, dass die Kreislaufsteuerungen wieder aufeinander abgestimmt werden und das Herz unter Belastung auch gute Leistungen erzielt. Damit verschwinden die Schmerzen dann von selbst. Bei funktionellen Herzstörungen sollte man immer auch an eine Umweltbelastung denken. Möglicherweise sind der Arbeitsplatz oder die Schlafstelle ungesund und müssen »entstört« werden.

Im Fall leichter Herzkrämpfe, die sich bei körperlicher Betätigung (Treppensteigen) zeigen, darf man schon einmal zu einem *Aspirin* greifen. Es »verdünnt« das Blut und sorgt für eine bessere Versorgung der Herzmuskeln.

Bei *Angina pectoris* wäre es ein großer Fehler, sich äußerste Schonung aufzuerlegen und sich vor lauter Angst nicht mehr körperlich anzustrengen. Es hat sich in klinisch überwachten Untersuchungen gezeigt, dass genau das Gegenteil richtig ist. Man muss seine Belastbarkeit trainieren, bis man spürt, dass ein Schmerzanfall droht. Dann legt man eine Pause ein. Nach kurzem Verschnaufen betätigt man sich erneut – wiederum bis an die Schmerzgrenze. Mit solchen Übungen lässt sich die Leistungsgrenze bis zum Eintritt der Schmerzen immer weiter hinausschieben.

Heilmittel	*Anwendungsweise*
Adonisröschen (Adonis vernalis)	Homöopathische Form: D 6
	Hinweis: Die Pflanze ist leicht giftig. Die
Wirkstoffe: Herzwirksame Glykoside	Wirkung ist der von Digitalis ähnlich, sie
Wirkung: Harntreibend, beruhigend, stärkt	setzt schneller ein, wirkt nicht so stark und
die Herzleistung	hält nicht so lange an. Gut bei Altersherz.
Benediktenkraut	Tee: Ebd.
	Hinweis: Hilft, wenn die Herzschmerzen
s. Mittel bei »Grippe«, S. 97	durch Verdauungsstörungen verursacht
	werden.
Eselsdistel	Tee: Ebd.
	Hinweis: Harmonisiert das Herz-Kreislauf-
s. Aufbau- und Stärkungsmittel, S. 25	System, besser noch in D 6.
Fingerhut (Digitalis purpurea)	Hinweis: Nur in homöopathischer Verdün-
	nung zu empfehlen.
Wirkstoffe: Glykoside, Saponine, Schleim,	Homöopath. Zubereitung: *Digitalis* D 12.
Flavonglykosid	
Wirkung: Entwässernd, erhöht die Herz-	
leistung	
Gamander	Tee: Ebd.
	Tinktur: Ebd.
s. Aufbau- und Stärkungsmittel, S. 25	Hinweis: Stärkt das Herz vor allem bei
	seelischen Schmerzen und großer Er-
	schöpfung.
Heckenrose	Tee: Ebd.
	Mus: Ebd.
s. Schnupfenmittel, S. 50	Ätherisches Öl: Die Ohrläppchen mit dem
	Öl bestreichen.
	Hinweis: Entwässert Herz und Nieren und
	stärkt so die Herzmuskelleistung. Hilft auch
	besonders nach seelischen Verletzungen.
Herzgespann	Tee: Ebd.
	Hinweis: Bei nervösen, funktionellen Herz-
s. Mittel bei Durchblutungskopfschmer-	schmerzen mit gleichzeitiger nervöser Er-
zen, S. 134	schöpfung.
Mädesüß	Tee: Ebd.
	Hinweis: Hilft bei funktionellen Herzbe-
s. Mittel bei Verspannungskopfschmer-	schwerden.
zen, S. 120	

Heilmittel	Anwendungsweise
Melisse s. Mittel bei Halsschmerzen, S. 79	Tee: Ebd. Hinweis: Harmonisiert die Herzfunktion, auch nach Gemütserregung.
Weißdorn s. Mittel bei Vergiftungskopfschmerzen, S. 129	Tee: Ebd. Hinweis: Verbessert die Herzleistung, reguliert den Blutdruck.

Mittel bei Herzschmerzen

Fertigpräparate	Anwendungsweise
Cetadysbasin Wirkstoffe: Mutterkorn D 4, Rosskastanien, Gänsefingerkraut Wirkung: Schmerzlindernd, fördert die Durchblutung	Tropfen: 2-mal stündlich 20 Tropfen. Tabletten: 2-mal stündlich 2 Tabletten im Mund zergehen lassen. Hinweis: Hilfreich bei Herzschmerzen infolge Blutstaus, Durchblutungsstörungen.
Cactus comp. I Wirkstoffe: Weißdorn D 2, Melisse D 2, Königin der Nacht Wirkung: Herzstärkend, entkrampfend, verdauungsfördernd, schmerzlindernd	Globuli: 3- bis 5-mal täglich 15 Globuli. Hinweis: Bei nervösen, krampfartigen Herzbeschwerden, auch wenn sie von der Verdauung ausgehen.
Cordiak Wirkstoffe: Weißdorn (Blüten, Blätter, Früchte), Johanniskraut, Herzgespann, Melisse, Rose, Rosmarin, Wiesenknopf, Gold Wirkung: Reguliert die Herzfunktion bei gleichzeitiger Herzstärkung	Tropfen: 2- bis 3-mal täglich je 4 – 6 Tropfen auf 1 TL Wein oder Wasser oder 10 – 12 auf 1 Tasse Melissentee, tagsüber schluckweise trinken. Hinweis: Wirkt bei allen Zuständen des Herzens.
Gold-Komplex Wirkstoffe: Gold D 2, Königin der Nacht D 1, Kampfer D 2, Maiglöckchen D 3, Weißdorn D 1, Strophantus D 3, Baldrian Wirkung: Anregend und regulierend auf die Herztätigkeit, fördert den Herzstoffwechsel, normalisiert den Kreislauf	Tropfen: Mehrmals täglich 10 – 20 Tropfen, akut alle $1/2$ Stunde auf 1 EL Wasser oder Zucker einnehmen. Hinweis: Empfehlenswert bei Herzneurose, Altersherz, Kreislaufschwäche.

Fertigpräparate	*Anwendungsweise*

Lymphdiaral

Wirkstoffe: Schierling, Samen der Herbstzeitlose, Fingerhut D1, Entenfuss D1, Quecksilberbijodat D2, Grauspießglanzer D1, Bilsenkraut, Ringelblume, Parakresse, Petroleum
Wirkung: Lymphreinigend, abwehrsteigernd

Salbe: 2- bis 4-mal täglich, bei chronischen Schmerzen 1- bis 2-mal täglich.
Hinweis: Empfehlenswertes Medikament bei allen Herzschmerzen.

Oxacant-sedativ

Wirkstoffe: Weißdorn, Herzgespann, Melisse, Baldrian
Wirkung: Beruhigend, herzstärkend, reguliert den Herzrhythmus

Tropfen: 3-mal täglich 20–30 Tropfen.
Hinweis: Wirksam bei allen nervösen Herzbeschwerden, Nikotinherz, Kaffeeherz, verdauungsbedingten Herzstörungen, klimakterisch bedingten und von der Schilddrüse ausgehenden.

Schwedentrunk

s. Mittel bei Koliken, S. 183

Getränk: Ebd.
Hinweis: Hilft vor allem, wenn das Herz vom Magen her belastet wird.

Strophantus-Strath comp.

Wirkstoffe: Maiglöckchen, Weißdorn, Besenginster, Meerzwiebel, Strophantus
Wirkung: Herzstärkend, stabilisierend auf den Herzrhythmus, fördert die Herzdurchblutung, entwässert

Tropfen: 3-mal täglich 20–30 Tropfen.
Hinweis: Besonders gutes Mittel für das nervöse und das Altersherz.

Behandlungsmethoden bei Herzschmerzen

Akupressur

Sie brauchen zwei Punktpaare. Das erste liegt unter dem Handballen, das zweite in der Armbeuge.
Hinweis: Hilft vor allem bei nervösen Herzbeschwerden, Herzjagen, Herzunruhe.

Drücken Sie den Daumen nicht zu fest in die deutlich spürbare Vertiefung unter dem Handballen am Ende des Unterarms. Nach wenigen Sekunden wechseln Sie die Hand, um dort das Gleiche zu wiederholen.
Winkeln Sie den Arm ab. Genau am Ende der zum Ellbogen verlaufenden Falte drücken Sie mit dem Mittelfinger so lange kräftig zu, einmal am rechten, einmal am linken Arm, bis Sie Erleichterung verspüren.

Kaltkompresse

Drücken Sie bei funktionellen Herzstörungen jeden Morgen beim Waschen einen kalten Waschlappen für einige Sekunden in die Herzgegend. Nur ganz kurz, aber möglichst kalt.

Sie gehören zweifellos zum Schlimmsten, was einem widerfahren kann: Schmerzen, die unentwegt bohren, reißen, quälen, ohne dass dem Patienten eine Verschnaufpause gewährt würde. Sie begleiten chronische Leiden wie Rheuma, Gicht, Schleimhautentzündungen, Durchblutungsstörungen in den Unterschenkeln, manche Krebserkrankungen. Da das zugrunde liegende Leiden in vielen Fällen nicht geheilt, die Ursache der Schmerzen also nicht behoben werden kann, ist die Medizin längst dazu übergegangen, die Patienten mit stärksten Mitteln zu betäuben – wobei nicht selten in Kauf genommen wird, dass sie dabei süchtig werden. Mitunter werden auch Schmerzleitungen chirurgisch durchtrennt. Neuerdings gibt es an manchen Universitäten (Mainz, München, Würzburg) sogar eigene Ambulanzen und Kliniken, die sich ausschließlich der Schmerzausschaltung widmen. Nirgendwo zeigt sich die Hilflosigkeit moderner Heilkunst so deutlich wie in der Schmerzbekämpfung. Man weiß zwar, dass der Körper Schmerzen selbst auszuschalten vermag – was er bei sehr schweren Verletzungen auch tut. Doch ist es noch nicht gelungen, den Mechanismus nachzuvollziehen, ohne den Patienten zugleich geistig und seelisch zu lähmen. Mit schweren Schmerzmitteln aber wird häufig mehr Unheil angerichtet als gutgemacht. Viel zu selten werden bei chronischen Schmerzen natürliche Heilmethoden wie Akupunktur, Kälte- oder Wärmeanwendungen, Neuraltherapie, Homöopathie oder auch mentales Training eingesetzt.

Im Einzelnen: Bei fortgeschrittener Arteriosklerose in den Unterschenkeln zum Beispiel stellen sich die so genannten Ruheschmerzen ein – ein Zeichen dafür, dass die Blutversorgung der Muskeln und Knochen, die schon längst keine Anstrengung mehr zulässt, auch im Ruhezustand nicht mehr ausreicht. Die Schmerzen sind zermürbend, vor allem in der Nacht. Die Patienten sitzen oft stundenlang im Bett und lassen die Beine über die Kante baumeln, um sich so ein wenig Linderung zu verschaffen. Der Gedanke an eine Amputation scheint dabei manchem als der letzte Ausweg.

Schmerztabletten kann man sich in dieser Situation ersparen. Auch für Kälte- und Wärmeanwendung wäre es zu spät. Die Muskeln sind schmerzhaft verkrampft, weil sie an Sauerstoffmangel leiden. Deshalb können auch nur zwei Maßnahmen helfen: Entweder müssen die verstopften Arterien wieder durchlässiger werden – das lässt sich nicht immer, aber häufig mit eiweißspaltenden Enzymen erreichen –, oder man muss den Sauerstoff auf anderem Weg in die Muskeln bringen. Das schafft die Ozontherapie. Praktiker versichern, dass mit der Ozonspritze wenigstens die Hälfte der Amputationen verhindert werden könnte (s. *Ozontherapie*).

Ein Patient, der an Durchblutungsstörungen in den Unterschenkeln leidet, sollte wissen, dass die Ruheschmerzen beinahe in allen Fällen verhindert werden können. Das lässt sich sogar ohne großen Aufwand an Zeit und Kosten bewerkstelligen – vorausgesetzt, man geht energisch gegen die ersten Anzeichen einer Leistungsbeeinträchtigung (Muskelkrämpfe nach kleinsten Belastungen, vorschnelle Ermüdung) an. Die Übung, die Arteriosklerosespezialisten entwickelt haben, heißt Intervalltraining. Es unterstützt den Körper in seinem Bemühen, um verstopfte Gefäße »Umleitungen« aus feinen Gefäßen (Kollateralen) zu bauen. Dieses Training sieht so aus: Wenn man etwa an der »Schaufensterkrankheit« leidet, die einem nur noch wenige schmerzfreie Schritte erlaubt, nach denen man rasch ermüdet und ausruhen muss, darf man sich nicht schonen und fortan nur noch trippeln. Im Gegenteil. Man muss sich ganz bewusst bemühen, zügig zu gehen, bis man spürt, dass die krampfartigen Schmerzen heraufziehen. Dann bleibt man sofort stehen, um sich auszuruhen. Man quält sich also nicht. Sobald der dumpfe Druck wieder nachgelassen hat, setzt man seinen Weg fort, bis man erneut stehen bleiben muss. Diese Übung sollte man mehrmals am Tag machen, wobei man gezielt versuchen muss, die Wegstrecke allmählich länger werden zu lassen, um mit der Zeit täglich eine Stunde zu gehen. Das lässt sich nicht in zwei, drei Tagen erreichen, doch in einigen Wochen. Damit bleibt man dann aber auch vor »Ruheschmerzen« verschont.

Rheumatische Schmerzen, speziell die der chronischen Polyarthritis, haben eine völlig andere Ursache. Am häufigsten macht sich die Krankheit zwischen dem zwanzigsten und vierzigsten Lebensjahr bemerkbar, bei Frauen dreimal häufiger als bei Männern. Fast die Hälfte aller Rheumatiker wird Frühinvalide. An Rheuma stirbt man nicht, doch es kann das Leben zur Hölle machen – über Jahrzehnte. Rheuma gilt als die teuerste und schmerzhafteste Krankheit überhaupt.

Neuerdings stellt man sich sein Entstehen etwa so vor: Hatte der Körper häufig mit Infektionen zu tun, und ist es ihm nicht gelungen, diese gründlich auszukurieren, dann können sich in ihm riesige »Müllhalden« ansammeln – Überreste vernichteter Krankheitserreger und abgestorbener Abwehrkräfte. Bei einem gesunden Menschen werden sie abgebaut und weggeschafft. Ist das nicht möglich, weil bereits eine neue Infektion bekämpft werden muss, sammeln sich solche »Halden« leicht dort, wo das Leben am schwächsten pulsiert: in den Gelenken, der Gelenkinnenhaut, im Knorpel, Bereiche, die nicht direkt an den Blutkreislauf angeschlossen sind und die nur bei kräftigen Muskelbewegungen versorgt werden. Nun unterläuft dem Körper offensichtlich ein folgenschwerer Irrtum. Im Bemühen, die »Halden« abzubauen, provoziert er Entzündungen, als gelte es, einen bösartigen Krankheitserreger zu bekämpfen. Schließlich zerstört er nicht nur den Abfall, sondern auch die damit »beschmutzten« Knorpel- und Knochenteile. Daraus ergibt sich die Behandlungs- und Heilmethode: Nichts wäre verhängnisvoller als die Schonung der schmerzenden Glieder. Sie müssen bewegt werden. Jede Ruhigstellung bedeutet umgehend Verschlimmerung, wachsende Versteifung – und noch mehr Schmerzen. Nur wer seine Glieder von Anfang an und unverdrossen bewegt, versorgt die Gelenke mit Blut und damit mit Heilkräften.

Das heißt aber auch: Wärme, so wohl sie tun mag, ist verhängnisvoll. Sie bringt die »Fehlentzündungen« erst richtig zum Aufblühen und fördert damit die Zerstörung der Gelenke. Deshalb behandelt man heute Rheumakranke in Spezialkliniken mit Kälte und Bewegungsübungen. Kälte dämpft die Schmerzen und macht das Üben leichter. Sie reduziert aber auch die Entzündung und hält so den Zerstörungsprozess auf.

Seit geraumer Zeit werden in der Rheumatherapie körpereigene Hormone eingesetzt, von denen man schon lange weiß, dass sie sowohl entzündungshemmend als auch schmerzlindernd wirken: Kortikosteroide. Meist spricht man kurz vom Kortison. Bei einer akuten, schweren Erkrankung, etwa beim plötzlich auftretenden Schulter-Arm-Syndrom, kann das Kortison unglaublich rasch und dauerhaft helfen. Ein wahrer Segen. Bei chronischen Schmerzen muss die Anwendung von Kortison als Kunstfehler bezeichnet werden. Es besitzt zahlreiche, schlimme Nebenwirkungen, von denen das aufgedunsene »Vollmondgesicht« noch das geringste Übel ist. Weit schlimmer sind Muskelschwäche, Unterdrückung der Abwehrkräfte, Abbau der Knochensubstanz, Magenbluten, Nieren- und Nebennierenerkrankungen oder schwere Depressionen. Halbwüchsige Kinder, die Kortison nehmen müssen, hören auf zu wachsen und bleiben mitunter Zwerge. Eine Kortisonbehandlung, die über längere Zeit praktiziert wurde, darf nicht plötzlich abgebrochen werden. Es käme zu hohem Fieber, starken Schmerzen, Erbrechen, Durchfall. Schließlich sprechen manche anderen Therapien nach einer Behandlung mit Kortison nicht mehr an. Das gilt besonders für Versuche, das Abwehrsystem mit Thymusextrakten wieder aufzubauen.

Mit ihnen sind in den letzten Jahren gute Erfolge bei der chronischen Polyarthritis erzielt worden. Die Thymusdrüse, unterhalb der Schilddrüse am Halsende gelegen, ist die »Schule« für Spezialabwehrkräfte. Es hat sich, speziell bei der Rheumabehandlung, gezeigt, dass es nicht genügt, Abwehrkräfte durch Abhärtung »aufzuwecken« und zu trainieren. Wenn sie vergesslich geworden sind, also wie im Fall der rheumatischen Erkrankungen verlernt haben, Fremdes und Gefährliches vom Körpereigenen, Gesunden zu unterscheiden, brauchen sie offensichtlich zugleich eine erneute Schulung. Das scheint mit Thymusextrakten, gewonnen aus frisch geborenen Kälbern, möglich zu sein.

Ein uraltes Rheumamittel, das schon Hippokrates gekannt und empfohlen hat, ist die Weidenrinde. Sobald sie richtig im Saft stehen, sammelt man im Frühjahr die mittelstarken Weidenäste und löst ihre Rinde ab. Sie wird im Schatten getrocknet, zerkleinert und in dunklen Gläsern aufbewahrt. Weidenrinde enthält natürliche Acetylsalicylsäure, ist also ein natürliches Aspirin. Es ist zunächst nicht allgemein zur Schmerzbekämpfung, sondern zur Rheumabehandlung angewendet worden (Teezubereitung).

Zu den rheumatischen Erkrankungen wird auch die *Gicht* gezählt, obwohl sie auf den ersten Blick überhaupt nichts mit ihnen zu tun hat. In 85 Prozent aller Fälle trifft es Männer. Gicht ist eine »Wohlstandskrankheit«, sie hat mit gutem, üppigem Essen zu tun. In armen Ländern und in Kriegszeiten ist sie so gut wie unbekannt. Die Erkrankungen haben sich bei uns seit dem Ende des Zweiten Weltkriegs verzwanzigfacht. Schlimmer noch: Früher hatten Fünfzigjährige damit zu tun, heute sind es die Dreißigjährigen. Früher dauerte es in aller Regel zwanzig Jahre, bis aus gelegentlichen Anfällen ein chronisches Leiden mit verkrüppelten Gliedmaßen wurde, heute braucht diese Entwicklung nur noch neun Jahre. Gicht wird durch zu viel Harnsäure im Blut verursacht. Hat diese Konzentration eine gewisse Sättigung erfahren, kristallisiert die Säure, es bilden sich scharfkantige Kristalle. Sie sammeln sich wiederum dort, wo das Blut so oft im Stau zum Stehen gezwungen ist: in den Gelenken, vornehmlich und zuerst in den untersten, den Zehen. Neuerdings werden solche Ablagerungen immer häufiger auch in den Halswirbeln beobachtet. Und nun beginnt der gleiche Prozess wie beim entzündlichen Rheumatismus:

Die Abwehrkräfte versuchen, den »Fremdkörper« aufzulösen und wegzuschaffen. Sie inszenieren eine heftige Entzündung und machen nach und nach an der »Kampfstelle« so ziemlich alles kaputt – nur nicht die Kristalle. An den Gelenken bilden sich hässliche Knoten. Die Glieder werden unbeweglich, steif, es tut weh, sie zu bewegen. Daneben kommt es zu quälenden Schmerzanfällen, die immer häufiger auftreten.

Die erste Maßnahme zur Verhütung von Gichtschmerzen kann nur lauten: Nach den ersten gelegentlichen Anfällen muss dafür gesorgt werden, dass aus den akuten Attacken kein chronisches Leiden wird. Es gilt, das Gewicht zu reduzieren (praktisch alle Gichtpatienten sind übergewichtig). Doch Vorsicht, Hungern kann den Harnsäurespiegel erhöhen und damit zum Gichtanfall führen. Jede Gewaltmaßnahme muss deshalb vermieden werden. Von der früher so streng gehandhabten Diät sind die Experten heute weitgehend abgerückt. Wer zu Gicht neigt, muss nicht mehr unbedingt auf jeden Tropfen Alkohol – auch nicht auf den Rotwein – verzichten. Er darf auch Fleisch zu sich nehmen, solange das in Maßen geschieht. Verboten sind freilich alle Innereien (Leber, Nieren, Hirn, Bries, Lunge). Der Genuss von Schweinefleisch, Sardinen, Sardellen, Fleischbrühe und rohen Tomaten muss stark eingeschränkt werden, weil diese Nahrungsmittel besonders große Mengen Purine enthalten, die im Körper zur Harnsäure abgebaut werden. Auch Medikamente können zum Auslöser von Gichtattacken werden, etwa entwässernde Mittel, die häufig Hypertonikern verordnet werden.

Bei der Gicht – wie bei allen rheumatischen Erkrankungen – gilt aber auch: Wer sich viel bewegt, kann schadlos einen sehr viel höheren Harnsäurespiegel vertragen als jener, der sich nur selten rührt. Wenn die Gelenke gut durchblutet sind, finden Kristalle offensichtlich keine Möglichkeiten, sich dort abzulagern. Deshalb muss zum bewussten Essen auch die sportliche Betätigung (vor allem Schwimmen) hinzukommen.

Wurde das alles versäumt, und ist die Gicht chronisch geworden, dann helfen gewöhnliche Schmerzmittel nur noch wenig. Wärme und Ruhigstellen mögen momentan etwas Linderung verschaffen – letztlich jedoch verschlimmern solche Maßnahmen das Leiden. Interessanterweise verwendet die Medizin gegen Gichtschmerzen noch heute einen Wirkstoff, der schon den alten Ägyptern bekannt war: Colchicin, eine Substanz der Herbstzeitlose. Dieses Gift ist besonders hilfreich in homöopathischer Dosierung. Und Hildegard von Bingen hat ein Gichtmittel angeboten, das auch in unseren Tagen noch angewendet wird, den Schlehenwein. Ihr Rezept: »Man verbrennt so viel trockenes Schlehenholz auf einem Brett, bis man vierzig Gramm gesiebte Schlehenasche beisammen hat, sie wird vermengt mit zwanzig Gramm Zimtpulver und zehn Gramm Nelkenpulver. Diese Mischung wird in 1,4 Liter naturreinem Wein aufgekocht. Nach fünfminütigem Kochen werden zweihundert Gramm guter Bienenhonig hinzugegeben. Das Ganze wird noch einmal kurz bis zum Sieden erhitzt und dann, noch ganz heiß, durch ein Tuch gefiltert. Man füllt den Wein in Flaschen ab, die kühl gelagert werden. Davon sollen vor allem ältere Menschen täglich zwei, drei Gläschen trinken. Das wird ihnen viel Erleichterung bringen.«

Bei *Krebserkrankungen* treten Schmerzen meist viel zu spät auf, als dass sie den Patienten rechtzeitig zur Behandlung zwingen könnten. Wer auf sie warten wollte, um zu erfahren, dass er krebskrank ist, wäre immer zu spät dran. Ein Tumor bereitet nämlich erst dann heftige Beschwerden, wenn er so groß geworden ist, dass er seine Umgebung beengt, auf Nerven, Nervengeflechte und Nervenwurzeln drückt. Manche Operation in fortgeschrittenem Stadium, manche Bestrahlung oder medikamentöse Behandlung wird nur deshalb ausgeführt, um den Tumor zu verkleinern, damit die Schmerzen für eine gewisse Zeit aufhören oder wenigstens erträglicher werden.

Im Allgemeinen lassen sich Tumorschmerzen im Anfangsstadium mit Mitteln wie Aspirin gut beherrschen. Es wäre unverantwortlich, wollte man davon abraten. Von einem gewissen Zeitpunkt an reichen sie nicht mehr aus. Dann ist auch mit Naturheilmitteln nichts mehr zu bewirken. Krebskranke, die sehr leiden müssen, sollten ihren Arzt fragen, ob es nicht die Möglichkeit einer Nervendurchtrennung gibt.

Heilmittel	Anwendungsweise

Brennnessel

s. Mittel bei Grippe (Influenza), S. 105

Tee: Ebd.
Tinktur: Ebd.

BEWÄHRTE KRÄUTERMISCHUNG

Breuss-Tee

Brennnessel s. Mittel bei Grippe (Influenza), S. 105
Johanniskraut s. Mittel bei Grippe (Influenza), S. 106
Ackerschachtelhalm s. Aufbau- und Stärkungsmittel, S. 24

Teemischung: 10 g Brennnessel, 10 g Johanniskraut, 15 g Ackerschachtelhalm, 8 g Vogelknöterich werden gemischt. 1 Prise der Mischung mit 1 Tasse heißem Wasser übergießen, 10 Minuten ziehen lassen, abseihen. An den Teesatz nochmals 2 Tassen heißes Wasser geben, 10 Minuten kochen lassen, abseihen. Die beiden Tees werden zusammengeschüttet und getrunken. 3 Wochen lang, dann etwa 6 Wochen Pause. Die Menge der Mischung reicht für 3 Wochen.
Hinweis: Empfehlenswert bei allen chronischen Schmerzen.

Vogelknöterich (Polygonum aviculare)

Wirkstoffe: Kieselsäure, Gerbstoffe, Gerbsäure, ätherisches Öl, Schleim
Wirkung: Reinigt Nieren und Blut

Gänseblümchen

s. Mittel bei Halsschmerzen, S. 78

Tee: Ebd.
Saft: Der Saft, aus frischen Pflanzen (ohne Wurzel) gepresst, wird auf den schmerzenden Gliedern oder Stellen verrieben. Man kann auch frische Pflanzen verreiben.
Homöopath. Zubereitung: *Bellis perennis,* Urtinktur aus frischen, blühenden Pflanzen 1/2.

Giftsumach (Rhus toxicodendron)

Wirkstoffe: Urushiol, Gerbstoffe, Gallussäure, Harz, ätherisches Öl
Wirkung: Schmerzstillend bei Nervenentzündungen und Rheuma

Hinweis: Die Pflanze ist giftig, darf nur in homöopathischer Verdünnung angewendet werden.
Homöopath. Zubereitung: *Rhus toxicodendron* D 12 (rezeptfrei ab D 4).

Herbstzeitlose (Colchicum autumnale)

Wirkstoffe: Colchicin, Asparagin
Wirkung: Schmerzlösend bei akutem Gichtanfall

Hinweis: Vorsicht, die Herbstzeitlose ist giftig. Sie darf nur in homöopathischer Verdünnung genommen werden.
Homöopath. Zubereitung: *Colchicum* D 12 (rezeptfrei ab D 4).

Heilmittel	*Anwendungsweise*
Königskerze s. Hustenmittel, S. 66	**Öleinreibung:** Man bereitet das Öl folgendermaßen: Frische Blüten werden in ein Glas gegeben, das gut zugebunden und in die Sonne gestellt wird. Es setzt sich bald eine ölige Flüssigkeit ab, die man auf die schmerzenden Stellen reibt. **Hinweis:** Das Öl immer frisch herstellen.
Quecke s. Schnupfenmittel, S. 53	**Tee:** Ebd. **Tinktur:** Ebd. **Hinweis:** Besonders geeignet bei Schmerzen infolge Krebsleiden.
Ringelblume s. Mittel bei Halsschmerzen, S. 80	**Tee:** Ebd. **Hinweis:** Die Ringelblume gilt als Allheilmittel und hilft bei allen »heißen« Schmerzen.
Schwarzer Senf (Brassica nigra) **Wirkstoffe:** Glykosid, Enzym, fettes Öl, Sinapin	**Umschlag:** 100 g gepulverte Senfsamen werden mit lauwarmem Wasser zu einem dicken Brei verrührt. Ihn streicht man auf ein Leinentüchlein und legt es auf die schmerzende Stelle. 3–10 Minuten reichen meist. **Hinweis:** Bei zu langer Anwendung können Hautreizungen auftreten. **Homöopath. Zubereitung:** *Sinapis nigrae semen,* Urtinktur aus reifen Samen 1/10. **Auflage:** Ebd.
Weide (Salix purpurea) **Wirkstoffe:** Glykosid Salicin, Gerbstoffe **Wirkung:** Schmerzstillend, fiebersenkend **Hinweis:** Hilft bei Rheuma und Gicht, eignet sich nicht während der Schwangerschaft und bei Blutgerinnungsstörungen	**Tee:** 1 gehäuften TL der fein zerschnittenen Rinde lässt man in 2 Tassen kaltem Wasser 2–3 Stunden ziehen. Anschließend kocht man einmal kurz auf. Man trinkt tagsüber 2 Tassen schluckweise und ungesüßt. **Homöopath. Zubereitung:** *Salix purpurea,* Urtinktur aus frischer Rinde 1/3.
Wirsing s. Mittel bei Kreuzschmerzen, S. 193	**Auflage:** Ebd. **Hinweis:** Empfehlenswert bei Rheuma, Gicht, unterstützend bei Krebsschmerzen.

Fertigpräparate | *Anwendungsweise*

Anhalonium Pentarkan

Wirkstoffe: Peyotl D 3, Rosskastanie D 1, Fliegenpilz D 3, Quecksilberverbindung, Mutterkorn
Wirkung: Stabilisiert das Nervensystem, entkrampft die Gefäße der Hände und Füße, fördert die Durchblutung in den kleinsten Blutgefäßen, stabilisiert Herz und Kreislauf, beseitigt Ameisenlaufen und Taubheitsgefühl

Tropfen: 3-mal täglich 10–20 Tropfen, akut alle $1/2$–1 Stunde.
Hinweis: Verhindert Krippeln, Krämpfe, Schmerzen an Amputationsstümpfen, Ameisenlaufen vor allem nachts.

Fünferlei Öl

Wirkstoffe: Leinöl, Kampferöl, Lorbeeröl, Erdnussöl, Lavendelöl
Wirkung: Schmerzlindernd, krampflösend

Öl: Mehrmals täglich werden damit schmerzende Stellen eingerieben.
Hinweis: Empfiehlt sich bei allen Gelenkschmerzen, Gicht, Muskelrheuma und bei Bestrahlungsschäden.

Kalium sulfuricum D 6

Wirkstoffe: Kaliumsulfat
Wirkung: Entzündungswidrig bei rheumatischen Leiden und Gicht

Tabletten: Täglich 4 Tabletten lutschen.
Hinweis: Sollte in Verbindung mit Nierentees (Brennnessel, Schafgarbe) eingenommen werden.

Serpalgin-Reintoxin-Horvi

s. Mittel bei Trigeminusneuralgie, S. 146

Tee: Ebd.
Salbe: s. Mittel bei Verspannungskopfschmerzen, S. 123
Hinweis: Sehr gutes Schmerzmittel vor allem bei Krebs- und Knochenleiden.

Solum uliginosum comp.

Wirkstoffe: Rosskastanie D 11, Ackerschachtelhalm D 11, Hochmoortorf, beim Öl zusätzlich Lavendel
Wirkung: Entzündungswidrig, entspannend, schmerzlindernd

Globuli: 1- bis 3-mal 5–10 Globuli, akut bis zu 5-mal 30.
Badezusatz: 2 EL Badezusatz auf 1 Vollbad, 1 EL auf ein Sitzbad, 2- bis 3-mal wöchentlich 1 Bad.
Öl: 1- bis 2-mal täglich einreiben.
Salbe: 1- bis 2-mal täglich einreiben.
Hinweis: Hilfreich bei allen chronischen Schmerzen, wie beispielsweise Rheuma, Wirbelsäulensyndrom und Neuralgien.

Thymus Mucos

s. Mittel bei »Grippe«, S. 101

Dragees: Ebd.

Heilmittel	*Anwendungsweise*
Vasa-Gastreu N s. Mittel bei Erfrierungen, S. 169	Tropfen: Ebd. Hinweis: Hilft bei Durchblutungsstörungen mit Krämpfen, Ameisenlaufen und Stechen in den Extremitäten.
Wobe-Mugos s. Mittel bei Kreuzschmerzen, S. 195	Dragees: 3–10 Dragees täglich, im akuten Notfall bis zu 20. Zäpfchen: 1–3 Zäpfchen täglich. Salbe: Nach Bedarf auf die schmerzende Stelle auftragen. Hinweis: Bewährtes Zusatzmittel bei Krebserkrankungen. Darf nur bei akuten Blutungen oder der Neigung zu Blutungen nicht genommen werden, sonst unbedenklich.

Behandlungsmethoden bei chronischen Schmerzen

Akupressur

Sie brauchen wieder zwei Punktpaare. Das erste liegt auf dem Handrücken, das zweite am Fingernagelrand.

Legen Sie Zeigefinger, Mittelfinger und Ringfinger so auf den Handrücken, dass der Ringfinger in die Mulde zwischen die Knöchel des kleinen und des Ringfingers zu liegen kommt. Nun drücken Sie mit dem Zeigefinger leicht bis fest zu, je nach dem Grad der Schmerzen. Wiederholen Sie das Gleiche an der anderen Hand. Dauer etwa 20 Sekunden. Dann biegen Sie alle Finger zur Hand, setzen die Daumen gegen das Nagelbett der Zeigefinger und drücken erst leicht, dann immer kräftiger zu. Das darf ruhig zwei Minuten dauern. Nach einer kurzen Pause können Sie diese Akupressur wiederholen.

Quarkauflage

Hinweis: Hilft vor allem bei rheumatischen Schmerzen und Gicht. Der Quark darf immer nur einmal verwendet werden.

Man streicht ein Pfund frischen Quark auf ein Leinentuch und legt es über die schmerzende Stelle oder das schmerzende Glied, bis er trocken geworden ist.

Fuß-Reflexzonen-Massage, S. 487

Einen Einblick in das Wesen von Schmerzen geben quälende Gliedmaßen, die längst nicht mehr vorhanden sind. Nach der Amputation seines Beins bis hinauf zum Knie leidet ein Patient beispielsweise heftig unter »Durchblutungsstörungen« der Zehen – und diese Schmerzen bohren und zerren nicht irgendwo im Kopf, sondern genau dort, wo die Zehen sich einst befanden. Die Betroffenen haben den Eindruck, ihre Füße steckten in zu engen Schuhen oder sie stießen mit dem Fuß heftig gegen einen Stuhl oder ein Tischbein. Solche Phantomschmerzen – richtiger müsste man sagen Phantomgliedschmerzen – dauern häufig bis zu einem Jahr an. Gelegentlich bestehen sie sogar über Jahrzehnte.

Es gibt einige Zusammenhänge, solche Schmerzen zu erklären. Je mehr ein Patient vor der Operation gelitten hat, desto größer ist die Wahrscheinlichkeit, dass hinterher Phantomschmerzen auftreten. Sie sind dann den ursprünglichen Schmerzen zum Verwechseln ähnlich. Manche Patienten besitzen auch eine Art »Auslöser« für solche Beschwerden. Manchmal ist es ein bestimmter Punkt am Körper. Sobald er nur berührt wird, flammen die Schmerzen auf. Es können aber auch Blähungen, irgendwelche andere Schmerzen, Magendrücken oder Koliken zum Startschuss für Phantomschmerzen werden.

Fast immer geniert sich der Betroffene, sie zuzugeben – aus Furcht, man könnte ihn für psychisch krank halten. Phantomschmerzen zeigen, wie nahe Vorstellung und Schmerzauslösung beieinander liegen; sie sind eine konkrete Erfahrung. Es wäre geradezu absurd, wollte man dem Patienten einreden, er bilde sich alles nur ein, könne eigentlich gar keine Schmerzen haben.

Die Schmerzintensität ist immer auch an die seelische Verfassung eines Menschen gekoppelt. Es kommt nicht von ungefähr, dass man von psychischen, von »seelischen« Schmerzen spricht, obwohl man durch schwere Belastungen und Verluste eigentlich doch keine physischen Schmerzen erduldet. Zumindest im Augenblick nicht. Offenbar ist es aber eine uralte Erfahrung, dass das eine dem anderen unmittelbar folgt. Denn Ausgeglichenheit, Freude und Glück auf der einen Seite und Niedergeschlagenheit, Angst, Trübsinn auf der anderen beeinflussen nicht nur den Kreislauf, die Magenfunktion, Darm, Nieren und Blase – sie wirken sich vermutlich noch viel direkter auf die Drogenproduktion im Gehirn aus. Diese Drogen, ihrer chemischen Struktur nach verwandt mit starken Rauschgiften wie Opium und Morphium, sind letztlich dafür verantwortlich, ob wir glücklich und zufrieden sind, ob wir uns wohl fühlen oder unwohl und vielleicht sogar von Schmerzen geplagt werden. Der Vorteil der körpereigenen Drogen – man nennt sie Endorphine – liegt darin, dass sie nicht süchtig machen.

Ins Blut gelangen und damit wirksam werden können sie aber nur, wenn sie auch »abgerufen« werden. Der Körper braucht den Reiz, das Positive, Schöne, um sie auszuschütten. Und er muss fähig bleiben, solche Reize aufzunehmen, also sich am Schönen und Guten zu erfreuen. Nur dann funktioniert diese Selbstversorgung, braucht er keine Mittel von außen. Wer sich beim Anblick einer kleinen Blume freuen kann, wird innerlich glücklich. Wer viel Freude erlebt, wird unempfänglicher für Schmerzen.

Doch das ist wieder nur eine Seite. Daneben gibt es diese Störungen, die sich wie ein Kurzschluss im Nervensystem auswirken. Dann wird Alarm gegeben, obwohl niemand und nichts diesen Alarm auslöst. Wiederum wäre es unsinnig, dem Betroffenen vorzuwerfen, er freue sich eben nicht genug.

Phantomschmerzen sind nicht mit gewöhnlichen Schmerzmitteln auszuschalten. Sie bedürfen einer intensiven Behandlung durch den Praktiker. Recht gute Ergebnisse erzielt die Akupunktur dann, wenn es sich um den angeführten »Kurzschluss« im Nervensystem handelt, wenn also der Energiestrom im Körper unterbrochen oder fehlgeleitet ist, so dass es irgendwo einen Stau und anderswo eine Unterversorgung gibt.

Heilmittel	Anwendungsweise
Arnika s. Mittel bei Durchblutungskopfschmerzen, S. 134	Auflage: s. Mittel bei Verletzungen (Stumpfe Verletzungen), S. 156.
Breuss-Tee s. Mittel bei chronischen Schmerzen, S. 207	Tee: Ebd. **Hinweis:** Es empfiehlt sich eine Kur, die so lange dauert, bis die angegebene Menge aufgebraucht ist.
Johanniskraut s. Mittel bei Grippe (Influenza), S. 106	Tee: Ebd. Öl: s. Mittel bei Trigeminusneuralgie, S. 142. **Hinweis:** Vom Tee sollte man täglich 1 Tasse trinken. Mit dem Öl reibt man Amputationsnarben regelmäßig ein.
Ringelblume s. Hustenmittel, S. 80	Tinktur: s. Mittel bei Ohrenschmerzen, S. 87.

Mittel bei Phantomschmerzen

Fertigpräparate	Anwendungsweise
Anhalonium Pentarkan s. Mittel bei chronischen Schmerzen, S. 209	Tropfen: Ebd.
APM-Creme s. Mittel bei Verbrennungen, S. 167	Salbe: Ebd. **Hinweis:** Geeignet zur Behandlung von Narben, Stümpfen, Prothesendruckstellen.
Atemaron N s. Mittel bei stumpfen Verletzungen, S. 163	Tropfen: Ebd.
Cefavenin **Wirkstoffe:** Rosskastanie, Arnikablüten, Rinde und Blätter des Virginischen Zauberstrauchs **Wirkung:** Entzündungswidrig, entkrampfend **Hinweis:** Geeignet zur Behandlung von Narben, Stümpfen, Prothesendruckstellen	Tropfen: Tagsüber mehrmals 20–30, abends 40 Tropfen einnehmen. Salbe: Für Verbände messerrückendick auftragen. **Hinweis:** Hilft besonders gut, wenn zusätzlich Blutstaus (Krampfadern, Hämorrhoiden) gegeben sind.

Fertigpräparate	*Anwendungsweise*

Echinacea/Viscum comp. Gelatum

Wirkstoffe: Silber D 10, Ringelblume, Kupferacetat D 6, Haut D 4, Sonnenhut, Nabelschnur D 4, Plazenta D 4, ätherisches Rosmarinöl, Lärchenharz, Mistel vom Apfelbaum D 2
Wirkung: Entkrampfend, wundheilend, durchblutungsfördernd, reinigend

Gel: Bei intakter Oberhaut 1- bis 2-mal täglich auftragen, bei defekter Hautoberfläche Gel messerrückendick auftragen und mit Salbenverband abdecken.
Hinweis: Hilft bei schlechter Wundheilung und fördert die schmerzfreie Heilphase.

Fünferlei Öl

s. Mittel bei chronischen Schmerzen, S. 209

Öl: Ebd.
Hinweis: Sollte mehrmals täglich leicht eingerieben werden.

Kneipp-Johanniskraut-Öl

Wirkstoffe: Frische Johanniskrautblüten, Sonnenblumenöl
Wirkung: Durchblutungsfördernd, heilend, schützt vor Entzündungen

Öl: Die schmerzenden Stellen werden nach Bedarf eingerieben.
Hinweis: Empfehlenswertes Pflegemittel zur Vorbeugung von Wundliegen.

Wobenzym

s. Halsschmerzen, S. 84

Dragees: Ebd.
Hinweis: Eignet sich besonders bei Schmerzen infolge von Durchblutungsstörungen, fördert die schnelle Heilung und reinigt von störenden Gewebstrümmern.

Er ist viel enger mit dem Schmerz verwandt als etwa das Tastgefühl. Eines unterscheidet den Juckreiz freilich ganz deutlich vom Schmerz: Ihn gibt es nur auf der Haut. Er kann so unerträglich werden, dass sich Betroffene blutig kratzen, weil das zumindest vorübergehend das Jucken lindert. Manch einer würde sich dann am liebsten »die Haut vom Leib reißen«. Vor allem Kinder sind beim Kratzen immer in Gefahr, sich erhebliche Narben oder auch böse Infektionen zuzuziehen.

Die Ursachen für den Juckreiz sind äußerst vielfältig. Kleine Pusteln, heilende Wunden, Insektenstiche »beißen« und jucken. Manche Krankheiten wie Diabetes, Hepatitis, Nierenleiden werden davon begleitet. Jucken gehört zu einigen Allergien. Auch psychische Reaktionen können einen juckenden Hautausschlag hervorrufen. Der wohl häufigste Grund ist zu trockene Haut – speziell bei älteren Menschen häufig anzutreffen und bei jenen, die sich zu intensiver Sonnenbestrahlung oder zu starken Reinigungs- und Pflegemitteln aussetzen.

Die Behandlung des Juckreizes muss sich nach der Ursache richten und kann deshalb völlig verschieden sein. Bei zu trockener Haut zum Beispiel sind austrocknende Badezusätze oder zu starke Seifen wegzulassen. Man sollte sich natürlicher Mittel, wie etwa der bewährten Kleie, bedienen. Bei allergischen Reaktionen gilt es, den Körper von innen zu reinigen (s. *Allergien*). Bei Insektenstichen hilft am schnellsten das Betupfen mit Salmiak, Mentholspiritus, Zitronensaft, Essig. Auch kalte Kompressen stillen den Juckreiz. Als Medikamente haben sich leichte Beruhigungsmittel wie Baldrian und Kalziumbrausetabletten bewährt. Afterjucken und anderer Juckreiz der Haut ohne erkennbare körperliche Ursache haben seelische Hintergründe, die aufgedeckt und behandelt werden müssen.

Heilmittel	*Anwendungsweise*
Bärlapp (Lycopodium clavatum)	**Umschläge:** 1 TL des Krauts in $1/4$ l kaltem Wasser ansetzen und zum Sieden bringen. Sofort abseihen, abkühlen lassen, ein kleines Tuch eintauchen und auf die juckende Stelle legen.
Wirkstoffe: Alkaloid, fettes Öl, Glyzerin, Säuren, Proteine **Wirkung:** Harntreibend, kühlend, schmerzlindernd	**Hinweis:** Rasch wirksam bei örtlich begrenztem Juckreiz, etwa Insektenstichen. Giftig, nicht innerlich verwenden.
Brennnessel	**Umschläge:** Mit dem kalten Tee werden Umschläge gemacht. Gleichzeitig empfiehlt es sich, den (warmen) Tee auch zu trinken.
s. Mittel bei Grippe (Influenza), S. 105	**Hinweis:** Empfiehlt sich bei allgemeinem Juckreiz (Nesselsucht).
Ehrenpreis	**Tee:** Ebd.
s. Mittel bei Trigeminusneuralgie, S. 142.	**Hinweis:** Den Tee trinken, bei chronischem Jucken in Form von Umschlägen oder ins Badewasser geben. Bei Jucken am After oder an den Geschlechtsteilen helfen Sitzbäder damit.
Eibe (Taxus baccata)	**Homöopathisch D 4:** Die Eibe ist giftig und darf nur homöopathisch verwendet werden.
Wirkstoffe: Alkaloidgemisch Taxin, Ephedrin, blausäurehaltige Glykoside **Wirkung:** Entgiftend, entkrampfend, krebsfeindlich	**Hinweis:** Hilfreich bei allen juckenden Ausschlägen mit Blasenbildung.
Eiche	**Umschläge:** Ebd.
s. Mittel bei Verbrennungen, S. 159	**Hinweis:** Besonders hilfreich bei juckenden Hämorrhoiden.
Herzsame	**Tee:** Ebd.
s. Mittel bei Verbrennungen, S. 159	**Hinweis:** Tee trinken und in Form von Umschlägen verwenden. Hilft bei allen juckenden Hautgeschehen und Insektenstichen.
Honig	**Auflage:** Man gibt einen kleinen Tropfen Honig auf die juckende Stelle.
Wirkstoffe: Frucht- und Traubenzucker, Vitamine, Fermente, Mineralien, Säuren, Aminosäuren, Hormone, Inhibine, Duftstoffe **Wirkung:** Kräftigend, blutbildend, blutreinigend, antibiotisch	**Hinweis:** Gute erste Hilfe bei Insektenstichen.

Heilmittel	*Anwendungsweise*
Kamille s. Aufbau- und Stärkungsmittel, S. 27	**Umschläge:** Mit dem Tee werden Umschläge gemacht, gleichzeitig der Tee getrunken. **Badezusatz:** 1 l frischer, heißer Tee wird ins Badewasser gegeben. **Hinweis:** Hilfreich besonders bei aufgekratzten Stellen.
Kleie **Wirkstoffe:** Eiweiß, Vitamin B, E **Wirkung:** Aufbauend, heilsam für die Haut	**Badezusatz:** 1–2 kg Weizenkleie werden in 5 l Wasser aufgekocht und dem Vollbad möglichst mit der Kleie zugesetzt. **Hinweis:** Das ideale Mittel bei Juckreiz infolge zu trockener Haut; eignet sich auch zur Behandlung von Hämorrhoiden-Juckreiz.
Lavendel s. Mittel bei Verspannungskopfschmerzen, S. 120	**Tee:** Ebd. **Hinweis:** Innerlich und äußerlich in Form von Umschlägen und Bädern verwenden. Hilft bei nervösem Jucken.
Molke **Wirkstoffe:** Milchzucker, Vitamine, Mineralstoffe, Eiweiß, Fett, Milchsäure **Wirkung:** Kühlend, abschwellend	**Auflage:** Ein Tuch wird in die Molke getaucht und aufgelegt. **Badezusatz:** Man gibt etwa 1 l Molke in das Badewasser. **Hinweis:** Gutes Mittel bei zu trockener und unreiner Haut.
Salbei s. Schnupfenmittel, S. 53	**Umschläge:** Mit kaltem Tee werden Umschläge gemacht. **Hinweis:** Eignet sich bei lokal begrenzten Juckstellen.
Spitzwegerich s. Schnupfenmittel, S. 54	**Auflage:** Man gibt Spitzwegerichsaft (fertig gekauft) auf die juckende Stelle. **Hinweis:** Sehr gut bei hartnäckigem Juckreiz. Bei Insektenstichen die frischen Blätter zwischen den Fingern zu einem Brei verreiben und auf die Stichstelle auflegen.
Stiefmütterchen (Viola tricolor) **Wirkstoffe:** Gerbstoff, Schleim, Zucker, ätherisches Öl, Violanin, Salicylsäure **Wirkung:** Harntreibend, schweißtreibend, blutreinigend, schmerzstillend, trocknet nässende Haut	**Tee:** 1 TL der blühenden Pflanze mit 1 Tasse kochendem Wasser überbrühen, abseihen. 2 Tassen täglich trinken. **Umschläge:** Mit dem kalten Tee lassen sich auch Umschläge machen. **Hinweis:** Gut bei Milchschorf und Säuglingsekzemen. Die stillende Mutter trinkt den Tee oder gibt ihn tropfenweise.

Heilmittel	Anwendungsweise
Walnuss s. Aufbau- und Stärkungsmittel, S. 32	Tee: Ebd. Hinweis: Den Tee für Waschungen und innerlich verwenden. Hilft bei Milchschorf und allen juckenden, nässenden Hautausschlägen, vor allem auf der Kopfhaut.
Zitrone s. Mittel bei Grippe (Influenza), S. 108	Saft: Ebd. Tinktur: s. Mittel bei Verbrennungen, S. 160 Hinweis: Den Saft der Zitrone direkt auf den Stich geben, bei großflächigem Hautjucken Tinktur in eine Salbe einarbeiten.
Zwiebel s. Mittel bei Halsschmerzen, S. 80	Saft: Ebd. Hinweis: Bei Insektenstichen die Zwiebel halbieren und mit der Schnittfläche direkt auf die Einstichstelle legen.

Mittel bei Juckreiz

Fertigpräparate	Anwendungsweise
Acidum-Phenyl-aethyl-barbituricum D 12 Wirkstoffe: Phenylaethylbarbituricumsäure (Barbiturat in homöopathischer Form, ohne Suchterzeugung und den sonstigen Nebenwirkungen) Wirkung: Nimmt den Juckreiz, beruhigt	Tropfen: 3- bis 5-mal 3–5 Tropfen. Hinweis: Sollte bei allen Erkrankungen mit Juckreiz zusätzlich genommen werden.
Cistus Spl. N Wirkstoffe: Zistrose D 3, Antimon D 10, Arsen D 6, Graphit D 10, Komokladie D 10, Tigerkraut D 4, Steinöl D 7, Schwefel D 32 Wirkung: Regt den Lymphfluss an, baut die Haut auf, nimmt den Juckreiz	Tropfen: 1- bis 3-mal täglich 3–15 Tropfen. Hinweis: Hilfreich bei allen Hautkrankheiten mit Juckreiz, beispielsweise Psoriasis, Ekzeme, Herpes etc.
Combudoron s. Mittel bei Verbrennungen, S. 168	Gelee: Ebd. Salbe: Ebd.

Fertigrpäparate	*Anwendungsweise*

Ekzevowen-Salbe

Wirkstoffe: Arsen D 4, Ringelblume, Tigerkraut, Spanische Fliege D 4, Mahonie, Perubalsam, Malakkanuss, Stiefmütterchen, Zinkoxid
Wirkung: Stärkend, entgiftend, baut das Gewebe auf, entzündungswidrig, nimmt den Juckreiz

Salbe: Wiederholt auf die juckenden Stellen auftragen.
Hinweis: Bei allen juckenden Hautaffektionen, auch in Anal- und Genitalbereich.

Graphites Pentarkan

Wirkstoffe: Graphit D 3, Schwefel D 4, Quecksilber D 4, Marmorbereitung D 3, Arsen D 5
Wirkung: Fördert die Regeneration der Haut und Schleimhäute, steigert den Zellstoffwechsel, nimmt den Juckreiz

Tabletten: 3-mal täglich 1–2 Tabletten, akut alle $1/2$–1 Stunde.
Hinweis: Nimmt den Juckreiz bei allen trockenen Hautausschlägen, auch mit Bläschenbildung. Gutes Psoriasismittel, heilt und nimmt den Juckreiz.

Hormonapinsalbe 3 %

Wirkstoffe: Bienenwirkstoffkomplex
Wirkung: Abschwellend, schmerzlindernd

Salbe: Mehrmals täglich in die Haut einmassieren, nachts messerrückendick auf die erkrankte Stelle auftragen, mit undurchlässigem, warm haltendem Verband bedecken.
Hinweis: Bei stärkeren Entzündungen empfiehlt sich die Salbe 5-prozentig.

Kamillosan

Wirkstoff: Ätherisches Öl der Kamillenblüte
Wirkung: Entzündungswidrig, schmerzlindernd

Lösung: 1-mal bis mehrmals täglich 1 EL in 1 l Wasser verdünnen. Damit werden Umschläge oder Waschungen gemacht.
Hinweis: Auch für Kinder geeignet. Nicht in die Augen bringen.

Silicea D12

Wirkstoff: Kieselsäure D 12
Wirkung: Stärkt das Gewebe, entzündungswidrig

Tabletten: Stündlich 2–3 Tabletten einnehmen, auch Kinder.
Hinweis: Auch bei eitrigen Entzündungsherden verwendbar.

Utilin »S« Kapseln schwach

Kapseln: Ebd.

s. Mittel bei Halsschmerzen, S. 83

5 Schlafstörungen

Wenn einzelne Leute sagen: »Ich hab mal wieder keine Auge zugetan«, darf man davon ausgehen, dass jeder von ihnen aus einem anderen Grund nicht schlafen konnte. Allein daraus lässt sich schon ersehen, wie unbedacht es sein kann, zur Tablette zu greifen.

Chemische Schlafmittel betäuben, lähmen und beeinträchtigen die Leistung auch am kommenden Tag. Hunderttausende können heute ohne die narkotisierende Keule am Abend und das Gegenmittel, den Aufputscher am nächsten Morgen, weder schlafen noch arbeiten. Sie sind in einen verhängnisvollen Kreislauf geraten, aus dem es scheinbar kein Entrinnen gibt. Sie wissen es längst – und kommen doch nicht davon los: Der gekaufte Schlaf ist kein echter Schlaf, sondern eine Art Narkose. Und sie geben sich auch keinen Illusionen hin – die so genannten Psychopharmaka treiben unaufhaltsam ins Siechtum. Doch was nützt solche Einsicht? Sobald man nicht sofort Schlaf findet, greift man erneut zur Tablette. Es ist wohl keine Übertreibung, wenn man sagt, dass dieser Griff wegen seiner psychischen Konsequenzen – nervliche Zerrüttung, Depression und Verzweiflung –, aber auch im Hinblick auf die verheerenden Folgen für die physische Gesundheit einer der schlimmsten Fehler unserer Tage ist.

Schon vor Jahrhunderten hatten Ärzte grundsätzlich unterschieden: Wenn junge Menschen keinen Schlaf finden, dann geschieht das der inneren Unruhe wegen. Sie können nicht abschalten. Wenn dagegen ältere Menschen wach liegen, hat das häufig mit Atembeschwerden zu tun. Ihre Bronchien sind verschleimt. Deshalb haben sie Mühe, ausreichend Luft zu bekommen. Für sie ist die harte Schlaftablette besonders verhängnisvoll: Sie lähmt die natürlichen Reflexe, der Schleim bleibt, wird immer zäher und trockener. Der Körper muss, um nicht langsam und qualvoll zu ersticken, die Atemwege weiten. Es kommt zur Blählunge, zur chronischen Bronchitis oder zu schweren Lungenerkrankungen bei kleinsten Infektionen. Doch damit ist das Problem der Schlafstörungen bei weitem nicht erschöpft. Das Thema ist vielschichtiger. Wie nervliche Überreizung bei jungen und Atemprobleme bei alten Menschen, so haben auch die anderen Schlafstörungen – und es gibt eine ganze Reihe – kaum etwas miteinander gemeinsam. Der eine kann nicht einschlafen, weil er aufgedreht ist oder weil ihn Sorgen bis in den Schlaf hinein verfolgen. Der andere wacht mitten in der Nacht auf, ist hellwach und wälzt sich von einer Seite auf die andere. Er ist erschöpft und braucht dringend Urlaub. Vielleicht hat er aber auch nur zu viel und zu schwer gegessen. Der Dritte wird von einem Albtraum hochgeschreckt, ist schweißgebadet und völlig verstört. Hat auch er nur den Magen überladen, oder plagt ihn ein Problem? Der Vierte glaubt am Ende der Nacht, überhaupt nicht geschlafen zu haben. Stimmt das, oder bildet er es sich nur ein? Der Fünfte schiebt das Zubettgehen Nacht für Nacht hinaus, ebenso das Aufstehen in den Morgenstunden und döst in den Tag hinein. Schlafgewohnheiten haben viel mit dem Charakter und der Lebenseinstellung des Einzelnen zu tun. Betrachten wir kurz einige aufschlussreiche Hinweise:

Wer sehr spät ins Bett geht und spät aufsteht, gehört zu den eher ängstlichen, sensiblen Menschen. Für ihn ist das Ende des Tages jeweils ein Abschiednehmen mit der – meist unbewusst – gestellten Frage: »Das kann doch nicht alles gewesen sein?« In Erwartung, es könne sich vielleicht doch noch etwas ereignen, wird das Zubettgehen Stunde um Stunde hinausgezögert. Am nächsten Morgen wiederholt sich das gleiche Spiel: Die unterschwellige Angst vor dem neuen Tag und dem, was er bringen könnte, lässt einen nicht so recht in Schwung kommen. »Spätschläfer« sind Menschen mit weniger stark ausgeprägtem Selbstbewusstsein. Dafür verfügen sie über viel Phantasie und Einfühlungsvermögen. Menschen, die energisch zupacken können, körperlich sehr leistungsfähig sind, gehen in der Regel früh ins Bett und stehen ebenso früh wieder auf. Sie stürmen gewissermaßen der Zukunft entgegen, verpassen aber nicht selten die Gegenwart. Meistens sind sie etwas einsilbig, einsam. Der dritte Typ ist der »Kurzschläfer«. Er schläft erst spät und steht früh auf. Eigentlich empfindet er das Schlafen als reine Zeitverschwendung. Oft handelt es sich um sehr ungeduldige, nüchterne, willensbetonte Menschen, die ihre Gefühle verstecken oder gar unterdrücken. Genau das Gegenteil ist der vierte Schlaftyp, der »Langschläfer«. Er geht früh schlafen und steht spät auf. Dieser »Träumer« versucht, der Wirklichkeit zu entfliehen und allem, was unangenehm ist, auszuweichen. Er plant nicht gern und schiebt alles auf die lange Bank. Dafür ist er beneidenswert unverkrampft – solange es ihm einigermaßen gut geht. Ist das nicht der Fall, ergibt er sich dem Selbstmitleid.

Solche Analysen ergeben sich tatsächlich aus dem Wesen des Schlafs. Er ist nicht das große Abschalten, das alle Vorgänge auf »Sparflamme« stellt. Manches wird im Schlaf erst richtig wach. Der Schlaf besitzt einen ganz bestimmten Rhythmus, der in etwa bei allen Menschen gleich abläuft. Unmittelbar nach dem Einschlafen erreicht er seine größte Tiefe. Schon nach etwa einer Stunde ist er am tiefsten Punkt angelangt. Für rund drei Stunden schläft man traumlos, wie tot. Es ist die Zeit, in der sich der Körper erholt, regeneriert. In der Phase, in der einige Stoffwechselprozesse gedrosselt ablaufen, sind andere besonders aktiv. Jetzt kommt der Organismus zum Beispiel dazu, Infektionen unbehindert anzugehen, Schlacken und Gifte wegzuschaffen, Wunden zu heilen und Schäden auszubessern. Auch die Verwertung der Nahrungsbestandteile, die Blutbildung, die Herstellung von Hormonen, Samen- und Eizellen läuft auf Hochtouren. Beim gesunden Menschen ist diese erste Schlafphase nach etwa drei Stunden abgeschlossen. Der Körper könnte mit dieser kurzen Schlafdauer auskommen. Bei Kranken muss die Tiefschlafphase länger sein, weil es ja viel mehr zu bewältigen gibt.

Nach der körperlichen Wiederherstellung ist die seelisch-geistige an der Reihe. Der Schlaf wird immer flacher und kommt in seinen Schwingungen immer näher an die Grenze des Wachseins heran. Der Schlafende träumt. Das ist der Augenblick, in dem die Erlebnisse, Erfahrungen, Einsichten des Vortags verarbeitet werden. Heute würde man sagen: Das angefallene Material wird dem Computer eingefüttert. Erfahrungen werden mit alten, bereits verarbeiteten verglichen und somit gewertet. Wissen wird eingeordnet und »gespeichert«, so dass es sich bei Bedarf wieder »abrufen« lässt. Das, was der Seele bedrohlich werden könnte, verschwindet im Unbewussten, damit es das Bewusstsein nicht mehr finden kann.

Diese Prozesse seelisch-geistiger Aktivität sind vielleicht noch wichtiger als die der körperlichen Erholung. Von ihnen hängt unsere seelisch-geistige Gesundheit ab.

Das zeigt ein Experiment mit freiwilligen Studenten. Sie wurden am Einschlafen gehindert, weil die Wissenschaftler erfahren wollten, wie lange ein Mensch das aushalten kann und was sich dabei ereignet. Die Ergebnisse: Schlaf ist kein Luxus, sondern Notwendigkeit. Nach sechsunddreißig Stunden ohne Schlaf wurden die Studenten apathisch oder auch aggressiv. Nach achtunddreißig Stunden zeigten sich erste psychische Schäden. Die Versuchspersonen bekamen Halluzinationen und wiesen Anzeichen von Wahn auf. Hätte man den Versuch nicht abgebrochen, wären vermutlich alle verrückt geworden.

So viel sollte man über den Schlaf wissen: Es gibt keine Schlafnorm, die allgemein gültig wäre. Der eine kommt mit sechs Stunden gut aus, der andere braucht neun. Mehr Schlaf bedeutet nicht unbedingt, besser ausgeschlafen zu sein. Im Gegenteil, Schlaf über die persönliche Norm hinaus scheint die Stimmung zu drücken, Schlafverkürzung sie zu heben. Wer also gut aufgelegt sein möchte, der muss rechtzeitig sein Bett verlassen. In psychiatrischen Kliniken wird heute manche Depression mit Schlafverkürzungen behandelt. Vor allem das »Dösen« in den Morgenstunden, also das mehrfache Aufwachen und wieder Einschlafen, bringt keinerlei Erholung mehr, sondern hindert einen daran, richtig wach zu werden. Wer nicht spätestens nach dem zweiten Erwachen aufsteht, riskiert, den ganzen Tag über nicht richtig in Schwung zu kommen. Sein Kopf ist umnebelt, seine Reaktionen sind verzögert. Er hat Mühe, sich zu konzentrieren, und macht überdurchschnittlich viele Fehler. Selbst die Anfälligkeit für den Herzinfarkt wird erhöht, sagen die Schlafforscher.

Umgekehrt: Zu wenig Schlaf macht anfälliger für Infektionen. Viele »Erkältungen« sind in Wirklichkeit das Ergebnis eines Schlafdefizits. Und zwar scheint es in diesem Fall vor allem auf die ersten Schlafstunden anzukommen. Wer sehr spät ins Bett geht, lässt die körperliche Erholung zu kurz kommen. Wichtig ist auch eine weitere Erkenntnis der Schlafforscher. Danach ist Lernen nicht nur eine Frage der Konzentration, sondern auch eine Frage der Zeit, in der man es tut. Man lernt nicht besonders gut in den Morgenstunden, wenn Geist und Körper frisch sind, sondern unmittelbar vor dem Einschlafen. Dann hat das Gedächtnis beim Ordnen im Schlaf sein Material offensichtlich noch frisch zur Hand. Schüler sollten also vor dem Einschlafen ihre Vokabeln zumindest noch einmal durchlesen.

Wer aus zwingenden Gründen einmal Psychopharmaka nehmen musste, hat zu beachten: Es dauert bis zu einem Monat, ehe der Körper seinen Schlafrhythmus wiedergefunden hat. In dieser Zeit können Schlafstörungen auftreten. Es wäre falsch, wollte man auch sie wieder mit Schlaftabletten beheben. Der »Schlummertrunk« Alkohol hilft zwar, schneller einzuschlafen, doch er verkürzt und verflacht die Tiefschlafphase. Nach Alkoholgenuss schläft man unruhiger und ist anderntags körperlich nicht frisch.

Das altbewährte und völlig unproblematische Schlafmittel ist ein Glas warme Milch. Sie enthält natürliche Schlafdrogen. Hippokrates empfahl als wirksamstes Schlafmittel den Veilchensirup (s. *Mittel bei Halsschmerzen*), Hildegard von Bingen Schlafsäckchen mit Betonicakraut (s. *Mittel bei Einschlafstörungen*). Noch heute legt man vielerorts den Säuglingen Lavendelkissen ins Bettchen (s. *Mittel bei Einschlafstörungen*), damit sie ruhig schlafen und von Krämpfen verschont bleiben.

Besonders intensiv mit Schlafstörungen hat sich Pfarrer Künzle befasst. Er wusste, geistig Tätige brauchen durchschnittlich eine Stunde Schlaf mehr als Werktätige. Seine Hinweise: »Bei gar vielen Leuten heißt die eigentliche Störung schlechter Stuhlgang. Wo man nicht täglich wenigstens einmal Stuhlgang hat, stellt sich Schlaflosigkeit ein. Bei anderen fehlt's am Magen: Saure Gase strömen immer hinauf. Alle Magenleidenden haben Kopfweh. Und dies schließt den Schlaf aus. Bei anderen ist das geschwächte Herz schuld. Ein Anzeichen für diese Art von Schlaflosigkeit sind Stiche in der linken Seite, wenn der Schläfer links zu liegen versucht. Wo die Schlaflosigkeit durch Kribbeln und Beißen am Körper verursacht zu sein scheint, liegt im Grunde Leberschwäche vor und damit zusammenhängend schlechter Abgang von Urin. Auch beginnende Erkältung kann Schlaflosigkeit verursachen. Das Anzeichen sind kalte Füße. Wer abends schwer verdauliche Speisen genießt, wie alle Arten von Käse, Pilze, dicke Eierspeisen, soll nicht fragen, warum er nicht schlafen kann. Wenn die inneren Organe Schwerarbeit zu leisten haben, kann kein Schlaf eintreten. Ebenso wenig sollen jene um die Ursache ihrer Schlaflosigkeit rätselraten, die sich abends ihrem Kummer oder Verdruss hingeben, die rachsüchtige Pläne voll Neid und Nachträglichkeit schmieden, allerhand Ränke ersinnen oder aufregende Unterhaltung pflegen. Alte Menschen haben in der Regel einen leichten und kurzen Schlaf, auch wenn sie gesund sind. Ihnen tut ein kurzer Abendspaziergang gut oder ein Glas Rotwein … Ein altbewährtes Schlafmittel ist das warme Fußbad, in dem drei Hand voll Holzasche und eine Hand voll Salz aufgelöst sind. Das Bad (etwa 35 Grad warm) soll zwanzig bis dreißig Minuten dauern …«

Einschlafstörungen

Jeder siebte Erwachsene quält sich Nacht für Nacht ab, versucht Schlaf zu finden und hört eine Stunde nach der anderen schlagen. Das ist maßlos zermürbend. In den weitaus meisten Fällen von Schlafstörungen handelt es sich um solche Einschlafprobleme. Eben noch, vor dem Fernsehgerät, fühlte man sich todmüde. Man hat gegähnt und sich nach dem Schlaf gesehnt. Jetzt, im Bett, ist man wieder hellwach. Warum? Es gibt zwei unverzichtbare Voraussetzungen für rasches Einschlafen: körperliche Müdigkeit und seelische Entspannung. Beides fehlt heute weithin. Am Tagesende fühlen sich die meisten Menschen zwar zerschlagen, erschöpft, kaputt. Vielleicht tut sogar der Rücken weh, so dass man kaum mehr sitzen kann. Aber müde ist der Körper trotzdem nicht. Gewiss, einige Muskeln, etwa jene, die den Körper aufrecht halten müssen, sind überanstrengt. Doch die meisten anderen kamen den ganzen Tag über nicht dazu, das, was Stress und Nahrung an »Kraftstoffen« herbeigeschafft haben, abzubauen. Sie warten immer noch darauf, sich endlich betätigen zu dürfen. Wahrscheinlich kam der Kreislauf in den zurückliegenden Stunden nicht ein einziges Mal richtig auf Touren. Vermutlich hat man keine Sekunde lang tief und voll durchgeatmet. Die Müdigkeit am Abend ist also keine wohlige Mattigkeit, sondern nur ein dumpfes Zerschlagensein. Würde man vor dem Zubettgehen ein wenig Sport betreiben, würde man sich umgehend besser, erholter fühlen.

Die andere Seite: Gedanken und Aufregungen klingen nicht ab. Unfassbar, wie viele Eindrücke auf den modernen Menschen einstürmen. Verglichen mit unseren Großeltern leben wir heute zwanzig Leben. Pausenlos trommeln Reize auf sämtliche Sinne ein. Eine Aufregung folgt der anderen – im Beruf, im Verkehr, in der Familie. Und abends, statt der nötigen Erholung, in der alles abklingen könnte, putschen wir uns erneut auf – mit dem Krimi, mit aufregenden Sendungen, die nicht selten über Stunden dauern. Ein Wunder, dass danach überhaupt jemand Schlaf finden kann! Abhilfe können nur drei Maßnahmen bringen, die Hand in Hand gehen müssen:

▷ Frühsport ist gut – Sport am Abend besser, weil mit ihm die Stressfolgen im Körper abgebaut werden, die sich im Lauf des Tages angestaut haben. Zucker und Fette, die sich in den Muskeln angesammelt haben, werden verbrannt und müssen vom Körper nicht unter großen Mühen verwertet werden. Wer nicht mehr vors Haus gehen, schwimmen, laufen mag, der sollte sich zumindest noch im Bett unmittelbar vor dem Einschlafen mit ein paar lockernden gymnastischen Übungen befassen. Man legt sich beispielsweise auf den Rücken, streckt die Beine hoch in die Luft und bewegt sie, als würde man Rad fahren. Das sollte aber wenigstens zehn Minuten lang geschehen (s. *Stress*).

▷ Auch sollte man nicht gleich nach dem Krimi ins Bett gehen. Zwischen Aufregung und Schlaf muss ein Moment der Entspannung eingebaut werden: ein leichtes Gespräch, das sich grundsätzlich nicht mit Alltagsproblemen befasst, eine heitere, lockere Lektüre, ein besinnlicher Augenblick. Dieser »Pause« folgt dann am besten ein Zubettgehritual, das immer nach festgelegtem Schema abläuft: Abschminken, Waschen, Zähneputzen usw., Hören leichter Musik, Herrichten der wichtigsten Dinge für den nächsten Tag, damit man nachts nicht daran denken muss. Dabei kommt es darauf an, die Reihenfolge der Liste genau einzuhalten. Die Handlungen sollen sich wie im Schlaf vollziehen, um unmittelbar in ihn überzugehen. Liegt man endlich im Bett, wäre es am sinnvollsten, das Licht sofort zu löschen. Dann muss man negative Gedanken verdrängen, denn nichts stört den Schlaf mehr als Probleme und Sorgen. Mit Grübeln lässt sich sowieso nichts ändern. Deshalb ist es auch überflüssig. In einen erholsamen Schlaf führen dagegen frohe, positive Gedanken (s. *Auto-Heilhypnose*). Stellt er sich nicht sofort ein, darf man sich nicht in Nervosität hineinsteigern und krampfhaft an ihn denken. Sonst kommt er überhaupt nicht. Eine Stunde Wachliegen ist keine Katastrophe. Sie wird am nächsten Tag keine Folgen haben.

▷ Ganz wichtig ist es, dass man nicht mit kalten Füßen ins Bett geht. In den Füßen nämlich besitzen wir die empfindlichsten »Aufwecknerven«, die bei Kälte sofort Alarm geben und wach machen. Wer lange Stunden im Sitzen verbringt, hat fast immer kalte Füße. Wenn sie im Bett nicht von selbst warm werden, muss man ein Fußbad nehmen, einen Fußwickel machen (s. *Wasseranwendungen und Wickel*) oder einfach warme Socken anziehen.

Heilmittel	*Anwendungsweise*

Baldrian (Valeriana officinalis)

Wirkstoffe: Ätherische Öle, Gerbsäure, Schleim, verschiedene Säuren, Valepotriate
Wirkung: Entkrampfend, beruhigend
Hinweis: Die in jüngster Zeit gegen Baldrian erhobenen Vorwürfe (Veränderungen der Erbsubstanz) treffen, wenn überhaupt, für heimische Pflanzen nicht zu.

Tee: Man trinkt 2–3 Tassen täglich (also nicht nur vor dem Schlafengehen), und zwar kurmäßig 2–3 Wochen lang.
Badezusatz: 100 g Wurzeln werden in 1 l Wasser 10 Stunden kalt angesetzt. Der abgeseihte Auszug wird ins Badewasser gegeben. Man badet abends.
Homöopath. Zubereitung: *Valeriana officinalis,* Urtinktur aus getrockneter Wurzel 1/10.

Basilikum (Ocimum basilicum)

Wirkstoffe: Ätherisches Öl, Gerbstoffe, Saponin, Glykosid
Wirkung: Beruhigend, entkrampfend, nierenstärkend

Tee: 1–2 gehäufte TL des Krauts mit 1/2 l kochendem Wasser überbrühen, 10–15 Minuten ziehen lassen. Man trinkt 2–3 Tassen täglich ungesüßt.
Hinweis: Auch für Kinder geeignet, die wegen Blähungen nicht einschlafen können.
Homöopath. Zubereitung: *Basilicum,* Urtinktur aus frischen Blättern 1/3.

Benediktenkraut

s. Mittel bei »Grippe«, S. 97

Tee: 1 TL des Krauts wird mit 1 Tasse kochendem Wasser überbrüht. 10 Minuten ziehen lassen. Man trinkt täglich 2–3 Tassen ungesüßt.
Hinweis: Bei Einschlafstörungen, die durch zu viel Essen und Verdauungsprobleme Herzschwäche verursachen.
Homöopath. Zubereitung: *Carduus benedictus,* Urtinktur aus frischem blühendem Kraut 1/2.

Brombeere

s. Mittel bei Vergiftungskopfschmerzen, S. 127

Frische oder eingemachte Früchte: Man isst einige Früchte vor dem Schlafengehen.
Hinweis: Besonders für ältere Menschen zu empfehlen.

Dill

s. Mittel bei Leibschmerzen, S. 186

Tee: Ebd.

Frauenmantel

s. Mittel bei Vergiftungskopfschmerzen, S. 127

Tee: 1 TL des Krauts wird mit 1/4 l kochendem Wasser überbrüht, 10–15 Minuten ziehen lassen. Man trinkt 1–3 Tassen täglich.
Hinweis: Bei Einschlafstörungen infolge Menstruationsbeschwerden.

Heilmittel	*Anwendungsweise*

Gänseblümchen

s. Mittel bei Halsschmerzen, S. 78

Tee: Ebd.
Hinweis: Hilft beim Einschlafen besonders den Kindern, die von den Eindrücken des Tages nicht loskommen.

Hopfen (Humulus lupulus)

Wirkstoffe: Bitterstoffe, Harze, ätherisches Öl, Gerbstoffe, östrogenartige Stoffe
Wirkung: Beruhigend, nervenstärkend, stressabbauend

Tee: 2 gehäufte TL der Hopfenblüten mit $1/4$ l kochendem Wasser überbrühen, 15 Minuten ziehen lassen, 1 Stunde vor dem Zubettgehen 1 Tasse ungesüßt trinken.
Badezusatz: 100 g geschnittene Hopfenzapfen werden in das Badewasser gegeben.
Hinweis: Bewährt bei Schwäche und Erschöpfungszuständen, Beschwerden in den Wechseljahren.
Homöopath. Zubereitung: *Lupulus*, Urtinktur aus frischen Fruchtzapfen 1/3.

Kalmus

s. Mittel bei stumpfen Verletzungen, S. 157

Badezusatz: 500 g der Wurzeln, grob geschnitten, werden in 5 l Wasser aufgekocht. 15 Minuten ziehen lassen, abseihen und in das Vollbad geben.
Hinweis: Besonders bei Leber- und Gallebeschwerden zu empfehlen.

Lavendel

s. Mittel bei Verspannungskopfschmerzen, S. 120

Tee: Ebd.
Hinweis: Auch für Kinder geeignet.

Mädesüß

s. Mittel bei Verspannungskopfschmerzen, S. 120

Tee: Ebd.
Hinweis: 1 Tasse vor dem Schlafengehen hilft, harmonisch in den Schlaf zu finden.

Melisse

s. Mittel bei Halsschmerzen, S. 79

Tee: Ebd.
Hinweis: Das ideale Mittel bei Einschlafstörungen infolge Reizüberflutung.

Passionsblume

s. Mittel bei Durchblutungskopfschmerzen, S. 135

Tee: Ebd.
Hinweis: Hilft, von den Sorgen loszulassen, und verhindert, dass diese Herzprobleme machen, die das Einschlafen erschweren. Kann Valium ersetzen.

Heilmittel	Anwendungsweise

Schlüsselblume

s. Hustenmittel, S. 67

Tee: Ebd.
Hinweis: Empfiehlt sich bei Einschlafproblemen älterer Leute mit Herzklopfen und Angst vor der Nacht.

Veilchen

s. Hustenmittel, S. 68

Tee: Ebd.

Waldmeister (Asperula odorata)

Wirkstoffe: Kumaringlykosid, Asperulosid, Bitterstoffe, Gerbstoffe
Wirkung: Entkrampfend, beruhigend, gegen Leberstau

Tee: 1 gehäufter TL des Krauts mit $1/4$ l kochendem Wasser überbrühen, 5 Minuten ziehen lassen, evtl. mit Honig süßen. Man trinkt 1 Tasse vor dem Schlafengehen.
Hinweis: Nicht mehr als 1 Tasse trinken, sonst muss mit Kopfschmerzen gerechnet werden.
Homöopath. Zubereitung: *Asperula odorata,* Urtinktur aus frischem Kraut 1/3.

Weißdorn

s. Mittel bei Vergiftungskopfschmerzen, S. 129

Tee: Ebd.

Mittel bei Einschlafstörungen

Fertigpräparate	Anwendungsweise

Acidum-Phenyl-aethyl-barbituricum D 12

s. Mittel bei Juckreiz, S. 218

Tropfen: Ebd.
Hinweis: Wenn man nicht loslassen kann, auch bei Einschlafstörungen wegen Juckreiz oder zur Entgiftung, wenn man das chemische Beruhigungsmittel bereits genommen hat.

Baldrianox

Wirkstoffe: Baldrianwurzelextrakt, Hopfenblüten-, Passionsblumenkrautextrakt, Hafer, Hopfendrüsen, Vitamin B_1, Hefe
Wirkung: Beruhigend

Dragees: 2- bis 3-mal täglich 1–2 Dragees, vor dem Schlafengehen 4 Dragees. Kinder bekommen die Hälfte.
Hinweis: Leichtes, aber durchaus wirksames, auch für Kinder geeignetes Beruhigungsmittel.

Fertigpräparate	*Anwendungsweise*

Bodival H

Wirkstoffe: Hafer D 3, Hopfen D 3, Passionsblume D 3, Baldrianzinksäure
Wirkung: Nervenstärkend, stimmungsaufhellend, entkrampfend, reguliert den Herzschlag

Tropfen: 30–40 Tropfen vor dem Schlafengehen, Kinder 10 Tropfen.
Hinweis: Besonders wirksam bei den kindlichen Bettkrämpfen, bei Prüfungsangst und nervöser Überlastung.

Bryophyllum Argento cultum D 3

Wirkstoffe: Keimzumpe, mit Silber gedüngt
Wirkung: Entspannend, entkrampfend, reguliert den Tag-Nacht-Rhythmus

Tropfen: Abends 15–20 Tropfen einnehmen.
Hinweis: Harmonisiert bei allen Erregungszuständen, die ein Einschlafen und ruhiges Durchschlafen verhindern.

Cactus comp. II

Wirkstoffe: Arnika D 14, speziell zubereitete Haferasche D 2, Weißdorn D 2, Königin der Nacht D 2
Wirkung: Entspannt, entkrampft, nimmt Schmerzen, reguliert Herz und Kreislauf

Globuli: Kinder bis 6 Jahre abends 3–5 Globuli, sonst 5–10.
Hinweis: Bei Einschlafstörungen wegen großer Aufregung, Unruhe und Herzschmerzen. Gut in der Kombination mit *Cactus comp. I*, s. **Herzschmerzen, S. 200.**

Calcium carbonicum D 30

Wirkstoff: Perle D 30
Wirkung: Entspannt, durchwärmt den Organismus

Tropfen: 1/2 Stunde vor dem Schlafengehen 5–10 Tropfen.
Globuli: Ebenso.
Hinweis: Bei Einschlafstörungen wegen kalter Füße.

Cefaktivon novum

s. Mittel bei Vergiftungskopfschmerzen, S. 129

Tropfen: Ebd.
Hinweis: Hilft bei Störungen des Schlafzentrums infolge Vergiftungen.

Chamomilla D 30

Wirkstoffe: Kamille D 30
Wirkung: Entspannt, entkrampft, beruhigt

Globuli: Vor dem Zubettbringen 3–5 Globuli, Säuglinge 1.
Hinweis: Bei zappeligen, unruhigen Kindern sichert es ein ruhiges Ein- und Durchschlafen.

Cerebretik

Wirkstoffe: Tabak D 4, Silber, Silbercitrat
Wirkung: Entspannend, baut selbst lange Zeit bestehende nervöse Spannungszustände ab, harmonisierend

Tropfen: Abends 10–20 Tropfen in 1 TL Wasser oder Wein.
Hinweis: Hilft auch nach jahrelanger Einnahme von chemischen Schlafmitteln, sollte dann langsam immer höher dosiert werden, während das gewohnte Mittel langsam reduziert wird.

Fertigpräparate	*Anwendungsweise*

Dormi-Gastreu

Wirkstoffe: Hafer D1, Kamille D4, Kaffee D4, Eschscholzia D2, Hopfen D2, Ignatiabohne D6, Passionsblume D2, Baldrian, Baldrian, mit Zink gedüngt D6
Wirkung: Entspannend, entkrampfend, reguliert Herz- und Kreislauffunktionen

Tropfen: Zunächst zur Einstimmung ein paar Tage 3-mal 10–15 Tropfen, dann nur abends 10–20 Tropfen. Kleinkinder 3–5, Schulkinder 5–8 Tropfen.
Hinweis: Reguliert den Tag-Nacht-Rhythmus, beruhigt nervliche Belastungen bei Ein- und Durchschlafstörungen.

Somcubin spag.

Wirkstoffe: Eisenhut D10, Gold D6, Alraune D6, Stefanskraut D4, Baldrianzinksäure D4, Hafer, Eschscholtzia, Giftlattich
Wirkung: Entspannend, nimmt die Angst vor der Nacht, reguliert Herz und Kreislauf, beruhigend, schmerzstillend

Tropfen: Erwachsene nehmen 1/2 Stunde vor dem Einschlafen 20 Tropfen.
Hinweis: Hilft bei allen Ein- und Durchschlafstörungen.

Nettidiath

s. Mittel bei Vergiftungskopfschmerzen, S. 130

Tabletten: Ebd.
Hinweis: Hilfreiches Mittel bei Einschlafstörungen infolge Nierenfunktionsstörungen.

Passiflora/Avena comp.

Wirkstoffe: Hafer, Hopfen, Passionsblume, Baldrian
Wirkung: Beruhigend, entspannend

Zäpfchen: Abends 1 Zäpfchen einführen, für Kinder unter 7 Jahren: Passiflora/Avena comp. Kinder verwenden.
Hinweis: Zuverlässiges Mittel für Schlafstörungen und allgemeine Unruhezustände der Kinder.

Psy-stabil spag.

s. Mittel bei Grippe (Influenza), S. 111

Tropfen: Ebd.
Hinweis: Bei Angst, Aufregung, Kummer und Sorgen.

Weitere empfehlenswerte Mittel

Kytta-Sedativum (Tropfen). Kräuterextrakte, beruhigt Herz und Nerven.
Logo (Dragees). Kräuterextrakte, beruhigend und kreislaufstärkend.
metaneuron (Tropfen). Homöopath., hilft bei Reizbarkeit und Erschöpfung.
Moradorm S (Tabletten). Baldrian, Passionsblume, Hopfen, verschafft Gelassenheit.
Nerventee Fides (Tee). Kräutermischung, hilft speziell bei Übermüdung.
Pasconal forte (Tropfen). Homöopath., hilft rasch zu erholsamem Schlaf.
Passiflora-Nerventonikum (Tonikum). Kräuterauszüge, hilft bei herzbedingter Unruhe.
Petzo-complex 71 sedativ-Tropfen (Tropfen). Homöopath., drosselt nervöse Unruhe.
Röwo-Sedaphin (Tropfen). Homöopath., hilft bei Angst- und Erschöpfungszuständen.
Sanadormin (Tropfen). Kräuterauszüge, auch für nervöse Kinder geeignet.

Akupressur

Besonders rasch hilft folgende Doppelaku-pressur: Punkte in den Kuppen aller Fingerspitzen, Punkt unmittelbar unter dem Fußknöchel. Machen Sie diese Akupressur kurz vor dem Schlafengehen oder auch schon im Bett, wenn der Schlaf sich nicht einstellen will.

Entspannungsübung

s. Auto-Heilhypnose, S. 481

Fußwickel

s. Wasseranwendungen und Wickel, S. 496

Pressen Sie den Daumen erst gegen die Spitze des Zeigefingers, dann gegen die des Mittelfingers. Ohne Kraftanstrengung machen Sie so die Reihe der Finger durch bis zum kleinen. Dauer für jede Hand drei Minuten. Dann fassen Sie Ihren Fuß mit Daumen und Zeigefinger von hinten, so dass der Daumen innen, der Zeigefinger außen direkt unterhalb des Knöchels liegt. Massieren Sie diesen Punkt mit beiden Fingern kräftig und mit Ausdauer. Nehmen Sie zuerst den linken, dann den rechten Fuß. Dauer für jeden Fuß etwa drei Minuten.

Nicht selten führt er zu Auseinandersetzungen speziell älterer Ehepaare: Beide behaupten morgens, wenn sie steif, mit schwerem Kopf oder gar Kopfschmerzen und verschwollenen Augenlidern aufstehen, sie hätten in dieser Nacht wieder einmal kein Auge zugetan. Prompt folgt der Vorwurf: »Als ich gegen vier Uhr auf die Uhr schaute, hast du aber fest geschlafen!« Oder: »Dein Schlaf war immerhin so tief, dass du nicht gemerkt hast, dass ich mitten in der Nacht aufgestanden bin.« Beide haben den Eindruck, überhaupt keinen Schlaf gefunden zu haben. Die Zerschlagenheit am Morgen scheint der Beweis dafür zu sein.

Trotzdem täuschen sie sich. Sie haben geschlafen, wenngleich ihr Schlaf so leicht war, nahe an der Grenze zum Wachsein, dass sie lebhaft geträumt und echte Wahrnehmungen, wie etwa das Schlagen der Turmuhr oder das Rauschen des Windes, wahrgenommen – und in den Traum eingebaut haben.

Schlafforscher behaupten heute: So sicher, wie der Körper atmet, so zuverlässig holt er sich auch den nötigen Schlaf. Mit Hirnstrommessungen kann man das eindeutig nachweisen; oft ist er viel besser als subjektiv empfunden. Die morgendlichen Beschwerden sind meist nicht auf einen Mangel an Schlaf zurückzuführen, sondern vielfach auf gesundheitliche Störungen, die sich in allererstens Anzeichen melden, etwa auf minimale rheumatische Beschwerden, auf Durchblutungsstörungen, Atembeschwerden, auf übergroße seelische Belastungen – nicht zuletzt auf Umwelteinflüsse. Was das Gefühl, unausgeschlafen zu sein, so schlimm macht, ist die Angst, man könne deshalb seinen Alltagspflichten nicht gewachsen sein.

Wer glaubt, unter zu leichtem Schlaf zu leiden, der sollte folgende Maßnahmen ergreifen:

▷ Er muss sich seinen Schlaf in einem Zug holen. Kein Mittagsschläfchen, statt dessen Bewegung an frischer Luft.

▷ Er sollte versuchen, regelmäßig eine Stunde früher aufzustehen. So paradox das klingen mag, es ist ein Erfolgsrezept: Je zerschlagener man sich am Morgen fühlt, desto früher muss man aus den Federn. Der leichte Morgenschlaf bringt sowieso nichts mehr. Er kann sogar müde machen, das Herz belasten.

▷ Es gilt, dafür zu sorgen, dass man abends nicht nur geistig-seelisch erschöpft ist, sondern auch körperlich müde. Vor das Schlafen gehört deshalb – auch und gerade für ältere Menschen – körperliche Betätigung.

▷ Er muss überprüfen, ob sein Bett gesund ist. Besteht die Bettwäsche aus gesundem, natürlichem Material oder aus synthetischem Gewebe, das sich elektrostatisch auflädt, Schweiß nicht aufzunehmen vermag? Ist der Kopfkeil zu hoch, das Kissen zu dick, so dass man nicht entspannt liegt? Ist die Matratze zu weich oder zu hart?

▷ Zu einem gesunden Bett gehört eine gesunde Umwelt. Haben Sie ein Telefon am Bett stehen, oder verläuft ein Kabel am Bett entlang? Der ständig darin fließende Strom könnte Ihren Organismus irritieren. Haben Sie einen elektrischen Wecker am Bett, oder verläuft eine andere elektrische Leitung direkt am Bett vorbei? Der Strom, der unglücklicherweise dieselben Frequenzen hat wie organische Ströme, könnte Ihren Schlaf ebenfalls empfindlich stören.

▷ Haben Sie Ihr Bett schon einmal umgestellt, um herauszufinden, ob Sie an anderer Stelle vielleicht besser schlafen, weil es dort keine Erdstrahlen gibt?

Heilmittel	*Anwendungsweise*

Ackervergissmeinnicht (Myosotis arvense)

Wirkstoffe: Gerbstoffe, Rosmarinsäure
Wirkung: Entspannend, stärkt das Erinnerungsvermögen, vertieft den Schlaf

Tee: 3 TL der Blüten mit $1/4$ l kochendem Wasser überbrühen, 5 Minuten ziehen lassen, abseihen und davon 2 Tassen im Laufe des Nachmittags trinken.
Hinweis: Die Blüten sind im Handel nicht erhältlich und müssen selbst gesammelt werden. Der Tee vertieft den Schlaf und sorgt für angenehme Träume.

Beifuß (Artemisia vulgaris)

Wirkstoffe: Tannin, ätherisches Öl, Bitterstoffe
Wirkung: Appetitanregend, verdauungsfördernd, beruhigend, entkrampfend

Tee: 2 TL des Krauts mit $1/2$ l kochendem Wasser überbrühen, 5 Minuten ziehen lassen, abseihen und davon 1 Tasse vor dem Schlafengehen trinken.
Hinweis: Besonders zu empfehlen bei nächtlichen Wanderungen. In chronischen Fällen die D 6 verwenden. Nicht für Schwangere geeignet.

Dornröschentee

Wirkstoffe: 10 g Weiße Taubnessel, 15 g Schlüsselblume, 20 g Baldrian, 15 g Hopfen, 5 g Waldmeister, 10 g Veilchen, 5 g Thymian, 5 g Enzian, 5 g Melisse
Wirkung: Beruhigend, vertieft den Schlaf

Teemischung: Die Kräuter werden gemischt. Man nimmt 2 EL davon und setzt sie mit $1/2$ l Wasser kalt an. Der Kaltansatz wird zum Sieden gebracht, man lässt ihn dann noch 3 Minuten kochen. Nachdem der Tee 10 Minuten gezogen hat, seiht man ab und trinkt vor dem Schlafengehen 1 Tasse.
Hinweis: Der Tee sollte nicht zum Dauergetränk werden.

Passionsblume

s. Mittel bei Durchblutungskopfschmerzen, S. 135

Tee: Ebd.
Hinweis: Ersetzt das Valium und spendet tiefen, erholsamen Schlaf.

Weißdorn

s. Mittel bei Vergiftungskopfschmerzen, S. 129

Tee: Ebd.
Hinweis: Bewirkt ruhiges Durchschlafen ohne Aufschrecken aus dem Schlaf.

| *Heilmittel* | *Anwendungsweise* |

Traumölmischung nach Apotheker Rainer Maria Wieshammer

Lavendel	Zedernholz
Palmarosa	Weihrauch
Rosenholz	Geranium
Patschuli	Lemongras

Die ätherischen Ölmischung in eine Duftlampe geben oder ein paar Tropfen des Gemisches auf das Kopfkissen sprühen. Sichert nicht nur tiefen Schlaf, sondern garantiert schöne Träume, die man dann am Morgen auch noch weiß. Reguliert die REM-Schlafphase.
Nicht verwenden darf man die Mischung nach Alkoholgenuss und bei Überempfindlichkeit gegen ätherische Öle. Es können auch die Mittel bei Einschlafstörungen verwendet werden.

Aqua Maris D12

Wirkstoff: Potenziertes Nordseewasser
Wirkung: Reguliert die Schlafphasen

Tropfen: 1- bis 3-mal täglich 5–10 Tropfen.
Hinweis: Hilft gegen schnelles Aufwachen bei kleinsten Außenreizen.

Aranidorm-S

Wirkstoffe: Tollkirsche D4, Hafer, Tausendgüldenkraut, Kamille, Coffein D8, Engelstrompete D3, Eschscholtzia, Bilsenkraut D4, Giftlattich D2, Lavendel, Hopfen, Melisse, Schlafmohn D3, Passionsblume D3, Baldrian, Baldrianzinksäure D4
Wirkung: Reizmildernd, beruhigend, entkrampfend, nervenstärkend

Tropfen: 1/2 Stunde vor dem Schlafengehen 30–60 Tropfen, Kinder die Hälfte.
Hinweis: Besonders wirksames Mittel bei allen Formen der Reizüberflutung und Übererregbarkeit und dadurch bedingter Schlaflosigkeit.

Arsenicum album D30

Wirkstoff: Arsen
Wirkung: Während Arsen in tiefen Potenzen ein Kräftigungsmittel ist, wirkt es in D30 beruhigend und entspannend auf Körper und Seele

Tropfen: Abends 5–10 Tropfen einnehmen.
Hinweis: Wenn der Schlaf durch Asthma oder Harndrang gestört ist.

Cypripedium pupescens D12

Wirkstoff: Frauenschuh
Wirkung: Reguliert die REM-Schlafphasen, stabilisiert Tag und Nachtrhythmus

Globuli: Je nach Alter abends, 1/2 Stunde vor dem Zubettbringen 5–10 Globuli.
Hinweis: Besonders wirksames Mittel für Kinder, die nachts weinen und wimmern oder mitten in der Nacht hellwach, gutgelaunt spielen wollen.

Fertigpräparate	*Anwendungsweise*

Coffea Pentarkan D

Wirkstoffe: Kaffee D 5, Eisenhut D 5, Ambra D 3, Kokkelskörner D 5, Digitoxin D 5
Wirkung: Reguliert und stabilisiert den Tag-Nacht-Rhythmus, nimmt störende Gedanken und Nerven

Tropfen: 3-mal täglich 10–20 Tropfen.
Hinweis: Sobald der Rhythmus stimmt, auf 1-mal reduzieren. Wirksam bei körperlichen, seelischen und geistigen Störfaktoren.

Hyoscyamus D12

Wirkstoff: Bilsenkraut
Wirkung: Entspannend, entkrampfend, nervenstabilisierend

Tropfen: Zunächst 1- bis 3-mal täglich 5–10 Tropfen, nach ein paar Tagen nur noch abends 1-mal.
Hinweis: Wenn die Nachtruhe durch Zähneknirschen gestört wird.

Valeriana Spl.

Wirkstoffe: Baldrian D 7, Melisse D 2, Hopfen, Königin der Nacht D 2, Chinarinde D 4, Nieswurz D 4, Gold D 4, Tarantulaspinne D 4, Hafer
Wirkung: Beruhigend, entkrampfend, nervenstärkend, stimmungsaufhellend

Tropfen: Abends 10–15 Tropfen.
Hinweis: Bei allen körperlichen und geistigen Problemen, die ein Durchschlafen verhindern.

Zincum valerianum D12

Wirkstoff: Zinkbaldriansäure
Wirkung: Beruhigend, nimmt die Alltagseindrücke

Tropfen: Ein paar Tage 1- bis 3-mal 5–20 Tropfen, später abends 1-mal 5–20.
Hinweis: Bei Kindern hilfreich, die nur schwer von den Tageseindrücken loskommen.

Außerdem: Siehe alle **Mittel bei Einschlafstörungen**

Immer mehr Menschen machen die Erfahrung: Nach zwei, drei Stunden Schlaf, mitten in der Nacht, sind sie plötzlich hellwach. Und dann ist es vorläufig mit der Nachtruhe vorbei. Es gibt keinen äußeren Anlass für das Aufwachen, keine Störung durch Lärm und Licht oder falsche Temperaturen. Das Erwachen erfolgt auch nicht zufällig, sondern so pünktlich, dass man die Uhr danach stellen könnte. Der eine ist um zwei Uhr wach, der andere um eins oder um halb drei.

Betroffen von dieser Schlafstörung sind vor allem Menschen, die das vierzigste Lebensjahr hinter sich haben. Eine, vielleicht auch zwei Stunden lang ringen sie damit, wieder einschlafen zu können. Sie wälzen sich im Bett, werden immer unruhiger, mitunter beginnt sogar der ganze Körper zu kribbeln. Wer von solchen Schlafstörungen geplagt wird, ist urlaubsreif, sagen die Wissenschaftler. Zu großer Stress hat sie geschafft. Erholung ist dringend angezeigt.

Wer diesen Hilferuf seines Körpers vernimmt, darf nicht zur Schlaftablette greifen. Sie würde alles nur verschlimmern. Die Erschöpfung lässt sich nur beheben – und damit die Schlafstörung beseitigen –, wenn man sein Leben so einrichtet, dass die Leistungsreserven nicht unentwegt angegriffen werden. Man muss einen gesunden Arbeitsrhythmus finden und lernen, mit Stress umzugehen (s. *Stress*). Dazu gehört auch der richtige Umgang mit Kaffee, Tee und anderen »Muntermachern« (s. *Spezielle Aufbau- und Stärkungsmittel*). Schlafunterbrechungen zu genau der gleichen Stunde können aber immer auch ein Hinweis auf eine beginnende Erkrankung sein. Im Bild auf S. 21 sehen Sie: Ein Aufwachen um zwei Uhr nachts könnte anzeigen, dass Ihre Leber leidet. Ein Erwachen nach drei Uhr weist möglicherweise auf Lungenprobleme hin.

Heilmittel und Fertigpräparate s. *Mittel bei Einschlafstörungen*.

»Ausgeschlafen« – mitten in der Nacht

Es sind nicht wenige, die gern lang und tief schlafen möchten, doch schon nach fünf, sechs Stunden ist für sie die Nacht zu Ende. Dann liegen sie wach und warten auf den Morgen. Das kann nervtötend sein. Häufig stehen die Geplagten auf und geistern durch das Haus, versuchen etwas zu essen, zu trinken, zu lesen. Doch es stellt sich keine Müdigkeit mehr ein.

Wer unter einer derartigen Schlafstörung leidet, muss sich immer wieder klarmachen, dass die körperliche Leistungskraft durch den zu kurzen Schlaf nicht beeinträchtigt wird. Nur die Traumphase wird verkürzt, nicht die Tiefschlafphase. Zum anderen: Mit fortschreitendem Alter braucht der Mensch naturgemäß weniger Schlaf. Die ursprüngliche Schlafnorm von

Stunden kann sich leicht auf sechs Stunden reduzieren, ohne dass man tagsüber deswegen müde sein müsste. Das »Training«, das helfen kann, den Schlaf zu verlängern und das Warten auf den Morgen abzukürzen, sieht so aus:

▷ Steigern Sie Ihre körperliche Betätigung, doch strengen Sie sich nach 16 Uhr nicht mehr übermäßig an. Verschaffen Sie sich vor allem in den Vormittagsstunden Bewegung, verzichten Sie aber auf den Mittagsschlaf und andere Nickerchen – auch wenn Sie sich ordentlich müdgeschafft haben.

▷ Gehen Sie vorübergehend eine Stunde später als sonst zu Bett – auch wenn Sie scheinbar todmüde sind.

▷ Bleiben Sie nach dem frühen Aufwachen nicht länger als dreißig Minuten im Bett liegen, sondern stehen Sie auf. Doch belohnen Sie Ihren Körper nicht für sein frühes Erwachen. Das heißt: kein vorzeitiges Frühstück. Machen Sie statt dessen einen zügigen Spaziergang. Möglicherweise können Sie sich anschließend noch einmal für ein, zwei Stunden hinlegen. Gefrühstückt wird erst zur normalen Zeit, je später, desto besser. So unwahrscheinlich das klingen mag: Der Körper gewöhnt sich an eine solche »Ordnung« und gibt nach.

▷ Werden Sie zu früh wach, sollten Sie es auch einmal mit der *Auto-Heilhypnose* versuchen.

Heilmittel und Fertigpräparate s. Mittel bei *Einschlafstörungen*.

Albträume

Manche erleben sie mehr oder weniger regelmäßig. Sie erwachen am verzweifelten Versuch zu schreien, bringen aber keinen Ton heraus. Oder sie schlagen wild um sich und werden schweißgebadet, mit heftigem Herzklopfen wach. Sie wissen nur, sie haben Fürchterliches durchgemacht. Oft ist es immer wieder die gleiche Szene, die sie quält: Sie werden verfolgt, sie stürzen von einem Berg in die Tiefe, ein riesiger Laster fährt auf sie zu, es gibt keinen Ausweg mehr. In früheren Jahrhunderten hat man böse Geister für den Albtraum verantwortlich gemacht. Sie setzten sich dem schlafenden Opfer auf die Brust (Gefühl gewürgt zu werden, zu ersticken) und quälten es mit schauerlichen Bildern. Der Volksmund spricht vom Albdruck. Wer einen vom Albtraum Geplagten erlebt hat, weiß, dass seine Qualen, das Winseln, Stöhnen, die wilden Bewegungen minutenlang andauern können.

Heute kennt man eine ganze Reihe äußerer Umstände, die einen Albtraum auslösen können. Dazu gehören vor allem das zu warm geheizte Schlafzimmer und ein zu voller Magen. Manch einer bekommt Albträume

beispielsweise nur im Urlaub. Man muss nicht gleich an Heimweh denken – wahrscheinlich sind nur das andere Essen und ein zu warmes Hotel-
zimmer schuld.

Trotzdem: Körperliches Missbefinden allein ist letztlich nicht der Grund
für einen Albtraum, sondern nur sein Auslöser. Der Grund ist vielmehr in
einer verborgenen, nicht bewältigten Angst zu suchen, einer Urangst, deren Wurzeln fast immer in die früheste Kindheit zurückreichen.

Auffallend an Albträumen ist, dass sie weit weniger verschlüsselt sind als
andere Träume. Die Not scheint so groß zu sein, dass nicht mehr darum
herum geredet werden kann. Trotzdem darf man sich nicht vorschnell
Deutungen zurechtlegen oder sich an Traumsymbole klammern. Das Bild
von der Flucht, die nicht gelingt, weil man sich festgebunden fühlt, kann
bedeuten, dass man sich verfolgt glaubt und Angst hat, den Nachstellun-
gen nicht zu entkommen. Es könnte aber auch sein, dass man nicht vor
Gefahren, sondern vor Pflichten davonlaufen möchte und genau weiß, dass
es letztlich kein Entrinnen gibt. Die Antwort vermag immer nur der Träu-
mende selbst zu geben, indem er sich ernsthaft mit seinem Traumbild aus-
einandersetzt. Einmal aufgewacht, darf er nicht zu grübeln anfangen, sondern muss versuchen, alle Einzelheiten des Traums festzuhalten, vielleicht
sogar zu notieren. Hat er mit der Zeit herausgefunden, was der Traum ihm
sagen will, wird dieser überflüssig, und er ist ihn los.

Nun sollte man aber nicht übersehen, dass zum psychischen Problem
auch ein physisches kommen kann, das geklärt werden muss. War der Auslöser wirklich nur eine zu schwere, zu spät eingenommene Mahlzeit, ein
überheiztes Zimmer? Oder – auch das ist möglich und muss bedacht werden – befand sich der Körper so sehr in Not, dass er zum Albtraum greifen
musste, um damit aufzuwecken? Ist vielleicht das Herz nicht in Ordnung?
Wer häufig unter Albträumen zu leiden hat, der darf sich nicht damit be-
gnügen, seine Traumbilder zu analysieren. Möglicherweise ist eine Herz-
untersuchung viel wichtiger. Als altes Hausmittel gegen Albträume gilt
eine Tasse Kamillentee vor dem Schlafengehen. Sie hilft allerdings nur,
wenn das Schlafproblem mit Verdauungsstörungen zusammenhängt.

Heilmittel	Anwendungsweise
Baldrian s. Mittel bei Einschlafstörungen, S. 226	**Tee:** Ebd. **Hinweis:** Galt schon in der Antike als das klassische »Verschreikraut«.
Eisenkraut s. Aufbau- und Stärkungsmittel, S. 24	**Kräuterschale:** Ein Schälchen der getrockneten Kräuter in die Bettnähe stellen. **Hinweis:** Vertreibt Dämonen und Geister aus den Träumen.
Engelwurz s. Aufbau- und Stärkungsmittel, S. 24	**Tee:** Ebd. **Hinweis:** 1 Tasse vor dem Schlafengehen reicht aus, um den Alb zu vertreiben.
Holunder s. Schnupfenmittel, S. 50	**Mus, Saft, Wein:** Man nimmt vor dem Schlafengehen 1–2 TL Holundermus oder trinkt 1 Glas Saft oder 1 Schnapsglas Wein. Letzteres ist im Reformhaus erhältlich. **Hinweis:** Für Kinder empfiehlt es sich, Holundersaft kurz aufzukochen.
Wacholder s. Aufbau- und Stärkungsmittel, S. 31	**Tee:** Ebd. **Hinweis:** Nimmt die Angst, bevor der Albtraum entstehen kann.

Gewöhnlich bemitleidet man nur den, der sich das Röcheln, Zischen, »Sägen«, »Schnorcheln« in der Nacht mit anhören muss. Tatsächlich aber ist das Schnarchen nach neuesten Erkenntnissen nicht etwa nur eine lästige Störung, peinlich für den, der es erdulden muss, sondern eine ernste Notsituation für den Schnarchenden selbst. Er kämpft buchstäblich gegen das Ersticken an. Aus einem Grund, den man bisher nicht einwandfrei klären konnte, sind die Muskeln im Schlund erschlafft, so dass die Luftröhre »verstopft« wird. Den Atemmuskeln gelingt es nur unter größter Anstrengung, die Luft am Zäpfchen vorbeizubringen. Dabei entstehen die grässlichen Schnarchgeräusche. Das Bedrohliche dabei: Der Schnarchende hört fünf- bis zehnmal in der Nacht für Sekunden auf zu atmen, manchmal bis zu zehn Sekunden. Glücklicherweise wacht er dann auf, sonst würde er nämlich wirklich ersticken. Doch auch die wenigen Sekunden können schon ausreichen, die Sauerstoffversorgung zu gefährden. Vor allem Gehirnzellen reagieren auf solche Ausfälle sehr empfindlich. Auch die Herzmuskeln können Schaden nehmen. Ganz abgesehen davon, dass Schnarcher sich des unruhigen, gestörten Schlafs wegen unausgeruht und müde fühlen.

Ein paar Zusammenhänge: Am häufigsten schnarchen Männer über fünfundvierzig. Jeder Dritte über fünfzig schnarcht mehr oder weniger regelmäßig. Wer unter dieser Schlafstörung leidet, ist fast immer übergewichtig, hat Herzprobleme und einen zu hohen Blutdruck. Es gibt Menschen, die durch ihr Schnarchen arbeitsunfähig, impotent oder stark depressiv wurden.

Schnarchen ist kein angeborener Fehler, den man als Partner mehr oder weniger geduldig zu ertragen hat. Wer schnarcht, sollte etwas dagegen tun und dies als deutliches Warnsignal begreifen. Völlig falsch, ja gefährlich wären in diesem Fall Schlafmittel, Beruhigungsmittel oder Maßnahmen wie das Zubinden des Mundes. Wer schnarcht, sollte grundsätzlich auf Schlaftabletten verzichten. Stattdessen gilt es, drei Maßnahmen zu ergreifen:

1. Das Gewicht reduzieren.
2. Den Hals freilegen (Entfernung der Mandeln, falls sie zu groß, zerklüftet, ausgewuchert sind, der Nasenpolypen etc.).
3. Die Herzfunktion untersuchen lassen.

Wer allein schläft und vielleicht keine Ahnung hat von seiner nächtlichen Betätigung, sollte bei morgendlicher Zerschlagenheit auch das Schnarchen als Ursache in Erwägung ziehen.

Heilmittel	*Anwendungsweise*

BEWÄHRTE KRÄUTERMISCHUNG

Arnika

s. Mittel bei Durchblutungskopfschmerzen, S. 134

Teemischung: Zunächst mischt man die 3 Teesorten zu gleichen Teilen. Davon nimmt man 2 TL. Sie werden mit $1/2$ l kochendem Wassser überbrüht. 10 Minuten ziehen lassen. Davon trinkt man 3-mal täglich eine Tasse kurmäßig über 4–6 Wochen.

Hinweis: Besonders wirksam (auch bei Kindern), wenn das Schnarchen durch Nasenpolypen mitverursacht wird.

Lindenblüten

s. Schnupfenmittel, S. 51

Salbei

s. Schnupfenmittel, S. 53

Mittel bei Schnarchen

Fertigpräparate	*Anwendungsweise*

Papaver somniferum D 30

Wirkstoff: Schlafmohn
Wirkung: Sorgt für ruhigen, störungsfreien Schlaf

Tropfen: Abends 5–10 Tropfen.
Hinweis: Wenn das Schnarchen mit Sauerstoffmangel einhergeht und die Gefahr der Ohnmacht droht.

Anti-Schnarchduft nach Apotheker Rainer Maria Wieshammer

5 g Pfefferminzöl
3 g Orangenöl
2 g Zitronenöl

Etwa 5 Tropfen der ätherischen Ölmischung auf ein Baumwolltaschentuch geben, das neben dem Schnarcher auf das Kopfkissen gelegt wird. Falls nötig, wird im Lauf der Nacht noch einmal nachgeladen.

6 Allergien

Am Anfang dieses Kapitels soll eine kleine Fallgeschichte stehen, weil keine Erklärung so gut wie sie darlegt, was Allergien sind – und wie fatal sie sich mitunter auswirken. Vielleicht kann das Schicksal der kleinen Marianne auch manchem bei der Lösung eigener Probleme helfen. Sie war ein heiteres, unbekümmertes, aufgewecktes Mädchen von elf Jahren. Von einem Tag auf den anderen änderte sich das. Plötzlich gebärdete sich Marianne grundlos aggressiv; begann unkontrolliert zu schreien und zu toben. Sie zerriss ihre Kleider; zerschlug die Wohnungseinrichtung und bedrohte sogar Eltern und Geschwister, so dass diese um ihr Leben fürchten mussten. Marianne stürzte mit einem Messer in der Hand durch die Küche und stach auf alles ein, was ihr in die Quere kam. Solche Anfälle dauerten zehn Minuten. Danach brach das Mädchen zusammen, fiel zu Boden und schluchzte: »So helft mir doch! Ich kann nichts dafür. Es bricht aus mir heraus.« Die Eltern gingen mit Marianne zum Hausarzt. Er diagnostizierte übermächtige Angstgefühle und überwies das Kind an einen Psychiater. Dieser warf den Eltern schwere Erziehungsfehler vor und verordnete ihrer Tochter starke Medikamente. Doch damit wurde alles nur noch schlimmer. Marianne musste nach neuen, heftigeren Anfällen in eine geschlossene Anstalt eingeliefert werden. Dort stellte man eine totale emotionale Verwirrung fest – und einen zu niedrigen Intelligenzquotienten. Die Eltern wurden darauf vorbereitet, dass es wohl nie mehr zu einer Besserung kommen werde und ihr Kind am besten in der Anstalt bliebe.

Durch Zufall las der Vater einen wissenschaftlichen Artikel über Allergien. Er brachte seine Tochter zu einem Spezialisten. Das Ergebnis der Untersuchung: Marianne reagierte auf eine ganze Reihe alltäglicher Nahrungsmittel allergisch. Der Körper wehrte sich gegen alle Formen von Zucker, gegen bestimmte Getreidearten und gegen Schokolade. Die Mutter änderte den Speiseplan, ließ diese Lebensmittel weg – und Marianne war von Stund an gesund. Nicht ein einziger Anfall mehr. In der Schule fand sie rasch zu ihren früheren Leistungen zurück. Der Horror hatte für die Familie sechs Monate lang gedauert.

Marianne ist kein Einzelfall. Tatsache ist, dass immer mehr Menschen in hochzivilisierten Ländern an Allergien leiden. In Europa dürfte bereits jeder Zehnte davon betroffen sein – meist ohne es zu wissen. Asthma, Hautausschläge, Drüsenschwellungen, Schwerhörigkeit, Bindehautentzündungen, Juckreiz haben dabei immer denselben Hintergrund: Der Körper reagiert gegen eine völlig harmlose Substanz, als handle es sich um

244 einen höchst gefährlichen Krankheitserreger. Seine Abwehrkräfte stufen eine oder auch mehrere Substanzen als bedrohlich ein und formieren sich, sobald der Körper ihnen begegnet. Dann kann es zu Schwellungen kommen, zu übermäßiger Schleimbildung, zu Fieber, zu Ausschlägen, ja zu lebensbedrohlichen Schockzuständen. Manchmal geht das so schnell, dass sich der Ausschlag schon zeigt, noch ehe man zum Beispiel eine Erdbeere hinuntergeschluckt hat. Und keineswegs ist es immer so einfach wie bei der Erdbeere, einen Zusammenhang zwischen Ursache und Wirkung herzustellen. Denn es gibt praktisch nichts, was nicht zum Allergen – so nennt man die Substanz, die eine Allergie auslöst – werden könnte. Wer denkt schon an die neue Kissenfüllung, wenn er plötzlich Schnupfen bekommt? In den meisten Fällen ist das Allergen ein tierisches oder pflanzliches Produkt: Blütenpollen, Federn, Hühnereiweiß, Hunde- und Katzenhaare, manche Früchte wie Erdbeeren, Nüsse, Tomaten etc. In solchen Fällen könnte man die Reaktion des Körpers noch einigermaßen verstehen. Er stellt fest: »Das stammt von einem anderen Organismus«, und stößt es ab, wie er ein fremdes Organ abstoßen würde. Doch eine solche Erklärung reicht nicht aus. Der Körper reagiert unter Umständen ebenso heftig auf Kunststoffe, Chemikalien, Farben, Medikamente, Zusätze in Kosmetika, Konservierungsmittel, die nicht organischen Ursprungs sind. Selbst Sonne und Kälte können allergische Reaktionen auslösen. Und er reagiert sogar auf Gefühlsregungen wie Ärger, Angst, Abscheu, Ekel.

Das Problem ist vielschichtig, und die moderne Medizin vermag bislang nur wenig zu seiner Lösung anzubieten. Wenn der Körper gegen gewisse Substanzen verrückt spielt, sagt sie, muss man zuerst diese Substanzen finden. Dabei konfrontiert man ihn mit den vermuteten Allergieauslösern; sie werden entweder unter die Haut gespritzt oder in die aufgeritzte Haut eingebracht. Danach wartet man ab, auf welche sich die Abwehrreaktion einstellt. Sind sie gefunden, dann gibt es nur zwei Möglichkeiten: Entweder man weicht ihnen aus, meidet sie, oder man zwingt dem Körper das Allergen so lange und in immer größerer Dosierung auf, bis er seinen Widerstand aufgibt und »desensibilisiert« ist. Daneben verwendet die Schulmedizin noch Antihistamine, die selbst allergisch machen können, und Kortisone.

Die Naturmedizin nimmt Allergien gegenüber eine völlig andere Stellung ein. Sie sagt: Allergische Reaktionen sind Panikreaktionen. Der Körper wird mit einer ganz anderen Sache nicht fertig und schlägt deshalb blind um sich, wobei er auch Harmloses treffen muss. Wer genau nachforscht, findet bei fast jedem Allergiker eine unbewältigte Störung. Vielleicht hat er Würmer, zu viel Harnsäure im Blut, eine nicht erkannte Infektion etwa in der Niere oder in der Lymphe. Möglicherweise funktioniert auch die Leber nicht richtig usw., oder der Patient hat ein psychisches Problem, das gelöst werden muss. Wird die hintergründige Störung gefunden, fällt meist auch die Allergie weg.

Wieder einmal geht es also nicht darum, ein unbequemes Symptom zu beseitigen oder massiv zu unterdrücken, sondern die Wurzel des Übels zu ergründen.

Allergien der Atemwege

Gegen Kälte und Hitze können wir uns schützen. Unbekömmliche Nahrungsmittel lassen sich meiden. Praktisch schutzlos ausgeliefert sind wir dagegen dem, was mit der Atemluft in den Körper gelangt. Wir können zwar dafür sorgen, dass die Luft in unserer Wohnung ausreichend Feuchtigkeit und die richtige Temperatur besitzt. Wir können auch bei jeder sich bietenden Gelegenheit frische Luft mit möglichst viel Sauerstoff und wenig Abgasen einatmen. Doch schon bei der Frage, ob sich gesunde Luft überhaupt noch finden lässt, beginnt das Problem. Der »saure Regen«, der unsere Wälder sterben lässt, zeigt, dass Schwefeldioxide, Stickstoffoxide, Schwermetalle und andere die Luft verschmutzende Stoffe auf den Bergen und an der See genauso anzutreffen sind wie in der Stadt. Mit jedem Atemzug gelangen diese Schadstoffe in die Lunge. Wir können ihnen nur sehr begrenzt ausweichen. Ohne Zweifel ist die »saure«, giftige Luft an vielen Erkrankungen der Atemwege schuld, nicht nur am Pseudokrupp kleiner Kinder, sondern auch an Allergien. Genauso wenig lässt es sich verhindern, dass mit der Atemluft unentwegt winzige, unsichtbare Teilchen von Haaren, Wollfasern, Sand, Puder, Tabakrauch, Hautschuppen, Federn, Blütenstaub, Viren und Bakterien durch Nase, Mund und Luftröhre bis in feinste Zweige der Bronchien gelangen. Die Luft ist voll davon. Und jede dieser Substanzen kann zu einem Allergen werden.

Die wohl schlimmste Allergie der Atemwege ist das *Asthma*. Es tritt in krampfartigen Anfällen auf. Der Patient ringt verzweifelt nach Luft, wobei er sich im Gesicht blau verfärbt. Er hat das Gefühl, nicht einatmen zu können, weil die Lunge »voll« und auch mit Husten nicht leer zu kriegen ist. Die Äste der Bronchien sind angeschwollen und gleichzeitig von einem Muskelkrampf befallen, der sie abschnittweise abschnürt. Infolgedessen haben sich zahlreiche kleine »Tümpel« gebildet, in denen sich verbrauchte Atemluft und Schleim stauen. Der Teppich der Flimmerhärchen, mit dem die Bronchien ausgekleidet sind und der sonst Schleim und Schmutz ständig nach außen befördert, ist wie gelähmt. Ein solcher Anfall kann Stunden, manchmal sogar Tage dauern. In der Zeit zwischen den Anfällen fühlt sich der Asthmatiker in aller Regel völlig wohl. Doch je häufiger die Anfälle auftreten, desto stärker leidet er unter chronischer Bronchitis (s. *Chronische Bronchitis*). Die starke Belastung des Herzens während der Anfälle kann zu Herzmuskelschäden, der Stau in den Bronchien zu Ausweitungen der Lungenbläschen und damit zur Blählunge führen.

Asthmatiker müssen unbedingt in Behandlung bei einem erfahrenen Praktiker. Für sie ist es aber auch wichtig, dass sie Freizeit und Urlaub richtig planen. Hochgebirge und Seeluft bringen viel Erleichterung.

Außerdem müssen – falls es sich tatsächlich um eine Allergie handelt – die Ursache und das Allergen gefunden werden. Dabei hat man nicht nur darauf zu achten, ob etwas in der Wohnung verändert wurde. (Wurden neue Polstermöbel angeschafft, neue Bettbezüge, ein Haustier, ein Teppich, ein Bodenbelag? Sind die Wände neu gestrichen worden?) Allergien der Atemwege machen sich oft erst nach und nach bemerkbar. Man lebt beispielsweise schon zwei, drei Jahre mit einer Katze zusammen, ohne dass sich die geringste allergische Reaktion gezeigt hätte. Plötzlich aber beginnt die Nase zu laufen oder setzen Asthmaanfälle ein, sobald man nur in die Nähe des Tiers kommt.

Nicht übersehen darf man, dass Asthma auch von Substanzen ausgelöst werden kann, die man einnimmt. Beispielsweise durch Medikamente, die Acetylsalicylsäure enthalten. Wer etwa auf Aspirin allergisch reagiert, muss damit rechnen, dass die Reaktionen immer stärker werden. Zuerst verspürt er nur leichte Atembeschwerden. Später sind es schwerste Asthmaanfälle.

Für ihn besteht nicht nur das absolute Verbot, Aspirin zu nehmen, auch alle anderen Heilmittel, die Acetylsalicylsäure oder eine ihrer Abarten enthalten, sind zu meiden.

Doch solche Maßnahmen« können immer nur den »Auslöser« ausschalten, nicht die eigentliche Ursache. Jeder Asthmatiker muss ergründen, was ihn seelisch bedrückt, was hinter den Muskelkrämpfen steckt. Sehr hilfreich bei Asthma kann die Auto-Heilhypnose sein (s. *Auto-Heilhypnose*).

Bei Heuschnupfen (Heufieber) ist der Auslöser relativ leicht zu entlarven: Wenn die Blütezeit kommt, schwellen die Nasenschleimhäute an und sondern wie bei einer heftigen Erkältung überflüssigen Schleim ab. Der Patient muss niesen, nicht selten sind auch die Augen in Mitleidenschaft gezogen, sie tränen und sind ebenfalls angeschwollen.

In den meisten Fällen sind die Pollen von Gras und Getreide das Allergen. In diesem Fall zeigt sich der Heuschnupfen von Mai bis August. Stellt er sich schon im April ein, könnte eine bestimmte Blume oder Baumblüte der Übeltäter sein.

Schwieriger wird die Abklärung, wenn der Schnupfen das ganze Jahr über anhält. Dann müsste man nämlich neben Blütenpollen auch Hausstaub, Zigarettenrauch, Tierhaare, Pilzsporen und andere Stoffe in Betracht ziehen. Gar nicht selten ist ein Heuschnupfen, der nicht abklingen will, eine Allergie gegen Viren oder Bakterien.

Man darf sich mit den Beschwerden nicht abfinden, wären sie auch noch so leicht zu ertragen. Jeder unbehandelte Heuschnupfen endet letztlich in chronischer Bronchitis, jeder dritte in schwersten Asthmaanfällen.

Heilmittel	Anwendungsweise

Ackerschachtelhalm

s. Aufbau- und Stärkungsmittel, S. 24

Tee: Ebd.
Hinweis: Bei besonders hartnäckigem Asthma oder Heuschnupfen wirkt die homöopathische D 6 oft besser.

Alant

s. Hustenmittel, S. 64

Tee: Ebd.
Hinweis: Für Asthma, auch vorbeugend verwenden.

Augentrost (Euphrasia officinalis)

Wirkstoffe: Glykosid, ätherisches Öl, fettes Öl, Harz, Bitterstoff, Säure
Wirkung: Krampfstillend, nervenanregend

Tee: 1 TL des Krauts mit 1 Tasse kochendem Wasser überbrühen, nur 1–2 Minuten (nicht länger) ziehen lassen. Man trinkt nicht mehr als 1 Tasse täglich.
Augenbad: Der Tee wird mit der gleichen Menge abgekochtem, lauwarmem Wasser verdünnt. Damit wäscht man die Augen aus. Ebenfalls nur 1-mal täglich. Der Tee muss immer frisch sein.
Hinweis: Speziell bei Heuschnupfen geeignet, wenn dieser die Augen mitbetrifft. Bei Heuschnupfen mit beißendem Tränenfluss besser noch in der D 4.
Homöopath. Zubereitung: *Euphrasia,* Urtinktur aus der frischen, blühenden Pflanze 1/3.

Betonie (Betonica officinalis)

Wirkstoffe: Gerbstoffe, Bitterstoffe, Betaine
Wirkung: Entkrampfend, entgiftend

Tee: 2 TL des blühenden Krauts mit 1/4 l kochendem Wasser überbrühen, 10 Minuten ziehen lassen und abseihen. Davon werden über den Tag verteilt 2–3 Tassen getrunken.
Tinktur: Das blühende Kraut in ein Glas geben und mit 50%igem Trinkalkohol übergießen, so dass alle Pflanzenteile gut bedeckt sind. Nach 49 Tagen seiht man ab, füllt in ein dunkles Gefäß um und nimmt davon 2- bis 3-mal täglich 1/2–1TL.
Hinweis: Bei Asthma, wenn man nicht richtig durchatmen kann und ein Kloßgefühl im Hals hat.

Brennnessel

s. Mittel bei Grippe (Influenza), S. 105

Tee: Ebd.
Tinktur: Ebd.
Hinweis: Besonders hilfreich bei Bronchialasthma und Hautallergien.

Heilmittel	*Anwendungsweise*

Dost (Origanum vulgare)

Wirkstoffe: Ätherische Öle
Wirkung: Entkrampfend, appetitanregend, verdauungsfördernd, anregend, antiseptisch

Tee: 2 TL des blühenden Krauts überbrühen und 10 Minuten ziehen lassen. Abseihen, 2–3 kleine Tassen täglich trinken.
Badezusatz: 100 g Dost in 1 l kaltes Wasser geben, zum Sieden bringen, 10 Minuten ziehen lassen und ins Vollbad geben.
Hinweis: Schwangere dürfen den Badezusatz verwenden, aber keinen Tee trinken.
Homöopath. Zubereitung: *Origanum vulgare*, Urtinktur aus frischem, blühendem Kraut 1/3.

Efeu (Hedera helix)

Wirkstoffe: Saponine, Glykoside, organische Säuren, Mineralien, Jod
Wirkung: Stark entgiftend, stärkend, krebsfeindlich, antibiotisch

Schnupfmittel: Die getrockneten Blätter pulverisieren und einschnupfen.
Hinweis: Eignet sich bei Heuschnupfen, muss aber sparsam angewendet werden.
Homöopath. Zubereitung: *Hedera helix,* Urtinktur aus frischen Sprossen 1/3.

Eibe

s. Mittel bei Juckreiz, S. 216

Homöopathisch: D 4
Hinweis: Gutes Mittel bei Asthma.

Eukalyptus

s. Mittel bei Verspannungskopfschmerzen, S. 120

Inhalation: Ebd.
Hinweis: Inhalation bei Lungenasthma, die homöopathische D 4 macht die Abwehr schlauer und hilft so dem Immunsystem, den Fehler zu erkennen. Sollte bei Asthma und Heuschnupfen verwendet werden.

Gartenrose

s. Mittel bei Vergiftungskopfschmerzen, S. 127

Tee: Ebd.
Rosenwein: Ebd.
Hinweis: Hervorragend bei Heuschnupfen.

Goldrute

s. Mittel bei Halsschmerzen, S. 78

Tee: Ebd.
Hinweis: Zusätzliches Mittel bei Bronchialasthma und Heuschnupfen, hilft der Niere bei der Entgiftung.

Hafer

s. Aufbau- und Stärkungsmittel, S. 26

Tee: s. Mittel bei Kreuzschmerzen, S. 192.
Hinweis: Allgemein kräftigendes Mittel, vorbeugend in Zeiten anwenden, in welchen die allergenen Stoffe vorhanden sind.

Heilmittel	*Anwendungsweise*
Holunder s. Schnupfenmittel, S. 50	**Tee:** Ebd. **Mus:** Ebd. **Hinweis:** Manche reagieren gerade auf Holunder selbst allergisch, deshalb besser in homöopathischer Form D 6 verwenden. Hilfreich bei Asthma.
Isländisches Moos s. Hustenmittel, S. 65	**Tee:** Ebd. **Hinweis:** Vor allem bei Asthma, homöopathische D 4 vorziehen.
Knöterich (Polygonum aviculare) **Wirkstoffe:** Kieselsäure, Gerbstoffe, Saponin, Vitamin C **Wirkung:** Blutreinigend, regt den Stoffwechsel an, harntreibend	**Tee:** 2 gehäufte EL des Krauts mit $1/4$ l kaltem Wasser übergießen, zum Sieden bringen und gleich abseihen. Man trinkt davon täglich 1–2 Tassen. **Hinweis:** Im Frühjahr und im Herbst kurmäßig (3 Wochen lang) anwenden. **Homöopath. Zubereitung:** *Polygonum aviculare,* Urtinktur aus frischem Kraut 1/2.
Königskerze s. Hustenmittel, S. 66	**Tee:** Ebd. **Hinweis:** Um die Folgen des Asthmas auf Bronchien und Lungen zu verhindern, immer zusätzlich verwenden.
Lavendel s. Mittel bei Verspannungskopfschmerz, S. 120	**Tee:** Ebd. **Hinweis:** Der Tee hat sich gut bei Asthma erwiesen, auch vorbeugend.
Lein, Flachs s. Mittel bei Halsschmerzen, S. 79	**Lein D 16:** Man nimmt täglich 12 Tropfen in etwas Wasser. **Hinweis:** Empfiehlt sich bei Asthma, Heuschnupfen, Nesselsucht.
Luffa purgans s. Schnupfenmittel, S. 57	**Schwamm:** Ebd. **Globuli:** Ebd. **Hinweis:** Bei Asthma und Heuschnupfen hilfreich.
Lungenkraut s. Hustenmittel, S. 66	**Tee:** Ebd. **Hinweis:** Sollte in Zeiten der Gefahr bei Asthma zur Lungenstärkung vorbeugend getrunken werden.

Heilmittel	*Anwendungsweise*
Pfefferminze s. Schnupfenmittel, S. 52	Tee: Ebd. Dampfbad: Ebd. Hinweis: Sollte wegen seiner immunmodulierenden Wirkung immer zusätzlich verwendet werden.
Sanddorn (Hippophae rhamnoides) Wirkstoffe: Vitamine, organische Säuren, Pflanzenschleim Wirkung: Entzündungshemmend, stärkend, entgiftend	Brei: Die frischen Beeren zu Mus verarbeiten und hin und wieder 1 TL voll essen. Saft: Am besten im Reformhaus besorgen. Hinweis: Gutes Kräftigungsmittel bei allen Allergien.
Sanikel s. Mittel bei Verbrennungen, S. 160	Tee: Ebd. Hinweis: Hilft bei bereits fortgeschrittenem Asthma.
Schlüsselblume s. Hustenmittel, S. 67	Tee: Ebd. Hinweis: Ebenfalls zur Stärkung der Bronchien und Lungen in »Asthma«-gefährlichen Zeiten gedacht, aber auch wenn die Atemorgane bereits Schäden davongetragen haben.
Spitzwegerich s. Schnupfenmittel, S. 54	Tee: Ebd. Saft: Ebd. Hinweis: Wichtiges Mittel für die Entgiftung bei allen Allergien, besonders aber bei Asthma.
Stiefmütterchen s. Mittel bei Juckreiz, S. 217	Tee: Ebd. Umschläge: Ebd. Hinweis: Hilfreich bei allen Allergien, besonders für Kinder, auch bei Neurodermitis viel verwenden.
Weizen (Triticum vulgare) Wirkstoffe: Stärke, fettes Öl mit Ölsäure, Linolsäure, Lecithin, Vitamine, besonders E Wirkung: Entgiftend, darmreinigend, magenstärkend	Tee: 2 gehäufte EL des blühenden Getreides mit $1/4$ l kaltem Wasser übergießen, zum Sieden bringen und nach 10 Minuten abseihen. Man trinkt davon täglich 1–2 Tassen. Saft: Das frische Kraut auspressen und von dem Saft 2–3 EL täglich einnehmen. Weizenkleie: Am besten im Reformhaus besorgen. Hinweis: Viel verwenden bei Heuschnupfen und Asthma.

Heilmittel	Anwendungsweise
Zitrone	Tinktur: s. Mittel bei Verbrennungen, S. 160
s. Mittel bei Grippe (Influenza), S. 108	Hinweis: Sollte bei allen allergischen Erkrankungen verwendet werden. Gilt als eines der Hauptmittel, um die Abwehr schlauer zu machen und gleichzeitig zu entgiften.

Mittel bei Allergien der Atemwege

Fertigpräparate	Anwendungsweise

Alle Allergiestoffe werden von der Firma Staufen-Pharma als Homöopathikum hergestellt und sind unter Nosoden in der D12 oder D30 zur gezielten Behandlung unerlässlich. Die Verwendung sollte immer mit einem fachkundigen Arzt oder Heilpraktiker abgesprochen werden.

Alymphon	Granulat: Ebd.
s. Mittel bei Halsschmerzen, S. 81	
Aralia-Jurat	Tropfen: Chronisch 3-mal täglich 20 Tropfen, beim akuten Anfall sofort 30 Tropfen.
Wirkstoffe: Narde D1, Königin der Nacht D1, Ammei D1, Meerträubel D1, amerikanische Schlüsselblume D1	Hinweis: Schnell wirkendes Mittel bei *Asthma bronchiale.*
Wirkung: Entkrampfend, auswurffördernd, verflüssigt den zähen Schleim	
Asthmadragees Fld. 8	Dragees: 3-mal täglich 1–2 Dragees mit warmem, abgekochtem Wasser vor dem Essen einnehmen.
Wirkstoffe: Pimpernelle D1, Lobelie D1, Bärentraube D4, Zinnkraut D1, Ipecacuanha D4, Kupfer D4, Vitamine B_1, D_2, Kaktus D2	Hinweis: Für Kinder nicht geeignet.
Wirkung: Schleimlösend, auswurffördernd, beruhigend, abschwellend	
Asthma-Gastreu N	Tropfen: 1- bis 2-mal täglich 10–15 Tropfen, Schulkinder 5–8 und Kleinkinder 3–5 Tropfen.
Wirkstoffe: Arsen D8, Pflanzenkohle D30, Kaliumphosphat D30, Natriumsulfat D200, Santakraut D12	Hinweis: Bei Asthma mit starker Kurzatmigkeit, Keuchen und Rasseln.
Wirkung: Stärkend, entkrampfend, entgiftend	

Fertigpräparate	Anwendungsweise

Cefalymphat

Wirkstoffe: Kalziumfluorid D8, Schwefel D8, Hundspetersilie D4, Sonnenblume D4, Ringelblumenessenz, Ruprechtskrautessenz, Rautenkrautessenz
Wirkung: Lymphreinigend, entzündungsheilend, abwehrstärkend

Tropfen: Erwachsene 3-mal täglich 30 Tropfen, Kinder unter 5 Jahren 5–10 Tropfen.
Hinweis: Empfehlenswertes Mittel bei allen Allergien.

Cefasept

Wirkstoffe: Schlangengift von Lachesis D6, Quecksilberzyanit D6, Kaliumphosphat D4, Natriumphosphat D4, Kieselsäurelösung, Sonnenhut (Urtinktur)
Wirkung: Aktiviert die körpereigene Abwehr

Tropfen: 4-mal täglich 50 Tropfen, bis zu stündlich 20–30 Tropfen unverdünnt einnehmen. Kinder bekommen die Hälfte. Die Tropfen müssen möglichst lange im Mund behalten werden.
Hinweis: Mittel bei allen schnupfenartigen Allergien.

Cepa D4

Wirkstoff: Zwiebel
Wirkung: Abschwellend, baut die Schleimhäute auf, entgiftet und stärkt diese

Tropfen: 2- bis 5-mal 10–15 Tropfen.
Hinweis: Schnell wirksames Mittel bei Asthma und Heuschnupfen.

Cysto-cyl

Wirkstoffe: Spanische Fliege D4, Causticum D4, Bilsenkraut D6, Stephanskrautsamen D4, Schwefel D6, Terpentin D6
Wirkung: Stärkt die Nierentätigkeit, entgiftet

Kapseln: 3-mal täglich 7 Kapseln einnehmen.
Hinweis: Man sollte mit der Einnahme der Kapseln schon bei den ersten Beschwerdeanzeichen beginnen.

Droserapect N

s. Hustenmittel, S. 70

Tropfen: Ebd.
Hinweis: Hilfreich bei *Asthma bronchiale*.

Echinacea angustifolia D6

Wirkstoff: Sonnenhut
Wirkung: Macht die Abwehr schlauer

Tropfen: 1- bis 5-mal täglich 10–15 Tropfen.
Hinweis: Bei allen Allergien immer zusätzlich verwenden, um die Abwehrfehler zu korrigieren.

Ephedra-Strath comp.

Wirkstoffe: Sonnentau, Ephedra, Efeu, Primel, Thymian
Wirkung: Entspannend und beruhigend auf die Bronchien, auswurffördernd

Tropfen: 3-mal täglich 20–30 Tropfen.
Hinweis: Besonders hilfreich bei *Asthma bronchiale*.

Fertigpräparate	*Anwendungsweise*
Febro-cyl	**Kapseln:** 3-mal täglich 7 Kapseln einnehmen.
Wirkstoffe: Eisenhut D 4, Biene D 4, Tollkirsche D 6, Chinabaum D 3, Kaliumjodid D 3, Kermesbeere **Wirkung:** Schmerzlindernd, beruhigend, drüsenreinigend, abwehrstärkend	**Hinweis:** Hilfreich bei allen unklaren Reaktionen des Körpers.
Flores Tritici comp.	**Tropfen:** 3-mal täglich 10–15 Tropfen **Hinweis:** Gutes Mittel bei Heuschnupfen und *Asthma bronchiale*.
Wirkstoffe: Ameise D 6, Weizen D 12, Wespe D 6 **Wirkung:** Macht die Abwehr schlauer, um die Fehler zu korrigieren.	
Gencydo	**Tropfen:** Mehrmals täglich 1 Tropfen in den Bindehautsack geben.
Wirkstoffe: Zitrone, Quitte **Wirkung:** Abschwellend, erleichtert die Atmung, heilfördernd	**Flüssigkeit:** Mehrmals täglich in die Nase sprühen oder einpinseln. **Salbe:** Mehrmals täglich ein erbsengrosses Stück in die Nase einbringen. **Hinweis:** Die Flüssigkeit und die Salbe darf bei Kindern unter 12 Jahren nicht verwendet werden. Kann auch vorbeugend in Krisenzeiten gegen Heuschnupfen und Asthma eingesetzt werden.
Grindelia Pentarkan	**Tropfen:** 3-mal täglich 10–20 Tropfen, akut alle $1/2$–1 Stunde.
Wirkstoffe: Grindelie, Ephedra, Brechnuss D 3, Lobelie D 3, Adhatode D 1 **Wirkung:** Regulierend auf das Nervensystem, Herz und Kreislauf, erleichtert die Atmung	**Hinweis:** Verbessert die Atmung und verringert die Anfälle.
Histaminum D 12	**Tropfen:** Im akuten Krankheitsfall 2-mal täglich 5–10 Tropfen.
Wirkstoffe: Potenziertes Histamin **Wirkung:** Gleicht die Histaminausschüttungen des Körpers aus	**Hinweis:** Bei allen Behandlungen zusätzlich nehmen, um die Abwehrfehler des Körpers und die dadurch entstehenden Symptome auszugleichen.
Horvi-Trigon	**Hinweis:** Bei allen Allergien zusätzlich als das beste abwehrstärkende Mittel zusätzlich nehmen.

Fertigpräparate	*Anwendungsweise*

ISO-Augentropfen

Wirkstoffe: Schierling, Augentrost, Hamamelis, Balsampappel, Lebensbaum D 4
Wirkung: Entzündungswidrig, abschwellend, schmerzstillend, reguliert den Tränenfluss

Augentropfen: Mehrmals täglich 1 Tropfen einträufeln.
Hinweis: Wenn zum Heuschnupfen auch noch Augenprobleme auftauchen.

Lymphomyosot

Wirkstoffe: Mäusevergissmeinnicht D 3, Ehrenpreis D 3, Salbei-Gamander D 3, Kiefer D 4, Gelber Enzian D 5, Schachtelhalm D 4, Sarsaparille D 6, Braunwurz D 3, Walnussbaum D 3, Kalziumphosphat D 12, Natriumsulfat D 4, Erdrauch D 4, Thyroxin D 12, Kreuzspinne D 6, Ruprechtskraut D 4, Brunnenkresse D 4, Eisenjodid D 12
Wirkung: Aufbauend, abwehrstärkend bei chronischen Halsbeschwerden

Tropfen: 3- bis 4-mal täglich 10 Tropfen.
Hinweis: Eher für Erwachsene geeignet. Eignet sich speziell bei allergischen Halsbeschwerden.

Lymphozil einfach/forte

Wirkstoffe: Vitamin B$_1$, Weißer Sonnenhut, Trockenhefe, kohlensaurer Kalk D 6, Blasentang D 6, Feuerstein D 4, Schlangengift von Lachesis D 3
Wirkung: Befreit die Atemwege, lymphreinigend, abwehrstärkend

Tabletten (forte): Erwachsene 3-mal täglich 1–2 Tabletten, Schulkinder 3-mal täglich $1/2$–1 Tablette.
Tabletten (einfach): Schulkinder 3-mal täglich 3–4 Tabletten, Kleinkinder 3-mal täglich 2–3 Tabletten.
Hinweis: Empfehlenswertes Mittel für Kinder und Jugendliche.

Pascotox

s. Schnupfenmittel, S. 58

Tropfen: Ebd.
Tabletten: Ebd.

Phytolacca D 6

Wirkstoff: Kermesbeere
Wirkung: Macht die Abwehr schlauer

Globuli: 2- bis 3-mal täglich 5–10 Globuli einnehmen.
Hinweis: Wie Echinacea packt die Kermesbeere die Allergien an der Wurzel an.

Thymus Mucos

s. Mittel bei »Grippe«, S. 101

Dragees: Ebd.

Utilin »S« Kapseln schwach

s. Mittel bei Halsschmerzen, S. 83

Kapseln: Ebd.

Fertigpräparate	Anwendungsweise

Wobe-Mugos

s. Mittel bei Kreuzschmerzen, S. 195

Zäpfchen: Ebd.
Dragees: Ebd.
Hinweis: Tötet Viren ab und entfernt die Rückstände aus dem Körper. Bei akutem Blutungsrisiko darf dieses Medikament jedoch nicht angewendet werden.

Yerba Santa Spl.

Wirkstoffe: Santakraut D 3, Küchenschabe D 5, Königin der Nacht D 3, Narde D 3, Lobelie D 4, Stechapfel D 4, Kupferacetat D 12, Meerträubel D 4
Wirkung: Entkrampfend, heilend

Tropfen: Akut stündlich 10 Tropfen, chronisch 1- bis 3-mal täglich 10–15 Tropfen.
Hinweis: Sicherlich eines der besten Asthmamittel.

Weitere empfehlenswerte Mittel

Delmasthin (Tropfen). Homöopath., lindert alle allergischen Schnupfenformen.
Ellhalergin (Tropfen). Homöopath., kann auch vorbeugend genommen werden.
Gerner Mixtura antiallergica (Pulver). Homöopath., zur Kur gut geeignet.
Ipecacuanha cpl. 300 (Tabletten). Homöopath., gut bei sehr starken Beschwerden.
Luffa comp. Heuschnupfentropfen (Tropfen). Homöopath., hilft bei allen Schnupfenarten.
Sinapis cpl. 107 (Tropfen). Homöopath., gutes Heuschnupfenmittel.

Behandlungsmethoden bei Allergien der Atemwege

Akupressur

Genau in der Mulde zwischen den Schlüsselbeinen über dem Brustbein ist der Punkt, der die Verkrampfung bei Asthmaanfällen löst (und dessen Aktivierung den Anfällen auch vorbeugt).

Man drückt den Punkt leicht mit dem Zeigefinger und schiebt die Haut gegen die Knochen hin. Das tut man drei- bis fünfmal täglich. Meistens genügen wenige Sekunden. Erschrecken Sie nicht, wenn der Punkt hinterher etwas weh tut. Das ist ganz normal.

Seelische Entspannung bei Asthma

s. Auto-Heilhypnose, S. 481

Sauna, Brustwickel

s. Wasseranwendungen und Wickel, S.496

Fuß-Reflexzonen-Massage, S. 487

Bei allergischen Reaktionen nach dem Genuss bestimmter Nahrungsmittel denkt man gewöhnlich an Hautausschläge wie die Nesselsucht. Viele Menschen können keine Erdbeeren oder keine Eier, keine Schokolade oder Tomaten essen, keine Milch trinken, ohne sofort mit roten, beißenden Punkten oder handtellergroßen Flächen übersät zu sein. Auch wenn diese zumeist nach wenigen Stunden, spätestens nach zwei Tagen wieder verschwunden sind, ohne die geringste Spur zu hinterlassen, dürfen sie doch nicht als absolut harmlos hingenommen werden: Der Körper ist in Aufruhr, seine Abwehr durcheinander. Das könnte ein ernstes Warnzeichen sein. Doch Hautausschläge sind keineswegs die einzige allergische Reaktion auf unverträgliche Lebensmittel und Medikamente. Wie bereits erwähnt, können Substanzen, die über den Magen-Darm-Trakt in den Körper gelangen, zu Asthma und Heuschnupfen führen. Es sind aber auch nervliche Überreizungen, Aggressionen und Depressionen möglich. Allergien äußern sich in Verdauungsbeschwerden, in Erbrechen, in Störungen der Gallenblase und in vielen anderen Symptomen. Eigentlich gibt es kein körperliches Leiden, das nicht allergisch bedingt sein könnte. Dabei ist es durchaus möglich, dass man Nahrungsmittel jahrelang bestens vertragen hat, und plötzlich, von einer Stunde auf die andere, geht der Körper gegen sie an.

Das bedeutet letztlich: Bei Erkrankungen, Störungen sollte man viel häufiger eine Allergie in Erwägung ziehen, als das bisher geschieht, und deshalb anfangen, selbst ein bisschen Detektiv zu spielen. Wenn man sich schlagartig unruhig fühlt, obwohl es keinen ersichtlichen Grund dafür gibt, dass man sich mitten im Sommer einen unerklärlichen Schnupfen zugezogen hat, müde, zerfahren, krank ist, über Verdauungsbeschwerden klagt – praktisch bei jeder Verstimmung und Erkrankung, für die man keinen plausiblen Grund findet, muss man sich, ohne die nötige Behandlung aufzuhalten, einige Fragen stellen, die vielleicht ganz schnell zur Behebung des Übels führen:

○ Habe ich in letzter Zeit meine Essgewohnheiten geändert? Esse ich mehr, weniger, häufiger als bisher? Gibt es Nahrungsmittel, Süßigkeiten, die für mich neu sind? Habe ich das Lebensmittelgeschäft gewechselt, oder stammen meine Einkäufe von einem anderen Hersteller?

Sollte sich dabei herausstellen, dass Sie seit geraumer Zeit beispielsweise mehr Konserven essen, irgendeine Fertigsoße benutzen, Produkte essen, die gefärbt, konserviert, mit chemischen Zusätzen versehen sind, dann streichen Sie diese Nahrungsmittel probeweise für einige Wochen von ihrem Speiseplan, und beobachten Sie, ob es Ihnen nach einiger Zeit wieder besser geht. Sollte das der Fall sein, haben Sie das Allergen ausgemacht, um es fortan zu meiden. Bei den über 3000 Zusatzstoffen (Konservierungs- und Färbemitteln) und bei den Spuren von zusätzlich 1600 Dünge- und Schädlingsbekämpfungsmitteln, die in unserer Nahrung zu finden sind, gehört eine gewisse Findigkeit dazu, interessante Spuren zu finden und ihnen zu folgen. Das Konservierungsmittel, das Sie nicht vertragen, kann in drei Dutzend verschiedener Lebensmittel auftauchen. Lassen Sie sich nicht entmutigen. Führen Sie notfalls ein Tagebuch, in dem Sie festhalten, was Ihnen besonders gut bekommen ist und was Übelkeit, Beschwerden, Störungen verursacht hat.

○ Hat sich in Ihren Gewohnheiten nichts verändert, dann gehen Sie ungefähr nach folgendem Plan vor. Streichen Sie aus Ihrem Speiseplan zuerst die Dinge, die allgemein als häufigste Allergene bekannt sind: Schokolade, Gummibärchen, Milch, Kaffee, Tee, Tomaten, Eier, Fisch, Erdbeeren, Nüsse. Nehmen Sie in dieser Zeit auch kein Aspirin oder andere Medikamente, die nicht unbedingt sein müssen. Stellt sich eine deutliche Besserung ein, dann sind Sie auf dem richtigen Weg. Testen Sie nun nach und nach jedes der bisher weggelassenen Nahrungsmittel, indem Sie vorübergehend eines nach dem anderen streichen. Bringt das keinen Erfolg, fahren Sie so fort: In der ersten Woche werden ganz streng Eier, Fleisch und Streichfette (Butter, Margarine, Schmalz) weggelassen. Fühlen Sie sich danach wohler, überprüfen Sie die einzelnen Speisen wie oben. Wenn nicht, folgt der dritte Schritt: In der zweiten Woche gibt es grundsätzlich keinen Alkohol, keinen Kaffee, keine Gewürze, keinen Tabak. In der dritten Woche schließlich entfallen alle Obst- und Gemüsesorten. Wenn Sie das konsequent durchhalten, stoßen Sie nach kurzer Zeit auf das, was Ihnen so zu schaffen macht.

Heilmittel	*Anwendungsweise*
Brunnenkresse (Nasturtium officinalis) Wirkstoffe: Vitamine, Senfölglykoside, Mineralsalze, Eisen, Jod Wirkung: Reinigend, durchblutungsfördernd, reizmildernd	**Saft:** Die frische Kresse auspressen und vom Saft 3–5 EL täglich einnehmen. **Gewürz:** Viel mit der frischen Brunnenkresse würzen, beispielsweise Salat. **Tee:** 2 TL des Krauts mit $1/4$ l kochendem Wasser überbrühen, 5 Minuten ziehen lassen und abseihen. Man trinkt 2–3 Tassen über den Tag verteilt. **Hinweis:** Die Brunnenkresse hilft bei allen nahrungsbedingten, juckenden Hautausschlägen und ersetzt das verlorene Eisen.
Dachwurz s. Mittel bei stumpfen Verletzungen, S. 156	**Tee:** 2 TL der Blätter werden mit $1/4$ l kaltem Wasser angesetzt und kurz aufgekocht. 10 Minuten ziehen lassen und davon Umschläge mit dem Tee machen. **Hinweis:** Hilft vor allem bei Arzneimittelausschlägen und Allergien gegen Waschmittel.
Ehrenpreis s. Mittel bei Trigeminusneuralgie, S. 142	**Tee:** Ebd. **Hinweis:** Stärkt die Magenschleimhaut gegen die Allergene.
Eiche s. Mittel bei Verbrennungen, S. 159	**Umschläge:** Ebd. **Hinweis:** Wirkt schnell bei Neurodermitis durch Eiweißunverträglichkeit und bei Insektenstichallergie.
Engelwurz s. Aufbau- und Stärkungsmittel, S. 24	**Tee:** Ebd. **Hinweis:** Bei allen Allergien auf Nahrungsmittel, aber auch auf Metallallergie, beispielsweise Amalgam.
Erle (Alnus glutinosa) Wirkstoffe: Tannine, Gerbstoffe, Bitterstoffe Wirkung: Harntreibend, entzündungshemmend, schleimhautschützend	**Tee:** 1 TL der Rinde wird mit $1/4$ l kaltem Wasser angesetzt und kurz aufgekocht. 10 Minuten ziehen lassen und davon 2–3 Tassen trinken oder Umschläge machen. **Hinweis:** Hilfreich bei allen Hautallergien.
Gänseblümchen s. Mittel bei Halsschmerzen, S. 78	**Tee:** Ebd. **Gewürz:** Ebd. **Tinktur:** Ebd. **Hinweis:** Schwächt stark wirkende Allergene ab und sollte bei allen Allergien, die auf die Haut gehen, beispielsweise Neurodermitis, verwendet werden.

Heilmittel	*Anwendungsweise*

Herzsame

s. Mittel bei Verbrennungen, S. 159

Tee: Ebd.
Tinktur: Ebd.
Hinweis: Kortisonähnliche Wirkung, hilft schnell und zuverlässig, besonders bei Neurodermitis.

Himbeere

s. Aufbau- und Stärkungsmittel, S. 26

Sirup: Ebd.
Tee: Ebd.
Hinweis: Entgiftet schnell und zuverlässig, wenn sich die Allergie durch Durchfall zeigt. Gut in Kombination mit Brombeere, Rose und Brennnessel (Teemischung).

Lavendel

s. Mittel bei Verspannungskopfschmerzen, S. 120

Tee: Ebd.
Hinweis: Beruhigt die Hautnerven vor allem bei Neurodermitis. Gut als Badezusatz.

Löffelkraut

Wirkstoffe: Bitterstoffe, Kalisalze, Vitamin C, Senfölglykosid
Wirkung: Verdauungsfördernd, reinigend, regt den Aufbau der Haut an, entgiftend

Tee: 1 TL des Krauts mit $1/4$ l kochendem Wasser überbrühen, 5 Minuten ziehen lassen und abseihen. Man trinkt 1–2 Tassen über den Tage verteilt.
Hinweis: Nicht zu viel, aber immer wieder verwenden, hauptsächlich bei Neurodermitis.

Löwenzahn (Taraxacum officinale)

Wirkstoffe: Vitamine, Bitterstoffe, Saponine, Gerbstoffe, Mineralien, Spurenelemente, ätherisches Öl, Inulin, Cholin, Eiweiß
Wirkung: Steigert die Leber- und Nierentätigkeit, unterstützt die Bauchspeicheldrüse bei der Regulation des Zuckerspiegels

Tee: Man setzt 1–2 TL der Wurzeln mit $1/4$ l kaltem Wasser an. Der Sud wird erhitzt und 1 Minute gekocht. Man lässt den Tee 1 Minute ziehen und seiht ab. Bei Beschwerden trinkt man 1 Tasse nach dem Essen.
Das Kraut wird mit kochendem Wasser überbrüht und 10 Minuten ziehen gelassen.
Salat: Viel frischen Löwenzahn als Salat essen.
Hinweis: Empfiehlt sich zur schnellen Entgiftung nach dem Genuss unverträglicher Nahrungsmittel.

Holunder

s. Schnupfenmittel, S. 50

Tee: Ebd.
Hinweis: Hilft besonders gut bei Allergien gegen Arzneimittel.

Walnuss

s. Aufbau- und Stärkungsmittel, S. 32

Tee: Ebd.
Hinweis: Entgiftet schnell und zuverlässig durch die anregende Wirkung auf die Lymphe. Besonders wirksam bei Neurodermitis.

Heilmittel	*Anwendungsweise*
Wermut s. Mittel bei Leibschmerzen, S. 187	**Tee:** Ebd. **Hinweis:** Der Tee hilft dem Körper, das allergieauslösende Nahrungsmittel schneller wieder loszuwerden.

Mittel bei Nahrungsmittelallergien

Fertigpräparate	*Anwendungsweise*

Alle Allergiestoffe werden von der Firma Staufen-Pharma als Homöopathikum hergestellt und sind unter Nosoden in der D 12 oder D 30 zur gezielten Behandlung unerlässlich. Die Verwendung sollte immer mit einem fachkundigen Arzt oder Heilpraktiker abgesprochen werden.

Calcium carbonicum/Cortex Quercus

Wirkstoffe: Eiche, Kalziumkarbonat D 6
Wirkung: Reguliert den Stoffwechsel der Haut

Globuli: 1- bis 3-mal täglich 5–10 Globuli.
Hinweis: Empfehlenswertes Mittel, um die Hauterscheinungen durch nahrungsbedingte Allergene, beispielsweise Ekzeme, Neurodermitis, zu behandeln.

Carbo vegetabilis D 12

Wirkstoff: Pflanzenkohle

Okoubaka D 6

Wirkstoff: Okoubaka

Globuli: Akut je 3 Globuli einnehmen, je 3 Globuli in ein Glas Wasser geben und dieses schluckweise trinken.
Hinweis: Erste Hilfe bei allen Vergiftungserscheinungen. Das Mittel kann verschiedene Giftstoffe 24 Stunden »festhalten«.

Nux vomica D 6

Wirkstoff: Brechnuss
Wirkung: Bindet die Allergene und führt sie sofort aus

Cistus Spl. N

s. Mittel bei Juckreiz, S. 218

Tropfen: Ebd.

DS-Urtica-Komplex

Wirkstoffe: Stiefmütterchen, Birke, Weißdorn, Fenchel, Wacholder, Löwenzahn, Sonnenhut, Sarsaparille, Brennnessel
Wirkung: Verbessert die Hautfunktion, leitet Allergene aus, stärkt Leber und Nieren

Tabletten: 3-mal täglich 1–2 Tabletten.
Hinweis: Bei allen Nahrungsmittelallergien, die auf die Haut wirken.

Fertigpräparate	*Anwendungsweise*

Pflügerplex Urtica

Wirkstoffe: Flusskrebs D 3, Ohrenqualle D 3, Natriumchlorid D 4, Natriumphosphat D 4, Ampfer D 3, Giftsumach D 10, Brennnessel D 1
Wirkung: Regt die Lymphe an, entgiftet, nimmt den Juckreiz

Tropfen: 3-mal täglich 10–15 Tropfen einnehmen, bis die Beschwerden vorrüber sind.
Hinweis: Bei heftigen Reaktionen auf alle Allergene, die heftigen Juckreiz mit Blasenbildung und Brennen verursachen.

PROALLER spag.

Wirkstoffe: Ameisensäure D 4, Biene D 4, Augentrost D 3, Gallenkraut D 4, Walnuss D 3, Sarsaparilla D 1, Löwenzahn, Okoubaka D 2
Wirkung: Abschwellend, regt den Lymphfluss an, juckreizlindernd, entgiftend, leber- und nierenstärkend

Tropfen: Erwachsene nehmen 20 Tropfen, Schulkinder 10–15, Kleinkinder und Säuglinge 3–8 Tropfen 3–4 mal täglich.
Hinweis: Schnell wirkendes Heilmittel bei Arzneimittel-, Nahrungsmittel-, Hausstaub- und Tierhaarallergie.

Schwedentrunk

s. Mittel bei Koliken, S. 183

Getränk: Man nimmt in diesem Fall direkt nach dem Essen 1 TL voll.
Hinweis: Gutes Mittel, um die Verdauung zu beschleunigen und die »Gifte« möglichst schnell aus dem Körper zu bringen.

TOXEX spag.

Wirkstoffe: Biene D 4, Silberjodid D 6, Magnesiumfluorat D 8, Okoubaka D 3, Immergrün D 3, Klettenlabkraut, Gundermann
Wirkung: Entgiftet das ganze Blut

Tropfen: Erwachsene nehmen 25 Tropfen, Schulkinder 10–15, Kleinkinder und Säuglinge 3–8 Tropfen 4-mal täglich. Bei akuten Vergiftungserscheinungen Erwachsene 40, Schulkinder 25, Kleinkinder und Säuglinge 8–15 Tropfen 1- bis 2-mal.
Hinweis: Kein Dauermittel, eher für die akute Situation, beispielsweise Überreaktion auf Arzneimittel, Bienenstiche, Nahrungsmittelunverträglichkeit oder schwere Infektionen gedacht.

Außerdem: Siehe alle **Mittel bei Allergien der Atemwege**, S. 247

Die Substanz, auf die ein Körper allergisch reagiert, muss nicht unbedingt in den Körper gelangen, um eine Reaktion auszulösen. Oft genügt eine ganz leichte Berührung, schon zeigt sich eine Rötung der Haut, die heftig zu jucken beginnt und anschwillt. Es bilden sich rote Punkte oder sogar Bläschen, die nässen und verkrusten. Kommt eine Infektion hinzu, dann können die Bläschen eitrig werden. Auch sehr trockene, abschuppende Haut kann ein Hinweis dafür sein, dass der Körper einen an sich harmlosen Kontakt ablehnt und jedes Mal rebelliert, wenn er damit konfrontiert wird. Und wiederum gibt es praktisch nichts, das nicht zum Allergen werden könnte. Am häufigsten werden entlarvt: Wolle, Seide, ein Fell, Leder, eine Creme, ein Haarfärbemittel, ein Haarfestiger, eine bestimmte Seife, ein Lippenstift, ein Parfüm. Solche Allergien, das macht die Detektivarbeit in diesem Fall etwas leichter, entstehen fast immer dort – und nur dort, wo die Berührung direkt stattfindet.

So gibt es beispielsweise Menschen, denen schon beim Geruch von Spargel übel wird. Sobald sie die Pflanze berühren, bekommen sie die »Spargelkrätze«, einen juckenden Ausschlag an den Händen. Andere tragen eine Lederhose, um alsbald festzustellen, dass ihre Oberschenkel genau dort, wo das Leder aufliegt, großflächig entzündet sind. Nicht das Leder an sich ist das Allergen, sondern es sind Gerbstoffe, Appretur, Färbemittel. Deshalb kann auch ein Kunstleder genau die gleichen Hautschäden verursachen. Vor allem dunkel gefärbtes Leder (braun, schwarz) wird häufig als Auslöser entlarvt. Nicht selten genügt es, einen Geldbeutel in der Hosentasche zu tragen. Obwohl er durch den Stoff von der Haut getrennt ist, kann sich auf ihr ein so genanntes Kontaktekzem bilden, ein knallroter Fleck, der sich scharf von der übrigen Haut abgrenzt und unerträglich juckt. Entfernt man die Geldtasche, heilt das Ekzem rasch ab und verschwindet völlig. Uhrenarmbänder, Handschuhe, Hutbänder können ähnliche Allergien auslösen. Man sieht sie dann als »Schatten« auf der Haut abgebildet. Genauso ist es mit Salben, Sprays, kosmetischen und medizinischen Mitteln: Dort, wo sie auf die Haut kommen, richten sie Unheil an. Die allergische Reaktion ist in der Regel umso heftiger, je feuchter die Haut ist (Schweiß).

Hier eine kleine Liste, die helfen kann, ein Allergen vom Ort der Hautschädigung her aufzuspüren – für den Fall, dass die Zusammenhänge nicht ganz offensichtlich sind:

Kopfhaut: Infrage kommen Shampoo, Haarfärbemittel, Haarfestiger, Spray, Packungen etc.

Stirn: Hutband, Haarpflegemittel, die in die Stirn gelangt sind, kosmetische Präparate.

Augenlider: Farbstifte, Lidschatten, Augencreme, gasförmige Stoffe wie

Parfüm, Insektenspray, Reinigungsmittel, Nasenspray, Reinigungsmittel
für Kontaktlinsen.

Gesicht: Alle verwendeten Kosmetika, Seifen, aber auch Substanzen, die mit den Händen ins Gesicht gelangen können, Brillengestelle (auf dem Nasenrücken, an den Schläfen und Ohren), Hörgeräte.

Ohrläppchen: Ohrringe, vor allem Modeschmuck aus Nickel.

Nasenregion: Nasenmedikamente (Sprays), Parfüms, mentholhaltige Taschentücher.

Lippen und Schleimhaut des Mundes: Zahnpasta, Obst, wie etwa Zitrusfrüchte, Gemüse wie Tomaten, vor allem Nahrungsmittel, die mit Konservierungsstoffen und Farben versetzt sind. Lippenstifte, Zigarettenfilter.

Hals und Nacken: Kosmetika, Wolle, Seide (Rollkragen-Akne), Farbstoffe in Kleidungsstücken, Schmuck, Nagellack (falls man sich häufig kratzt), chemische Substanzen, etwa Reinigungsmittel, die von den Händen an den Hals gelangen.

Achselhöhlen: Deodorantien, Enthaarungsmittel, Schweißblätter, Farbstoffe in Kleidungsstücken, Parfüm.

Hände: Waschmittel, Reinigungsmittel, Gummihandschuhe, Schreibgeräte, Medikamente (Zäpfchen, die in die Hand genommen wurden), Pflanzen (Spargel), Farbstoffe, Plastik- oder Ledersteuerrad.

Bauch: Gürtel, Kleidungsstoffe, Knöpfe und Nieten.

Oberschenkel: Inhalt der Hosentaschen, Material der Unterwäsche oder Waschmittelrückstände in ihr, Strumpfhalter.

Füße: Färbemittel, Gerbstoffe des Schuhmaterials, Schuhcreme, Mittel gegen Fußpilz.

Heilmittel	*Anwendungsweise*
Engelwurz s. Aufbau- und Stärkungsmittel, S. 24	**Tee:** Ebd. **Hinweis:** Empfehlenswert bei Nesselsucht und Ausschlag. Für Kinder des bitteren Geschmacks wegen ungeeignet. Bei Allergie gegen Sonne in D 6 täglich 2- bis 3-mal 10 Tropfen oder Globuli.
Johanniskraut s. Mittel bei Grippe (Influenza), S. 106	**Tee:** Ebd. **Hinweis:** Empfiehlt sich bei Hautentzündungen und Sonnenbrand, ist juckreizstillend. Erhöhte Lichtempfindlichkeit beachten. Bei Sonnenallergie in D 12 3-mal täglich 10 Globuli.
Labkraut (Galium verum) **Wirkstoffe:** Ätherisches Öl, Kieselsäure, Gerbstoffe, Glykoside, Aucubin, organische Säuren, Flavonoide **Wirkung:** Wassertreibend, blutreinigend, entgiftend	**Tee:** 2 gehäufte TL des Krauts mit $1/4$ l kaltem Wasser übergießen und zum Sieden bringen, 2 Minuten kochen und abseihen. Man trinkt 2–3 Tassen täglich. **Hinweis:** Hilft gut bei Ausschlägen, die mit Verdauungsstörungen einhergehen. **Homöopath. Zubereitung:** *Galium verum,* Urtinktur aus frischen, blühenden Pflanzen 1/2.
Lindenblüten s. Schnupfenmittel, S. 51	**Linde D 18:** Man nimmt täglich 7 Tropfen mit etwas Wasser. **Hinweis:** Wirksam bei allen allergischen Ausschlägen, speziell, wenn sie mit Heuschnupfen einhergehen.

Mittel bei Kontaktallergien

Fertigpräparate	*Anwendungsweise*
Calcium compositum Dragees **Wirkstoffe:** Kalziumzitrat, Kalziumphosphat, Kalziumfluorid, Magnesiumhydrogenphosphat, Kaliumchlorid, Eisen, Vitamin A, C, D_3 **Wirkung:** Abschwellend, schmerzlindernd	**Dragees:** Erwachsene nehmen 3-mal täglich 1, Kinder 1-mal täglich 1 Dragee. **Hinweis:** Nicht bei akuten Nierenerkrankungen.
Frubiase Calcium 100 **Wirkstoffe:** Kalziumglukonat, Kalziumlaktat, Phosphorsäure, Vitamine C, D_2 **Wirkung:** Abschwellend, schmerzlindernd, entkrampfend	**Ampullen:** Man nimmt 3-mal täglich 1 Trinkampulle unverdünnt vor dem Essen. **Hinweis:** Empfehlenswertes Mittel vor allem bei Allergien, die mit Drüsen- und Hautschwellungen einhergehen. Nicht während der Schwangerschaft einnehmen.

Insektenstichallergien

An Bienen- und Wespenstichen sind schon Menschen gestorben. Schuld war nicht das Gift der Insekten, sondern die extreme Reaktion des Körpers darauf. Glücklicherweise ist nicht jeder Allergiker nach einem Insektenstich sofort in Lebensgefahr. Doch er fühlt sich schwer krank, vielleicht sogar sterbenselend. Er bekommt einen juckenden Ausschlag am ganzen Körper, keucht, als würden ihm Kehle und Brust zugeschnürt. Der Pulsschlag wird hektisch und flach, der Blutdruck sinkt rapide ab. Die Haut verfärbt sich rot oder wird in der Blutleere bleich. Es kann zu Benommenheit, Erbrechen, Krämpfen, Atembeschwerden kommen – und zwar innerhalb weniger Minuten. Das alles löst selbstverständlich große Angst aus, die alles noch verschlimmert. Der Betroffene befindet sich in einem bedrohlichen Schockzustand.

Er muss sich zuerst klarmachen, dass er nicht vergiftet wurde, wie etwa beim Biss einer Schlange. Bienengift kann geradezu ein Heilmittel sein, seit Jahrtausenden bei Rheuma, Neuralgien, Hexenschuss und Ischias eingesetzt. Mögen die Schmerzen noch so unangenehm brennen: Vom Gift her droht keine Gefahr. Damit der Körper nicht zu massiv darauf reagiert, sollte man als Allergiker für den Notfall Kalziumampullen bei sich tragen (s. *Liste*). Es versteht sich von selbst, dass man nicht barfuß durch eine blühende Wiese geht, das Autofenster geschlossen hält, damit keine Insekten hereinfliegen können, und keine Parfüms und stark duftende Kosmetikpräparate verwendet, die Bienen und Wespen anlocken. Auch Lederbekleidung sollten Allergiker in freier Natur nicht anziehen.

Da man hinter jeder Allergie ein unentdecktes Leiden vermuten muss, ist eine gründliche Untersuchung dringend zu empfehlen. In vielen Fällen findet sich beim Insektenstichallergiker eine Nierenstörung.

Fertigpräparate	Anwendungsweise
Apis mellifica D 30 Wirkstoff: Potenzierte Biene Wirkung: Löst die Gifte aus dem Körper	**Tropfen:** Sofort nach dem Stich 5–10 Tropfen einnehmen. **Hinweis:** Erste Hilfemittel bei Bienengift-überempfindlichkeit. Immer ein Kalzium-präparat zusätzlich nehmen.
Frubiase Calcium 100 s. Mittel bei Kontaktallergien, S. 264	**Ampullen:** Man nimmt in diesem Fall eine einmalige Dosis von 6 Ampullen. **Hinweis:** Falls auf die Einnahme dieses Mittels nicht eine sofortige Besserung eintritt, muss umgehend ein Arzt aufgesucht werden.
Hormonapinsalbe 3% s. Mittel bei Juckreiz, S. 219	**Salbe:** Ebd. **Hinweis:** Nur als zusätzliches Mittel gegen Schmerzen und Juckreiz.
Ledum palustre D 6 Wirkstoff: Sumpfporst Wirkung: Entgiftend, reguliert die Stoffwechselfunktionen	**Tropfen:** Bei Bedarf 1- bis 3-mal 5–10 Tropfen. **Hinweis:** Bei allen unklaren Insektenstichen oder Spinnenbissen.

Siehe auch Mittel bei den anderen Allergieformen. Sie werden hier nicht noch einmal aufgeführt.

Weitere empfehlenswerte Mittel

Apis-Homaccord (Tropfen). Homöopath., dämpft die nervliche Erregung.
Bryonia cpl. 311 (Tabletten). Homöopath., stabilisiert die Abwehrkräfte.
Calmurid (Salbe). Harn-, Milchsäure, Betain, heilt und beruhigt bei Entzündungen.
Dercut (Tropfen). Homöopath., lindert Schwellungen und Entzündungen.
Polyxan-Blau (Salbe). Homöopath., reguliert die Körperenergien.
Ureata Harnstoffsalbe (Salbe). Harnstoff, Vitamin E, Lavendelöl, heilt rasch.

7 Hauterkrankungen

Glücklicherweise meldet sich unser Körper, wenn etwas nicht stimmt, nicht immer gleich mit Schmerzen, Übelkeit oder Missbefinden. Bevor es dazu kommt, hat er sich meist schon mit Veränderungen an Haut, Haaren und Nägeln bemerkbar gemacht. Wir alle könnten wesentlich gesünder sein und uns wohler fühlen, würden wir diesen Hinweisen mehr Beachtung schenken. Wenn nämlich die Gesundheit gestört ist, leidet immer zuerst die Haut. Letztlich ist nicht sie krank, unrein, alt – sondern der Körper ist es. Unsere Haut bildet nicht nur den Abwehrschild gegen alles, was von außen auf ihn einstürmt, oder den Schutzmantel, der ihn vor bedrohlichen Verlusten von innen schützt, sie fungiert auch als Thermostat, und sie atmet. Außerdem besitzen wir in ihr das größte und wichtigste Ausscheidungs- und Entgiftungsorgan. Viele Gifte, Schlacken und Schadstoffe verlassen unseren Körper nämlich nicht über die Nieren, sondern durch die Poren der Haut. Und dies geschieht in der Regel, ohne dass wir allzu viel davon merken. Gelegentlich allerdings vollzieht sich diese Reinigungsarbeit geradezu ausbruchsartig. Dann sollten wir über Hautunreinheiten, Bläschen, Furunkel sowie Geschwüre nicht entsetzt sein, sondern eher froh darüber, dass die Gifte auf diese Weise ausgetrieben werden. Es gilt also nicht, die Haut zu heilen, sondern Blut, Lymphe und Darm zu reinigen und dafür zu sorgen, dass Organe und Drüsen wieder normal funktionieren. Viele Hautunreinheiten sind nichts anderes als das Ergebnis mangelhafter Verdauung.

Bleiche, wächserne Haut zeigt eine schlechte Durchblutung an, kann auf Blutarmut, Eisenmangel und Kreislaufschwäche hinweisen. Noch alarmierender wäre eine graue Haut. Viele schwere Erkrankungen, nicht zuletzt Krebs, kündigen sich durch diese fahle Hautfarbe an. Kneift man etwas Haut zwischen zwei Fingern zusammen und glättet sie sich nicht augenblicklich wieder, dann funktionieren die Nieren nicht einwandfrei. Bekommt die Haut kleine rote Flecken, dann meldet sich die bedrängte Leber. Bilden sich bei harmlosen Püffen und Stößen blaue Flecke unter der Haut, dann stimmt etwas mit dem Blut nicht. Heilen Wunden schlecht, oder entstehen bei der Heilung wulstige Narben, dann fehlt es an Enzymen. Altersflecke und plötzliche Warzenbildungen sind ein Zeichen für Abwehrschwäche. Verändern sich Muttermale plötzlich, muss man an eine bösartige Erkrankung denken. Die Liste könnte beliebig fortgesetzt werden.

Umgekehrt: Wer gesund und jung bleiben möchte, der muss immer zuerst auf eine junge, frische, elastische Haut achten. Das gelingt auf Dauer nicht allein durch Hautpflegemittel, Cremes oder angeblich hochwirksame Hautverjüngungsmittel, sondern nur durch eine gute Hautversorgung von innen. Die Haut muss durchblutet werden. Sie muss atmen, sich perfekt an Temperaturveränderungen anpassen können und immer wieder Gelegenheit finden, sich zu reinigen, nicht zuletzt durch kräftiges Schwitzen. Aber auch vernünftiges, nicht zu üppiges Essen gehört zur Hautpflege. Fettpolster verhindern eine gesunde Hautdurchblutung.

Auffallend häufig tauchen in den Rezeptsammlungen der alten Pharaonen Abführmittel auf. Sie wurden nicht nur bei Leibschmerzen, Verstopfung, Verdauungsbeschwerden empfohlen, sondern vor allem auch bei Hautunreinheiten, bei übermäßigem Schwitzen, bei unangenehmem Körpergeruch und bei Haarausfall. Alle diese Leiden, so die Vorstellung der Ägypter, seien auf Vergiftungen vom Darm her zurückzuführen. So war zum Beispiel das Rhizinusöl eines der altägyptischen Mittel für eine gesunde, frische Haut.

Wie die Haut, so zeigen auch Fingernägel und Haare sehr frühzeitig gesundheitliche Störungen und Belastungen an. Haut, Haare und Nägel gehören in einen Zusammenhang. Was Sie wissen und beachten sollten und was Sie tun können, um schönes, gesundes Haar und stabile Nägel zu behalten oder wiederzuerlangen, das finden Sie in den nachfolgenden Kapiteln.

Akne

Von winzigen, vereinzelten Mitessern über zahlreiche Eiterpickel bis hin zu einem hässlichen Teppich, bestehend aus dicken, entzündeten Knoten, gibt es eine ganze Skala unterschiedlicher Akneformen. Die eine ist vielleicht nur ein gelegentlicher Schönheitsfehler, die andere hält sich hartnäckig, bereitet Schmerzen und vermittelt dem darunter Leidenden den Eindruck, aussätzig zu sein und gemieden zu werden. Wer jemals versucht hat, eine Akne auf Dauer zu heilen, der weiß, wie enttäuschend dieses Unterfangen sein kann. Wie vielen jungen Menschen blieb als letzte Hoffnung, die Pusteln, Pickel, Papeln würden wenigstens mit fünfundzwanzig, spätestens dreißig Jahren endlich von selbst wieder verschwinden.

Die Schwierigkeit, ein wirksames Mittel gegen die Akne zu finden, liegt in ihren vielfältigen Ursachen.

Der erste Grund für ihre Entstehung ist fettige Haut – meistens eine ererbte Anlage: Die Talgdrüsen in der Haut sondern zu viele Fettstoffe ab. Wer trockene Haut hat, kennt praktisch keine Akne. Junge Menschen bekommen sie etwa ein Jahr vor Beginn der Pubertät. Es muss also ein zweiter Faktor mitspielen: die Hormonumstellung in den Jahren, in denen aus dem Heranwachsenden ein Erwachsener wird. Vor allem die männlichen Geschlechtshormone erweitern und vergrößern die Talgdrüsen.

Zu diesen Grundvoraussetzungen kommen schließlich Infektionen durch Bakterien und bestimmte Pilze und als Antwort des Körpers auf diese Infektionen Entzündungen hinzu. Jedes wirksame Aknemittel sollte deshalb zunächst die Haut trockener machen. Es sollte außerdem wirksam sein gegen Bakterien und Pilze, und es sollte Entzündungen hemmen. Außerdem müssen Leber und Darm perfekt funktionieren. Dieses umfangreiche Programm kann verständlicherweise nicht von einem Mittel oder einer Maßnahme allein bewältigt werden. Das ist wohl auch der Grund für so viele Misserfolge in der Aknebehandlung. Erfolg verspricht auf Dauer nur ein ganzes Bündel von Maßnahmen:

1. Die Haut muss, wenn sie in der Pubertät fettiger wird, besonders sorgfältig gereinigt werden. Man benutzt dazu nicht irgendeine Seife. Sie würde der Haut zu viel Fett entziehen und die Talgdrüsen dazu bringen, noch mehr Fett zu produzieren. Hilfreich dagegen ist in solchen Fällen eine gute Kernseife, die mittels einer Gesichtsbürste aufgetragen wird. Die Grundregel der Reinigung lautet: Je höher die Wassertemperatur, desto wirksamer die Entfettung. Fast ebenso wichtig ist aber auch, nach dem Kernseifenbad die Haut gründlich kalt abzuspülen.

2. Nach der Reinigung sollte die Haut desinfiziert werden. Man benutzt dazu kein alkoholhaltiges Gesichtswasser, sondern einen in der nachfolgenden Liste empfohlenen Tee. Alle Fett- und Nährcremes müssen sorgfältig gemieden werden, weil sie die Akneerscheinungen nur negativ beeinflussen.

3. Erst an dritter Stelle kommt dann die eigentliche Aknebehandlung. Sie darf aber nicht nur gelegentlich versucht werden, etwa dann, wenn die Akne wieder einmal voll »aufgeblüht« ist. Die Behandlung muss kurmäßig vorgenommen werden. Als besonders wirksames Mittel gegen Akne hat sich die Hefe erwiesen. Gewöhnliche Bierhefe, die man in der Brauerei bekommt, oder auch Bäckerhefe, die zum Backen verwendet wird, hilft in vielen Fällen erstaunlich rasch und dauerhaft.

4. Nicht jede Akne ist eine *Akne vulgaris* mit den eben beschriebenen Ursachen. Neben ihr gibt es eine ganze Reihe von Hautunreinheiten, die wie eine Akne als Reaktion auf bestimmte Stoffe entstehen. So kann es nach der Einnahme bromhaltiger Arzneien oder auch nach der Verwendung von Vitamin B_6 oder B_{12} zu einer Medikamenten-Akne kommen. Mit der Jod-Akne hat man bei entsprechender Veranlagung nach Verwendung von jodiertem Salz oder nach Bädern in jodhaltigen Quellen zu tun. Bei besonders empfindlichen Menschen kann schon der Genuss von Meeresfischen eine solche Akne auslösen. Die Kosmetik-Akne entwickelt sich bei Jugendlichen mit fettiger Haut, wenn sie zu fette kosmetische Cremes verwenden. Die Rollkragen-Akne entsteht unterhalb des Unterkiefers zum Hals hin durch Scheuerreize des Pullovers.

Zu beachten ist bei allen Akneformen dieser Art: Es dauert einige Tage, ehe eine Akne nach Verzehr einer bestimmten Speise oder nach Verwendung eines kosmetischen Präparats »aufblüht«. Sucht man also nach der Ursache, dann muss man diese Zeit zurückverfolgen. Dabei sollte man aber nicht nur an Schokolade, an fettes Schweinefleisch und dergleichen denken, sondern auch an Vitamintabletten, an Fisch, Fleischsuppe, Innereien und Wild – und an das Jod. Auch Hormone, etwa die »Pille«, können möglicherweise zum Akneauslöser werden.

In der Regel reinigt Sonne die Haut. Dabei ist zu beachten, dass ein Sonnenbad zunächst die Akne verstärkt, ehe die Pickel austrocknen. Sonne sollte deshalb nicht gemieden werden, man sollte sich ihr aber auch nicht zu intensiv aussetzen, weil ihre Strahlung zu anderen Hautschäden führen kann. Wer Aknenarben vermeiden will, muss unter allen Umständen darauf verzichten, an Pickeln und Mitessern selbst herumzudrücken; denn dabei wird nur das Gewebe verletzt, und die Krankheitserreger bekommen Gelegenheit, in die Wunden vorzudringen. Dagegen empfiehlt sich der regelmäßige Besuch einer Kosmetikerin. Sie vermag die Haut fachmännisch zu reinigen und zu pflegen.

Wenn eine Akne mit fünfundzwanzig Jahren nicht wieder verschwunden ist, muss eine unbewältigte Infektion in Erwägung gezogen werden, mit der sich der Körper abquält. Es empfiehlt sich dann, etwas zur Reinigung und Stärkung der Lymphe zu unternehmen. Sehr oft haben auch junge Menschen mit einer Akne zu tun, die eine infektiöse Hepatitis nicht richtig ausgeheilt haben. Sie müssten an ihre Leber denken.

Schließlich hat sich in der Praxis gezeigt, dass eine Akne oft in wenigen Tagen ausheilt, sobald der Betroffene seinen Schlaf- oder Arbeitsplatz wechselt.

Heilmittel	Anwendungsweise
Ackerschachtelhalm s. Aufbau- und Stärkungsmittel, S. 24	Tee: Ebd. Hinweis: Sollte als reingendes und hautstärkendes Kraut immer mitverwendet werden.
Betonie s. Mittel bei Allergien der Atemwege, S. 247	Tee: Ebd. Tinktur: Ebd. Hinweis: Bei der generalisierten Akne, also auch am Hals und Rücken.
Brennnessel s. Mittel bei Grippe (Influenza), S. 105	Tee: Ebd. Hinweis: Unterstützt die Nieren bei der Entgiftung und schwemmt die Giftstoffe aus.
Braunwurz (Scrophularia nodosa) Wirkstoffe: Saponine, Flavonglykoside, Glykoside, Säuren, Alkaloid, Aucubin Wirkung: Reinigt die Drüsen, regt die Lebertätigkeit an	Tee: Man überbrüht 1 TL geschnittenes Braunwurzkraut mit $1/4$ l kochendem Wasser. Den Sud lässt man vor dem Abseihen noch 10 Minuten ziehen. Man trinkt davon 2-mal täglich 1 kleine Tasse. Hinweis: Um Erfolg zu haben, sollte man den Tee 2 Wochen trinken, anschließend nur noch für Waschungen verwenden.
Brunnenkresse s. Mittel bei Nahrungsmittelallergie, S. 258	Tee: Ebd. Gewürz: Ebd. Saft: Ebd. Hinweis: Reinigt von innen heraus.
Dachwurz s. Mittel bei stumpfen Verletzungen, S. 156	Umschläge mit Teesud: s. Mittel bei Nahrungsmittelallergie, S. 258. Hinweis: Sehr gutes Mittel bei chronischer Akne, Chlorakne.
Ehrenpreis s. Mittel bei Trigeminusneuralgie, S. 142	Tee: Ebd. Hinweis: Wenn die Ursache der Akne im Darm liegt.
Eiche s. Mittel bei Verbrennungen, S. 159	Tee: Ebd. Hinweis: Bei Akne sollte man mehrmals täglich das Gesicht bzw. die befallenen Stellen mit dem Sud abwaschen, um Entzündungen vorzubeugen.

Heilmittel	Anwendungsweise
Gänseblümchen s. Mittel bei Halsschmerzen, S. 78	Tee: Ebd. Gewürz: Ebd. Tinktur: Ebd. Hinweis: Bei sehr starker Akne die Tinktur tropfenweise in Creme (z. B. Ringelblumensalbe) einarbeiten.
Honig s. Mittel bei Juckreiz, S. 216	Auflage: Ebd. Hinweis: Der Honig beschleunigt die Heilung und verhindert Entzündungen.
Isländisches Moos s. Hustenmittel, S. 65	Tee: Ebd. Hinweis: Der Tee sollte als Zusatzmittel zur Aknebehandlung verwendet werden. Hilft vor allem bei unreiner Haut, die durch Infektionskrankheiten verursacht wird.
Kamille s. Aufbau- und Stärkungsmittel, S. 27	Tee: Ebd. Tinktur: Ebd. Dampfbad: s. Schnupfenmittel, S. 50 Hinweis: Bei eitriger, entzündeter Akne viel verwenden.
Klette s. Hustenmittel, S. 66	Tee: Ebd. Hinweis: Den Tee sollte man gleichzeitig auch zum Reinigen der Haut benutzen. Homöopath. Zubereitung: *Arctium lappa*, Urtinktur aus frischen Wurzeln 1/2.
Melisse s. Mittel bei Halsschmerzen, S. 79	Tee: Ebd. Hinweis: Hilft bei Akne durch sehr fettige Haut.
Ringelblume s. Mittel bei Halsschmerzen, S. 80	Tee: Ebd. Hinweis: Wenn die Akne bereits Narben hinterlassen hat.
Sanikel s. Mittel bei Verbrennungen, S. 160	Tee: Ebd. Hinweis: Bei entzündeter Akne, die Narben macht, zusammen mit Sanikel verwenden.
Stiefmütterchen s. Mittel bei Juckreiz, S. 217	Tee: 8 Wochen morgens und abends je 1 Tasse trinken. Hinweis: Besonders gut geeignetes Mittel bei sehr hartnäckiger Akne.

Heilmittel	Anwendungsweise
Walnuss s. Aufbau- und Stärkungsmittel, S. 32	Tee: Ebd. Hinweis: Den Tee innerlich und für Hautwaschungen verwenden.

Ätherische Aknemaske

In Luvos-Heilerde werden folgende ätherische Öle eingearbeitet: Rose, Salbei, Eisenkraut, Zitrone, Zeder, Ringelblume, je 2 Tropfen. Damit 1- bis 2-mal wöchentlich 1 Gesichtsmaske machen. Die Maske reinigt stark, erfrischt und heilt die Haut.

Mittel bei Akne

Fertigpräparate	Anwendungsweise
Akne-Kapseln Wirkstoffe: Amethyst, Birke, Pflanzenkohle, ätherisches Kümmelöl, Löffelkraut, ätherisches Fenchelöl, Blasentang, Erdrauch, Graphit D11, Wacholder, Sauerklee, Faulbaum, Rose, Kapuzinerkresse, Brennnessel, Stiefmütterchen Wirkung: Entgiftend, baut die Haut auf	Kapseln: 1 Kapsel morgens, 2 Kapseln abends einnehmen. Hinweis: Gutes Mittel bei besonders hartnäckiger Akne.
Akne-Wasser Wirkstoffe: Rosskastanie, Wundklee, Gänseblümchen, Ringelblume, Haut D 5, Sonnenhut, Nabelschnur D 5, Nebenniere D 5, Plazenta D 5, Kapuzinerkresse Wirkung: Reinigend, entzündungswidrig, aufbauend	Tinktur: 2-mal täglich auftragen. Hinweis: Sollte zusätzlich zu den Aknekapseln verwendet werden, wenn die Aknepickel entzündet und eitrig sind.
Belladonna comp. s. Schnupfenmittel, S. 55	Pulver: Ebd. Hinweis: Stärkt die Hautabwehr im Kopfbereich.
Cefagyn Wirkstoffe: Frauenmantel, Lebensbaum D 4, Gelbwurz D 4, Waldrebe D 3 Wirkung: Reguliert die weiblichen Hormone	Tropfen: 3- bis 4-mal täglich 20 – 30 Tropfen. Hinweis: Hilft bei der Akne, die vor der Menstruation schlimmer wird.

Fertigpräparate	*Anwendungsweise*

Comedonen-Gastreu N

Wirkstoffe: Brom D 12, Schwefelleber D 30, Walnuss D 30, Kaliumbromat D 12, Natriumchlorat D 200
Wirkung: Erweichend, entzündungswidrig, entgiftend

Tropfen: 1- bis 2-mal täglich 10 – 15 Tropfen, Jugendliche 8 – 10.
Hinweis: Hilft bei Akne in der Pubertät.

Dercut

Wirkstoffe: Biene D 4, Klette D 3, kanad. Ziströschen D 3, Tigerkraut D 4, Seidelbast D 4, Sarsaparille D 2, Erdrauch, Stiefmütterchen.
Wirkung: Nimmt den Juckreiz, entzündungswidrig, beruhigt die Gesichtsnerven, reguliert den Hautstoffwechsel, regt Leber und Galle zur Entgiftung an

Tropfen: 3- bis 4-mal täglich 20 Tropfen, Schulkinder 10 – 15 und Kleinkinder 3 – 8 Tropfen.
Hinweis: Ausgezeichnetes Mittel bei allen Hauterkrankungen mit gesteigertem Hautstoffwechsel und infektiösen, juckenden Erscheinungen.

Lymphomyosot

s. Mittel bei Allergien der Atemwege, S. 254

Tropfen: Ebd.
Hinweis: Entgiftet den Körper und baut die Abwehr auf. Hilft auch bei seelisch bedingter unreiner Haut.

Lymphozil einfach/forte

s. Mittel bei Allergien der Atemwege, S. 254

Tabletten: Ebd.
Hinweis: Empfehlenswertes Mittel, auch zusätzlich bei sehr hartnäckiger Akne verwendbar.

Perenterol

s. Mittel bei Durchfall, S. 380

Kapseln: Gutes Mittel bei Akne, gleich welcher Ursache. Man nimmt in diesem Fall über mindestens 3 Monate während der ersten 14 Tage 3-mal täglich 2 Kapseln, danach 3-mal täglich 1 Kapsel. Die Wirkung ist am besten, wenn man die Kapseln vor den Mahlzeiten mit etwas Flüssigkeit einnimmt.
Hinweis: Gutes Mittel für alle Arten von Akne. Kann auch bedenkenlos von Schwangeren eingenommen werden.

PK 7 Hefetabletten

s. Spezielle Aufbau- und Stärkungsmittel, S. 42

Tabletten: Ebd.
Hinweis: Sehr verträgliches Mittel, das Haut und Haare kräftigt und die Akne wirksam bekämpft.

|

Recarcin

Wirkstoff: Bazillus Sa. C. 501
Wirkung: Antibiotisch, abwehrsteigernd

Kapseln: Es genügt, von diesem Präparat 2-mal in der Woche 1 Kapsel einzunehmen.
Hinweis: Gutes Mittel gegen Akne, die sich schnell entzündet.

Scrophularia-Strath comp.

Wirkstoffe: Ringelblume, Sonnenhut, Braunwurz, Bittersüß, Stiefmütterchen
Wirkung: Regt die Lymphe zur Entgiftung an, reguliert den Hautstoffwechsel, entzündungshemmend

Tropfen: 3-mal täglich 20–30 Tropfen.
Hinweis: Nicht verwenden bei Allergie gegen Korbblütler, sonst wirksames Mittel bei leichterer Akne.

Traumeel

s. Mittel bei »Grippe«, S. 102

Tropfen: Ebd.
Hinweis: Unterstützt jede Art der Aknebehandlung durch seine entzündungswidrige Wirkung.

Tromacaps

Wirkstoffe: Benzylsenföl, Kapuzinerkresse
Wirkung: Antibiotisch, steigert die körpereigene Abwehr

Kapseln: 1–2 Kapseln täglich bis zum Verschwinden der Akne.
Hinweis: Reinigt Nieren und Darm und verhindert so die Ursachen der Akne.

Viola tricolor Spl.

Wirkstoffe: Stiefmütterchen, Seidelbast D 4, Bittersüß D 2, Gänseblümchen, Lärchenharz, Schöllkraut D 6, Schwefel D 32, Witwenblume D 3
Wirkung: Nimmt den Juckreiz, reguliert den Hautstoffwechsel, regt Leber und Darm zur Entgiftung an

Tropfen: 1- bis 3-mal täglich 3–15 Tropfen.
Hinweis: Bei der sehr heftigen Akne, die blüht wie ein Streuselkuchen.

Ökologie – der Begriff steht für ein neues Umweltbewusstsein, getragen von der Einsicht, dass Menschen nicht unbedacht in das Gleichgewicht der Naturkräfte eingreifen dürfen. Wer die Stechmücken am Teich vernichtet, entzieht den Fröschen und Vögeln ihre Lebensgrundlage. Wo es aber keine Frösche und Vögel mehr gibt, haben auch Störche keine Überlebenschance. Irgendwann werden die Stechmücken wieder da sein und überhand nehmen, weil sie keine natürlichen Feinde mehr besitzen. Die Natur ist aus dem Gleichgewicht geraten.

Bei solchen Erkenntnissen übersehen wir bisher vollkommen, dass nicht nur alle Lebensformen in unserer Umwelt derart voneinander abhängig und aufeinander angewiesen sind, sondern auch die Welt der Mikroorganismen in unserem Körper. Seit Jahrmillionen ist der menschliche Organismus mit diesem Leben eine Symbiose eingegangen. Ohne Viren, Bakterien, Pilze gäbe es kein menschliches Leben, und wir können auf sie auch heute nicht verzichten. Von vielen hundert Bakterien beispielsweise sind höchstens zwei, drei Dutzend Krankheitserreger. Die übrigen werden vom Körper nicht nur geduldet, sondern gebraucht, etwa zur Verdauung und zur Bildung von wichtigen Vitaminen. Manche von ihnen sind auch völlig harmlos, solange sie sich im Darm aufhalten, werden aber gefährlich, sobald sie ins Blut gelangen. Es wäre an der Zeit, damit aufzuhören, Mikroorganismen mit allen Mitteln zu bekämpfen. Im gesunden organischen Ökosystem unseres Körpers halten sie sich nämlich gegenseitig in Schach. Auf unserer Haut und an den Schleimhäuten befindet sich eine Fülle hilfreicher Bakterien. Sie vernichten Viren – und »weiden« Pilze ab.

Die Pilze sind die pflanzlichen »Untermieter« auf unserer Haut. Sie wuchern nicht nur an Füßen und Fußnägeln (Fußpilze), sondern können sich überall auf Haut und Haaren, Nägeln und Schleimhäuten ausbreiten; mit Vorliebe tun sie das in der Vagina. Haare werden vom Pilzbefall brüchig und schuppig. Nägel an Zehen und Fingern verfärben und verdicken sich. Auf der Haut bilden Pilze scharf abgegrenzte runde oder längliche Flächen. in der Vagina lösen sie unangenehmes Jucken und Ausfluss aus.

Ein Irrtum wäre es nun zu glauben, Pilze blieben nur auf die Oberfläche des Körpers und seine Öffnungen beschränkt. Wenn sie die Voraussetzungen vorfinden, dringen sie auch in den Organismus ein und befallen Organe, etwa die Leber, den Herzmuskel oder Drüsen. Solches Vordringen kann lebensbedrohend werden, weshalb mit ihnen nicht zu spaßen ist. Pilzinfektionen nehmen in jüngster Zeit stark zu. Dafür gibt es eine ganze Reihe von Gründen.

Der vielleicht wichtigste ist das radikale Vorgehen gegen Bakterien mit Antibiotika. Wie dargestellt, werden dabei nicht nur Krankheitserreger vernichtet, sondern auch nützliche Bakterien. Die Pilze verlieren so ihre natürlichen Feinde und können zumindest eine Zeit lang nahezu unbehindert heranwachsen. Andererseits werden Pilze durch massive, tiefgreifende Hormonverschiebungen, wie sie bei der Einnahme der »Pille« stattfinden, begünstigt. Pilzinfektionen des Unterleibs sind bei Frauen, die die »Pille« nehmen, um ein Vielfaches häufiger anzutreffen. Sie finden heute aber auch durch öffentliche Schwimmbäder, Fitnesszentren und Saunen starke Verbreitung. Es genügt, einen verseuchten Lattenrost nur ein einziges Mal zu betreten, um sich anzustecken. In Feuchtigkeit und Wärme gedeihen Pilze besonders gut, weshalb die Erkrankungen im Sommer stark zunehmen. Wer einen Pilz eingefangen hat, und ist es auch nur ein scheinbar harmloser Fußpilz, der sollte vor allem Schwimmbäder und Saunen meiden.

Pilze können Hitze gut ertragen. Deshalb darf man die Socken eines Fußpilzpatienten nicht mit anderen Socken oder Wäschestücken zusammen waschen. Wahrscheinlich ist die Waschmaschine heute der Pilzüberträger Nummer eins: In der Waschlauge gelangen die Pilze von einem Wäschestück auf das andere.

Die Behandlung einer Pilzerkrankung sollte nicht in der Anwendung eines speziellen Pilzmittels bestehen. Wer Pilze loswerden und vor ihnen gefeit sein möchte, der muss sein Abwehrsystem stärken und das Ökosystem seines Körpers ins Gleichgewicht bringen. Nur damit lassen sich auch Pilze erfassen, die bereits ins Körperinnere vorgedrungen sind. Dazu gehört aber auch eine vernünftige Körperhygiene. Die Haut darf nicht ständig mit scharfen Seifen und alkoholhaltigen Mitteln von der natürlichen Schutzschicht und von nützlichen Bakterien gereinigt werden, sonst finden Pilze günstige Siedlungsbedingungen.

Wer sich einer Antibiotikabehandlung unterziehen musste, der sollte dafür sorgen, dass sein Körper möglichst rasch von diesen bakterienfeindlichen Pilzen – Penicillin ist ja auch ein Pilz, wenngleich keiner, der sich im menschlichen Organismus ansiedeln könnte – wieder befreit wird. Das verlangt vor allem eine Stärkung der Leber. Sie darf zumindest in der Zeit nach der Behandlung nicht zusätzlich belastet werden, weil sie Schwerstarbeit zu leisten hat.

Heilmittel	*Anwendungsweise*
Ackerschachtelhalm s. Aufbau- und Stärkungsmittel, S. 24	**Badezusatz:** Man lässt 100 g des Krauts 1 Stunde lang in 1 l heißem Wasser ziehen. Diesen Sud gibt man dem Badewasser zu. **Hinweis:** Sollte zusätzlich zu den entsprechenden Nosoden verwendet werden, um die Widerstandskraft zu steigern.
Bibernelle s. Schnupfenmittel, S. 49	**Tee:** Ebd. **Hinweis:** Sowohl bei Darm- als auch Hautpilz wirksam.
Birke s. Mittel bei Nierenkolik, S. 181	**Tee:** Ebd.
Eiche s. Mittel bei Verbrennungen, S. 159	**Tee:** Ebd. **Tee aus jungen Blättern:** 2 TL der jungen Blätter mit $1/4$ l kochendem Wasser überbrühen, 10 Minuten ziehen lassen, abseihen und davon 2 Tassen täglich trinken. **Hinweis:** Bei Pilzinfektionen des Darms wird der Tee aus den Blättern getrunken, 1–2 Tassen täglich reichen, bei Hautpilz Spülungen und Bäder mit dem Rindentee machen.
Engelwurz s. Aufbau- und Stärkungsmittel, S. 24	**Tee:** Ebd. **Hinweis:** Besonders wirksam gegen Darmpilz.
Kalmus s. Mittel bei stumpfen Verletzungen, S. 157	**Tee:** Ebd. **Weintinktur:** Ebd. **Hinweis:** Innerlich und äußerlich bei Darm- und Hautpilz.
Kamille s. Aufbau- und Stärkungsmittel, S. 27	**Tee:** Ebd. **Tinktur:** Ebd. **Hinweis:** Innerlich und äußerlich verwenden.
Kapuzinerkresse s. Schnupfenmittel, S. 51	**Tee:** Ebd **Gewürz:** Ebd. **Hinweis:** Immer bei allen Pilzerkrankungen dazu nehmen.

Heilmittel	Anwendungsweise
Karotte	Sirup: Ebd.
	Hinweis: Für Kinder als Zusatz zu allen anderen Mitteln.
s. Mittel bei Grippe (Influenza), S. 106	
Knoblauch	Tinktur: Ebd.
	Sirup: Ebd.
s. Mittel bei Durchblutungskopfschmerzen, S. 135	Hinweis: Bei allen Pilzarten viel verwenden, bei Scheidenpilz Faden durch die Knolle ziehen und in die Scheide einführen, über Nacht in der Scheide lassen.
Quillaja (Panamaholz; Quillaja saponaria)	Tee für Waschungen: 1/2 TL der Wurzel wird mit 1/4 l Wasser kalt angesetzt und kurz aufgekocht. Einmal am Tag werden die vom Pilz befallenen Hautstellen damit gewaschen.
Wirkstoffe: Quillajasaponin, Oxalsäure, Quillajasäure, Salze, Bitterstoffe, Stärke	
Wirkung: Hemmt das Pilzwachstum	Hinweis: Der Tee darf bei allen Pilzerkrankungen nur äußerlich angewendet werden.
Ringelblume	Tee: Ebd.
	Tinktur: s. Ohrenschmerzen, S. 87.
s. Mittel bei Halsschmerzen, S. 80	Hinweis: Sollte bei allen Pilzerkrankungen zusätzlich verwendet werden.
Storchenschnabel	Tee: Ebd.
s. Mittel bei »Grippe«, S. 98	

Mittel bei Pilzerkrankungen

Fertigpräparate	Anwendungsweise
Demyc spag.	Tropfen: Befallene Stellen öfter betupfen oder getränkten Mull einlegen (zwischen die Zehen).
Wirkstoffe: Gänseblümchen D1, Graphit D8, Buchenholzkohlenteer D6, Stephanskraut D3, Ackergauchheil, Rauschpfeffer, Lebensbaum	Salbe: Befallene Stellen öfter betupfen oder getränkten Mull einlegen (zwischen die Zehen).
Wirkung: Juckreizmildernd, entzündungshemmend, reinigend, entgiftend	Hinweis: Hilfreich bei allen Pilzerkrankungen besonders bei Haut-, Haar-, und Nagelpilz.
Echtromintol	Hautöl: Ebd.
s. Mittel bei offenen Wunden, S. 170	

Fertigpräparate	*Anwendungsweise*
Esberitox N s. Schnupfenmittel, S. 56	**Tropfen:** Ebd. **Hinweis:** Sollte bei allen Nosodenbehandlungen zum Ausleiten zusätzlich genommen werden.
Imbak **Wirkstoffe:** Körpereigene Darmbakterien, Ingwer, Faex **Wirkung:** Baut die natürliche Darmflora auf	**Tabletten:** Erwachsene nehmen 3-mal 2–5 Tabletten, Kinder 1 Tablette. **Hinweis:** Bei allen Darmpilzen zusätzlich verwenden, um die Darmflora wieder aufzubauen. Gutes Mittel bei Windeldermatitis (Soor).
Infekt-Komplex Ho-fu s. Mittel bei Ohrenschmerzen, S. 90	**Tropfen:** Ebd. **Hinweis:** Heilt die durch Pilzinfektionen verursachten Entzündungen aus. Als Ausleitungsmittel zu den Nosoden nehmen.
Mycosis fungoides D12 **Wirkstoff:** Nosode **Wirkung:** Tötet die Bakterien gezielt ab	**Tropfen:** Man nimmt bis zur Besserung alle 2–3 Tage 10 Tropfen. **Hinweis:** Gut bei allen Arten von Fußpilzerkrankungen. Man besorgt sich 10 g.
Mycot. Fluor D12 **Wirkstoff:** Nosode **Wirkung:** Tötet verantwortliche Pilzerreger	**Tropfen:** Man nimmt bis zur vollständigen Ausheilung alle 2–3 Tage 10 Tropfen. **Hinweis:** Empfehlenswertes Mittel bei allen Pilzinfektionen in der Scheide. Man besorgt sich 10 g.
Perenterol s. Mittel bei Durchfall, S. 380	**Kapseln:** Ebd.
Resina laricis-Bademilch **Wirkstoff:** Lärchenharz **Wirkung:** Entgiftend, reguliert den Hautstoffwechsel, trocknet den Pilz aus, nimmt den Juckreiz	**Kompressen:** 1–2 TL der Bademilch auf $^1/_4$ l Wasser geben und auf die betroffenen Stellen auflegen. **Vollbäder:** 1–2 EL auf 1 Vollbad. **Hinweis:** Bei Entzündungen im Augenbereich nicht in die Augen bringen.

Fertigpräparate	Anwendungsweise

Trichonomaden fluor D 12

Wirkstoff: Nosode
Wirkung: Tötet die Trichonomadenbakterien

Tropfen: Meist genügt eine einmalige Einnahme von 10 Tropfen.
Hinweis: Sollte genommen werden, wenn vom Arzt jemals Trichonomaden festgestellt wurden. Man besorgt sich 10 g.

Behandlungsmethoden bei Pilzerkrankungen

Molkebäder

Was immer Sie zur Heilung einer Pilzerkrankung unternehmen, machen Sie zusätzlich Molkebäder: Besorgen Sie sich in der Apotheke Molkepulver, und geben Sie es in das Vollbad. Wöchentlich 1 Molkebad wäre ratsam.

Für den Psoriasis-Patienten ist es bald zur Gewohnheit geworden, fragenden Blicken mit der stereotypen Antwort zu begegnen: »Es ist nicht ansteckend.« Trotzdem muss er stets aufs Neue erleben, dass man ihn entsetzt anstarrt und von ihm abrückt. Er wagt sich bald nicht mehr in öffentliche Schwimmbäder oder in die Sauna und hält, um nicht immer wieder zurückgestoßen zu werden, früher oder später von sich aus Abstand.

So ist die wachsende Isolierung das eigentliche Leiden, das mit der Schuppenflechte verbunden ist. Körperlich verursachen die Hautflecken, von gelegentlichem Juckreiz abgesehen, keine Beschwerden. Sie sind auch nicht gefährlich, können also beispielsweise nicht zu Krebs entarten. Zuerst stellen sich kleine, meist rote, am Rand leicht entzündete Hautflecken ein. Sie dehnen sich aus, bekommen silbergraue Schuppen, verblassen, scheinen manchmal sogar völlig abgeheilt zu sein – und kehren dann doch wieder zurück. Bevorzugt findet sich die krustige, hässliche Haut unter den Kopfhaaren, an Ellbogen und an den Knien. Sie kann im schlimmsten Fall aber auch die ganzen Arme, Ober- und Unterschenkel, den Rücken und den Bauch bedecken.

Nach vorsichtigen Schätzungen dürften allein in der Bundesrepublik Deutschland eineinhalb Millionen Menschen Psoriatiker sein. Jeder zwölfte von ihnen leidet gleichzeitig unter einer speziellen Rheumaform, die der Polyarthritis zum Verwechseln ähnlich ist. Sie beginnt meistens in den Finger- und Zehengelenken und geht dann in heftige Kreuzschmerzen über. Weithin wird heute die Meinung vertreten, es handle sich bei der Schuppenflechte um eine ererbte Anlage, einen Gendefekt. Der Praktiker, der ständig Psoriasispatienten begegnet, weiß demgegenüber aus Erfahrung, dass hinter jeder Schuppenflechte eine andere Ursache zu suchen ist. Und er weiß auch, dass es keine Heilung gibt, solange diese ganz spezielle Ursache nicht gefunden ist So kann sich in einem Fall ein Baby schon kurz nach der Geburt im Krankenhaus mit Bakterien oder Viren infiziert haben, deren Gifte oder »Leichen« es nie wieder richtig losgeworden ist. In einem anderen Fall kann ein Darmparasitenbefall, der schon Jahrzehnte zurückliegt, Toxine zurückgelassen haben, die sich noch immer im Körper befinden. In einem dritten Fall bewirken vielleicht Wohn- oder Umweltgifte am Arbeitsplatz die Schuppenflechte.

Psoriatiker reisen heute mit großen Erwartungen ins Hochgebirge, in den Süden, bevorzugt an das Tote Meer, den tiefsten Punkt unserer Erde, an dem sich das UV-Licht stark gefiltert besonders wirksam und wenig schädlich erweist.

Das bringt fast immer eine rasche Besserung – nicht zuletzt deswegen, weil man sich in gelöster Umgebung und in der Gesellschaft von Leidensgefährten befindet. Denn wie bei so vielen anderen Leiden, die mit den

Abwehrkräften in Zusammenhang stehen, spielt die psychische Verfassung auch bei der Schuppenflechte eine große Rolle. Sehr oft bricht die Psoriasis nach einer starken seelischen Erschütterung aus, nach dem Verlust eines nahe stehenden Menschen, nach beruflichem Misserfolg oder erheblichem Ärger. Umgekehrt kann sich das Leiden aber auch schlagartig bessern, sobald Schwierigkeiten und Probleme ausgestanden sind oder eine besonders beglückende Lebensphase, wie etwa die Schwangerschaft, erlebt wird.

Doch solche Besserungen oder vorübergehende Passivformen der Krankheit sind noch keine Heilung. Die Rückkehr in die gewohnte Umgebung, die kleinste negative Veränderung im seelischen Befinden kann genügen, die Schuppenflechte erneut aufflammen zu lassen.

Heilung kann nur eingeleitet werden mit dem Aufspüren der Ursachen. Der erfahrene Praktiker kann sie auf homöopathische Weise austesten – und damit beseitigen.

Noch einmal muss es betont werden, denn für die Psoriasis gilt es ganz besonders: Nicht die Haut ist krank und bedarf der Heilung. Der Körper leidet. Er muss die richtige Hilfe bekommen, damit er sich selbst von Giftstoffen und Krankheitserregern befreien kann.

Heilmittel	*Anwendungsweise*
Ackerschachtelhalm s. Aufbau- und Stärkungsmittel, S. 24	Tee: Ebd. Hinweis: Innerlich und äußerlich verwenden.
Birke s. Mittel bei Nierenkolik, S. 181	Tee: Ebd.
Brennnessel s. Mittel bei Grippe (Influenza), S. 105	Tee: Ebd. Tinktur: Ebd. Saft: Ebd.
Ehrenpreis s. Mittel bei Trigeminusneuralgie, S. 142	Tee: Ebd.
Eiche s. Mittel bei Verbrennungen, S. 159	Tee: Ebd. Tee innerlich: s. Mittel bei Pilzerkrankungen, S. 278 Hinweis: Der Tee kann sowohl innerlich zur Heilung verwendet werden als auch äußerlich für Waschungen der befallenen Stellen, um den Juckreiz zu lindern.
Erdrauch (Fumaria officinalis) Wirkstoffe: Alkaloide, Fumarsäure Wirkung: Reinigend, wirkt anregend auf die Sauerstoffaufnahme, die Verdauung und den Kreislauf	Tee: 2 TL des Krauts mit $1/4$ l kochendem Wasser überbrühen, 10 Minuten ziehen lassen, abseihen und davon 2 Tassen täglich trinken. Hinweis: Den Tee auch äußerlich für Waschungen verwenden. Nicht überdosieren, da sich die Wirkung dann verändern kann.
Gänseblümchen s. Mittel bei Halsschmerzen, S. 78	Tee: Ebd. Gewürz: Ebd.
Heidelbeere s. Mittel bei Durchfall, S. 378	Tee: Ebd. Hinweis: Innerlich verwendet man den Tee nur bei geregeltem Stuhlgang, nicht bei Verstopfung.
Heublumen s. Mittel bei Trigeminusneuralgie, S. 142	Badezusatz: Ebd. Hinweis: Zusätzlich verwenden.

Heilmittel	Anwendungsweise

Honig

s. Mittel bei Juckreiz, S. 216

Honigkur: s. Mittel bei zu niedrigem Blutdruck, S. 322.
Hinweis: Die Auflagen dienen der Heilung und Desinfektion, die Kur reinigt das Blut, verhindert ein Fortschreiten der Krankheit.

Lein, Flachs

s. Mittel bei Halsschmerzen, S. 79

Öl: Man besorgt sich in der Apotheke oder im Reformhaus Leinöl und reibt damit 2-mal täglich die befallenen Stellen ein.
Hinweis: Gutes Mittel, um Restherde der Schuppenflechte verschwinden zu lassen.

Sarsaparille (Smilax utilis)

Wirkstoffe: Saponine, Glykoside, Sitosterin
Wirkung: Blutreinigend, stillt den Juckreiz
Hinweis: Sollte regelmäßig als Zusatzmittel getrunken werden. Kann jedoch bei Überdosierung die Verdauungsorgane reizen

Tee: 2 TL der Wurzeln mit 1/4 l Wasser übergießen und 10–15 Stunden stehen lassen. Nach dem Abseihen den Tee auf Trinktemperatur erwärmen. 3-mal täglich 1 Tasse.
Homöopath. Zubereitung: Sarsaparilla, Urtinktur aus getrockneten Wurzeln 1/10.

Schafgarbe

s. Mittel bei Leibschmerzen, S. 187

Tee: Ebd.
Badezusatz: Ebd.
Hinweis: Hilft, den Juckreiz zu stillen, fördert die Heilung und stärkt das Gewebe.

Teufelskralle (Harpagophytum procumbens)

Wirkstoffe: Iridoglykoside, Harpagosid
Wirkung: Kortisonähnlich, entzündungswidrig

Tee: 2 TL der zerkleinerten Wurzel mit 1/4 l kochendem Wasser überbrühen, 10 Minuten ziehen lassen, abseihen und davon 2 Tassen täglich trinken. Zusätzlich Abwaschungen damit machen.

Vogelmiere

s. Hustenmittel, S. 68

Tee: Ebd.
Tinktur: Ebd.
Hinweis: Man kann die Vogelmiere auch als frische Pflanze auf die befallenen Stellen auflegen.

Wacholder

s. Aufbau- und Stärkungsmittel, S. 31

Salbe: Frische, noch grüne Beeren zerstoßen und mit der gleichen Menge ungesalzener Butter verrühren. Die Salbe wird mehrmals täglich auf die Flechten aufgetragen.
Hinweis: Empfehlenswertes Mittel zur Linderung der Beschwerden auch während sonnenarmer Zeiten.

Fertigpräparate	*Anwendungsweise*
Antimonit D 12 Wirkstoff: Antimon Wirkung: Reguliert den Auf- und Abbau der Hautzellen	**Tropfen:** 1- bis 3-mal täglich 5 –10 Tropfen **Hinweis:** Stellt das Gleichgewicht der Hautfunktionen wieder her.
Cefasulfon Wirkstoffe: Schwefel D 4, Kieselsäure D 4, Platane D 1, Witwenblume D 1 Wirkung: Reguliert den Hautstoffwechsel	**Tropfen:** 3- bis 4-mal täglich 20 –30 Tropfen. **Hinweis:** Kinder bekommen die Hälfte.
Dercut s. Mittel bei Akne, S. 274	**Tropfen:** Ebd. **Salbe:** Ebd.
Dermatodoron Wirkstoffe: Bittersüß, Pfennigkraut Wirkung: Reguliert den Hautstoffwechsel	**Tropfen:** 1- bis 3-mal täglich 10 –20 Tropfen. **Hinweis:** Bei starkem Juckreiz und großflächigem Befall zusätzlich Gelee oder Salbe benutzen.
Ferrum phosphorlcum D 12 Wirkstoff: Eisenphosphat Wirkung: Entzündungswidrig, beruhigend, gefäßregulierend	**Tabletten:** Man nimmt in diesem Fall täglich 7–10 Tabletten. **Hinweis:** Hilft dem Körper, neues Gewebe aufzubauen und altes zu stärken.
Natrium sulfurlcum D 6 s. Mittel bei Vergiftungskopfschmerzen, S. 130	**Tabletten:** Man lutscht täglich 7–10 Tabletten. **Hinweis:** Reinigt das Blut und die Leber und befreit so den Körper von störenden Faktoren, die »Fehlreaktionen« verursachen können.
Psoriasis-Gastreu Wirkstoffe: Arsen D 12, Berberitze, Kalziumkarbonat D 30, Graphit D 12, Tigerkraut D 2, Natriumchlorat D 30 Wirkung: Juckreizmildernd, reguliert den Hautstoffwechsel, hautbefeuchtend	**Tropfen:** 1- bis 2-mal täglich 10 –15 Tropfen, Kleinkinder 3 – 5, Schulkinder 5–10 Tropfen. **Hinweis:** Empfehlenswertes Mittel, auch für Kinder gut geeignet.

95 Prozent aller Menschen besitzen in ihrem Blut Abwehrkräfte gegen das Mundbläschenvirus Herpes. Nahezu jeder ist also in seinem Leben wenigstens einmal mit diesem rätselhaften Krankheitserreger in Berührung gekommen. Rätselhaft deshalb, weil dieses Virus sich ebenso wie alle anderen Herpesarten nur in einer ganz bestimmten, streng abgegrenzten Region des Körpers, eben rund um die Lippen herum, ansiedelt. Rätselhaft aber auch, weil bei schätzungsweise einem von hundert Infizierten die Erkrankung nach der ersten scheinbar vollständigen Heilung bei der geringsten seelischen oder körperlichen Überforderung erneut ausbricht. Ein bisschen zu viel Sonne, die Belastung der Monatsregel oder auch nur ein Ärger kann genügen, und schon sind die Bläschen wieder da. Doch dann hat man sich nicht erneut angesteckt. Das Virus war ständig da. Gewissermaßen in Lauerstellung, hat es nur darauf gewartet, bis die Abwehrkräfte für einen Augenblick abgelenkt oder behindert waren, um erneut aktiv zu werden. Man nimmt heute an, dass dieser Virustyp eine besondere Fähigkeit entwickelt hat, sich vor den Abwehrkräften zu »verstecken«, sich in Gewebe, nicht zuletzt in Nervengewebe, zurückzuziehen, wohin ihm die Abwehrkräfte nicht folgen können.

Sobald die Infektion wieder einmal akut wird, beginnt die Haut an der Grenze zur Schleimhaut der Lippen zu jucken, zu spannen. Dann bilden sich traubenartige Bläschen, die mit einer wässrigen Lösung gefüllt sind.

Nach einigen Tagen trocknen die Bläschen ein, es bildet sich eine dunkle Borke, die schließlich abfällt, ohne die geringsten Narben zu hinterlassen.

Das Herpesvirus hätte wohl niemals größere Beachtung erfahren, besäße es nicht »Verwandte«, die sehr viel gefährlicher zu sein scheinen, und wäre es nicht selbst in den Verdacht geraten, neben den Bläschen noch andere, schlimmere Erkrankungen zu verursachen. *Herpes simplex I*, so die genaue Bezeichnung des Mundbläschenvirus, spielt wahrscheinlich eine Rolle bei der Trigeminusneuralgie. Möglicherweise hat es auch mit der multiplen Sklerose zu tun.

Sein »Vetter«, *Herpes simplex II*, kommt nur im Genitalbereich vor. Auch er kann bei etwa einem Prozent der Infizierten jederzeit reaktiviert werden. Eine Erstinfektion kann durch sexuellen Kontakt übertragen werden. Allerdings führt sie nur bei sehr wenigen Menschen auch zu einer Erkrankung.

Die einzelnen Herpesinfektionen treten völlig unabhängig voneinander auf. Wer unter Mundbläschen leidet oder litt, besitzt keine besondere Anfälligkeit für andere Herpeserkrankungen. Bei ihm ist auch keine ausgeprägte Schwäche gegen Virusinfektionen allgemein gegeben. Trotzdem sollte man in jedem Fall gegen eine Herpesinfektion energisch angehen.

Mundbläschen oder Pusteln im Genitalbereich sind kein Zeichen mangelnder Sauberkeit. Man kann gegen das Herpesvirus auch nicht mit besonders sorgfältiger Hygiene angehen. Das stets neue Aufflammen der Krankheit sollte stattdessen als Zeichen dafür gewertet werden, dass das Abwehrsystem zu empfindsam auf seelische und körperliche Belastungen reagiert, das heißt also, bei jeder Kleinigkeit in seiner Schlagkräftigkeit behindert wird. Vielleicht fehlen auch nur Vitamine, etwa Vitamin B_{12}, oder Enzyme. Als sehr hilfreich haben sich Behandlungen mit eiweißspaltenden Enzymen (*Wobenzym*) und die Thymustherapie erwiesen.

Herpesviren sind allgegenwärtig. Ausweichen kann ihnen keiner. Wenn trotzdem neunundneunzig von hundert Menschen nach einem ersten Kontakt gegen sie gefeit sind, darf man davon ausgehen, dass sich ein gesunder Körper gegen sie zu wehren weiß.

Herpes im Genitalbereich

Herpes progenitalis D12

Wirkstoff: Nosode
Wirkung: Aktiviert den Körper gegen das spezielle Virus

Tropfen: Man nimmt alle 2 Tage 10 Tropfen.
Hinweis: Behandlung darf nicht zu früh abgebrochen werden. Kann vorbeugend bei Rezidivgefahr eingenommen werden. Immer einen entgiftenden Tee oder Esberitox zusätzlich zur Nosode.

Majorana/Melissa

Wirkstoffe: Majoran, Melisse
Wirkung: Stark entgiftend gegen Herpesviren

Vaginaltabletten: Abends 1 Vaginaltablette einführen.
Hinweis: Immer zusätzlich zur Nosode bei *Herpes genitales* verwenden.

Lippenbläschenvirus

Herpes simplex D12

Wirkstoff: Nosode
Wirkung: Aktiviert den Körper gegen das spezielle Virus

Tropfen: Man nimmt alle 2 Tage 10 Tropfen. Kann bei großer Belastung zur Vorbeugung eines Rückfalls genommen werden.
Hinweis: Behandlung nicht zu früh abbrechen.

Hepar sulf-Plantaplex

Wirkstoffe: Kalkschwefelleber D8, Kalziumkarbonat D10, Kalziumsulfat D4, Waldrebe D3, Seidelbast D2, Muskat D3, Giftsumach D3, Stiefmütterchen D2
Wirkung: Macht das Gewebe stärker, erhöht die Fresszellen für die Entgiftung, erhöht die Abwehr der Zellen

Tropfen: 3-mal täglich 10–20 Tropfen.
Tabletten: 3-mal täglich 1–2 Tabletten.
Hinweis: Gut zusammengestellte Homöopathika gegen alle Herpesviren. Zusätzlich einnehmen.

Rhus Toxicodendron Spl. N

Wirkstoffe: Giftsumach D4, Giftsumach D12. Spanische Fliege D6, Purgierkörner D4, Euphorbium D4, Knollenhahnenfuß D2, Arsen D6, Lebensbaum D4, Brennnessel D3
Wirkung: Bekämpft den Virus und reguliert den Hautstoffwechsel

Tropfen: 1- bis 3-mal täglich 3–15 Tropfen, Kinder unter 12 Jahren die Hälfte.
Hinweis: Gut zusammengestelltes Mittel für alle Herpeserkrankungen mit heftigen, juckenden Bläschen, beispielsweise: *Herpes simplex, Herpes zoster.*

Außer diesen speziellen Herpesmitteln sollten auch jene Präparate in Betracht gezogen werden, die wie *Wobe-Mugos* (s. **Mittel bei Kreuzschmerzen**, S. 195) und *Wobenzym* (s. **Mittel bei Halsschmerzen**, S. 84) Enzyme enthalten.

Folgende Pflanzen unterstützen den Körper bei der Bekämpfung des Virus: Melisse, Storchenschnabel, Gänseblümchen, Zitrone, Ackerschachtelhalm, Johanniskraut, Walnuss, Eiche, Goldrute. Sie besitzen stark antivirale Eigenschaften, die erfahrungsgemäß speziell gegen Herpesviren hervorragend wirken. Zu den Nosoden sollte immer eine Teemischung aus mindestens fünf dieser Pflanzen getrunken werden; zusätzlich bietet sich an, Esberitox oder eines der vielen bereits bei **Grippe** aufgeführten abwehrsteigernden Mittel zu verwenden.

Ein einziges Haar kann für den geschulten Arzt so aufschlussreich sein wie ein Tagebuch, in dem so ziemlich alles festgehalten ist, was sich in den letzten sieben Jahren ereignete. Krankheiten, Vergiftungen, Mangelerscheinungen, übergroße Belastungen hinterlassen im Haar – wie auch in den Nägeln – deutliche Spuren. Sie verraten so viel, dass Wissenschaftler gegenwärtig dabei sind, eine Haar- und eine Nageldiagnose zu entwickeln, die in vielen Punkten die Blutuntersuchung ergänzen kann. Grund genug, Haar und Nägel etwas aufmerksamer zu betrachten.

Die meisten ins Auge springenden Schäden am Haar entstehen durch falsche Behandlung. Zu straff eingewickelte Lockenwickler, zu scharfe Mittel beim Waschen, Bleichen, Färben, übergroße Beanspruchung bei Dauerwellen zerstören das Haar. Es spaltet sich, wird brüchig und glanzlos. Zu leicht vergisst man – sowohl bei Haaren als auch bei Nägeln –, dass es sich bei ihnen nicht etwa um tote, sondern um lebende Gebilde handelt. Vieles von dem, was wir als Pflege betreiben, ist in Wirklichkeit eine schlimme Misshandlung.

Haarausfall wird meist überschätzt. Der Verlust von bis zu siebzig Haaren pro Tag ist völlig normal. Erst wenn mehr als hundert Haare täglich verloren gehen, besteht Gefahr für das Haarkleid. Vierzehn Tage oder auch erst drei Monate nach einer Entbindung verlieren manche Frauen besonders viel Haare. Auch das ist kein Grund zur Beunruhigung. Während der Schwangerschaft war der Haarwuchs dichter. Hinterher normalisiert er sich wieder.

Gesundes, glänzendes und üppiges Haar darf als eine gewisse Garantie für gute Gesundheit gewertet werden. Verliert das Haar aber plötzlich seinen Glanz, oder wird es brüchig, struppig, stumpf, ohne dass es geschunden worden wäre, dann sollte man aufmerken – vor allem dann, wenn solche Haarveränderungen einhergehen mit trockener, schuppiger, rissiger Haut oder brüchigen Nägeln. Wahrscheinlich leidet der Körper dann unter einem erheblichen Mangel. Bei Frauen ist es am häufigsten ein akuter Eisenmangel. Es könnte aber auch ein Mangel an Vitamin B in Betracht kommen. Nicht selten zeigen sich solche Mangelerscheinungen nach falsch durchgeführten Abmagerungskuren oder auch nach einer intensiven Antibiotikabehandlung.

Das Kopfhaar kann – speziell bei Kindern vor der Pubertät und vorwiegend bei kurz geschorenen Haaren – von Pilzen befallen werden. Die Haare brechen dann ab. Es bilden sich auf dem Kopf kreisrunde Gebiete, die aussehen wie eine gemähte Wiese. In einem solchen Fall wird eine Pilzbehandlung nötig (s. *Pilzerkrankungen*).

Sehr dünnes, brüchiges Haar kann bei Frauen auf Mangel an weiblichen Hormonen oder auf zu viel männliche Hormone hinweisen.

Wer gesundes, kräftiges Haar behalten möchte, sollte es vor allem nicht zu den folgenden drei Mangelerscheinungen kommen lassen: Blutarmut ganz allgemein, Eisenmangel speziell und Vitamin-B-Mangel. Der Vitaminmangel lässt sich beheben, wenn man den Speisen Hefe, Nüsse, Leber, Eigelb, Weizenkleie beifügt.

Zeigen sich in den Fingernägeln weiße Wölkchen, so haben sie wenig zu bedeuten, solange sie nur vereinzelt auftreten. Sie sind entstanden, weil durch Druck oder Stoß – etwa bei allzu heftiger Maniküre – das Nagelbett leicht verletzt wurde. Während das Nagelbett selbst rasch geheilt ist, dauert es fast ein halbes Jahr, bis der kleine Fleck mit dem Nagel herausgewachsen ist.

Gibt es die weißen Wölkchen aber zahlreich und gleichzeitig an vielen Fingern, dann kann dieser Entfärbung eine Durchblutungsstörung zugrunde liegen. Ständig kalte Hände würden diesen Verdacht bestätigen. Sehen die Nägel nicht schön rosig aus, sondern ist das Nagelbett wachsig, fahl, so als würde man die Finger an dieser Stelle zusammenpressen, dann muss an ein Nierenleiden gedacht werden. Infrage käme auch eine Lebererkrankung: Das Blut wird in diesen beiden Organen nicht so aufgefrischt, wie das sein sollte.

Verfärben sich die Nägel plötzlich rotbraun, dann ist der Hinweis auf eine massive Störung der Nierenfunktion noch deutlicher. Das Blut enthält Giftstoffe, die den gesamten Organismus belasten. Ziehen sich über die Nägel weiße Querbänder, Streifen, die etwa einen Millimeter breit sind, dann hat der Körper eine Vergiftung durchgemacht. In der Regel ist eine solche Erscheinung von Haarausfall begleitet. Zu Vergiftungen dieser Art kann es im Umgang mit Farben, mit Schädlingsbekämpfungsmitteln oder bei der Arbeit in einer Gerberei kommen.

Auch Furchen in den Nägeln sind fast immer die Folgen von Vergiftungen oder durchgemachten schweren Erkrankungen. Sie spiegeln also eine frühere, keine momentane Gefahr wider.

Rissige, stark brüchige Nägel – davon wurde schon gesprochen – zeigen Mangelerscheinungen, speziell Vitamin-B-Mangel an.

Alarmierender als sie sind die so genannten Hohlnägel. Verformt sich der eine oder andere Nagel derart, dass es aussieht, als wäre er eingedellt, wobei sich meistens noch die Nagelränder aufwerfen, dann ist die Blutarmut schon weit fortgeschritten und bedrohlich geworden. Bei Frauen finden sich solche Hohlnägel weit häufiger als bei Männern.

So genannte Uhrglasnägel sind am vorderen Rand übermäßig zum Finger hin abgerundet. Das kann auf ein Lungenleiden, etwa auf die krankhafte Erweiterung der Bronchien, oder auf einen Herzfehler hindeuten. Wegen der zu kleinen oder fehlenden Nagelmöndchen braucht man sich dagegen keine großen Sorgen zu machen. Das Möndchen spiegelt zwar ungestörte Vitalität wider, doch wenn es nicht zu sehen ist, ist es vielfach nur von der Nagelhaut verdeckt. Wie Haut und Haare können auch die Nägel von Pilzen befallen werden. Das ist besonders häufig bei den Zehennägeln der Fall. Sie verfärben sich dann rostig braun, verdicken sich und verlieren ihre Festigkeit. In einem solchen Fall ist eine Pilzbehandlung nötig (s. *Pilzerkrankungen*). Auch die Schuppenflechte kann auf die Nägel übergreifen. Diese bekommen dann punktförmige Vertiefungen und verfärben sich ebenfalls (s. *Schuppenflechte*).

Frauen sollten daran denken, dass bei jedem Lackieren der Nägel, in noch stärkerem Maß beim Entfernen des Nagellacks, die Finger- und Zehennägel stark aufgeweicht werden. Zu häufiges Lackieren kann deshalb zu Nagelschädigungen führen.

Als besonders gutes Mittel zur Stärkung der Nägel hat sich Gelatine bewährt. Man nimmt täglich nüchtern etwa 7,5 Gramm gestoßene Gelatine ein, und zwar einige Wochen lang.

Heilmittel	*Anwendungsweise*
Arnika s. Mittel bei Durchblutungskopfschmerzen, S. 134	Tinktur: Man badet die betroffenen Finger in verdünnter Tinktur oder macht damit Umschläge. Hinweis: Nimmt die Schmerzen und fördert die Heilung bei Fingernageleiterung.
Bockshornklee s. Mittel bei Grippe (Influenza), S. 105	Umschlag: 100 g der grob gemahlenen Samen werden mit etwas Essig zu einem dicken Brei verkocht. Ihn gibt man reichlich auf ein Taschentuch und umwickelt damit die schmerzenden Nägel. Der Umschlag sollte 3- bis 4-mal täglich erneuert werden. Hinweis: Hilft bei Nagelbetteiterungen. Gewebe und Nagel werden erweicht und zu schnellerer Heilung angeregt.
Heublumen s. Mittel bei Trigeminusneuralgie, S. 142	Badezusatz: Man nimmt in diesem Fall für ein Hand- bzw. Fußbad $1/4$ kg Heublumen. Dieses wird mit 1 l Wasser kalt angesetzt und kurz aufgekocht. Nachdem der Sud noch 15 Minuten gezogen hat, seiht man ihn ab. Hinweis: Unterstützt die Heilung der Entzündungen.
Honig s. Mittel bei Juckreiz, S. 216	Honigauflage: Ebd. Honigumschlag: Der Honig wird zu gleichen Teilen mit frischem Zwiebelsaft vermischt und mehrmals täglich auf die Problemstellen aufgelegt. Hinweis: Die Auflage eignet sich für alle entzündlichen Vorgänge, der Umschlag für brüchige Nägel und eingewachsene Fuß- und Fingernägel.
Kamille s. Aufbau- und Stärkungsmittel, S. 27	Badezusatz: Die schmerzenden Finger werden in ein mit Kamillentee gefülltes Gefäß getaucht. Man badet sie mehrmals täglich darin. Hinweis: Tötet vorhandene Keime im Nagelbett ab. Nimmt schnell den Schmerz.
Kraut s. Aufbau- und Stärkungsmittel, S. 27	Umschlag: Die betroffenen Finger werden mit 1–2 Blättern, die mehrmals täglich gewechselt werden müssen, umwickelt. Hinweis: Nimmt den Schmerz und die Entzündung beim so genannten »Fingerwurm«.

Heilmittel	*Anwendungsweise*

Labkraut

s. **Mittel bei Kontaktallergien**, S. 264
Hinweis: Hilft besonders gut bei hartnäckigen, eitrigen Nagelbettentzündungen.

Salbe: Der frisch gepresste Saft des Krauts wird mit der gleichen Menge Butter vermischt. Man gibt die Emulsion mit Hilfe eines Leinentüchleins 3-mal täglich auf die erkrankten Finger. Das Tuch sollte nach einmaligem Gebrauch weggeworfen werden.

Ringelblume

s. **Mittel bei Halsschmerzen**, S. 80
Hinweis: Die Seife sollte schon bei den ersten Anzeichen verwendet werden. Die Salbe wird zwischendurch und nachts aufgetragen.

Umschlag: Die Finger werden hierbei mehrmals täglich in einer Tasse Tee gebadet.
Salbe: s. **Mittel bei stumpfen Verletzungen**, S. 158
Seife: Man löst 1 EL Kernseife mit $1/4$ l lauwarmem Wasser. Anschließend gibt man 2 gehäufte TL Ringelblumenblüten dazu. Das Gemisch wird nun 3–5 Minuten gekocht und dann abgeseiht. Die entzündeten Finger werden darin 10 Minuten so heiß wie möglich gebadet.

Taubnessel (Lamium album)

Wirkstoffe: Tannine, Pflanzenschleim, Saponine, Glykoside, ätherische Öle, Vitamin C
Wirkung: Blutstillend, abschwellend, reguliert die Monatsblutung, normalisiert die Talgsekretion

Tee: 2 TL des Krauts mit $1/4$ l kochendem Wasser überbrühen, 10 Minuten ziehen lassen und abseihen.
Badezusatz: Hierzu den Tee verwenden.
Hinweis: Gut als Zusatzmittel bei chronischen Nagelbetteiterungen.

BEWÄHRTE KRÄUTERMISCHUNGEN

Bei Nagelentzündung

20 g Frauenmantel, 5 g Farnkraut, 20 g Bibernelle, 25 g Holunderblüten

Die Kräuter werden gut gemischt. Man nimmt 5 TL dieser Mischung und setzt sie mit 1 l kaltem Wasser an. Nachdem der Ansatz 3 Minuten gekocht hat, muss er noch 10 Minuten ziehen. Anschließend wird abgeseiht. Finger bzw. Zehen sollten bei Bedarf so warm wie möglich darin gebadet werden.

Bei eingewachsenen Nägeln

30 g Kamille, 10 g Eichenrinde, 20 g Heublumen, 20 g Haferstroh, 20 g Weizenkleie

Kräuter werden gemischt. Man nimmt 5 EL davon und setzt sie mit 1 l kaltem Wasser an. Nachdem der Ansatz 3 Minuten gekocht und 10 Minuten gezogen hat, werden die Finger oder Füße so warm wie möglich in dem ungefilterten Sud gebadet.

Fertigpräparate	Anwendungsweise

Calcipot 03

s. Mittel bei Osteoporose, S. 465

Tabletten: Ebd.
Hinweis: Hilft besonders gut bei brüchigen und zu weichen Nägeln. Kann Kindern während des Wachstums vorbeugend verabreicht werden.

E-Mulsin forte

s. Spezielle Aufbau- und Stärkungsmittel, S. 39

Tropfen: Ebd.
Hinweis: Gutes Mittel bei allen Mangelerscheinungen der Nägel.

Hepar sulfuris Spl. N

Wirkstoffe: Kalkschwefelleber D 4, D 8, Muskatnuss, Kieselsäure D 12, Jodschwefel D 3, Tollkirsche D 4, Quecksilberverbindung D 8, Kalziumsulfat
Wirkung: Beschleunigt die Reifung eitriger Prozesse, führt zu schnellerer Heilung

Tabletten: Akut stündlich, bis zu 6-mal täglich 2 Tabletten.
Hinweis: Bei allen Nagelbettentzündungen zur schnellen Heilung.

VitamIn-E-Kapseln

Wirkstoffe: Vitamin E, Weizenkeimöl
Wirkung: Kräftigt, fördert das Zellwachstum

Kapseln: Man nimmt täglich 1 Kapsel $1/2$ Stunde vor dem Essen.
Hinweis: Empfehlenswert bei brüchigen und »schwachen« Nägeln, hilft bei Entzündungen zur schnelleren Heilung.

Weizenkeimöl-Kapseln

Wirkstoffe: Vitamin E, Vitamin-E-Konzentrat, Vitamin P
Wirkung: Reguliert Stoffwechsel und Kreislauf, stärkt

Kapseln: 3-mal täglich 1 Kapsel $1/2$ Stunde vor dem Essen.
Hinweis: Gutes Mittel, um den Nagel zu stärken und das Wachstum zu fördern. Kann auch in der Schwangerschaft vorbeugend genommen werden.

Mittel bei Haarproblemen

Heilmittel	Anwendungsweise

Ackerschachtelhalm

s. Aufbau- und Stärkungsmittel, S. 24

Tee: In diesem Fall wird der Tee nach jeder Haarwäsche zum Nachspülen verwendet.
Hinweis: Hilft bei allen Erkrankungen des Haarbodens.

Bärlapp

s. Mittel bei Juckreiz, S. 216
Hinweis: Gutes Mittel, um Haarausfall nach einer Krankheit zu stoppen

Tee: Ebd. Für Haarspülungen, nicht innerlich verwenden.
Homöopath. Zubereitung: *Lycopodium* D 3 bis D 8. Man nimmt täglich 10 – 20 Tropfen.

Heilmittel	*Anwendungsweise*

Birke

s. Mittel bei Nierenkolik, S. 181

Saft: Man besorgt sich den Saft in der Apotheke oder im Reformhaus. Wer eigene Bäume hat, kann auch ein 2–3 cm tiefes Loch in den Stamm bohren, ein Röhrchen hineinstecken und den sofort herausfließenden Saft in einer Glasflasche auffangen. Sachgemäße Saftgewinnung schadet dem Baum nicht. Den gewonnenen Saft reibt man nach der Haarwäsche in die Kopfhaut ein.
Hinweis: Fördert den Haarwuchs, kräftigt das Haar und heilt den Haarboden.

Brennnessel

s. Mittel bei Grippe (Influenza), S. 105

Brennnesselessig: Man füllt eine Flasche mit klein geschnittenen Wurzeln bis zur Hälfte und übergießt sie mit einem guten, starken Weinessig. Die Flasche muss gut verschlossen 3–4 Wochen in der Sonne stehen. Man nimmt davon täglich 1–2 TL und verwendet ihn zusätzlich als Haarwasser.
Schnaps: Man setzt 2 Handvoll der Blätter mit 1 l Kornschnaps an. Die Flasche wird 4–8 Wochen verschlossen an die Sonne gestellt. Man benutzt diesen Schnaps zum Einreiben der Kopfhaut.
Hinweis: Der Essig wird vor allem bei frühzeitigem Haarausfall und bei Schuppen verwendet; der Schnaps fördert das Wachstum und verhindert Schuppen.

Buchsbaum (Buxus sempervirens)

Wirkstoffe: Alkaloide, Buxin, Vitamin C, Tannine
Wirkung: Harntreibend, reinigend, fiebersenkend, schweißtreibend

Tinktur: 1 Hand voll der Blätter in ein Glas geben, mit 50%igem Trinkalkohol aufgießen, so dass alle Pflanzenteile bedeckt sind. Man lässt den Ansatz 49 Tage stehen; ab und zu gut durchschütteln. Dann abseihen und in ein dunkles Gefäß umfüllen. Von dieser Tinktur vermischt man 1 TL mit 1 Tasse Bier und 1 Eigelb und nutzt dies 3-mal wöchentlich für eine Haarspülung. Das Gemisch sollte $1/2$–1 Stunde am Kopf verbleiben, bevor man die Haare gründlich ausspült.
Hinweis: Hilft bei Haarausfall.

Heilmittel	*Anwendungsweise*

Hirse (Panicum miliaceum)

Wirkstoffe: Phosphor, Kalium, Magnesium, Kieselsäure
Wirkung: Harntreibend, baut zerstörte Darmflora auf, blutreinigend

Speise: Sollte bei allgemein ungesundem Haar 2-mal wöchentlich auf dem Speiseplan stehen.
Hinweis: Gute Möglichkeit, die für das Haar notwendigen Mineralstoffe zu erhalten. Hilft bei vorzeitigem Ergrauen, bei brüchigen und stumpfen Haaren.

Kalmus

s. Mittel bei stumpfen Verletzungen, S. 157

Tee: Man verwendet den Tee in diesem Fall zum Nachspülen nach jeder Haarwäsche.
Hinweis: Gutes Mittel, um den Haarboden zu kräftigen.

Walnuss

s. Aufbau- und Stärkungsmittel, S. 32

Wein: Man gibt in eine Flasche 1 l Wein, $^1/_2$ l Olivenöl und 250 g grüne Walnusschalen. Nachdem der Ansatz mindestens 3 Wochen an einem warmen Ort gestanden hat, benutzt man ihn täglich zum Einreiben der Kopfhaut.

Sarsaparille

s. Mittel bei Schuppenflechte, S. 285

Tee: Ebd. Wird zum Waschen verwendet.
Hinweis: Kräftigt das Haar und fördert das Wachstum.

BEWÄHRTE KRÄUTERMISCHUNG

15 g Klette, 15 g Brennnessel, 20 g Birke, 10 g Arnika, 15 g Buchsbaum, 15 g Rosmarin, 10 g Lavendel. 10 g Kapuzinerkresse und je 2 Tropfen der ätherischen Öle Lavendel, Thymian, Salbei und Rosmarin

Die Kräuter werden zusammen mit 2 l gutem Essig zuerst 5 Minuten gekocht und anschließend noch 30 Minuten ziehen gelassen. Man reibt jeden Tag etwas davon in die Kopfhaut ein. Hilft bei Haarausfall und um das Haar stark zu machen.

Mittel bei Haarproblemen

Fertigpräparate	*Anwendungsweise*

Cri-regen spag.

Wirkstoffe: Phosphorsäure D 4, Flussspat D 8, Graphit D 8, Kalkschwefelleber D 8, Medorrhinum D 30, Thalliumsäure D 8, Artischocke, Ackerschachtelhalm
Wirkung: Stärkt die Haarwurzeln, aktiviert den Haarstoffwechsel

Tropfen: Erwachsene nehmen 3- bis 4-mal 20 Tropfen, Schulkinder 10–15.
Hinweis: Hilfreich, wenn die Haare früh ergrauen, ausfallen oder die Struktur leidet.

Gelacet

Wirkstoffe: Vitamin A, L-Cystin, Gelatine
Wirkung: Baut auf, stabilisiert

Kapseln: Über 3 Wochen nimmt man täglich 9 Kapseln. Nach 2 Wochen Pause wird die Kur wiederholt. Anschließend sollte man noch einige Wochen oder Monate täglich 3 Kapseln weiternehmen.

Vitamin-E-Kapseln

s. Mittel bei Beschwerden der Nägel,
S. 296

Kapseln: Ebd.
Hinweis: Empfehlenswertes Mittel bei Haarausfall, strähnigen und geschädigten Haaren.

Weizenkeimöl-Kapseln

s. Mittel bei Beschwerden der Nägel,
S. 296

Kapseln: Ebd.
Hinweis: Stärkt das Haar, fördert das Nachwachsen ausgefallener Haare. Eignet sich auch zur Vorbeugung gegen Haarausfall in der Schwangerschaft.

8 Herz-Kreislauf-Erkrankungen

Der große »Killer« unserer Tage sind nicht mehr die Infektionskrankheiten wie noch vor hundert Jahren. Es ist auch nicht der gefürchtete Krebs. Jeder dritte Mensch in einer Industrienation stirbt an einer Herz-Kreislauf-Erkrankung. In der Bundesrepublik Deutschland sind das 354 000 Opfer – mehr als das Doppelte der Krebstoten. Und es sind keineswegs nur die Hochbetagten, deren Herz eines Tages stehen bleibt, sondern immer mehr junge Leute, obwohl doch heute mehr Sport betrieben wird als zu jeder anderen Zeit, obwohl wir über mehr Freizeit und Betätigungsmöglichkeiten verfügen als alle Generationen vor uns.

Trotzdem fließt das Blut bei immer mehr Menschen nicht so frei und zwanglos durch Arterien und Venen, wie es das eigentlich sollte. Schon Dreißigjährige haben Arteriosklerose. Trotzdem gelingt es der Medizin nicht, die Zahlen für Herzinfarkt und Schlaganfall zu senken. Bei den Frauen steigen die Herzinfarktraten sogar drastisch an. Trotzdem müssen Zehen, Füße, Beine amputiert werden, weil Durchblutungsstörungen zu einem »Raucherbein« geführt haben.

Was machen wir so gründlich falsch? Liegt es am Essen? Am Stress? Am falsch betriebenen Sport? An beruflicher Überlastung? Oder sind wir nur innerlich verkrampft, weil uns Ausgeglichenheit, Zufriedenheit, Entspannung fehlen?

Was ist uns in den letzten Jahrzehnten nicht alles darüber erzählt worden! Von der gefährlichen Butter und anderen Fetten, die unseren Blutgefäßen nicht bekommen. Von zu vielen Kalorien, die den Organismus übermäßig belasten. Vom verhängnisvollen Bewegungsmangel, dem übermäßigen Rauchen und dergleichen mehr. In gewisser Hinsicht war alles richtig – und alles falsch. Kaum hatten wir auf die Butter verzichtet, wurde sie rehabilitiert. Kaum gaben wir uns alle erdenkliche Mühe, das Gewicht zu reduzieren, erfuhren wir, dass Übergewicht direkt vielleicht doch nicht zu den Risikofaktoren für Herz-Kreislauf-Erkrankungen zählt. Selbst bei sportlicher Betätigung ist man sich mittlerweile nicht mehr so sicher, wie und wem sie empfohlen werden soll. Zu viel wird beim unvernünftigen Gewaltakt auf der Loipe und dem Trimmpfad kaputtgemacht. Was soll, was darf man noch glauben?

Auch für Herz-Kreislauf-Erkrankungen gilt: Unser Körper ist kein chemisches Labor, das perfekt funktioniert, sobald alle notwendigen Substanzen und die richtige Temperatur gegeben sind, die sie zur chemischen Reaktion brauchen. Das Leben vollzieht sich komplizierter. Gesundheit lässt sich nicht einfach damit erhalten oder zurückgewinnen, dass man Mangel-zustände vermeidet oder behebt, Überfluss beseitigt, Giften und Krank-heitserregern ausweicht – so löblich und richtig das auch sein mag. Zur gesunden Stabilität gehört auch der Einklang mit sich selbst. Das zeigt sich besonders deutlich bei Herz-Kreislauf-Erkrankungen.

Die Erklärung ist einleuchtend: Unser Organismus ist ein äußerst ökonomisch arbeitendes System. In ihm gibt es praktisch nichts, kein Organ und keine Funktion, die auf eine einzige Aufgabe beschränkt bliebe. Der Kreislauf beispielsweise dient zunächst der Sauerstoffversorgung der vielen Milliarden Zellen, von denen jede einzelne eine eigenständige Welt für sich darstellt. Jede Zelle, die nur knapp fünf Minuten keinen Sauerstoff bekommt, geht zugrunde. Doch daneben braucht sie auch »Brennstoff« wie Zucker und Fett, ohne die sie nicht arbeiten kann, Baustoffe für Wachstum und Heilprozesse, »Lebensstoffe« wie Mineralien, Vitamine, Enzyme, die das gute Funktionieren gewährleisten. Sie muss das, was sich an »Abfall« ansammelt, loswerden, sich gegen Angreifer zur Wehr setzen können. Und sie braucht eine Art Polizei, die sie vor eigenen Fehlern und Fehler anderer schützt. Ein riesiges Pensum. Das Blut erfüllt es fehlerfrei, solange es nur zu jeder Zelle hingelangen kann.

Man versteht die enorme Leistung noch besser, betrachtet man einen winzigen Tropfen Blut. In ihm befinden sich fünf Millionen rote Blutkör-perchen. Sie transportieren den Sauerstoff. In jeder Sekunde muss das Knochenmark zwei Millionen neue Zellen herstellen. Sie leben nur etwa hundertzwanzig Tage.

Daneben finden sich in einem Tropfen Blut des Menschen rund 8000 weiße Blutkörperchen. Beim Kranken können es zehnmal so viel sein. Diese Blutkörperchen sind eigene kleine Lebewesen, die sich durch Teilung vermehren können. Sie bilden die Abwehrkräfte des Körpers und sind teilweise auf ganz bestimmte Krankheitserreger hoch spezialisiert. 300 000 Blutplättchen sorgen nach einer Verletzung dafür, dass das Blut gerinnt und auf der Wunde eine dichte, stabile Schutz- und Heilschicht wachsen kann.

Diese festen Bestandteile machen immerhin fast die Hälfte unseres Blutes aus, das also in Wirklichkeit nicht dünnflüssig ist, sondern ein körniger »Brei«. Im flüssigen, fast farblosen Teil, dem Blutplasma, schwimmen Mineralsalze, Hormone, Vitamine, Enzyme und wertvolle Abwehrstoffe, die man Globuline nennt. Sie kann man herausfiltern und abwehrschwachen Menschen als Abwehrstoffe spritzen. Unser Blut besitzt neben den Versorgungs-, Heil- und Abwehraufgaben noch drei weitere Funktionen: Es spielt die entscheidende Rolle bei der Regulierung der Temperatur, es hält das Verhältnis zwischen Säure und Base im Gleichgewicht, und es muss dazu beitragen, dass der Wasserspiegel im Körper nicht zu hoch und nicht zu niedrig ist.

Die Fülle der Aufgaben bringt es mit sich, dass immer wieder Konfliktsituationen entstehen, die den Körper dazu zwingen, eine Aufgabe zugunsten einer anderen vorübergehend zu vernachlässigen. Friert man beispielsweise, dann müssen die Außenbezirke des Körpers von der Blutversorgung abgekoppelt werden. Die Haut wird bleich. Die Versorgungs- und Abwehraufgaben sind in ihr unterbrochen oder zumindest auf ein Minimum gedrosselt. Benutzt jemand zu viel Salz, dann bindet der Körper gezwungenermaßen mehr Wasser als nötig und gut. Das Blutvolumen ist vergrößert, womit auch der Blutdruck ansteigt.

Nun wird der Blutfluss aber nicht nur von Hitze und Kälte stark beeinflusst, sondern ebenso von psychischen Faktoren. In der Aufregung beginnt das Herz heftig und rasch zu pochen. In der Angst kann es wie gelähmt sein oder auch davongaloppieren. Vor Schreck wird man schneeweiß, im Schock sinkt der Blutdruck ab. Übermäßiger Stress überschwemmt das Blut mit Zucker und Fetten. Und wieder müssen in solchen Situationen wichtige Aufgaben vom Kreislauf vernachlässigt werden, so dass ernste Störungen und selbst Krankheiten entstehen können, ohne dass man etwas Falsches oder zu viel oder zu wenig gegessen hätte.

Wer es nicht schafft, dass sein Blut frei, ohne allzu große Anstrengungen und ohne ständige Beeinträchtigung durch Fehlsteuerungen fließt, kann auf Dauer nicht gesund sein. Das ist gemeint mit der Forderung nach dem Einklang mit sich selbst.

Heilmittel	Anwendungsweise

Adonisröschen

s. Mittel bei Herzschmerzen, S. 199

Homöopathisch: D 6 Ebd.
Hinweis: Hilfreich bei Herzödemen, Herzschwäche, Altersherz.

Eisenkraut

s. Aufbau- und Stärkungsmittel, S. 24

Tee: Ebd.
Tinktur: Ebd.
Hinweis: Bewährter Tee für Zeiten der Rekonvaleszenz.
Homöopath. Zubereitung: *Verbena officinalis*, Urtinktur auf frischem, blühendem Kraut 1/2.

Eselsdistel

s. Aufbau- und Stärkungsmittel, S. 25

Tee: Ebd.

Gamander, echter

s. Aufbau- und Stärkungsmittel, S. 25

Tee: Ebd.
Tinktur: Ebd.
Hinweis: Stärkt Lunge und Herz, besonders das Altersherz.

Hauhechel (Ononis spinosa)

Wirkstoffe: Saponine, Ononin, ätherische Öle, Harze, Onocerin
Wirkung: Harntreibend, entgiftend, entzündungshemmend

Tee: 2 TL der Wurzeln mit 1/4 l kochendem Wasser überbrühen, 10 Minuten ziehen lassen und abseihen. Man trinkt über den Tag verteilt 3 Tassen.
Hinweis: Hilft bei Herzbelastungen durch Wasseransammlungen im Körper, leitet Herzgifte aus.

Maiglöckchen (Convallaria majalis)

Wirkstoffe: Herzwirksame Glykoide, Saponine
Wirkung: Kräftigt und entkrampft das Herz

Homöopathisch: D 4
Hinweis: Leider giftig und kann nur homöopathisch verwendet werden. Es hilft beim Alters- und Tabakherz.

Oleander (Nerium oleander)

Wirkstoffe: Herzwirksame Glykoside, Flavonglykoside
Wirkung: Harntreibend, herzstärkend, wirkt wie Digitalis, aber schneller, und hält auch nicht so lange an.

Homöopathisch: D 6
Hinweis: Ebenfalls giftig und nur homöopathisch verwenden.

Schlehe

s. Aufbau- und Stärkungsmittel, S. 29

Tee: Ebd.
Sirup: Ebd.
Hinweis: Die Schlehe hilft bei Altersherz und Wasseransammlung.

Heilmittel	Anwendungsweise
Schlüsselblume s. Hustenmittel, S. 67	Tee: Ebd. Hinweis: Stärkt Herz und Kreislauf und beruhigt gleichzeitig.
Weißdorn s. Mittel bei Vergiftungskopfschmerzen, S. 129	Tee: Ebd. Hinweis: Gilt seit vielen Jahrhunderten als bestes Herzstärkungsmittel.
Ysop s. Aufbau- und Stärkungsmittel, S. 32	Tee: Ebd. Wein: Ebd. Homöopath. Zubereitung: *Hyssopus officinalis*, Urtinktur aus frischem, blühendem Kraut 1/3. Hinweis: Hilft vor allem bei erschöpftem Herzen, verbunden mit Schweißausbrüchen und Atembeschwerden.

Mittel zur allgemeinen Herzstärkung / Kreislaufstabilisierung

Fertigpräparate	Anwendungsweise
Buerlecithin s. Spezielle Aufbau- und Stärkungsmittel, S. 38	Tonikum: Ebd. Kapseln: Ebd.
Cactus/Crataegus comp. Wirkstoffe: Königin der Nacht D 3, Weißdorn D 3, Schlehe D 1 Wirkung: Herzstärkend, aufbauend, stimmungsverbessernd, entgiftend	Tropfen: 3- bis 4-mal täglich 15–20 Tropfen. Hinweis: Stärkt das Herz nach oder während Infektionkrankheiten, bei allgemeiner Schwäche und das Altersherz.
Cardiodoron comp. Wirkstoffe: Adonisröschen D 3, Eselsdistel, Schlüsselblume, Bilsenkraut D 2, Strophantusöl D 4 Wirkung: Herzstärkend für Muskel und Rhythmus	Tropfen: 2- bis 3-mal täglich 10–20 Tropfen. Hinweis: Gutes Mittel bei allgemeiner Herzschwäche und Altersherz.
Cefacardin Wirkstoffe: Maiglöckchen, Weißdorn, Schlüsselblume, Baldrian Wirkung: Stärkt Herz und Kreislauf	Tropfen: 3- bis 4-mal täglich 20–30 Tropfen, Kinder die Hälfte. Hinweis: Für die leichteren Herz- und Kreislaufschwächen, besonders wenn diese wetterabhängig sind.

Fertigpräparate	Anwendungsweise

Cordiak

Wirkstoffe: Weißdornblätter, -blüten, -früchte, Johanniskraut, Herzgespann, Melisse, Rose, Rosmarin, Wiesenknopf, Gold
Wirkung: Reguliert und stabilisiert das gesamte Herz-Kreislauf-System

Tropfen: 2- bis 3-mal täglich 4–6 Tropfen in etwas Wein oder Melissentee einnehmen.
Hinweis: Ausgezeichnetes Mittel für alle akuten und chronischen Erkrankungen des Herzens.

Cor-Gastreu

Wirkstoffe: Arsen D 5, Königin der Nacht D 2, Weißdorn, Roter Fingerhut D 3, Kaliumkarbonikum D 3, Kalmus D 3, Phosphor D 5, Meerzwiebel D 3, Wurmkraut D 3, Strophantus D 3
Wirkung: Regt den Herzstoffwechsel an, entkrampft, stabilisiert den Kreislauf

Tropfen: 3- bis 6-mal 20–30 Tropfen, nach Besserung langsam auf 2- bis 3-mal täglich 10–15 Tropfen reduzieren.
Hinweis: Hervorragendes Mittel bei Herzmuskelschwäche, auch zur Nachbehandlug bei Herzinfarkt geeignet.

Ferlixir triplex

Wirkstoffe: Eisen, Kobalt, Adenosin, Vitamin B_1, B_6, B_{11}, B_{12}, Sorbit
Wirkung: Aufbauend, durchblutungsfördernd bei Kreislaufstörungen bedingt durch Eisenmangel

Flüssigkeit: Erwachsene 2-mal täglich 2 TL; Jugendliche von 14–18 Jahren 1- bis 2-mal täglich 2 TL; Kinder von 6–14 1- bis 2-mal täglich 1 TL; Kinder von 3–6 1-mal täglich $1/2$–1 TL. Man nimmt sie zu oder nach den Mahlzeiten.
Hinweis: Kann bei zu hohen Dosen zu Verstopfung führen.

Gold-Komplex

Wirkstoffe: Gold D 2, Königin der Nacht D 1, Kampfer D 2, Maiglöckchen D 3, Weißdorn D 1, Strophantus D 1, Baldrian
Wirkung: Reguliert und regt die Herztätigkeit an, fördert den Herzstoffwechsel

Tropfen: Mehrmals täglich 10–20 Tropfen, akut alle halbe Stunde.
Hinweis: Hilft bei Altersherz und Kreislaufschwäche.

Magnesiocard

Wirkstoff: Magnesium
Wirkung: Beugt der Arteriosklerose, damit dem Herzinfarkt/Schlaganfall vor
Hinweis: Fühlt man sich nach der Einnahme müde, ist das ein Zeichen, dass der Magnesiumspiegel überhöht und das Medikament somit überflüssig ist.

Granulat: Erwachsene und Jugendliche 3-mal täglich 1 Beutelinhalt; Kinder von 10–14 2-mal täglich 1 Beutelinhalt; Kinder von 6–9 1-mal täglich 1 Beutelinhalt. Man löst das Granulat in $1/2$ Glas Wasser, Mineralwasser, Tee oder Fruchtsaft.
Kapseln: Erwachsene und Jugendliche 3-mal täglich 2, Kinder von 10–14 3-mal täglich 1, Kinder von 6–9 2-mal täglich 1 Kapsel. Mit etwas Flüssigkeit einnehmen.

Fertigpräparate	*Anwendungsweise*

Pflügerplex Adonis

Wirkstoffe: Adonisröschen D 3, Hundswürger D 3, Maiglöckchen D 3, Roter Fingerhut D 4, Kalmus D 3, Buschmeister D 10,
Strophantus D 4, Meerzwiebel D 3
Wirkung: Stabilisiert Herz und Kreislauf,
entwässert

Tabletten: 3-mal täglich 2 Tabletten.
Hinweis: Hilft bei Altersherz, Tabakherz,
nach langer Krankeit und bei Herzbeschwerden durch Nierenprobleme.

Sedocardin

Wirkstoffe: Arnika D 1, Maiglöckchen,
Weißdorn, Oleander D 1, Baldrian
Wirkung: Beruhigend und herzstärkend,
harmonisiert die Herztätigkeit

Tabletten: 3-mal täglich 3 Tabletten.
Hinweis: Gutes Mittel bei Altersherz mit
Herz-Kreislauf-Beschwerden.

Spigelia Spl.

Wirkstoffe: Wurmkraut D 3, Besenginster
D 2, wilder Jasmin D 4, Kaliumkarbonat
D 3, Roter Fingerhut D 4, Meerzwiebel D 4
Wirkung: Entzündungswidrig, entkramp-
fend, herzmuskelstärkend

Tropfen: Zur Dauerbehandlung: um 10, 13
und 20 Uhr je 15 Tropfen einnehmen, akut
8–10 Tropfen stündlich.
Hinweis: Hilft, wenn das Herz durch eine
Infektion geschwächt ist, aber auch bei
schwachem Herz durch Nieren- und
Asthmaerkrankungen.

Strophantus comp.

Wirkstoffe: Gold D 9, Antimon D 7, Stro-
phantus D 2
Wirkung: Reguliert und stabilisiert die
Herz-Kreislauf-Situation

Globuli: 3-mal 5–10 Globuli.
Hinweis: Gutes Begleitmittel für Herz und
Kreislauf bei oder nach schweren Infektionskrankheiten, aber auch nach seelischen Belastungen.

Tebonin forte

Wirkstoff: Tempelbaumblätterextrakt
Wirkung: Durchblutungsfördernd

Tropfen: 3- bis 4-mal täglich 20 Tropfen in
etwas Wasser verdünnt einnehmen.
Hinweis: Empfehlenswert bei beginnenden
arteriellen Durchblutungsstörungen.

Wobe-Mugos

s. Mittel bei Kreuzschmerzen, S. 195

Dragees: Ebd.

Wobenzym

s. Mittel bei Halsschmerzen, S. 84

Dragees: Ebd.

Der Mensch lebt in einer feindlichen Umwelt. Er hat sich darin immer wieder zurechtgefunden – nicht dank seiner Intelligenz, sondern dank der meisterlichen Anpassungsfähigkeit seines Körpers. Er vermag sich auf stärkste Temperaturschwankungen einzustellen. Seine Haut wehrt zerstörerische UV-Strahlung ab. Ist er ständig Giftstoffen ausgesetzt, stellt er das passende Gegengift in genau der erforderlichen Menge her und neutralisiert es damit. Leben heißt letztlich reagieren und sich pausenlos auf Reize und Angriffe von außen einstellen.

Dieses Antworten auf die Umwelt, das Anpassen an die Erfordernisse, das ist Stress, eine phantastische, segensreiche Einrichtung. Krankmachend als »distress«, wie die Amerikaner sagen, wird er erst, wenn der Körper sich gezwungen sieht, ständig und in hektischem Tempo immer die gleiche Antwort zu geben. Irgendwann gelangt er an die Grenze, an der Muskeln, Drüsen und Nervenkräfte ihre Kapazität nicht mehr steigern können. Sie geben erschöpft auf. Sie sind »ausgebrannt«.

Der Stressalarm funktioniert heute wie vor Millionen Jahren: Sobald der Geheimzentrale über Augen, Ohren, Tastsinn, Geruchs- und Geschmacksnerven das Signal »Gefahr« gemeldet wird oder etwas scheinbar bedrohlich aussieht, werden sekundenschnell alle Funktionen abgeschaltet, die im Augenblick entbehrlich scheinen, und der Organismus wird auf Reflex programmiert.

Man merkt das deutlich etwa beim Autofahren: Der Fahrer hört mitten im Satz auf zu sprechen. Er reißt das Steuer herum und tritt auf die Bremse. Er muss blitzschnell reagieren, deshalb bleibt keine Zeit, weder für Überlegungen noch für ein Weiterplaudern. Das Gefährliche an solchen stressbedingten Denkausfällen: Das rasche und rechte Verhalten muss in Fleisch und Blut übergegangen sein, sonst kommt es zu Kurzschlussreaktionen. Klug ist in solchen Augenblicken keiner, höchstens erfahren und erprobt. Wie das Denken, so werden auch bei übermäßigem Stress Verdauung und Abwehr abgeschaltet. Die Folgen sind Durchfall oder Verstopfung und Anfälligkeit für Infektionen.

Im selben Augenblick, in dem das Unnötige stillgelegt wird, muss das Nötige auf Hochtouren gebracht werden. Es schießen »Aufweckhormone« ins Blut. Herzschlag und Atmung gehen schneller und heftiger. Der Blutdruck steigt. Im Nu sind die Muskeln um das Doppelte besser durchblutet. Ins Blut werden große Mengen Zucker und Fette ausgeschüttet, damit ihnen für die bevorstehende Anstrengung genügend »Kraftstoff« zur Verfügung steht. Er wird aus der Leber, aus Fett- und Bindegewebe abgerufen, wo er für den Notfall gelagert ist. Je größer der Stress, desto stärker wird das Blut »aufgerüstet«. Schließlich setzt auch noch ein chemischer Prozess ein, der es gerinnungsfähiger macht. Im Fall einer Verletzung soll damit die Verblutungsgefahr herabgesetzt werden. Damit sind aber nur die wichtigsten Vorgänge aufgelistet. Tatsächlich bleibt vom Stressalarm keine einzige Körperzelle verschont.

Dieser Alarm, die ganze Mobilmachung, wäre an sich noch keine Katastrophe, folgte nun die Aktivität, die vorbereitet wurde, die körperliche Betätigung, bei der die angelieferten Brennstoffe in den Muskeln auch verbrannt werden. Bleibt sie allerdings aus, sieht sich der Körper gezwungen, unter größten Anstrengungen wieder »abzurüsten«.

Mit dem Zucker ist das nicht allzu schwierig. Der Körper besitzt im Insulin den passenden Gegenspieler. Es räumt den Zucker nach jedem Stressanfall wie nach jeder Mahlzeit auch wieder aus dem Blut und lässt ihm nur so viel, wie es eben benötigt. Das geschieht im gesunden Körper so subtil und genau, dass auch der perfekteste Computer Bedarf und Vorrat nicht besser aufeinander abstimmen könnte. Nur, nach Jahrzehnten der Überforderung durch unnötigen Alarm kann schließlich auch die tüchtigste Bauchspeicheldrüse nicht mehr. Zuerst versucht sie noch krampfhaft, den Insulinbedarf zu decken. Sie entzündet, vergrößert sich. Doch wenn auch das nicht mehr ausreicht, ist sie erschöpft. Dann gehört man zu den Millionen Menschen mit einer altersbedingten Zuckerkrankheit. Man fühlt sich müde, durstig, verliert an Körpergewicht. Das Blut ist überzuckert, die Nieren haben Schwerstarbeit zu leisten, wenigstens einen Teil des Zuckerüberschusses mit dem Urin auszuscheiden.

Mit dem Abtransport der Fette hat der Körper eine von Anfang an schwierigere Arbeit zu leisten: Es gibt, soweit heute bekannt, keinen direkten Gegenspieler, vergleichbar dem Insulin. Wenn das mobilisierte Fett nicht durch Muskelarbeit verbraucht wird, bleibt dem Körper nur eine Möglichkeit, es aus dem Blut herauszuschaffen: Er muss es an die Wände der Blutgefäße heften. Das ist der Anfang der Arteriosklerose. Die Gefäße wachsen mit der Zeit zu, werden starr, so dass sie von den Muskeln nicht mehr weit und eng gestellt werden können. So wächst das Risiko für Infarkt und Schlaganfall.

Professor Dr. Hans Selye, der Vater der Stressforschung, hat bei übermäßigem Stress neben der Arteriosklerose und der Zuckerkrankheit vor allem drei typische Stressfolgen nachgewiesen: Entzündungen und Verkrümmungen der Nebennierenrinde, schwerste Schädigungen an Lymphdrüsen, Milz und anderen Bollwerken des Lymphsystems sowie Magen- und Zwölffingerdarmgeschwüre. Lohnt es sich, dafür zu sterben? Oder ist es nicht gescheiter, sich nicht mehr wegen jeder Kleinigkeit aufzuregen? Noch wichtiger als die Bemühungen, Stress so gering wie möglich zu halten, sich vor allem nicht unnötig stressen zu lassen, müssen die Anstrengungen sein, Stressfolgen möglichst umgehend abzubauen. Wer sich richtig gestresst weiß, der sollte sich austoben, ein paar Treppen steigen, einen Spurt einlegen. Zerschlagenheit nach Stress verlangt nicht nach Ruhe, sondern nach körperlicher Betätigung. Deshalb ist der Sport am Abend, nach der Arbeit, viel gesünder als am Morgen.

Die Ärzte von früher, wie beispielsweise Paracelsus, haben als Antistressmittel zusätzlich den wöchentlichen Fasttag empfohlen, an dem nichts anderes gegessen wird als ein frischer Apfel, nichts anderes getrunken als Mineralwasser. Ein gutes Rezept, denn der Körper, der keine Nahrung bekommt, sieht sich gezwungen, die Reserven, die er an die Wände der Blutgefäße geheftet hat, anzugehen. Damit werden wiederum Stressfolgen beseitigt.

Heilmittel	_Anwendungsweise_
Alant s. Hustenmittel, S. 64	Tee: Ebd. Hinweis: Stärkt bei körperlichem Stress
Apfel s. Mittel bei Verbrennungen/Verbrühungen, S. 158	Apfel-Honig-Kur: Ein ganzer, möglichst frischer, ungeschälter Apfel wird in kleine Stücke zerschnitten, mit 1 l heißem Wasser überbrüht; 1 Stunde ziehen lassen. Dann werden 1–3 TL Honig eingerührt. Man trinkt den Saft schluckweise und isst die Apfelstücke. Ein Apfel pro Tag genügt. Hinweis: Gutes Vorbeugungsmittel vor allem für Kinder bei Schulstress.
Baldrian s. Mittel bei Einschlafstörungen, S. 226	Tee: Ebd. Hinweis: Den Tee in starken Stresszeiten kurmäßig anwenden: 3-mal täglich 1 Tasse über 2–3 Wochen. Dann absetzen. Im Bedarfsfall nach einer Woche wiederholen.
Bibernelle s. Schnupfenmittel, S. 49	Tee: Ebd. Hinweis: Bei großer körperlicher Stresssituation
Brunnenkresse s. Mittel bei Nahrungsmittelallergie, S. 258	Salat/Beigabe zu Salaten: Täglich sollte zumindest eine kleine Menge des rohen Krauts verspeist werden. Hinweis: Kann die Niere leicht reizen, sollte deshalb wieder abgesetzt werden, sobald der Stress überstanden ist. Homöopath. Zubereitung: _Nasturtium aquaticum_, Urtinktur aus frischem, blühendem Kraut 1/3.
Engelwurz s. Aufbau- und Stärkungsmittel, S. 24	Tee: Ebd.
Gartenrose s. Mittel bei Vergiftungskopfschmerzen, S. 127	Tee: Ebd. Rosenwein: Ebd. Hinweis: Der Tee, mit Honig gesüßt, empfiehlt sich vor allem bei Stress, verbunden mit Herzbeschwerden.
Ginseng s. Aufbau- und Stärkungsmittel, S. 25	Tee: Ebd. Tinktur: Ebd.

Heilmittel	*Anwendungsweise*
Johanniskraut	**Tee:** Ebd.
	Hinweis: Der Tee hilft nach geistig-see-
s. Mittel bei Grippe (Influenza), S. 106	lischer Überanstrengung.
Kalmus	**Badezusatz:** s. Mittel bei Einschlafstörun-
	gen, S. 227.
s. Mittel bei stumpfen Verletzungen,	**Hinweis:** Verhilft zu erholsamem Schlaf in
S. 157	Stresszeiten. Nicht bei Durchfall anwen-
	den.
Lavendel	**Tee:** Ebd.
	Hinweis: Wirkt besonders gut bei geisti-
s. Mittel bei Verspannungskopfschmer-	gem Stress
zen, S. 120	
Melisse	**Tee:** Ebd.
	Hinweis: Hilfreich bei Stress, der auf den
s. Mittel bei Halsschmerzen, S. 79	Magen schlägt.
Rosmarin	**Tee:** Ebd.
	Wein: 10–20 g der Blätter in eine Weinfla-
s. Aufbau- und Stärkungsmittel, S. 28	sche geben und mit $3/4$ l leichtem Mosel-
Hinweis: Der Tee ist gut als zusätzliches	wein übergießen. 5 Tage lang an einem
Mittel und zur Vorbeugung; bei großer An-	warmen Ort stehen lassen, abseihen. Man
spannung empfiehlt sich Wein und Bade-	trinkt täglich 2 Gläschen.
zusatz. In der Schwangerschaft nicht an-	**Badezusatz:** 50 g der Blätter mit 1 l Was-
wenden.	ser zum Sieden bringen. 30 Minuten ziehen
	lassen, dann ins Vollbad geben.
Rotwein	**Rotwein mit Ei:** Ebd.
	Hinweis: Bei großen Belastungen mit Trau-
s. Aufbau- und Stärkungsmittel, S. 29	benzucker versehen.
Sellerie (Apium graveolens)	**Tee:** 2 gehäufte TL des Krauts mit $1/4$ l kal-
	tem Wasser ansetzen, zum Sieden brin-
Wirkstoffe: Alkaloid, ätherisches Öl, Kali-	gen, gleich abseihen. Davon trinkt man
um, Natrium, Chlor, Glukokine, Vitamine A,	täglich 2 Tassen.
B, D, E	**Hinweis:** Nicht bei akuten Nierenerkran-
Wirkung: Harntreibend, blutverbessernd,	kungen, nicht in der Schwangerschaft an-
wassertreibend, kreislauffördernd, potenz-	wenden.
stärkend	**Homöopath. Zubereitung:** *Apium graveo-*
	lens, Urtinktur aus reifen Samen 1/3.

Heilmittel	Anwendungsweise

Thymian

s. Aufbau- und Stärkungsmittel, S. 31

Tee: Ebd.
Hinweis: Der Tee hilft bei nervlicher, körperlicher Schwäche infolge von Stress.

Mittel bei Stress

Fertigpräparate	Anwendungsweise

Aquavit

Wirkstoffe: Engelwurz, Anis, Kümmel, Tausendgüldenkraut, Chinarinde, Zimt, Kolanuss, Koriander, Kubeba, Galgant, Johanniskraut, Ysop, Meisterwurz, Wacholder, Lavendel, Majoran, Melisse, Muskat, Origanum, weißer Pfeffer, Rosmarin, Salbei, Ingwer, Gold
Wirkung: Führt immense Energie zu, hilft auch in den stressigsten Situationen die Nerven zu behalten.

Tropfen: 2- bis 4-mal täglich je 5–10 Tropfen in ein Likörglas Wein geben und trinken.
Hinweis: Hilft besonders gut, wenn sich der Stress schnell auf den Magen schlägt. Bei Schlafproblemen durch Stress mit Cerebretik, s. **Mittel bei Schlafstörungen**, S. 229, bei Herzproblemen mit Cordiak, s. **Herzschmerzen**, S. 200, ergänzen.

Avena sativa comp.

Wirkstoffe: Hafer, Hopfen, Passionsblume, Baldrian, Kaffee
Wirkung: Verscheucht lästige Gedanken, beruhigt und stärkt die Nerven

Globuli: 3- bis 4-mal 15 Globuli, bei Einschlafstörungen vor dem Schlafengehen 15.
Hinweis: Wenn der Stress die Gedanken nicht mehr zur Ruhe kommen lässt.

Damiana Pentarkan

Wirkstoffe: Damiana, Ginseng, Potenzholz, Phosphorsäure D 2, Ambra D 3
Wirkung: Nervenstärkend, verbessert die Konzentration, reguliert den Schlaf, stabilisiert Herz und Kreislauf, regt Körper und Geist an

Tropfen: 3-mal täglich 10–20 Tropfen, akut alle $1/2$ Stunde.
Hinweis: Wenn körperlicher und geistiger Stress nicht nur Nerven, Magen und Herz belasten, sondern auch das Sexualleben beeinträchtigt.

Gelée Royale

Wirkstoffe: Futtersaft für Bienenköniginnen, Ginsengwurzelextrakt, Bienenhonig, Schisandrafrüchte
Wirkung: Nervenberuhigend, verhütet Stressfolgen

Trinkampullen: 20 Tage trinkt man morgens nüchtern je 1 Ampulle. Nach 10 Tagen Pause erneut 20 Tage 1 Ampulle. Die Kur sollte 3 Monate lang durchgeführt werden. Kinder bekommen die Hälfte.
Hinweis: Empfehlenswert nach Krankheiten oder Operationen.

|

Nervennahrung auf Honiggrundlage

Wirkstoffe: Biene, Wegwarte, Asche von Haferfrüchten, Austernschalen, Walderdbeere, Buchenholzasche, Natriumkarbonat, Sauerklee, Pollenwaben, Salbei, Spinat, Brennnessel, Vivianit
Wirkung: Besonders nervenstärkend, und aufbauend

Honig: 1- bis 2-mal täglich 1 TL des Honigs, evtl. in lauwarmem Wasser gelöst, einnehmen.
Hinweis: Sehr wirksames Mittel, auch vorbeugend bei Schulstress.

PK 7 Hefetabletten|Sirup

s. Spezielle Aufbau- und Stärkungsmittel, S. 42

Sirup: Ebd.
Tabletten: Ebd.

PSY-stabil spag.

s. Mittel bei Grippe (Influenza), S. 111

Tropfen: Ebd.
Hinweis: Kann immer zusätzlich genommen werden, wenn die Nerven nicht mehr mitmachen.

Sirmia Johanniskraut-Melissen-Nervenkur

Wirkstoffe: Pomeranzenschale, Melisse, Rosmarin, Kümmel, Weißdorn, Wermut, Tausendgüldenkraut, Johanniskraut, Muira-Puama.
Wirkung: Drüsenanregend, stärkend, stimmungsverbessernd

Ampullen: Man trinkt 2-mal täglich je $1/2$ Ampulle nach dem Essen. Nach eingetretener Besserung wird die Trinkampulle vor dem Essen eingenommen (30 Tage).
Hinweis: Die Kur hilft bei beruflicher und schulischer Überforderung, Partnerschaftsproblemen und allgemeiner Nervenschwäche.

Sirmia Pollentonikum

Wirkstoffe: Blütenpollen, Gelée Royale, Ginsengwurzel, Honig, Hefe, Karotin, Vitamin C, B_1, B_2, B_{11}, B_{12}, H, PF Kalzium, Colanuss
Wirkung: Belebt das Zentralnervensystem und die Gehirntätigkeit, gibt Energie und Kraft.

Ampullen: Man trinkt 2-mal täglich je $1/2$ Trinkampulle nach dem Essen. Die Kur dauert 30 Tage.
Hinweis: Diese Kur hat sich besonders bei stressbedingter Konzentrationsschwäche bewährt. Auch für Kinder geeignet.

Die Hypertonie ist eine besonders heimtückische Krankheit. Wer einen zu hohen Blutdruck besitzt, der fühlt sich nicht etwa krank oder gar leidend. Im Gegenteil. Er ist besonders unternehmungslustig, vital, leistungsfähig. Er sieht keinerlei Veranlassung, sich untersuchen zu lassen, geschweige denn, sich in Behandlung zu begeben.

Eine Tatsache, die fast noch mehr verwirrt: Nach keiner gesundheitlichen Störung wird intensiver gefahndet. Das Blutdruckmessen gehört selbstverständlich zu jeder ärztlichen Untersuchung. Trotzdem, so warnen die Experten, weiß nur jeder Zweite von der Gefahr, in der er schwebt. Und von denen, die um ihre Hypertonie wissen, lässt sich wiederum nur die Hälfte behandeln – obwohl man ihnen unmissverständlich erklärt hat: Je höher der Blutdruck, desto kürzer die Lebenserwartung. Die Zusammenhänge sind einfach: Bei der Hypertonie schießt das Blut unter besonders hohem Druck durch die Blutgefäße. Deshalb kann es auch überall hingelangen. Die Blutversorgung ist gesteigert. Man steht unentwegt unter »Volldampf«.

Die Kehrseite der Fehlfunktion: Blutkörperchen, Blutgefäße und auch das Herz sind besonders hohen Belastungen und vorzeitigem Verschleiß ausgesetzt. In den zarten Innenwänden der Arterien entstehen Wunden, Verletzungen, schließlich Wucherungen, weil die Blutkörperchen mit hoher Wucht vor allem hinter »Kurven« und »Kreuzungen« gegen die Wände prallen. Sie selbst zerstören sich dabei sehr rasch. Das Herz erweitert sich zunächst, um den hohen Anforderungen gewachsen zu sein. Aber irgendwann wird die Erschöpfung und Übermüdung so groß sein, dass es einfach nicht mehr kann.

Jeder Mensch wird in gewissen Situationen, in aufregenden Momenten, im Stress, bei heftigen Anstrengungen, zum Hypertoniker. Das ist normal. Sobald aus irgendeinem Grund mehr Blut in Muskeln oder Organen benötigt wird, erhöht sich automatisch der Blutdruck. Krankhaft wird hoher Blutdruck erst dann, wenn er nach der Anstrengung nicht wieder auf normale Werte absinkt, wenn er ständig oben bleibt. Normal sind Werte unter 130/85, optimal unter 120/80. Die Grenzwerte, die früher galten, 140/90, sind nach neueren Erkenntnissen schon zu hoch.

Bei der Blutdruckmessung werden deshalb zwei Werte festgehalten, weil der Blutdruck in den Arterien eine obere und eine untere Grenze besitzt. Die obere ist erreicht, wenn das Herz sich gerade zusammenzieht und das Blut in die Aorta drückt, die untere während der Ruhepause des Herzens. Man spricht entsprechend vom systolischen Blutdruck (erster Wert) und vom diastolischen (zweiter Wert). Der erste Wert lässt eher auf die Leistung und Anstrengung des Herzens rückschließen, der zweite auf die Elastizität der Gefäße. Der Blutdruck kommt ja durch beide Kräfte zustande:

durch die Druckleistung des Herzens auf der einen Seite und den Widerstand der Blutgefäße auf der anderen, wobei der Herzrhythmus und der Rhythmus der Gefäßmuskeln genau aufeinander abgestimmt sein müssen.

Bei der Blutdruckmessung wird eine aufblasbare Manschette um den Oberarm gelegt und zunächst kräftig aufgepumpt. Nun lässt man die Luft langsam wieder entweichen. Mit dem Stethoskop kann man deutlich hören, wann das Blut wieder durch die Arterie in der Armbeuge fließt. Den systolischen Druck hat man gefunden, wenn die Geräusche auftauchen. Ist beim Herauslassen der Luft aus der Manschette der Punkt erreicht, an dem die Geräusche wieder verschwinden, weil das Blut unbehindert durch die Arterie fließen kann, dann hat man den diastolischen Druck.

Die moderne, schulmedizinische Behandlung des Bluthochdrucks ist ein besonders typisches Beispiel für verfehlte Heilkunst. Im Grunde kann niemand genau sagen, warum es – von Einzelfällen abgesehen – zum Bluthochdruck kommt. Man weiß, dass sich der Blutdruck in der Regel schon im Kindesalter auf endgültige Werte einpendelt, die in späteren Jahren nur noch durch arteriosklerotische Verengungen erhöht werden. Interessanterweise haben Ehepartner oft ziemlich genau die gleichen Blutdruckwerte, und selbst Adoptivkinder passen sich in diesem Punkt ziemlich schnell ihrer Familie an.

Eine gewisse Rolle mögen Essgewohnheiten, bestimmte Nahrungsmittel (Salz) dabei spielen. Mit Sicherheit einen größeren Einfluss auf den Blutdruck hat die Atmosphäre, in der man lebt, die Einstellung zum Leben, die Art, wie man Problemen begegnet und sie zu bewältigen weiß, wie man sich entspannen kann. Wer ständig »unter Druck« lebt, von Ehrgeiz zerfressen wird, sich bedrückt, bedroht wähnt, nicht abschalten kann, der ist innerlich so verkrampft, dass weder das Herz noch die Muskeln der Blutgefäße zur Ruhe kommen. Gesellt sich dazu noch eine Entgleisung der Nerven, arbeiten Herz und Gefäßmuskeln sogar gegeneinander – ist das eine riesige, völlig nutzlose Gewaltanstrengung. Der zu hohe Blutdruck muss unter allen Umständen annähernd auf Normalwerte gesenkt werden, sollte man sich mit ihm auch noch so wohl und leistungsfähig fühlen. Die verhängnisvollen Folgen (Herzversagen, Infarkt, Schlaganfall) sollten auch den Leichtsinnigsten dazu bringen, etwas zu tun. Die einzig richtige und sinnvolle Heilmaßnahme kann nur heißen: Es muss herausgefunden werden, was so sehr bedrückt, innerlich verspannt, verkrampft. Interessanterweise besitzen viele Hypertoniker völlig normale Blutdruckwerte, sobald sie sich im Urlaub befinden, ihre berufliche Position verändert haben oder einem unerträglichen Partnerschaftsverhältnis entkommen sind.

Dass dies so ist, wissen auch die Ärzte. Doch sie meinen: »Wir können die persönlichen Verhältnisse unserer Patienten nicht ändern und auch nicht die Arbeitsverhältnisse und die Vorgesetzten, die sie so unter Druck setzen.« Deshalb verschreiben sie ein Medikament, das entweder entkrampfend oder gefäßerweiternd wirkt oder beides. Der Patient erfährt, dass er dieses Präparat pünktlich, regelmäßig und für immer einnehmen muss. Tut er das, fühlt er sich müde, schlapp. Seine Leistungskraft sinkt. Wenn er dann einmal für einen Augenblick lang einen erhöhten Blutdruck nötig hätte, kann der geknebelte Körper nicht mitgehen. Nicht zuletzt solche Erfahrungen bewegen viele, die Medikamente wieder abzusetzen und lieber alle Risiken der Hypertonie einzugehen.

Die einfachste und sicherste Methode bei Hypertonie sind Entspannungsübungen (s. *Auto-Heilhypnose*). Existenzprobleme dürfen nicht unter den Teppich gekehrt werden – man muss sich mit ihnen auseinandersetzen, damit man innerlich wieder zur Ruhe finden kann. Ohne seelische Entspannung gibt es keine normalen Blutdruckwerte. Hypertoniker müssen deshalb vor allem in den eigenen vier Wänden und in der Freizeitgestaltung für Entspannung und Lockerung sorgen. Sie sollen aufregende Betätigungen bewusst einschränken und sich stattdessen auf entspannende Musik und auf Sport verlegen, der freilich keine neue Überreizung bringen darf (keine Wettkämpfe, sondern spielerische Bewegung).

Daneben müssen aber noch ein paar Zusammenhänge beachtet werden: Bluthochdruck ist kein Altmännerleiden. Schon Babys können davon betroffen sein. Dabei muss man auch nicht unbedingt ein rotes Gesicht haben und stark zu Temperamentsausbrüchen neigen. Hypertoniker sind häufig auffallend blass – vor allem dann, wenn die Nieren bereits geschädigt sind. Bei jungen Frauen, sonst mit sechs Prozent unter den Hypertonikern vertreten, erhöht sich der Anteil auf 18 Prozent, sobald sie die »Pille« nehmen, bei älteren steigt er von 22 auf 80 Prozent. Hormone können also auch eine Rolle spielen.

Heilmittel	*Anwendungsweise*

Bärlauch (Allium ursinum)

Wirkstoffe: Ätherisches Öl, Mineralsalze, Schleim, Zucker, Vitamin C
Wirkung: Blutdrucksenkend, reinigt Leber, Magen, Darm und Blut

Gewürz: Die Blätter werden, fein zerschnitten, über Salate und Gemüse gestreut.
Getränk: 1 Zwiebel fein schneiden, in 1 Glas warme Milch einlegen und 2–3 Stunden ziehen lassen. Man trinkt die Milch schluckweise.
Hinweis: Magenempfindliche Patienten könnten die Bärlauchmilch nicht vertragen. Der Geschmack ist wenig angenehm.
Homöopath. Zubereitung: *Allium ursinum*, Urtinktur aus frischen, blühenden Pflanzen 1/3.

Baldrian

s. Mittel bei Einschlafstörungen, S. 226

Tee: Ebd.
Hinweis: Hilft besonders bei Bluthochdruck in den Wechseljahren.

Gingko (Gingko biloba)

Wirkstoffe: Flavonoide, Biflavonyle, Catechine, Gingkolide
Wirkung: Durchblutungsfördernd

Homöopath. Zubereitung: D 3, 3-mal täglich 10–15 Globuli.
Hinweis: Reguliert erfolgreich den Blutdruck bei Bluthochdruck, aber auch bei ständig wechselndem Blutdruck. Hier sollte man dann die D 6 bevorzugen.

Ginseng

s. Aufbau- und Stärkungsmittel, S. 25

Rohe Wurzel: Man isst 3–4 Wochen lang täglich 1 g der Wurzel.
Hinweis: Man muss darauf achten, beste Oualität zu bekommen, sonst ist die Wurzel wertlos. Gute Möglichkeit, den Blutdruck zu normalisieren, ohne Leistungsabfall und Verstimmungen befürchten zu müssen.
Homöopath. Zubereitung: Ginseng, Urtinktur aus getrockneten Wurzeln 1/10.

Herzgespann

s. Mittel bei Durchblutungskopfschmerzen, S. 134

Tee: Ebd.
Hinweis: Senkt den Blutdruck, aber reguliert ihn auch bei wechselndem Druck, vor allem im Klimakterium.

Knoblauch

s. Mittel bei Durchblutungskopfschmerzen, S. 135

Saft: Ebd.
Hinweis: Knoblauch in jeder Form wirkt sehr schnell, aber nicht anhaltend, so dass gelegentliche Anwendungen nur wenig helfen.

Heilmittel	*Anwendungsweise*
Kopfsalat (Lactuca sativa)	**Salat:** Hypertoniker sollten als Begleitmaßnahme besonders viel Kopfsalat essen, vor allem abends.
Wirkstoffe: Lactuin, Lactucerin, Lacticin, Lactucasäure, Asparagin, Oxalsäure, Manit, Spurenelemente, Vitamin C	**Hinweis:** Nur sehr frischer Kopfsalat ist vollwertig.
Wirkung: Blutbildend, beruhigend, entkrampfend, blutdrucksenkend	**Homöopath. Zubereitung:** *Lactuca*, Urtinktur aus frischer, blühender Pflanze 1/2.
Ölbaum	**Tee:** s. Mittel bei Durchblutungskopfschmerzen, S. 135.
s. Mittel bei Ohrenschmerzen, S. 87	**Hinweis:** Wenn der Blutdruck wegen Gefäßverengung hoch ist.
Passionsblume	**Tee:** Ebd.
s. Mittel bei Durchblutungskopfschmerzen, S. 135	**Hinweis:** Wenn Zorn und Erregung den Blutdruck nach oben bringen.
Schlangenwurzel (Rauwolfia serpentina)	**Homöopath. Zubereitung:** *Rauwolfia* D 3; man nimmt 7 Tropfen täglich mit etwas Wasser.
Wirkstoffe: Das Alkaloid Reserpin, andere Alkaloide	**Hinweis:** Empfiehlt sich bei Bluthochdruck infolge innerer Verkrampfung, nicht bei Bluthochdruck infolge von Nierenstörungen.
Wirkung: Gefäßerweiternd, blutdrucksenkend, beruhigend	
Weißdorn	**Tee aus dem Kraut:** 1 EL des Krauts mit 1 Tasse kochendem Wasser überbrühen, sofort abseihen. Man trinkt täglich 3 Tassen.
s. Mittel bei Vergiftungskopfschmerzen, S. 129	**Hinweis:** Der Tee der Blüten (1 Tasse täglich) reguliert bei leichteren Erkrankungen, der Tee aus dem Kraut wirkt stärker.

Fertigpräparate	Anwendungsweise

Arnica Spl.

Wirkstoffe: Arnika D 3, Weißdorn, Baldrian, Mistel, Glaubersalz D 4, Berberitze D 2, Goldrute D 1, Kaliumjodid D 1
Wirkung: Reguliert Herz, Gefäße und Durchblutung, entgiftend, reinigend

Tropfen: 3-mal täglich 10 – 15 Tropfen.
Hinweis: Soll nicht bei Schilddrüsenerkrankungen verwendet werden, sonst gutes Mittel bei Bluthochdruck wegen Arteriosklerose mit Schwindel und Kopfdruck.

Arte Rutin

Wirkstoffe: Olivenbaumblätterextrakt, Weißdorn, Baldrian, Hopfen, Vitamin P, Mistel
Wirkung: Blutdruckregulierend, fördert die Durchblutung der feinsten Blutgefäße

Dragees: Man nimmt 3-mal täglich 2 Dragees.
Tropfen: Man nimmt 3-mal täglich 30 Tropfen.
Hinweis: Hilft auch bei gelegentlichem Bluthochdruck während besonderer Anspannungen.

Asterias-Plantaplex

Wirkstoffe: Seestern D 3, Goldjodid D 8, Flussspat D 10, Wirkstoff des Roten Fingerhuts D 3, Nitroglyzerin D 4, Blei D 10, Mistel D 2
Wirkung: Blutdrucksenkend, macht die Gefäßwände elastischer, entkrampfend

Tabletten/Tropfen: Akut alle 1 – 2 Stunden 1 Tablette bzw. 10 Tropfen, sonst 3-mal täglich 10 Tropfen bzw. 1 Tablette.
Hinweis: Sehr wirksames Mittel bei Hochdruck durch Arteriosklerose mit der Gefahr eines Schlaganfalls.

co-Hypert spag.

Wirkstoffe: Arnika D 4, Gold D 6, Bariumkarbonat D 8, Mondsamenbaum D 4, Wolfstrapp D 2, Tabak D 6, Schlangenwurz D 4, Mistel
Wirkung: Blutdrucksenkend, herzstärkend

Tropfen: 3- bis 4mal täglich 20 Tropfen.
Hinweis: Hilft bei Hochdruck durch Nierenerkrankungen, Arteriosklerose und auch bei klimakterischen Hochdruck.

Jsoskleran

Wirkstoffe: Arnika D 30, Sturmhut D 12, Hafer D 12, Sonnenhut D 12, Pappel D 12, Goldrute D 12, Schwalbenwurz D 12
Wirkung: Reguliert den Blutdruck, fördert die periphere Durchblutung

Tabletten: 3-mal täglich 1 – 2 Tabletten auf der Zunge zergehen lassen.
Hinweis: Hilft bei Bluthochdruck infolge organischer Erkrankungen, etwa Nierenstörungen, Arteriosklerose.

Fertigpräparate	*Anwendungsweise*

Rauwolfia compositum

Wirkstoffe: Indische Schlangenwurzel D 3, Goldjodid D 10, Berglorbeer D 4, Steinklee D 8, Schwefel D 10, Tollkirsche D 6, Arnika D 4, Schierling D 3, Mistel D 3, Bärlapp D 6, Artischocke D 8, Niere D 10, Leber D 10
Wirkung: Blutdrucksenkend, regt Nieren- und Lebertätigkeit an

Ampullen: 1–2 Ampullen mit je 1 Tasse Wasser täglich trinken.
Hinweis: Wirkt besonders rasch und spürbar bei Hypertonle, verbunden mit Leber oder Nierenproblemen.

Viscum Pentarkan

Wirkstoffe: Mistel, Mutterkorn D 3, Blei D 5, Arnika D 2
Wirkung: Blutdrucksenkend, entkrampft die Gefäße, verbessert die Sauerstoffaufnahme, stärkt den Herzmuskel

Tropfen: 3-mal täglich 10–20 Tropfen, akut alle $1/2$ –1 Stunde.
Hinweis: Hilft vorbeugend bei Bluthochdruck gegen Arteriosklerose, auch wenn die Ursache eine Nierenerkrankung ist.

Viscum/Crataegus

Wirkstoffe: Weißdornblätter, -blüten, -früchte D 2, Mistel D 3
Wirkung: Herzstärkend, blutdrucksenkend

Globuli: 3-mal täglich 5–10 Globuli.
Hinweis: Vor allem bei Bluthochdruck im Alter geeignet.

Behandlungsmethoden bei zu hohem Blutdruck

Akupressur

Die beiden Punkte zur Beruhigung und Entspannung finden Sie am Mittelfinger rechts und links vom Nagel.

Nehmen Sie den Mittelfinger der linken Hand zwischen Daumen und Zeigefinger der rechten, und drücken Sie fest zu. Dann ein wenig ziehen, als wollten Sie den Finger verlängern. Nach kurzer Pause verfahren Sie genauso mit dem Mittelfinger der rechten Hand. Wiederholen Sie das Ganze drei- bis viermal mehrmals am Tag, dabei tief und regelmäßig ein- und ausatmen.

Entspannungsübungen

s. Auto-Heilhypnose, S. 481

Armbäder/Wechselfußbäder

s. Wasseranwendungen und Wickel, S. 496

Weithin gilt die Hypotonie als nicht gesundheitliche Störung. Junge Frauen, Jugendliche, die besonders häufig Blutdruckwerte unter 100/70 haben, erfahren gewöhnlich: »Kein Grund zur Sorge. Sie fühlen sich zwar nicht ganz so fit, dafür besitzen Sie die besten Voraussetzungen, einmal steinalt zu werden.« Die Vorstellung hinter solchen Aussagen: Der Kreislauf funktioniert im Schongang, also bleiben Blut, Blutgefäße und Herz vor Verschleiß verschont. Man verweist gern auf die Hundertjährigen, die in der Regel ausgesprochen niedrige Blutdruckwerte haben. Doch selbstverständlich hat auch der zu niedrige Blutdruck eine Kehrseite, die zeigt, dass er keineswegs gesund sein kann. Menschen mit zu niedrigem Blutdruck leiden häufig unter Kopfschmerzen (s. *Durchblutungskopfschmerzen*), ihnen ist oft schwindlig, vielleicht wird ihnen gelegentlich sogar schwarz vor Augen. Sie klagen über Müdigkeit, kalte Hände und Füße, haben leicht eine unreine Haut, leiden unter Verdauungsschwierigkeiten, Impotenz und Frigidität. Kurz: Sie leben auf »Sparflamme«. Hintergrund der Hypotonie kann eine Erkrankung sein, etwa eine Infektion (Tuberkulose, Nierenleiden). In den meisten Fällen handelt es sich aber um eine Muskelschwäche. Sowohl das Herz als auch die Muskeln der Blutgefäße sind zu schwach, vor allem bei Anstrengungen die geforderte Spannung zu erzeugen. Das Herz pocht dann zwar schneller, aber nicht mit mehr Druck. Die Blutgefäße bleiben schlaff. Häufig ist gerade bei Frauen der systolische Druck einigermaßen normal, der diastolische aber zu niedrig. Dass das Blut unter solchen Voraussetzungen nicht ausreichend überall hingelangen kann, zeigt am deutlichsten die Haut. Sie bleibt bleich, grau, unrein. Auch die Kopfschmerzen sind ein Hinweis dafür, dass die Gehirnzellen nicht optimal durchblutet sind. Menschen mit zu niedrigem Blutdruck sind der mangelhaften Durchblutung wegen weit häufiger »erkältet« als andere. Krankheiten verlaufen bei ihnen leicht schwieriger, langwieriger. Wird die Hypotonie nicht durch eine Krankheit ausgelöst, etwa eine Schilddrüsenunterfunktion, dann geht sie häufig mit einem psychischen Problem einher: Lebensangst, Antriebsschwäche, mangelndes Selbstbewusstsein. Die Behandlung muss demzufolge immer drei Punkte im Auge haben: Muskeltraining durch Abhärtung, Massagen, Wasseranwendungen und Sport, gründliches Ausheilen auch kleinster Infektionen und Krankheitsherde (vereiterte Zahnwurzeln, Mandeln, geschwollene Drüsen) sowie eine Steigerung des Lebensmuts.

Heilmittel	*Anwendungsweise*

Brennnessel

s. Mittel bei Grippe (Influenza), S. 105

Tee: Ebd.
Hinweis: Der Tee kann ohne Bedenken auch über lange Zeiträume hinweg getrunken werden.

Honigkur

s. Mittel bei Juckreiz, S. 216
Hinweis: Falls die Kur nicht angeschlagen haben sollte, kann sie nach einer Pause von etwa 3 Wochen wiederholt werden.

Teemischung mit wechselnder Honigbeigabe: Man stellt eine Teemischung aus gleichen Teilen Kamille und Schafgarbe her. Davon nimmt man $1/2$ TL und überbrüht ihn mit $1/4$ Tasse kochendem Wasser. Da hinein gibt man in der 1. Woche $1/2$ TL Honig, in der 2. 1 TL, in der 3. $1^1/2$ TL, in der 4.–7. 2 TL. Ab der 8. Woche wird die Honigmenge wieder um jeweils $1/2$ TL verringert, bis man wieder auf $1/2$ TL angelangt ist. Insgesamt dauert die Kur 10 Wochen. Man trinkt täglich 3 Tassen, morgens und mittags vor, abends nach dem Essen.

Kampfer (Camphora)

Wirkstoff: Ätherisches Öl
Wirkung: Entkrampfend, kreislaufanregend, durchblutungsfördernd

Homöopath. Zubereitung: D 3, täglich 3 – 5 Tropfen auf einem Stückchen Zucker einnehmen.
Hinweis: Anwendung und Dosierung sollte mit Arzt oder Heilpraktiker abgesprochen werden.

Rosmarin

s. Aufbau- und Stärkungsmittel, S. 28

Tee: Ebd.
Hinweis: Eines der stärksten Mittel, um den Blutdruck zu steigern; darf deshalb nicht in der Schwangerschaft verwendet werden.

Rote Bete

s. Aufbau- und Stärkungsmittel, S. 29

Saft: Ebd.
Hinweis: Der rohe Saft sollte bei Antriebsschwäche schon morgens nüchtern getrunken werden.

Thymian

s. Aufbau- und Stärkungsmittel, S. 31

Tee: Ebd.
Hinweis: Der Tee ist nicht empfehlenswert bei starker Erschöpfung, sollte eher vorbeugend zur Nervenstärkung getrunken werden.
Badezusatz: 100 g Thymian übergießt man mit 1 l kochendem Wasser, 15–20 Minuten ziehen lassen. Der Aufguss wird dann ins Vollbad gegeben.

Fertigpräparate	Anwendungsweise

Ambra Spl.

Wirkstoffe: Amber D 4, Kola, Chinarinde D 2, Brechnuss D 4, Maiglöckchen D 2
Wirkung: Stärkt Nerven, Herz und steigert die Blutbildung und den Blutdruck

Tropfen: 3-mal täglich 10–20 Tropfen.
Hinweis: Hilfreich bei allen Kreislaufstörungen durch zu niedrigen Blutdruck, vor allem nach langer Krankheit und starken Blutverlusten.

Camphora-Tropfen

Wirkstoffe: Kampfer D 2, Kaktus-Urtinktur, Ephedra D 3, Maiglöckchen D 4, Strophantus D 4, Holzkohle D 8, Weißdorn-Urtinktur, Goldchloritnatrium D 4, Nieswurz D 4, Baldriantinktur, Vitamin B_{12}
Wirkung: Regt den Blutkreislauf an, normalisiert den Kreislauf, ohne aufzuregen

Tropfen: 3-mal täglich 15 Tropfen. Sie sollen möglichst lang im Mund behalten werden. Man nimmt sie im Abstand von $1/4$ Stunde zu anderen Medikamenten oder Mahlzeiten. Bei akutem Schwächegefühl bis zu 10 Tropfen stündlich.
Hinweis: Besonders hilfreich bei niedrigem Blutdruck, der verbunden ist mit Übelkeit und Ohnmachtsanfällen.

Cefadysbasin »novum«

Wirkstoffe: Rutin, Maisbrand D 5, Rosskastanienextrakt, Gänsefingerkrautextrakt
Wirkung: Durchblutungsfördernd, gefäßstraffend

Tropfen: 3- bis 5-mal täglich, im akuten Notfall alle 2 Stunden 20 Tropfen.
Hinweis: Hilfreich bei altersbedingt erschlafften Blutgefäßen.

co-Hypot spag.

Wirkstoffe: Fliegenpilz D 6, Pflanzenkohle D 8, Kaliumkarbonat D 4, Lobelie D 4, Besenginster D 3, Tabak D 6, Weißer Germer D 4, Weißdorn
Wirkung: Verbessert die Durchblutung des Herzens, die Sauerstoffaufnahme, stärkt den Herzmuskel und den Kreislauf, blutdrucksteigernd

Tropfen: Erwachsene nehmen bei Bedarf 20 Tropfen, Schulkinder 10–15.
Hinweis: Hilft vor allem bei niedrigem Blutdruck mit Schwindel und Frösteln.

Ferlixir triplex

s. Mittel zur allgemeinen Herzstärkung/ Kreislaufstabilisierung, S. 305

Flüssigkeit: Ebd.

Kalium carbonicum Pentarkan

Wirkstoffe: Kaliumkarbonat D 2, Besenginster, wilder Jasmin D 3, Ignatiusbohne D 5, Nieswurz D 3
Wirkung: Durchblutungssteigernd, verbessert die Sauerstoffaufnahme

Tropfen: 3-mal täglich 10–20 Tropfen, akut vorübergehend alle $1/2$–1 Stunde.
Hinweis: Bei Blutdruckkrisen nach langer Bettlägrigkeit, Entbindungen.

Fertigpräparate	Anwendungsweise

Levico comp.

s. Spezielle Aufbau- und Stärkungsmittel, S. 41

Globuli: Ebd.
Hinweis: Regt die Blutbildung an und hilft so den Blutdruck zu steigern.

Rubellit D10

s. Spezielle Aufbau- und Stärkungsmittel, S. 42

Tropfen: Ebd.
Hinweis: Hilft bei schlechtem Kreislauf, morgens aus dem Bett zu kommen.

Skorodit comp.

Wirkstoffe: Kampfer D 3, Hypophyse D 7, Schlehe D 5, Skorodit D 5, Weißer Germer D 3
Wirkung: Kräftigt den gesamten Organismus, steigert den Blutdruck

Globuli: 1- bis 3-mal täglich 10 Globuli.
Hinweis: Hilft bei schwerer Erschöpfung durch niedrigen Blutdruck.

Varicylum-Tropfen

Wirkstoffe: Rosskastanie D 1, Arnika D 3, Kalziumfluorat D 9, Virginischer Zauberstrauch D 1, Küchenschelle D 4, Rutin
Wirkung: Löst Blutstaus in den Venen auf

Tropfen: 3-mal täglich 10–15 Tropfen.
Hinweis: Hilft vor allem bei zu niedrigem Blutdruck infolge venöser Staus und Schockzuständen.

Weitere empfehlenswerte Mittel

Angioton (Tropfen). Weißdorn, Maiglöckchen, Adonisröschen, stützt Herz, Kreislauf.
Bikaplex 5 (Tropfen). Kräutertinkturen, durchblutungsfördernd, krampflösend.
Bikaplex 7 (Tropfen). Kräutertinkturen, harmonisiert Herz und Kreislauf.
Cefaglandol (Tropfen). Homöopath., wirkt ausgleichend auf die Schilddrüse.
Gutron (Tabletten, Tropfen). Midodrin, hilft bei wetterbedingten Kreislaufproblemen.
Hypo-Loges (Dragees). Kräuterextrakte, gut bei Kreislauf- und Durchblutungsstörungen.
Hypotonin-forte (Kapseln). Ephedrin, Spartein, Vitamin PP, rasch hilfreich.
Kneipp Rosmarin Tonik-Wein. Rosmarinauszug, hilfreiches Kreislauftonikum.
Tonus comp. Dragees (Dragees). Homöopath., auch bei Schulmüdigkeit geeignet.
Tonus-dragees (Dragees). Kräuterextrakte, Coffein, gut bei starker Müdigkeit.

Akupressur

Zwei einfache Akupressurübungen können auf die Beine helfen: Die erste ist ganz einfach und wird von vielen Menschen gelegentlich instinktiv angewendet. Der eigentliche Akupressurpunkt liegt am seitlichen Nagelrand des kleinen Fingers.

Man legt eine Hand auf den Hinterkopf. Dann drückt man mit der ganzen Handfläche und den Fingern fünfmal kräftig dagegen. Die beste Zeit, das zu tun: jeweils nach dem Essen, also dreimal täglich.
Nehmen Sie den kleinen Finger zwischen Daumen und Zeigefinger der anderen Hand und drücken Sie kurz, aber kräftig, gegen das Nagelbett. Das darf ruhig etwas wehtun. Bald ist nur noch ein leichter Druck nötig, und man fühlt sich plötzlich wie aufgeweckt.
Diese Akupressur, abwechselnd an beiden kleinen Fingern vorgenommen und nicht mehr als dreimal hintereinander, kann alle zwei Stunden wiederholt werden.

Wechselduschen am Morgen

s. Wasseranwendungen und Wickel, S. 496

Massagen

s. Massage, S. 491

Rosmarin-Lavendelbäder

Man kocht 1 l Tee mit je 2 TL Rosmarinblättern und Lavendelblüten. Nach dem Abseihen schüttet man ihn in das Badewasser.
Solche Bäder sollten, wenn möglich, am Vormittag oder am frühen Nachmittag, nicht am Abend gemacht werden.
Nicht zu empfehlen sind sie während einer Schwangerschaft.

Die wichtigste Aufgabe des Blutes ist es, Sauerstoff zu den Körperzellen zu transportieren. Um das leisten zu können, hat sich die Natur etwas genial Einfaches einfallen lassen: das Hämoglobin, der Blutfarbstoff der roten Blutkörperchen, enthält Eisen. Kommt ein Blutkörperchen nun in der Lunge mit Sauerstoff in Berührung, oxidiert dieses Eisen.

Damit ist aber auch schon die Problematik der Sauerstoffversorgung aufgezeigt: Das Blut kann nur dann ausreichend Sauerstoff aufnehmen, wenn es genügend gesunde rote Blutkörperchen besitzt und wenn diese über das nötige Eisen verfügen. Wenn heute über hundert verschiedene Ursachen für Blutarmut bekannt sind, so haben sie alle letztlich damit zu tun, dass der Körper entweder zu wenig Eisen bekommt oder nicht in der Lage ist, es aufzunehmen; dass er zu wenige oder nur verformte Blutkörperchen herstellt oder ständig so viel Blut verliert, weil es irgendwo im Darm versickert oder fälschlicherweise von der Leber abgebaut wird, dass die Herstellung mit dem Verlust nicht Schritt halten kann. Frauen haben weit häufiger als Männer unter einer Anämie zu leiden, was sich bei den monatlichen Blutverlusten von selbst versteht.

Die weitaus häufigste Blutarmut ist die Eisenmangelanämie. In der Regel besitzt unsere Nahrung genug Eisen, doch der Körper kann es nicht verwerten, weil der Magen über zu wenig Magensäure verfügt, so dass es nicht herausgelöst werden kann; oder weil sich das Eisen vorzeitig an andere Substanzen bindet und mit ihnen verloren geht. Kaffee, Cola, Vitamin C, Tee beispielsweise, auch Stoffe in Fertigsuppen, Marmelade, Pudding können selbst hochwertige Eisenpräparate wertlos machen, weil durch sie das Eisen chemisch umgeformt wird, noch ehe es ins Blut gelangen kann. Das muss jeder wissen, der solche Eisenaufbaustoffe zu sich nimmt.

Unsere Großeltern besaßen in den eisernen Kochtöpfen noch natürliche Eisenquellen. Beim Kochen sind winzigste Teilchen davon in die Nahrung gewandert – und zwar handelte es sich dabei um Eisen, das für den Körper besonders gut verwertbar war. In früheren Zeiten kannten blutarme Frauen auch ein sehr einfaches Mittel gegen die Eisenmangelanämie. Sie gingen zum Schmied und badeten im Trog, in dem er die glühenden Eisen gehärtet hatte. So heißt es in einem uralten Rezept: »Sammeln Sie Regenwasser in einem irdenen Gefäß oder in einem Holzfass. Werfen Sie in dieses Wasser ein Stück glühendes Eisen. Dann stellen Sie sich bis zu den Knien in dieses ›Energiewasser‹. Ältere Menschen sollten dieses Bad möglichst oft und sehr ausgiebig anwenden, vor allem, wenn sie geschwollene Beine haben. Nach dem Bad dürfen die Beine nicht abgetrocknet werden, damit die Energieteilchen, die sich auf der Haut gelagert haben, nicht weggerieben werden.«

Sehr viel ernster ist die Blutarmut, wenn sie in einer verminderten Zahl roter Blutkörperchen oder in krankhaft missgebildeten Blutkörperchen besteht. Die Medizin ist heute in der Lage, das Hämoglobin und die Zahl der roten Blutkörperchen rasch und ohne großen Aufwand festzustellen. Das muss bei einer Blutarmut unbedingt untersucht werden, damit notfalls die Blutbildung angeregt oder bisher unbekannte Sickerblutungen entdeckt werden. Vor allem Frauen sollten ihre Blutwerte alle zwei Jahre überprüfen lassen. Man kann eine Anämie nämlich nicht ohne weiteres an bleicher Haut erkennen. Deutlichere Hinweise sind da schon große Müdigkeit, Reizbarkeit, häufige Kopfschmerzen oder Kurzatmigkeit.

Heilmittel	*Anwendungsweise*

Brennnessel

s. Mittel bei Grippe (Influenza), S. 105

Tee: Ebd.
Sirup: Ebd.
Tinktur: Ebd.

Erdbeere (Fragaria vesca)

Wirkstoffe: Ellag-Gerbstoffe, ätherisches Öl, Flavone, Vitamin C, Mineralstoffe
Wirkung: Blutreinigend, blutvermehrend, nervenberuhigend

Kur: Es werden an einem Tag pro Woche (zur Erdbeerzeit) 3-mal täglich 125 g Erdbeeren (wenn möglich Walderdbeeren) gegessen.
Tee: 2 gehäufte TL der Blätter, am besten die neuen Ausläufer, mit $^1/_4$ l kochendem Wasser überbrühen und 15 Minuten stehen lassen. Anschließend abseihen. Hiervon trinkt man 3-mal täglich eine Tasse.
Hinweis: Bei Erdbeerallergie sollte nur der Tee verwendet werden.
Homöopath. Zubereitung: *Fragaria vesca*, Urtinktur aus reifen Früchten 1/3.

Hirtentäschel

s. Mittel bei offenen Wunden, S. 161

Tee: Ebd.
Tinktur: Ebd.
Wein: 20 g des Krauts mit $^1/_4$ l Rotwein ansetzen, 8 Tage stehen lassen und davon 2–3 Schnapsgläschen während der Periode trinken.
Hinweis: Aus Vorsichtsmaßnahmen sollte die innere Verwendung des Hirtentäschelkrauts mit dem Arzt oder Heilpraktiker abgeklärt werden. Hilft bei Anämie durch zu starke und zu lange Monatsblutung.

Rotwein

s. Aufbau- und Stärkungsmittel, S. 29

Rotwein mit Ei oder Traubenzucker: Ebd.

BEWÄHRTE KRÄUTERMISCHUNG

20 g Tausendgüldenkraut, 20 g Enzian, 1 g Wermut, 30 g Melisse, 30 g Thymian.

Mischung: Die Kräuter werden gemischt. 50 g davon werden mit 1 l Rotwein kalt angesetzt und bis zum Sieden erhitzt. Man lässt noch 3 Minuten kochen und seiht dann ab. Von dem Sud nimmt man über den Tag verteilt 5–6 EL ein.

Fertigpräparate	*Anwendungsweise*

Adermittel 3 (ISO)

Wirkstoffe: Arnika, Hafer, Beifuß, Kanadische Gelbwurz, Käsepappel, Kanadische Blutwurzel, Küchenschelle
Wirkung: Regt die Blutbildung an

Globuli: Man kann über längere Zeit täglich 3–5 Globull lutschen.
Hinweis: Gutes Mittel bei Blässe und Müdigkeit infolge Blutarmut.

Aleukon

Wirkstoffe: Betainhydrochlorid, Kobalt, Kupfersulfid, Eisenoxid, Folsäure, Manganchlorat, Pepsin, Chinarinde, Kürbis, Grindelie, Vitamin B_1, B_6, B_{12}, Intrinsic-Faktor
Wirkung: Liefert die für die Bildung der roten Blutkörperchen notwendigen Vitamine und Mineralsalze

Tropfen: 2- bis 3-mal 25 Tropfen.
Hinweis: Nicht bei Eisenverwertungsstörungen und Eisenkumulationen, sonst gutes Mittel bei allen Anämien und den zugehörigen Erschöpfungszuständen.

Enzian-Anaemodoron

Wirkstoffe: Walderdbeere, Brennnessel, Enzian, Honig
Wirkung: Regt die Eisenverwertung an

Tropfen: 1- bis 2-mal täglich 10–20 Tropfen.
Hinweis: Packt den Eisenmangel an der Wurzel und sorgt so für eine optimale Verwertung schon bei der Nahrungsaufnahme.

Ferlixir triplex

s. Mittel zur allgemeinen Herzstärkung/Kreislaufstabilisierung, S. 305

Flüssigkeit: Ebd.
Hinweis: Empfiehlt sich vor allem bei Eisenmangelanämie.

Ferrum ustum comp.

Wirkstoffe: Eisenhammerschlag D 3, Nontronit D 3, Bibernelle, Brennnessel D 4
Wirkung: Regt den Eisenstoffwechsel an

Pulver: 1- bis 3-mal täglich 1 Messerspitze des Pulvers einnehmen.
Hinweis: Hilft, die Eisenwerte in der Schwangerschaft und bei chronisch entzündlichen Darmerkrankungen aufrechtzuerhalten und zu verbessern.

Iro-Elixier H

Wirkstoffe: Arnika D 2, Chininarsenik D 2, Eisencitrat D 8, Johanniskraut D 4, Phosphor D 8, Küchenschelle D 6
Wirkung: Nimmt die Müdigkeit aus Knochen und fördert die Blutbildung

Likör: 3-mal täglich 4 TL vor dem Essen.
Hinweis: Verbessert nicht nur die Blutwerte, sondern bringt die Kraft zurück.

Fertigpräparate	*Anwendungsweise*

Pflügerplex Ferrum

Wirkstoffe: Kieselsäure D 3, Kalziumkarbonat D 3, Eisencitrat D 3, Eisen D 2, Natriumkarbonat D 3, Natriumchlorat D 3, Küchenschelle D 4, Tintenfisch D 4, Schilddrüse D 6
Wirkung: Nimmt die Kraftlosigkeit und Kälteempfindlichkeit, ergänzt das mangelnde Eisen, stärkt die Nerven

Tabletten: 3-mal täglich 2 Tabletten.
Hinweis: Gutes Mittel bei Eisenmangelanämie, Blutarmut, auch nach schweren Blutverlusten und schweren Krankheiten.

Prunuseisen

s. Spezielle Aufbau- und Stärkungsmittel, S. 42

Globuli: Ebd.

Vitasprint B$_{12}$

s. Mittel bei Herzinfarkt und Schlaganfall, S. 343

Ampullen: Ebd.
Hinweis: Gutes Mittel bei schwachen Nerven infolge Blutarmut.

Weizenkeimöl-Kapseln

s. Mittel bei Beschwerden der Nägel, S. 296

Kapseln: Ebd.
Hinweis: Empfehlenswertes Mittel, um die Blutbildung anzuregen.

Behandlungsmethoden bei Anämie

Genagelte Bratäpfel

Stecken Sie in einen frischen Apfel 3–5 Eisennägel. Erhitzen Sie diesen Apfel in der Bratröhre, bis er ganz weich geworden ist. Dann ziehen Sie die Nägel heraus und essen den Bratapfel so heiß wie möglich.

Wenn ein Muskel oder ein Organ nicht mehr ausreichend mit Blut versorgt wird, muss nicht unbedingt zu niedriger Blutdruck daran schuld sein. Auch die Blutgefäße können verkrampft, verengt oder verstopft sein, oder der Rückfluss des Blutes durch die Venen geht nicht zügig vonstatten.

Bei schlecht durchbluteter Haut, eiskalten Fingern und Zehen beispielsweise liegt der Fehler häufig in einer nervlichen Fehlsteuerung des so genannten peripheren Blutkreislaufs. Als bestünde die Gefahr der Unterkühlung, riegelt der Körper seine Außenbezirke ab, so dass gerade noch eine Mindestversorgung aufrechterhalten bleibt. Auch viele Kopfschmerzen werden durch Gefäßkrämpfe verursacht (s. *Durchblutungskopfschmerzen*).

Die Arterien – auch die großen Schlagadern – können verstopft sein, weil Ablagerungen an den Innenwänden den Raum für das Blut immer mehr einengen, schließlich vielleicht sogar ganz zubauen (s. *Arteriosklerose*). Eine andere Gefahr sind Blutpfropfen. Zu einer Thrombose, also einen Arterienverschluss durch einen solchen Pfropfen, kann es kommen, wenn Blutkörperchen aneinander kleben und den Eingang zu einem dünneren Arterienzweig »zumauern«. Die dritte Art eines Verschlusses ist die so genannte Embolie: Ein Blut- oder Fettpfropfen wird vom Blutstrom mitgerissen und bleibt an einem Engpass des Blutkreislaufs hängen, nicht selten in der Lunge. Immer muss das Gewebe, das hinter einem Verschluss liegt und nicht mehr mit Blut versorgt wird, absterben. Findet sich ein solcher Verschluss in der Arterie eines Herzmuskels, spricht man vom Herzinfarkt. Wird eine Arterie in einem Blutgefäß des Gehirns verschlossen, handelt es sich um einen Hirninfarkt (s. *Herzinfarkt* und *Schlaganfall*). Wird eine Arterie im Unterschenkel verschlossen, spricht man vom »Raucherbein«. Durch ähnliche Durchblutungsstörungen werden Bauchschmerzen, Verdauungsprobleme, Potenzstörungen und Unterleibsbeschwerden ausgelöst; sie werden aufgrund von Verkrampfungen oder Verengungen der Arterien verursacht, die frisches, sauerstoffreiches Blut herbeischaffen sollen.

Die Venen, also jene Blutgefäße, die das verbrauchte Blut zu Herz und Lunge zurückführen, sind weit weniger kräftig gebaut als die Arterien. Zu ihnen fließt das Blut nur noch sehr träge, der Blutdruck beträgt bestenfalls ein Zehntel des normalen Drucks. Das kann nur funktionieren, weil sich rund sechzig Prozent des gesamten Blutes in den Venen aufhalten. Sie sind nämlich nicht nur die Butleitbahnen, sondern zugleich Reservoir und Staubecken, aus dem mal mehr, mal weniger entnommen werden kann.

Das eigentliche Venenproblem: Das Blut hat nur dann eine Chance, einigermaßen zügig zu Herz und Lunge hinaufzusteigen – von den Zehen bis zum Herzen immerhin eine Steigung von rund eineinhalb Metern –, wenn die umliegenden Muskeln durch kräftige Bewegungen auf die Venen wie Pumpen wirken. Zurückfließen kann das Blut nicht, weil die Venen über Klappen verfügen, die sich schließen, sobald Blut wieder nach unten will. Jeder Druck muss es also aufwärts befördern.

Bleibt die Muskelbewegung aus, etwa bei langem Stehen oder Sitzen, oder hat man die Beine übereinandergeschlagen, so dass die Venen nach oben hin abgeklemmt werden, dann staut sich das Blut in ihnen. Der Druck wird immer größer. Diese übermäßige Belastung kann die Venenklappen mit der Zeit zerstören, die Wände der Venen ausleiern. Dann versackt das Blut in Krampfadern. Die Beine schwellen an, das Herz bekommt zu wenig Blut zurück und ist auch nicht mehr in der Lage, bei Mehrbedarf größere Mengen abzurufen.

Man könnte noch meinen, die Beine, in denen sich das Blut staut, müssten besonders gut versorgt sein. Doch da es sich um verbrauchtes Blut handelt, das seinen Sauerstoff schon abgeliefert hat und stattdessen mit Kohlendioxid beladen ist, kann es das Gewebe nicht mehr versorgen, nur noch vergiften. Trotz Blutfülle sind die Beinvenen also besonders schlecht versorgt. Das führt leicht zu Venenentzündungen, zur Venenthrombose und zu »offenen Beinen« oder Wunden an den Unterschenkeln, die nicht mehr heilen wollen. Durchblutungsstörungen entwickeln sich schleichend. Deshalb gilt es, sehr sorgfältig auf kleinere Beschwerden und Behinderungen zu achten, damit rechtzeitig etwas dagegen getan werden kann. Kalte Füße, die sich nicht umgehend erwärmen lassen, Wadenschmerzen beim Gehen, Wadenkrämpfe schon nach minimaler Belastung sind Hinweise.

Durchblutungsstörungen in den Beinen lassen sich einwandfrei mit der Ratschow-Lagerungsprobe erkennen. Man legt sich auf den Rücken und streckt beide Beine senkrecht in die Höhe. Nun versucht man etwa zwei Minuten lang, die Füße in den Sprunggelenken zu drehen. Der Gesunde kann diese Übung bis zu zehn Minuten ohne Beschwerden durchhalten. Bei Durchblutungsstörungen werden die Füße blass, es treten in den Waden und Füßen Schmerzen auf, die vielleicht sogar dazu zwingen, die Übung abzubrechen.

Der zweite Teil des Tests gibt noch eindeutiger Antwort. Setzt man sich auf und lässt die Füße locker herabhängen, müssten sie eigentlich innerhalb von drei, vier Sekunden rot anlaufen. Bei Durchblutungsstörungen verzögert sich die Rötung oder bleibt ganz aus. Das sieht man, wenn man beide Füße vergleicht. Wird der eine rot, während der andere blass bleibt, dann besteht im blassen eine Durchblutungsstörung.

Ganz allgemein kann man an diesem Test ablesen: Wird im Augenblick des Hochhaltens der ganze Fuß blass – auch schon dann, wenn keine Rollbewegungen ausgeführt werden –, sind wahrscheinlich Aorta und Beckenarterien von Arteriosklerose betroffen. Blasst nur die Fußsohle ab, liegt die Verengung in der Regel im Oberschenkel. Wird der Fuß erst nach den Rollbewegungen blass, befindet sich die Arteriosklerose in den Unterschenkeln. Erblasst nur der Vorderfuß, könnte ein Verschluss in der Fuß-arterie liegen.

Durchblutungsstörungen in den Armen lassen sich entlarven, wenn man mit erhobenen Händen arbeiten muss (Vorhänge aufhängen, Frisieren) und dabei sehr rasch ermüdet. Genauere Auskunft gibt die so genannte Faustschlussprobe: Man hebt die Arme senkrecht über den Kopf, schließt die Hände zur Faust und öffnet sie wieder. Das wiederholt man in langsamem Rhythmus etwa zehnmal. Schon jetzt sind auch gesunde, gut durchblutete Hände blass geworden. Nun umschließt ein Helfer beide Handgelenke und drückt kräftig zu, während das Öffnen und Schließen der Hände fortgesetzt wird. Wieder werden zehnmal die Fäuste geballt und geöffnet. Danach lässt der Helfer die Handgelenke los. Beim Gesunden schießt das Blut in die Hände. In spätestens vier Sekunden sind sie schön gleichmäßig rot geworden. Es gibt keine weißen Flecken. Bei einer Arterienverengung verzögert sich die Rötung, oder Teile der Hand bleiben überhaupt blass. Beides wäre ein Grund, die Durchblutung der Arme und Hände untersuchen zu lassen.

Es gibt auch einige körperliche Veränderungen, die Durchblutungsstörungen verraten. Etwa den *Arcus senilis*, einen weißen Ring um den äußeren Rand der Augenhornhaut. Bei älteren Menschen ist er nichts Außergewöhnliches. Er zeigt an, dass sich Fett und Kalk in der Hornhaut abgelagert haben. Findet sich der weiße Ring allerdings schon bei Menschen unter fünfundvierzig Jahren, dann ist er Hinweis für eine vorzeitige Arteriosklerose der Herzkranzgefäße (s. *Arteriosklerose*). Ein Viertel aller Männer unter fünfzig hat ihn bereits. Wird nichts unternommen, leben sie mit erhöhtem Herzinfarktrisiko. Ein anderes Zeichen ist die Falte im Ohrläppchen. Sie verläuft von der untersten Ecke quer durch das Ohrläppchen. Fehlt diese Falte – das fanden Wissenschaftler der berühmten Mayo-Klinik in den USA –, zeigen Schmerzen in der Herzgegend nahezu immer nervöse Funktionsstörungen an. Ist sie dagegen vorhanden, stehen die Chancen, dass Herzkranzgefäße durch Ablagerungen verengt sind, neun zu eins. Die Behandlung aller Durchblutungsstörungen muss mit Entspannung beginnen (s. *Auto-Heilhypnose*). Auch sportliches Training ist wichtig. Es muss speziell auf Ausdauertraining ausgerichtet sein (keine isometrischen Übungen, keine Spiele mit plötzlichen, jähen Bewegungen wie Tischtennis, sondern Sportarten wie Langlauf, Radfahren, ausdauerndes Schwimmen). Dabei darf man keinen falschen Ehrgeiz entwickeln, sondern muss die Leistung langsam steigern. Wahrscheinlich ist auch eine vernünftige Gewichtsreduzierung und das Einhalten eines Fasttags alle vier Wochen sinnvoll. Schließlich sollte man für eine gezielte Versorgung mit Enzymen, eventuell für eine Ozontherapie sorgen. Natürliche Enzyme finden sich vor allem in Ananas, Papaya, allgemein in frischem Obst, Getreide und Milch.

Heilmittel	*Anwendungsweise*

Beinwell

s. Mittel bei Halsschmerzen, S. 77

Tee: Ebd.
Umschläge: 100 g Beinwellwurzel werden in 1 l Wasser 10 Minuten gekocht. Wenn sich der Sud auf etwa 40 °C abgekühlt hat, taucht man ein Leinentuch hinein. Mit ihm werden dann die Umschläge um die leidende Partie gemacht.
Hinweis: Es empfiehlt sich, den Tee zu trinken und seine Wirkung durch Umschläge zu ergänzen.

Gingko

s. Mittel bei zu hohem Blutdruck, S. 317

Homöopathisch: D 6
Hinweis: Fördert die Durchblutung im gesamten Körper.

Hafer

s. Aufbau- und Stärkungsmittel, S. 26

Getränk: 2 l ganze Haferkörner werden 8- bis 10-mal mit frischem Wasser gewaschen. Man kocht sie sodann in 3 l Wasser, bis etwa die Hälfte des Wassers eingekocht ist, seiht den Sud ab und lässt ihn auf Trinktemperatur abkühlen. Man gibt reichlich Honig in den Sud und trinkt ihn schluckweise über den Tag verteilt.
Hinweis: Fördert vor allem die periphere Durchblutung und ist somit ein gutes Mittel bei kalten Händen und Füßen.

Heublumen

s. Mittel bei Trigeminusneuralgie, S. 142

Fußdampfbad: Man stellt eine Heublumenabkochung her (S. 192) und gibt sie kochend heiß in ein nicht zu großes Gefäß. Darüber legt man zwei Holzleisten, auf die man dann die Füße stellt. Über die Knie legt man eine Decke, so dass die Beine damit bedeckt sind. So bleibt man 15 Minuten sitzen. Danach empfiehlt es sich, ins Bett zu gehen.
Hinweis: Empfehlenswertes Mittel bei chronisch kalten Füßen.

Kalmus

s. Mittel bei stumpfen Verletzungen, S. 157
Hinweis: Hilft bei schlecht durchbluteter Haut, kalten Gliedmaßen. Darf nicht bei Durchfall angewendet werden

Badezusatz: s. Mittel bei Einschlafstörungen, S. 227
Fußbad: Man stellt den Sud her wie beim Badezusatz und badet die Füße direkt darin.
Haarspülung: Bei schlecht durchbluteter Kopfhaut werden die Haare nach dem Waschen mit dem Kalmussud nachgespült.

Heilmittel	*Anwendungsweise*
Rosmarin s. Aufbau- und Stärkungsmittel, S. 28	**Tee:** Ebd. **Wein:** s. Mittel bei Stress, S. 311. **Badezusatz:** s. Mittel bei Stress, S. 311. **Spiritus:** 50 g der Blätter werden mit 250 g 70-prozentigem Alkohol übergossen. Man läßt das Ganze 10 Tage stehen, presst ab und filtert. Mit diesem Spiritus werden schlecht durchblutete Partien lokal eingerieben. **Hinweis:** Das Bad soll nicht abends genommen werden, da Schlafstörungen auftreten können. Nicht in der Schwangerschaft anwenden.
Rosskastanie s. Mittel bei stumpfen Verletzungen, S. 158	**Tee:** Ebd.
Wacholder s. Aufbau- und Stärkungsmittel, S. 31	**Beerenkur:** Man beginnt mit 1 Wacholderbeere am Tag und nimmt täglich 1 Beere mehr, bis es 18 Beeren an einem Tag sind. Dann reduziert man wieder täglich um 1 Beere. Ist man bei 1 Beere angelangt, ist die Kur beendet. **Hinweis:** Bei Frauen können verstärkte Monatsblutungen auftreten. Nicht empfehlenswert bei Nierenempfindlichkeit und in der Schwangerschaft.
Weißdorn s. Mittel bei Vergiftungskopfschmerzen, S. 129	**Tee:** Ebd. **Hinweis:** Fördert die Durchblutung im Kopfbereich und des Herzens.

Fertigpräparate	*Anwendungsweise*

Aesculus/Prunus comp. Essenz

Wirkstoffe: Rosskastanie, Schlehe, Borretsch, Eiche, Goldrute
Wirkung: Fördert die Zirkulation an entlegenen Körperteilen

Tinktur: 1 EL der Tinktur auf $^1/_4$ l lauwarmes Wasser geben und für Umschläge verwenden. Bei geschlossenen Körperstellen sind auch Waschungen mit der unverdünnten Essenz möglich.
Hinweis: Bei schweren Beinen durch Störungen der Durchblutung oder durch Wasseransammlungen.

Aesculus Spl.

Wirkstoffe: Rosskastanie D 2, Enzian D 2, Virginischer Zauberstrauch D 2, Schafgarbe D 2, Arnika D 3, Pfeffer D 4, Natriumchlorid D 6, Löwenzahn D 2, Brechnuss D 4
Wirkung: Fördert die Durchblutung der entlegeneren Körperteile

Tropfen: 1- bis 3-mal 10–15 Tropfen.
Hinweis: Hilft bei schweren und leicht ermüdbaren Beinen und bei Hämorrhoiden.

Arnikamill

s. Mittel bei stumpfen Verletzungen, S. 163

Salbe: Ebd.
Hinweis: Gutes zusätzliches Mittel.

Cefaktivon novum

s. Mittel bei Vergiftungskopfschmerzen, S. 129

Tropfen: Ebd.
Hinweis: Empfehlenswert bei Nierenproblemen.

Borago comp.

Wirkstoffe: Rosskastanie D 9, Borretsch D 2, Benediktenkraut D 2, Virginischer Zauberstrauch D 2, Tabak D 5, Skorodit D 9
Wirkung: Reguliert und stabilisiert das Gefäßsystem

Globuli: 1- bis 3-mal täglich 5–10 Globuli, akut alle 1–2 Stunden.
Hinweis: Zur Vorsorge und Zusatzbehandlung bei Thrombosegefahr.

Gingko-Strath

Wirkstoffe: Rosskastanie, Weißdorn, Gingko, Steinklee, Rosmarin
Wirkung: Durchblutungsfördernd bis in die kleinsten Blutgefäße

Tropfen: 3-mal täglich 20–30 Tropfen.
Hinweis: Reguliert den Kreislauf und das gesamte Gefäßsystem. Hilft auch bei zerebralen Durchblutungsstörungen.

Hormonapinsalbe 3 %

s. Mittel bei Juckreiz, S. 219

Salbe: Ebd.
Hinweis: Beruhigt, löst innere Verspannungen.

Fertigpräparate	Anwendungsweise

Kupfersalbe rot

s. Mittel bei Erfrierungen, S. 169

Salbe: Ebd.

Varicylum-Salbe

Wirkstoffe: Kampfer, Arnika, Rosskastanie, Heparin, Kamillenöl, Salbeiöl, Thymiankampfer
Wirkung: Strafft und stärkt die Gefäße, regt die Durchblutung an

Salbe: Zusätzlich zu den Tropfen (s. u.) werden 3-mal täglich die schlecht durchbluteten Stellen eingerieben.
Hinweis: Hilft gut bei Durchblutungsstörungen in den Beinen.

Varicylum-Tropfen

s. Mittel bei zu niedrigem Blutdruck, S. 324

Tropfen: Ebd.
Hinweis: Hilft vor allem bei venösen Durchblutungsstörungen (s. Salbe).

Vasa-Gastreu

Wirkstoffe: Kupferacetat D 6, Mutterkorn D 4, Tabak D 4
Wirkung: Entkrampfend, durchblutet Arme und Beine

Tropfen: 3-mal täglich 30 Minuten vor dem Essen 10–15 Tropfen.
Hinweis: Wenn die Durchblutungsstörungen von Krämpfen der Waden und Taubheitsgefühl begleitet sind.

Venorbis spag.

Wirkstoffe: Rosskastanie, Gänseblümchen, Waldrebe, Kupferacetat, Buschmeister, Magnesiumfluorat, Tabak, Artischocke
Wirkung: Entzündungswidrig, durchblutungsfördernd, harntreibend, entgiftend, entkrampfend

Tropfen: Erwachsene und Jugendliche nehmen 3-mal 15–20 Tropfen.
Hinweis: Gutes Mittel bei Durchblutungsstörungen der Beine mit Schmerzen, Krämpfen, aber auch bei schlecht heilenden Unterschenkelgeschwüren und Wasseransammlungen in den Beinen.

Wobe-Mugos

s. Mittel bei Kreuzschmerzen, S. 195

Dragees: Ebd.
Hinweis: Geeignetes Mittel zum Reinigen der Gefäße und zur Steigerung der Durchblutung.

Wobenzym

s. Mittel bei Halsschmerzen, S. 84

Dragees: Ebd.
Salbe: Damit werden schlecht durchblutete Partien eingerieben.
Hinweis: Empfiehlt sich bei allen Arten von Durchblutungsstörungen. Hilfreich besonders bei ersten Beschwerden.

Meist fällt es einem selbst gar nicht auf. Familienangehörige bemerken es vielleicht beim Frühstück: Ein Augenlid hängt ein wenig tiefer als das andere. Oder das Sprechen bereitet Schwierigkeiten und man nuschelt unverständlich. Oder ein Bein wird leicht nachgezogen. Solche Störungen, die sich gewöhnlich rasch wieder verlieren, können ein Hinweis darauf sein, dass man in der Nacht einen leichten Schlaganfall oder einen Hirninfarkt erlitten hat. Ein kleiner Teil des Gehirns wurde vorübergehend nicht durchblutet und ist abgestorben. Die Beschwerden, leichte Lähmungen, sind wieder behoben, sobald andere Gehirnzellen die Aufgabe der toten übernommen haben. Von den Folgen her momentan unbedeutend, in Wirklichkeit aber eine ernste Warnung: Wenn eines oder mehrere Blutgefäße im Gehirn entweder verengt oder vorübergehend durch einen Blutpfropfen verstopft waren, handelt es sich um einen Infarkt. Wenn ein sprödes und unelastisch gewordenes Gefäß unter dem Druck des Blutes gerissen ist, war es ein Schlaganfall. Ein schwerer Schaden dieser Art kann zur halbseitigen Lähmung oder gar, wenn ein besonders wichtiges Gehirnzentrum betroffen ist, zum Tod führen.

Weit dramatischer und viel schmerzhafter als ein leichter Schlaganfall oder Hirninfarkt verläuft der Herzinfarkt. Wird ein Herzkranzgefäß, also eine Arterie, die den Herzmuskel mit frischem Blut versorgt, durch Ablagerungen oder durch einen Blutpfropfen verschlossen, dann entsteht im unversorgten Muskel ein äußerst schmerzhafter Krampf (s. *Herzschmerzen*). Sowohl beim Schlaganfall als auch beim Herzinfarkt ist das Vermeiden von Panik oberstes Gebot. Tatsache ist, dass die meisten tödlichen Infarkte sich noch vor Eintreffen des Arztes ereignen. Dabei ist es nicht immer der Schaden in den Herzmuskeln, der die Menschen umbringt, sondern die Angst. Deshalb dürfen vor allem die Zeugen des Zwischenfalls nicht in Panik geraten – das würde die Angst des Patienten nur vergrößern. Ruhe und Besonnenheit dagegen können lebensrettend sein.

Die Angst vor einem Herzinfarkt oder einem Schlaganfall ist oft unbegründet – vorausgesetzt, man achtet auf die deutlichen Hinweise, die eine Gefährdung anzeigen. Beide Zwischenfälle schlagen fast nie zu wie der Blitz aus heiterem Himmel. Typische Warnsignale auf der einen Seite sind häufige Kopfschmerzen, die schwer, bohrend sind, Konzentrationsprobleme und Gedächtnisausfälle, Depressionen, Veränderungen in Stimmung und Charakter. Vor allem ältere Menschen können durch Durchblutungsstörungen im Gehirn mürrisch, aufbrausend, vielleicht sogar bösartig werden, man spricht dann vom »Altersgrant«. Auf der anderen Seite sind es Herzbeschwerden vor allem bei körperlicher Anstrengung, *Angina-pectoris*-Anfälle, Druck auf der Brust mit Ausstrahlung in den linken Arm. Daneben sollte man die so genannten Risikofaktoren kennen und beachten:

Bluthochdruck, Zuckerkrankheit, Übergewicht, zu hoher Blutfettspiegel, Arteriosklerose.

(Grundsätzlich gilt wiederum: Nicht die Schonung schützt vor der Katastrophe, sondern das gesunde, vernünftige Training, der Abbau von Stressfolgen. So fordern Herzspezialisten *Angina-pectoris*-Patienten auf, zu Hause ein Rudergerät aufzustellen und damit täglich zu trainieren. Die Anweisung lautet: Kräftig rudern – aber immer nur so lange, bis sich die allerersten Anzeichen eines Anfalls ankündigen. Dann eine Pause einlegen und versuchen, sich völlig zu entspannen. Tief und ruhig durchatmen. Das Rudern aufnehmen, sobald man sich wieder wohl fühlt. Erneut rudern bis kurz vor die Schmerzgrenze – doch niemals darüber hinaus. Solche Trainingsmethoden haben den Vorteil, dass einerseits Herz und Kreislauf gestärkt werden, andererseits der Patient die Angst vor den Schmerzen verliert. Das »Erfolgserlebnis« besteht in der Erfahrung, dass die Schmerzen immer später auftreten.

Heute weiß man auch, dass falsche Ernährung in Verbindung mit ausgedehntem Sonnenbaden für das Herz eine verhängnisvolle Rolle spielt. Die ultravioletten Strahlen des Sonnenlichts bilden unter der Haut Vitamin D, das für Wachstum und Festigkeit der Knochen so wichtig ist: Es ist das Transportmittel für Kalk und Phosphor. Da es in Fleisch reichlich vorhanden ist, bekommt, wer sich beider Quellen zu intensiv bedient, leicht zu viel davon. Das führt zu Verstopfung, macht das Herz nervös und verkalkt die Gefäße, vor allem dann, wenn der Kalkgegenspieler Magnesium fehlt. Das bedeutet: Viele essen sich regelrecht in den Infarkt, weil sie auch im Sommer nicht auf ihre gewohnten Steaks verzichten wollen. Richtiger wäre es, von den Südländern zu lernen und im Sommer so zu essen wie sie: viel Salat, Gemüse, Obst – also die Magnesiumlieferanten –, wenig Fleisch und wenn, dann immer nur in Verbindung mit reichlich Salat.

Als besonders wirksames herzstärkendes Mittel empfahlen die alten Ägypter folgendes Rezept: »Man gibt ein Stückchen einer reifen Gurke (sie sollte nicht mehr grün, sondern gelb sein), die fünffache Menge Feigen, einen Teelöffel gelben Ocker in eine kleine Schüssel, übergießt es mit Wasser, so dass die Zutaten gerade bedeckt sind, verrührt gut und lässt das Ganze über Nacht im Freien stehen. Am nächsten Morgen presst man das Mus aus und trinkt den Saft.«

Hildegard von Bingen riet bei Blutleere im Kopf und bei Herzproblemen: »Wer stark vergesslich ist, wie leer im Kopf, der soll Kastanien im Wasser kochen. Er benötigt keine andere Zutat. Das Wasser wird abgegossen. Von den gekochten Kastanien soll er nüchtern und nach jedem Essen etwas zu sich nehmen. Das stärkt Gehirn und Nerven und bannt Kopfschmerzen. Wer an Herzschmerzen leidet und häufig ein schweres Gemüt hat, der muss rohe Kastanien essen. Das kräftigt das Herz, und der Frohsinn kehrt zurück.«

Heilmittel	*Anwendungsweise*
Arnika s. Mittel bei Durchblutungskopfschmerzen, S. 134	**Tee:** 1–2 TL der getrockneten Blüten werden mit $1/4$ l kochendem Wasser überbrüht. Man lässt den Tee 10 Minuten ziehen, seiht ab und trinkt nicht mehr als täglich 2 Tassen. **Tinktur:** s. Mittel bei Durchblutungskopfschmerzen, S. 134. Man nimmt 10–15 Tropfen in einem Glas Wasser. **Hinweis:** Tee und Tinktur sind Vorbeugungsmittel bei Gefährdung. Man muss die Dosierung aber unbedingt mit einem Arzt oder Heilpraktiker absprechen.
Benediktenkraut s. Mittel bei »Grippe«, S. 97	**Tee:** Ebd. **Wein:** Ebd. **Hinweis:** Unterstützt die Leber bei der Regulation der Blutverteilung und hält die Verdauung aufrecht. Hilft zusätzlich zur Vorbeugung und Nachsorge bei Schlaganfall.
Johanniskraut s. Mittel bei Grippe (Influenza), S. 106	**Tee:** Ebd. **Öl:** Ebd. **Hinweis:** Stabilisiert die Nerven vorbeugend bei Schlaganfall; auch zur Nachsorge ist das Johanniskraut sinnvoll. Es regeneriert die Nervenfunktionen.
Lavendel s. Mittel bei Verspannungskopfschmerzen, S. 120	**Tee:** Ebd. **Ätherisches Öl:** Punktuell auf Stirn und Ohrläppchen einreiben. **Hinweis:** Wohl mit das wichtigste Mittel bei der Nachsorge des Schlaganfalls. Sollte immer und möglichst viel verwendet werden.
Nieswurz (Veratrum album) **Wirkstoffe:** Alkaloide **Wirkung:** Durchblutungsfördernd, kreislaufanregend	**Homöopath. Zubereitung Veratrum D 6 bis D 12:** Nach Anweisung des Arztes/-Heilpraktikers. **Hinweis:** Gutes zusätzliches Mittel bei Herzinfarkt oder danach.

Heilmittel	*Anwendungsweise*

Weinessig (Acetum vini)

Wirkstoffe: Gerbstoff, Säuren, Mineralbestandteile, Traubenzucker
Wirkung: Blutbildend, stärkend, blutreinigend, aufbauend

Waschungen: 3- bis 4-mal werden bei einem Schlaganfall kräftige Oberkörperwaschungen vorgenommen. Anschließend macht man warme Wickel um die Füße (s. **Wasseranwendungen und Wickel**, S. 496). Als Schutz vor Wundliegen werden Rückenwaschungen mit verdünntem Weinessig vorgenommen (3 EL auf 2–3 l Wasser).
Hinweis: Nur zusätzliche Hilfe. Ärztliche Maßnahmen sind bei Schlaganfall unablässig.

Ysop

s. **Aufbau- und Stärkungsmittel**, S. 32
Hinweis: Der Tee verhilft nach einem Schlaganfall oder Infarkt zur raschen Erholung.

Tee: Ebd.
Öl: Frische oder getrocknete Blätter und Blüten werden mit Olivenöl gerade bedeckt und 3–6 Wochen (je nach Wetterlage) in die Sonne gestellt. Danach seiht man ab. Mit diesem Öl reibt man gelähmte Glieder nach einem Schlaganfall ein.

Mittel bei Herzinfarkt und Schlaganfall

Fertigpräparate	*Anwendungsweise*

Arnica/Aurum I

Wirkstoffe: Arnika D 5, Gold D 9
Wirkung: Reguliert und stabilisiert Herz und Kreislauf, regt die Organfunktionen an

Globuli: 1- bis 3-mal täglich 5–10 Globuli.
Hinweis: I bei der Vor- und II zur Nachsorge von Herzinfarkt und Schlaganfall.

Arnika/Aurum II

Wirkstoffe: Arnika D 19, Gold D 29
Wirkung: Bessert die durch Herzinfarkt und Schlaganfall entstandenen Schäden

Arnica/Plumbum comp. A/B

Wirkstoffe: Arnika D 28, Birke, Kleinhirn D 15, Vierhügel D 15, Hypophyse D 15, Iris D 15, Rückenmark D 15, Sehnerv D 15, Bleihonig D 28, Netz- und Aderhaut D 15, Sehhügel D 15
Wirkung: Repariert die Hirnschäden nach Schlaganfall

Globuli: 1- bis 3-mal täglich 5–10 Globuli einnehmen.
Hinweis: Bei Schädigungen der Augenpartien nimmt man Mittel A, bei Schädigungen des Gehörs B. Die Zusammensetzung von B enthält statt der Augenorganmittel diejenigen für das Ohr.

Fertigpräparate	*Anwendungsweise*

Aurum comp. Unguentum

Wirkstoffe: Gold D 3, Weihrauch D 3, Myrrhe D 3
Wirkung: Stabilisiert und stärkt die Herz-Kreislauffunktion

Salbe: 2-mal täglich Herzbereich, Rücken zwischen den Schulterblättern, Ellenbeugen, Ohrläppchen und Handgelenk einreiben.
Hinweis: Kann vorbeugend und zur Nachsorge verwendet werden.

Cangust spag.

Wirkstoffe: Rosskastanie D 2, Gold D 6, Pflanzenkohle D 8, Buschmeister D 8, Kirschlorbeer D 4, Tabak D 6, Ammei D 6, Strophantus D 2
Wirkung: Entzündungswidrig, blutgerinnungsfördernd, entängstigend, herzstärkend

Tropfen: 3- bis 4-mal täglich 20 Tropfen.
Hinweis: Hilft zur Vorsorge und zur Nachbehandlung des Herzinfarkts.

Cardio-Longoral

Wirkstoffe: Magnesium, Kalium, Vitamin A_1, B_1, B_2, B_6, E, Weißdorn, Diprophyllin
Wirkung: Herzstärkend

Dragees: Zur Vorbeugung nimmt man 3-mal täglich 2 Dragees, ebenso bei Langzeitbehandlung. In sehr schweren Fällen 3-mal täglich 3 Dragees. Sind die Beschwerden abgeklungen, reduziert man auf 1 Dragee täglich.
Hinweis: Die Einnahme dieses Mittels sollte mit dem Arzt oder Heilpraktiker besprochen werden. Es hilft, das geschwächte Altersherz vor dem Infarkt zu schützen.

Herz- Dragees

Wirkstoffe: Frischer Herzmuskel, Kalium-DL-hydrogenaspartat, Asparaginsäure, mono-Magnesiumsalz
Wirkung: Reguliert die Herzfunktion

Dragees: Man nimmt 3-mal täglich 1–2 Dragees zu den Mahlzeiten ein.
Hinweis: Gutes Mittel zur Vorbeugung und Zusatzbehandlung bei Herzrhythmusstörungen durch Magnesiummangel. Nicht bei Nierenerkrankungen verwenden.

Horvicard

Wirkstoffe: Weißdorn, Königin der Nacht, Saroth. Herzgespann, Maiglöckchen, Primel, Raute, Sumpfmädesüß, Rosmarin, Kamille, Gänsefingerkraut, Gold, Buffomann
Wirkung: Herzstärkend

Tropfen: Vorbeugend gegen Herzinfarkt 3-mal täglich 4 Tropfen einnehmen.
Hinweis: Besonders geeignet, um die Folgen der Managerkrankheit zu verhindern.

Horvi-Naja-Reintoxin

s. Mittel bei Herzschwäche, vegetativer Dystonie, S. 350

Tropfen: Ebd.
Hinweis: Entkrampft die Herzgefäße und steigert die Durchblutung des Herzmuskels.

Fertigpräparate	*Anwendungsweise*
Hypophysinum D9 Wirkstoff: Hypophysenextrakt Wirkung: Regt die Gehirntätigkeit an, stärkt	**Tropfen:** Man nimmt 1-mal täglich 10 Tropfen. **Hinweis:** Hilft, nach einem Schlaganfall Lähmungen zu lösen.
Vitasprint B₁₂ Wirkstoffe: L-Glutamin, DL-o-Phosphoserin, Vitamin B₁₂ Wirkung: Löst die Angstzustände und sichert so die Sauerstoffzufuhr	**Ampullen:** Man trinkt täglich 1 Ampulle. **Hinweis:** Zur Vorbeugung, Zusatz- und Nachbehandlung bei Herzinfarkt durch Überbelastung oder Magersucht.
Wobe-Mugos s. Mittel bei Kreuzschmerzen, S. 195	**Klistiertabletten:** 1- bis 4-mal täglich 1 Darmeinlauf mit 4 Tabletten pro Einlauf. **Hinweis:** Löst den Schmerz, verbessert die Durchblutung, befreit den Körper von störenden Ablagerungen. Außer bei Neigung zu Blutungen sollte man dieses Mittel zu jeder Behandlung zusätzlich verwenden.
Wobenzym s. Mittel bei Halsschmerzen, S. 84	**Dragees:** Ebd. **Hinweis:** Löst Blutgerinnsel nach einem Schlaganfall oder Herzinfarkt auf.

Behandlungsmethoden bei Herzinfarkt

Akupressur

Die Akupressur von zwei Punkten am Handgelenk beruhigt den Krampf in den Herzmuskeln. Der eine Punkt liegt unmittelbar unter dem Handballen an der Seite des kleinen Fingers, der zweite drei Finger breit unter dem Rand des Handtellers in der Mitte des Unterarms.
Hinweis: Kann bei leichterem Infarkt gemacht werden und in der Zeit, bis der Arzt kommt.

Man drückt den Daumen nicht zu fest an die deutlich spürbare Vertiefung zwischen Arm und Hand. Nach einigen Sekunden wechselt man die Hand und wiederholt das Gleiche.
Man legt den Ringfinger an den Rand der anderen Hand, Mittelfinger und Zeigefinger daneben. Dann drückt man mit dem Zeigefinger zu. Man tut das wiederum einige Sekunden lang, abwechselnd an beiden Händen, nachdem der erste Herzpunkt akupressiert wurde.

Für die Vor- und Nachsorge bei Herzinfarkt, siehe auch **Mittel zur allgemeinen Herzstärkung/Kreislaufstabilisierung, S. 303.**

Darf man die beiden Begriffe überhaupt in einem Atemzug nennen? Im einen Fall sind die Herzmuskeln nicht mehr imstande, sich den Anforderungen anzupassen und größere Belastungen auszuhalten. Man fühlt sich kraftlos, gerät bei der kleinsten Anstrengung außer Atem oder hat Blähungen, Verdauungsprobleme, Nierenstörungen. Der Hintergrund: Das Herz ist nicht mehr fähig, das angelieferte Venenblut aufzunehmen und weiterzupumpen. Infolgedessen staut es sich vor ihm. Versagt die linke Herzkammer, spricht man von einer Linksinsuffizienz. Das Venenblut ist in der Lunge gestaut. Ist die rechte Herzkammer betroffen, nennt man das Rechtsinsuffizienz. Die Stauungen des Blutes befinden sich im Körperkreislauf und können zu schweren Organschäden führen. Im anderen Fall liegt eine Fehlregulation des vegetativen Nervensystem vor: Kopfschmerzen, Schwindel, rasches Frieren, Schwitzen, Herzklopfen und Erregbarkeit. Diese Übererregbarkeit, die ein schweres Krankheitsgefühl auslösen kann, führt direkt und indirekt zur Herzschwäche. Sie ist ihre eigentliche Ursache. Die Erklärung dafür: Wenn ein Körper so empfindsam reagiert, dass er bei der kleinsten Temperaturveränderung, bei jeder vermeintlichen Gefahr, Anforderung oder Belastung in Panik gerät, so dass er nur noch damit beschäftigt ist, eine Notmaßnahme mit der nächsten zu korrigieren (Kühlung nach überflüssiger Erwärmung, Dämpfung nach Aufregung, Wegschaffen unnötiger Kraftstoffe), wenn also die Durchblutung ständig verändert, korrigiert, gestoppt, angetrieben oder beschleunigt werden muss, dann hat der Körper mit vierzig Jahren schon die Leistung eines Achtzigjährigen vollbracht.

Obwohl nach Expertenschätzungen jeder dritte Patient, der sich in ärztliche Behandlung begibt, unter ihr leidet, wird der vegetativen Dystonie leider viel zu wenig Beachtung geschenkt. Würde sie energisch behandelt, könnten mit der Herzschwäche auch alle die unzähligen Krankheiten vermieden werden, die aus ihr resultieren. Und hier dürfte man wohl nahezu alle chronischen Erkrankungen und schweren Organschädigungen aufzählen.

Selbst dann, wenn es zu einer Herzschwäche infolge einer Infektion des Herzens kommt, ist die vegetative Dystonie maßgeblich mitbeteiligt. Die Viren oder Bakterien konnten nur deshalb zum Herzmuskel oder zu den Herzklappen vordringen, weil der Körper zuvor keine Ruhe fand, die »Erkältung« wirksam zu bekämpfen. Ja, die Erkältung selbst wäre aller Wahrscheinlichkeit nach ohne die nervliche Fehlsteuerung gar nicht zustande gekommen. Man kann bei der vegetativen Dystonie tatsächlich von einem gesundheitlichen Grundproblem sprechen.

Ihm kommt man nur bei mit einer gezielten, bewusst durchgeführten Änderung der seelisch-körperlichen Lebensweise:

▷ *Verminderung des Reizangebots:* weniger aufputschende Musik, vor allem weniger Lärm; weniger grelle optische Reize (flimmerndes Fernsehen, pulsierende Lichtquellen in Diskotheken); weniger scharfe Gewürze, keine unvorbereitete Begegnung mit großen Klimareizen (zu dünne Kleidung, nasse, undurchlässige Kleidung).

▷ *Abhärtung gegen unvermeidbare Reize:* Training in Wind und Wetter (Wasseranwendungen, täglich frische Luft bei jeder Witterung, Bewegung, Ausdauersport); gesunde, nahrhafte Kost; Training aller Sinnesorgane an wohltuenden Reizen (Augentraining, bewusstes Wahrnehmen beruhigender, harmonischer Klänge).

▷ *Seelische Stabilisierung:* Bekämpfen von Angst, Minderwertigkeitsgefühlen; autogenes Training zur Entspannung; Lösung von Konflikten; klare Zielsetzung. Wie der Körper, so braucht auch die Seele eine »dicke Haut«, die vernünftig reagiert und Angriffe an sich abprallen lässt.

Heilmittel	*Anwendungsweise*
Adonisröschen s. Mittel bei Herzschmerzen, S. 199	**Tee:** 1 schwacher TL des Krauts mit 1 Tasse kochendem Wasser überbrühen und gleich abseihen. Man trinkt 1–2 Tassen täglich. **Hinweis:** Gutes Mittel bei Unverträglichkeit von Digitalis; da leicht giftig, nicht überdosieren, eher in D 3. **Homöopath. Zubereitung:** *Adonis vernalis*, Urtinktur aus frischer Pflanze 1/2.
Andorn s. Hustenmittel, S. 64	**Tee:** 1 TL des Krauts mit 1 Tasse kochendem Wasser überbrühen, gleich abseihen. Man trinkt 2–3 Tassen täglich, mit Honig gesüßt. **Hinweis:** Hilft gut bei vegetativer Dystonie, vor allem bei älteren Menschen. Beruhigt das nervöse Herz, befreit die Bronchien, regt Leber und Galle an. **Homöopath. Zubereitung:** *Marrubium album*, Urtinktur aus frischer Pflanze 1/3.
Arnika s. Mittel bei Durchblutungskopfschmerzen, S. 134	**Tee:** s. Mittel bei Herzinfarkt und Schlaganfall, S. 340. **Tinktur:** s. Mittel bei Durchblutungskopfschmerzen, S. 134. **Hinweis:** Hilfreich bei Herzmuskelschwäche und arteriellen Durchblutungsstörungen der Herzkranzgefäße.
Baldrian s. Mittel bei Einschlafstörungen, S. 226	**Tee:** Ebd. **Hinweis:** Empfiehlt sich bei akuter, nervlich bedingter Herzschwäche. Nicht länger als 2 Wochen.
Borretsch (Borago officinalis) **Wirkstoffe:** Schleim, Stärke, ätherisches Öl, Saponine, Mineralstoffe, Flavone **Wirkung:** Herzstärkend, erfrischend, belebend, entwässernd, stimmungsaufhellend **Hinweis:** Hilft bei nervöser Herzbeklemmung, verbunden mit Angstgefühlen. Sollte nicht zum Dauergetränk werden.	**Tee:** 2 gehäufte TL der getrockneten Blätter mit 1/4 l kochendem Wasser überbrühen, 10–15 Minuten ziehen lassen. Man trinkt 2–3 Tassen täglich. **Milchgetränk:** 1 gehäufter TL fein gehackter, frischer Blätter wird in ein Glas trinkwarme Milch gegeben. Man trinkt 1 Glas am Tag. **Homöopath. Zubereitung:** *Borago officinalis*, Urtinktur aus frischen Blättern 1/2.

Heilmittel	Anwendungsweise

Gartenrose

s. Mittel bei Vergiftungskopfschmerzen, S. 127

Tee: Ebd.
Rosenwein: Ebd.
Hinweis: Der Tee ist herz- und nervenstärkend. Der Wein wird für Umschläge in der Herzgegend verwendet.

Herzgespann

s. Mittel bei Durchblutungskopfschmerzen, S. 134

Tee: 1 TL des Krauts mit 1 Tasse kochendem Wasser überbrühen und gleich abseihen. Man trinkt 2 Tassen täglich.
Hinweis: Hilft bei vegetativ-funktionellen Herzbeschwerden, Herzklopfen mit Angstgefühlen, Herzbedrängnis durch Verdauungsbeschwerden.
Homöopath. Zubereitung: *Leonurus cardiaca*, Urtinktur aus frischem Kraut 1/3.

Himbeere

s. Aufbau- und Stärkungsmittel, S. 26
Hinweis: Stärkt das Herz nach Erkrankungen, Operationen

Sirup: Ebd.
Himbeeressig: 1 Teil Himbeersirup und 2 Teile Weinessig werden gemischt. Davon nimmt man täglich 2-mal 1 TL voll ein.

Honig

s. Mittel bei Juckreiz, S. 216
Achtung: Bei Herzleiden muss Honig immer verdünnt eingenommen werden

Honigkur: s. Mittel bei zu niedrigem Blutdruck, S. 322.
Hinweis: Empfiehlt sich bei Herzmuskelentartungen, *Angina pectoris*.

Johanniskraut

s. Mittel bei Grippe (Influenza), S. 106

Tee: Ebd.
Hinweis: Der Tee empfiehlt sich besonders bei nervlicher Schwäche infolge Stress und Verstimmung.

Melisse

s. Mittel bei Halsschmerzen, S. 79
Hinweis: Sowohl Tee als auch Pfefferminz-Melissengeist bringen Besserung, falls nicht ein organisches Leiden zugrunde liegt.

Tee: Ebd.
Pfefferminz-Melissengeist: Je 1 Pfund Pfefferminz- und Melissenblätter werden in ein großes Einmachglas gegeben. Man übergießt sie mit 1 1/2 l Kornschnaps und 1 1/4 l Wasser. Das Glas stellt man 6 Tage gut zugedeckt an die Sonne. Danach wird abgeseiht, evtl. etwas gesüßt, in Flaschen abgefüllt, gut verkorkt. Davon trinkt man bei Bedarf 1 Likörglas voll.

Heilmittel	Anwendungsweise

Rosmarin

s. Aufbau- und Stärkungsmittel, S. 28

Badezusatz: s. Mittel bei Stress, S. 311.
Hinweis: Empfiehlt sich vor allem für jüngere, nervlich stark belastete Menschen mit zu niedrigem Blutdruck. Statt des Badezusatzes kann auch 1 TL Rosmarinöl (Apotheke) ins Vollbad gegeben werden.

Schlüsselblume

s. Hustenmittel, S. 67

Tee: Ebd.
Hinweis: Bei Herzmuskelschwäche und -entzündung mit 1–2 TL Honig versehen.

Schwarze Johannisbeere

s. Mittel bei Migräne, S. 149

Tee: Ebd.
Hinweis: Auch für stark nervöse Kinder und Jugendliche geeignet.

Spargel (Asparagus officinalis)

Wirkstoffe: Asparagin, fettes und ätherisches Öl, Arsenspuren, Bernsteinsäure, Tyrosin, Cholin, Vitamin A, B, C, Mineralstoffe
Wirkung: Entwässernd, stärkt Nieren und Blase, herzstärkend, magenberuhigend

Spargelwasser: 60 g Spargel werden mit $3/4$ l kaltem Wasser angesetzt, 8 Stunden ziehen lassen. In $1/4$ l lauwarmem Wasser werden 2 TL Honig gelöst und mit dem Spargelwasser gemischt. Davon nimmt man alle Stunde 1 EL.
Hinweis: Besonders empfehlenswert für Übergewichtige und Hypertoniker. Darf bei akuter Nierenentzündung nicht angewendet werden.
Homöopath. Zubereitung: *Asparagus officinalis*, Urtinktur aus frischen Sprossen 1/2.

Süßkirsche (Prunus avium)

Wirkstoffe: Fett, Salz, Eiweiß, Zucker, Harz
Wirkung: Herzstärkend, belebend, durchblutungsfördernd, magenstärkend, stoffwechselregulierend

Kompott: Man kocht die Kirschen ohne Zucker und isst von dem Kompott mehrmals am Tag 1 TL.
Saft: Vom möglichst frischen Kirschsaft trinkt man täglich 1–2 Gläser.
Hinweis: Besonders geeignet bei Herzbeschwerden durch Verdauungsstörungen.

Veilchen

s. Hustenmittel, S. 68

Tee: Ebd.
Sirup: Ebd.
Hinweis: Tee und Sirup empfehlen sich bei Halsbeschwerden, die mit Atemnot einhergehen (Linksinsuffizienz).

Weißdorn

s. Mittel bei Vergiftungskopfschmerzen, S. 129

Tee: Ebd.
Hinweis: Seit Jahrhunderten bewährtes Herzstärkungsmittel. Der Tee darf unbedenklich auch über längere Zeiträume hinweg getrunken werden.

Fertigpräparate	*Anwendungsweise*

Adermittel 1

Wirkstoffe: Arnika, Hafer, Hirtentäschelkraut, Kanadische Gelbwurzel, Käsepappel, Kanadische Blutwurzel
Wirkung: Anregend, erhöht die Herzkraft

Globuli: Man lutscht 3–5 Kügelchen täglich.

Aurum D5
Oleum aethereum Lavandulae 0,3%
Oleum aethereum Rosae 0,3%

Wirkstoffe: Gold, ätherisches Lavendel- und Rosenöl
Wirkung: Stärkt, reguliert und stabilisiert die Herzfunktionen bei nervösen Belastungen

Salbe: 1- bis 2-mal täglich in der Herzgegend einreiben.
Hinweis: Bei allen vegetativen Sörungen mit Angst und Herzklopfen. Hilft auch in der Nachbehandlung bei Herzinfarkt.

Aurum-Gastreu N

Wirkstoffe: Eisenhut D6, Arnika D3, Gold D6, Königin der Nacht D4, Weißdorn, Roter Fingerhut D3, Berglorbeer D3, Wurmkraut D3
Wirkung: Nimmt die Angst, beruhigt Herz- und Pulsschlag, herzmuskelstärkend

Tropfen: 3- bis 6-mal täglich 10–15 Tropfen, akut alle $1/2$ –1 Stunde.
Hinweis: Bei organischen und funktionellen Herzleiden, vegetativer Dystonie.

Cefaktivon novum

s. Mittel bei Vergiftungskopfschmerzen, S. 129

Tropfen: Ebd.
Hinweis: Pflanzliches Mittel, das die Sauerstoffversorgung der Herzmuskeln verbessert.

Herz-Dragees

s. Mittel bei Herzinfarkt und Schlaganfall, S. 342

Dragees: Ebd.
Hinweis: Gutes Mittel zur Vorbeugung von Herzschädigungen. Bei schweren Nierenschädigungen nicht geeignet.

Horvi Ap 7

Wirkstoffe: Kobragift, Krötengift, Zahnstocherdolde, Cytochrom
Wirkung: Entkrampfend, herzstützend

Tropfen: 2- bis 3-mal 5–7 Tropfen pur $1/4$ Stunde vor dem Essen.
Hinweis: Besonders geeignet bei zu hohem Blutdruck und herzbelastenden Erkrankungen.

Horvi-Cardox

Wirkstoffe: Gift der Kobra, der Korallenotter, der Kröte, Vitamin B_{15}, Kaliumchlorid, Äthylalkohol
Wirkung: Herzstärkend

Tropfen: Man nimmt vor dem Frühstück und vor dem Mittagessen je 10 Tropfen pur und behält sie 1 Minute im Mund.
Hinweis: Allgemeine, speziell auf die Herztätigkeit gerichtete Stärkung.

Fertigpräparate	Anwendungsweise

Horvi-Naja-Reintoxin

Wirkstoff: Kobragift
Wirkung: Entkrampft die Herzgefäße, steigert die Durchblutung des Herzmuskels

Tropfen: 2 Tropfen pur $1/2$ Stunde vor dem Mittagessen.
Hinweis: Hilfreich beim Nachlassen der Herzkraft.

Horviton Dragees

Wirkstoffe: Vitamin B_1, B_2, B_6, C, PP, Cystin, Leukin, Valin, Glutaminsäure, Kalzium, Eisen, Chlorophyllin, Hämoglobin, Orotsäure, Organextrakte, Enzyme
Wirkung: Herznervenstärkend, speziell nach Infektionen

Dragees: 3-mal täglich 1 Dragee.
Hinweis: Besonders geeignet bei Herzschädigungen nach Infektionen.

Korodin

Wirkstoffe: Extrakte aus Menthol, Kampfer, Maiglöckchen, Weißdorn, Baldrian
Wirkung: Allgemeine Stärkung von Herz und Kreislauf

Tropfen: Bei Schwächeanfällen und drohendem Kollaps werden alle 15 Minuten 5 Tropfen auf Zucker gegeben. Ansonsten 3-mal täglich 4–5 Tropfen mit Wasser.
Hinweis: Hat sich besonders bewährt nach Operationen, bei Kreislaufschwäche und nach Infektionen.

Nervoregin

Wirkstoffe: Phosphorsäure D 1, Kokkelkörner D 3, Arnika D 1, Hafer, Weißdorn, Johanniskraut D 1, Passionsblume, Mistel D 1
Wirkung: Stärkt Körper und Seele, gleicht nervöse Reaktionen aus

Tabletten: 3-mal täglich 2 Tabletten nach dem Essen.
Hinweis: Hilft bei allen nervösen Zuständen, die den Herzmuskel schwächen und die Nachtruhe stören.

Miroton

Wirkstoffe: Extrakte aus Meerzwiebelknolle, Maiglöckchen, Oleander
Wirkung: Allgemeine Stärkung von Herz und Kreislauf

Dragees: Mehrmals täglich 1–2 Dragees einnehmen.
Tropfen: Mehrmals täglich 20–30 Tropfen pur.
Hinweis: Hat sich besonders bewährt bei Herzbeschwerden infolge Wettereinflüssen, Schwindel, zu niedrigem Blutdruck.

Strophantus-Strath comp.

Wirkstoffe: Maiglöckchen, Weißdorn, Fingerhut, Strophantus
Wirkung: Kräftigt das Altersherz

Tropfen: 3-mal 20 Tropfen vor dem Essen mit etwas Wasser einnehmen.
Hinweis: Empfiehlt sich bei rascher Ermüdung, speziell für ältere Menschen.

Fertigpräparate	Anwendungsweise

Valeriana Spl.

s. Mittel bei zu leichtem Schlaf, S. 236

Tropfen: Zur Stärkung des Herzen nimmt man 3- bis 6-mal 10 –15 Tropfen.

Veratrum comp.

Wirkstoffe: Tollkirsche D 2, Kamille D 2, Asche von Haferfrüchten D 5, Kupfersulfat D 3, Antimon D 8, Weißer Germer D 3
Wirkung: Reguliert Blut- und Nervenge- schehen, besonders den Kreislauf bei nicht organisch bedingten Beschwerden

Globuli: 1- bis 3-mal täglich 5–10 Globuli.
Hinweis: Bei vegetativer Dystonie mit stän- dig wechselnden Beschwerden.

Wobe-Mugos

s. Mittel bei Kreuzschmerzen, S. 195

Dragees: Ebd.
Hinweis: In diesem Fall reichen 3-mal 3 Dragees täglich.

Wobenzym

s. Mittel bei Halsschmerzen, S. 84

Dragees: Ebd.
Hinweis: In diesem Fall reichen abends 5 Dragees.

Weitere empfehlenswerte Mittel

Cardiotonikum Bock (Tropfen). Homöopath., stärkt die Herzleistung, reguliert.
DS 1 Herz-Kreislauf-Tabletten (Pulver). Kräuterextrakte, stärkt das Herz.
Famitra-Kräuter-Extrakt-Tabletten 18 (Tabletten). Löst Muskelverkrampfungen.
Floricard (Tropfen). Homöopath., Kreislauf- und Herzregulationsmittel.
Multiplex Nr. 2 (Tropfen). Homöopath., hilft speziell bei nervösen Herzstörungen.
Oleander-Reciplex (Tropfen). Homöopath., gut bei Brustbeklemmungen, Unrast.

9 Verdauungs- und Stoffwechselstörungen

Wäre der menschliche Körper eine Maschine, ausgestattet mit allen Fähigkeiten des Organismus, sie müsste sich, um ein paar der wichtigsten zu nennen, selbst mit Energie versorgen, sich bewegen und Arbeit vielgestaltiger Art verrichten können. Sie müsste fähig sein zu fühlen und zu denken, selbstständig zu entscheiden und sich immer wieder zu reproduzieren – also weit mehr Dinge tun können als der tüchtigste computergesteuerte Roboter. Wäre der Körper eine solche Maschine, dann könnte sich einerseits niemand dieses Wunderwerk leisten, weil es viel zu teuer käme, die wertvollen chemischen Grundstoffe zu beschaffen, die zur Energiegewinnung, zum Aufbau und zur Reparatur benötigt werden: Aminosäuren, Monosaccharide, Glyzerin, Fettsäuren. Andererseits käme diese Maschine wohl kaum dazu, etwas zu leisten, weil ihre Computer pausenlos damit beschäftigt wären auszurechnen, wie viel exakt von jedem einzelnen Grundbaustein, der Situation jeweils angepasst, benötigt wird und zu welchen Wirksubstanzen die Grundbausteine zusammengesetzt werden müssen, um die geforderte Leistung erbringen zu können.

Glücklicherweise ist der Körper keine Maschine, und wir brauchen ihm nicht zu sagen, wie er zu funktionieren hat. Wäre er auf unsere Entscheidungen angewiesen, könnte er keine Sekunde überleben. Ein amerikanischer Wissenschaftler hat es so ausgedrückt: »Meine Leber ist wesentlich intelligenter, als ich es bin. Aber selbst wenn ich wüsste, wie die vielen hundert Enzyme funktionieren, mit deren Hilfe sie meinen Stoffwechsel steuert, könnte mich das nicht retten. Zu komplex ist das Zusammenspiel, zu fein sind die gegenseitigen Abstimmungen auf die einzelnen Aufgaben. Mein Verstand könnte das niemals begreifen.«

Tatsächlich brauchen wir, um den Körper zu versorgen, nicht viel mehr zu tun, als zu essen – was uns obendrein, sind wir einigermaßen gesund, auch noch Spass bereitet. Alles andere besorgt er selbst.

Wir müssen also keinen Bedarf errechnen, peinlich genau auf Milligramm abwiegen, wie viele Baustoffe, Brennstoffe, Lebensstoffe entsprechend den zu erwartenden Leistungen geliefert werden müssen. Wir dürfen uns verhalten wie ein Lieferant, der dem Bauherrn nicht die bestellten tausend Dachziegel, fünfhundert Klinkersteine, dreißig Säcke Zement, einen Wagen voll Sand, zwanzig Fensterscheiben, tausend Liter Heizöl und dergleichen mehr bringt, sondern ihm einen nahezu unentwirrbaren Haufen vor das Haus kippt: Trümmer, Reste, Balken, Betonklötze – alles chaotisch durcheinander, übergossen mit Rohöl, durchtränkt mit Gift, durchsetzt mit Schädlichem, Wertlosem. Und der dann sagt: »Sieh zu, wie du damit zurechtkommst.«

Tatsache ist: Wollten wir selbst versuchen, die Nahrungsmittel in die nötigen und brauchbaren Grundbausteine zu zerlegen, die Gifte auszusondern, die richtigen Dosierungen zu ermitteln, wir benötigten dazu nicht nur perfekt eingerichtete Labors, sondern ganze Fabrikanlagen mit hoch komplizierten technischen Einrichtungen. Unser Körper schafft das ohne diesen Aufwand, weil jede einzelne unserer Zellen ein Programm von rund fünf Milliarden Reaktionsmöglichkeiten besitzt und weil alle Zellen zusammen perfekt aufeinander abgestimmt sind. Unser Verdauungssystem ist eine hochspezialisierte, einmalig organisierte Einrichtung. Seine Aufgabe ist die Verarbeitung der angebotenen Nahrung. Der Körper muss die Nahrungsmittel so lange in immer einfachere Bestandteile zerlegen, zerkleinern, durchmischen und chemisch aufspalten, bis sie wasserlöslich geworden sind. Auch Fette und Eiweißstoffe müssen sich letztlich in Wasser auflösen lassen, sonst kann das Blut sie nicht durch die Darmwände hindurch aufnehmen. Verdauen heißt zerlegen der Nahrung, umwandeln in andere, lösbare Stoffe. Das beginnt bereits im Mund. Wenn wir etwa Brot lang genug kauen, merken wir, dass der Bissen immer süßer wird: Die Enzyme des Speichels verwandeln die Stärke in Zucker.

Zum Verdauungssystem gehören Mundhöhle, Rachen, Speiseröhre, Magen, Dünndarm, Dickdarm und Mastdarm. Jedes dieser Organe hat ganz bestimmte Aufgaben. Doch mit ihnen allein ist längst nicht alles getan. Sind die löslichen Stoffe ins Blut übergegangen, beginnt das Sortieren, Dosieren und Ausscheiden der Stoffe, die der Körper nicht brauchen kann oder die ihm gefährlich werden könnten. Deshalb gehört zur Verdauung unmittelbar auch das perfekte Funktionieren von Bauchspeicheldrüse, Leber, Nieren, nämlich die Kontrolle des Angebots, die Reduzierung des Überangebots und die Neutralisierung des Giftigen.

Liefert die Nahrung zu viel Zucker, dann darf er nicht im Blut bleiben, es wurde sonst zähflüssig werden wie Honig. Deshalb gibt die Bauchspeicheldrüse sofort die richtige Menge Insulin hinzu. Es zieht den Zucker aus dem Blut und lagert ihn für den Bedarfsfall rasch abrufbar in der Leber und im Bindegewebe. Ist das Fettangebot gemessen am Bedarf zu groß, wird es unter der Haut gespeichert. Zu viel Eiweiß kann nicht gespeichert werden. Der Körper muss es sofort verbrennen, das heißt, in Energie umsetzen.

Hier zeigt sich nun, warum manche Menschen »gute Kostverwerter« sind, andere von jedem Bissen gleich dick werden: Einen Teil der Nahrung braucht der Körper sofort zur Energiegewinnung. Er wird in Wärme oder in Kraft umgesetzt. Man misst den Nährwert in Kalorien beziehungsweise Joule. Eine Kalorie ist die Energiemenge, die ausreichen würde, einen Liter Wasser um ein Grad zu erwärmen. Ein Joule ist die Energiemenge, die eine elektrische Birne mit einem Watt in einer Sekunde verbraucht.

Bei einem Überangebot an Nahrung hat der Körper die Möglichkeit, dieses ebenfalls in Energie umzuwandeln. Man beginnt heftig zu schwitzen, ist ungeheuer aktiv. Oder er entscheidet sich für die Vorratshaltung. Der eine bleibt schlank, der andere wird dick. Zu welchem Typ man gehört, das hängt nicht zuletzt von der Funktion der Schilddrüse ab. Und sie funktioniert im Wesentlichen wohl auch heute noch so, wie sie einst bei unseren Vorfahren funktionieren musste, damit diese eine Überlebenschance hatten: Nur wer in kalten Regionen der Erde lebte, brauchte zur Wärmedämmung eine Fettschicht. Wer in warmen Gebieten lebte, musste schlank bleiben, um die innere Wärme wieder loszuwerden. Eine gute Verdauung ist nun in erster Linie von vier Faktoren abhängig: Der Körper braucht große Mengen an Enzymen, von denen keines fehlen darf. Das setzt eine gesunde Bauchspeicheldrüse und eine natürliche Kost voraus. Der Magen muss genügend Salzsäure abgeben, nach jeder Mahlzeit muss reichlich Galle in den Zwölffingerdarm fließen, und im Dickdarm müssen gesunde Bakterien am Werk sein. Dazu kommt schließlich eine kräftige, aber nicht nervöse Darmtätigkeit, die dafür sorgt, dass der »Abfall« zügig weggeschafft wird. Denn je länger er im Darm bleibt, desto mehr Schmutz und Giftstoffe gelangen von ihm aus ins Blut. Eine gesunde Leber produziert täglich rund einen Liter Galle. Zusammen mit dem Speichel, dem Magen- und Pankreassaft stehen dem Körper insgesamt etwa acht Liter Verdauungsflüssigkeit zur Verfügung. Sie aber kann nur wirksam werden, wenn der Speisebrei lebhaft vom Darm bewegt, geknetet, gewendet und durcheinandergerührt wird.

Verdauung also ist ein aktiver Vorgang, der von allen beteiligten Organen beträchtliche Leistungen abverlangt. Aus Erfahrung weiß jeder, dass diese Arbeit auf vielfältige Weise gestört werden kann. Das macht sich dann durch mehr oder weniger harmlose Krankheitszeichen bemerkbar.

Übelkeit, Erbrechen

Nicht selten läuft uns schon beim Anblick eines köstlichen Gerichts das Wasser im Mund zusammen: Als würden wir es schon genießen, sondern die Drüsen im Mund den zu seiner Verdauung nötigen Speichel ab. Umgekehrt kann uns bereits übel werden, wenn wir etwas Unangenehmes nur sehen, riechen oder schmecken: Als hätte der Körper etwas im Magen liegen, das er ausspucken will. In diesem Sinn muss Übelkeit zunächst als Vorstufe des Erbrechens verstanden werden.

Daneben gibt es allerdings eine ganze Reihe anderer Ursachen für dieses Gefühl, das sich so schlecht beschreiben lässt und das vom leichten Unwohlsein und Blasswerden bis hin zu heftigem Schweißausbruch, Schwindel, Erbrechen und Ohnmacht reichen kann. Vielen wird bei schaukelnden, schlingernden Bewegungen auf einem Schiff oder im Auto schlecht: Sie leiden unter der »Reisekrankheit«. Hunger kann ebenso zur Übelkeit führen wie starke Überreizung und Angst. Manche Frauen werden in den ersten Monaten der Schwangerschaft von Übelkeit heimgesucht. Schließlich ist aber auch nicht selten das Herz in Bedrängnis.

Alle diese Ursachen haben mit dem Brechzentrum im Gehirn zu tun: Sobald es vom Magen, vom Darm oder von einem anderen Organ die Nachricht bekommt, dass etwas Unbekömmliches, Schädliches in den Körper gelangt ist, oder wenn dieses Zentrum Impulse erhält, die dem Signal »Vergiftungsgefahr« ähneln (Gleichgewichtsprobleme während einer Reise, Finger im Hals), setzt sich ein Mechanismus in Gang, der letztlich das Ziel verfolgt, die unrechte Kost loszuwerden. Zuerst wird einem übel. Das ist das Signal, mit dem Essen aufzuhören oder das, was der Körper nicht mag, abzubrechen. Wird diese Warnung nicht ernst genommen und verstärkt sich die Reizung des Brechzentrums, dann erschlaffen schließlich die Muskeln des Magens. Der Mageneingang öffnet sich, im selben Augenblick drücken die Muskeln des Zwerchfells und des Bauchs ruckartig gegen den Magen, so dass sein Inhalt mit großer Wucht durch Speiseröhre, Mund und Nase hinausgeschleudert wird.

Solange Übelkeit nur gelegentlich auftritt, muss sie als Warnsignal verstanden werden, das keiner Behandlung, aber der Aufmerksamkeit bedarf: Man sollte herauszufinden versuchen, warum einem schlecht geworden ist. Der Körper hat aufbegehrt. Es wäre falsch, ihn mit der gleichen Speise, dem gleichen Gift (Nikotin, Alkohol, zu fettem Essen) weiter zu plagen. Tritt die Übelkeit in gewisser Regelmäßigkeit auf, dann gilt es, genauere Untersuchungen anzustellen. Ist der Blutdruck zu niedrig? Wird grundsätzlich zu viel oder zu wenig gegessen? Besteht vielleicht ein Magengeschwür, eine chronische Magenschleimhautentzündung? Ist das Herz in Ordnung? Ist man nervlich überreizt? Ähnlich wie Durchfall soll Erbrechen nicht in jedem Fall und mit allen Mitteln verhindert werden. Wenn der Körper gegen etwas revoltiert, hat er seine Gründe, die man respektieren muss. Erbrechen während der ersten Schwangerschaftsmonate zeigt die Umstellung des Körpers an. Die Übelkeit ist mit jener vergleichbar, die Frauen gelegentlich nach der Einnahme der »Pille« verspüren. Erbrechen in den späteren Monaten einer Schwangerschaft kann auf eine Vergiftung infolge Nierenversagens hindeuten und bedarf schnellster ärztlicher Behandlung.

Beim Säugling gehört das Erbrechen zum Einüben und stellt in den meisten Fällen nur ein »Überlaufen« dar: Das Kind hat seine Muskeln noch nicht unter Kontrolle. Wenn es aufstoßen muss, wird die getrunkene Milch wieder mitbefördert. Bedenklich wird das Erbrechen erst, wenn es sich regelmäßig erbricht und dadurch zu wenig Nahrung bekommt oder wenn das Erbrechen mit Durchfall verbunden ist (s. *Durchfall*).

Heilmittel	*Anwendungsweise*
Andorn s. Hustenmittel, S. 64	Tee: Ebd. Tinktur: Ebd. Hinweis: Wenn Übelkeit und Erbrechen durch Darmstörungen verursacht werden. Hilfreich bei nervösem Magen, Appetitlosigkeit mit Erbrechen oder Brechreiz, bei der akuten Gastritis und bei der chronischen Dünndarmentzündung.
Anis s. Hustenmittel, S. 64	Tee: Ebd. Hinweis: Der Tee, 2–5 Tassen täglich, wird in diesem Fall ungesüßt getrunken. Kinder mögen ihn des besseren Geschmacks wegen lieber als Kümmel. Anis hilft sowohl bei unangenehmem Aufstoßen als auch bei chronischer Gastritis und Blähungen.
Augentrost s. Mittel bei Allergien der Atemwege, S. 247	Tee: Ebd. Hinweis: Wenn die Ursache der Übelkeit eine Magenschleimhautentzündung ist. Besonders hilfreich auch bei Sodbrennen.
Basilikum s. Mittel bei Leibschmerzen, S. 186	Tee: Ebd. Hinweis: Bei Übelkeit infolge Magenkatarrh, Vergiftungserscheinungen im Magen-Darm-Bereich, bei Erbrechen infolge von Keuchhusten und vor allem bei nervösem Magen mit Krämpfen und bei Aufstoßen.
Beifuß s. Mittel bei zu leichtem Schlaf, S. 234	Tee: Ebd. Hinweis: Löst schwere Magenkrämpfe mit Übelkeit und Brechreiz und hilft beim nervösen Magen.
Dill s. Mittel bei Leibschmerzen, S. 186 Hinweis: Tee ist wirksamer bei Erbrechen, der Wein bei Übelkeit.	Tee: Ebd. Wein: 1 TL der Samen wird mit 1 Tasse heißem Weißwein übergossen und gleich abgeseiht. Man trinkt davon schluckweise bei akuter Übelkeit.
Fenchel s. Hustenmittel, S. 65	Tee: Ebd. Hinweis: Bei Übelkeit infolge Nervosität, Galle- und Leberstörungen, Menstruationsbeschwerden. Homöopath. Zubereitung: *Foeniculum*, Urtinktur aus reifen Samen 1/10.

Heilmittel	*Anwendungsweise*
Gänsefingerkraut	**Tee:** Ebd.
	Tinktur: Ebd.
s. Mittel bei Verspannungskopfschmerzen, S. 120	**Hinweis:** Das Krampfkraut wirkt schnell und zuverlässig bei Magenkrämpfen und Brechreiz.
Gamander	**Tee:** Ebd.
	Tinktur: Ebd.
s. Aufbau- und Stärkungsmittel, S. 25	**Hinweis:** Hilft, wenn sich der Ärger oder die Trauer auf den Magen schlägt und Übelkeit und Erbrechen mit sich bringt. Verhindert dann ein Entgleiten in die chronische Gastritis.
Kümmel	**Tee:** Ebd.
	Gewürz: Man streut über Brot oder Gemüse einige Kümmelsamen.
s. Mittel bei »Grippe«, S. 98	**Pulver:** Bei akuter Übelkeit nimmt man eine
Hinweis: Hilft besonders bei Übelkeit und Erbrechen, verursacht durch Magen-Darm-Beschwerden.	Messerspitze gepulverte Samen.
	Kümmelessig: 2 Hand voll Kümmel werden in eine Flasche gegeben und mit gutem Weinessig bedeckt. Das lässt man 3 Tage stehen und seiht dann ab. Der Kümmel (nicht der Essig) dient als Medizin; Man kaut jeden Abend $1/2$ TL voll.
Lavendel	**Tee:** Ebd.
s. Mittel bei Verspannungskopfschmerzen, S. 120	**Hinweis:** Hilfreich bei nervösem Magen mit Übelkeit und Krämpfen, aber auch beim Magengeschwür und bei der chronischen Gastritis.
Petersilie	**Tee:** 1 TL des frischen Krauts wird mit 1 Tasse kochendem Wasser überbrüht und sofort abgeseiht. Davon trinkt man nicht mehr als 2 Tassen täglich.
s. Mittel bei Zahnschmerzen, S. 173	**Hinweis:** Nicht bei akuten entzündlichen Nierenerkrankungen, aber hilfreich bei gestörter Nierenfunktion. Hilft bei Reisekrankheit.
Ringelblume	**Tee:** Ebd.
s. Mittel bei Halsschmerzen, S. 80	**Hinweis:** Sollte bei allen Magen- und Darmerkrankungen immer zusätzlich getrunken werden.

Heilmittel	*Anwendungsweise*
Salbei s. Schnupfenmittel, S. 53	Tee: Ebd. Pulver: 1 Messerspitze des Pulvers wird ins Essen gegeben. Hinweis: Nicht in der Stillzeit verwenden, hilft bei Magenverschleimung.
Schafgarbe s. Mittel bei offenen Wunden, S. 162 Hinweis: Hilfreich bei Übelkeit und Erbrechen, bei Menstruationsbeschwerden mit Verdauungsstörungen und bei akuter Gastritis.	Tee: Ebd. Likör: $1/3$ l Kornschnaps und $2/3$ l Wasser werden in einem großen Einmachglas gemischt. Man gibt Schafgarbenblüten hinzu, so viel die Flüssigkeit aufnehmen kann. Das Glas wird gut verschlossen 3 Tage lang an die Sonne gestellt, danach wird abgefiltert. Das Ganze evtl. etwas nachsüßen und in Flaschen abfüllen. Man trinkt morgens und abends nüchtern 1 EL, der mit 3 EL Wasser verdünnt wurde.
Tausendgüldenkraut s. Aufbau- und Stärkungsmittel, S. 30	Tee: Ebd. Wein: 30 g fein geschnittenes Kraut mit 1 l Weißwein versetzen. Die Flasche gut verkorken, 2 Wochen lang an einen warmen Ort stellen und gelegentlich durchschütteln. Danach wird abgeseiht, der Rückstand ausgepresst. Vom Wein täglich 2- bis 3-mal 1 Schnapsglas voll trinken. Hinweis: Gut bei verdauungsbedingter Übelkeit, mangelnder Magensäure, Sodbrennen und chronischer Gastritis.

Mittel bei Übelkeit und Erbrechen

Fertigpräparate	*Anwendungsweise*
Bitter-Elixier Wirkstoffe: Enzianwurzel, Ingwerwurzel, Kalmuswurzel, Pfeffer, Wermutkraut Wirkung: Regt den Stoffwechsel an und fördert so die Verdauung.	Elixier: 1- bis 3-mal täglich 1 EL des Elixiers vor den Mahlzeiten. Hinweis: Hilft bei Völlegefühl mit Übelkeit und Erbrechen, hebt den Appetit.
Carbo vegetabilis D 12	Globuli: Ebd.
Nux vomica D 6	
Oukoubaka D 6 s. Mittel bei Nahrungsmittelallergie, S. 260	

Fertigpräparate	*Anwendungsweise*

Cocculus Pentarkan

Wirkstoffe: Kokkelskörner D 3, Bilsenkraut D 3, Apomorphinumhydrochlorid D 4, Brechwurz D 3, Steinöl D 5
Wirkung: Beruhigt die vegetativen Nerven und das autonome Nervensystem

Tropfen: 3-mal täglich 10 – 20 Tropfen, akut $^1/_2$ – 1 Stunde.
Hinweis: Hilft bei See-, Auto-, Flugkrankheit, bei Übelkeit mit Schweißausbrüchen und in der Schwangerschaft.

Ex Herba Calamus

Wirkstoffe: Kamille, Melisse, Pfefferminze, Kümmel, Fenchel, Gänsefingerkraut, Basilikum, Benediktenkraut, Kalmus
Wirkung: Entzündungswidrig, beruhigt die Magenschleimhaut und den Brechreiz, entgiftend

Wein: 3-mal täglich 1 TL voll nach dem Essen.
Hinweis: Bei Übelkeit und Brechreiz durch Entzündung der Magenschleimhaut.

Gentiana comp.

Wirkstoffe: Wermut, Enzian, Brechnuss D 4, Löwenzahn
Wirkung: Verdauungsfördernd, entgiftend, beruhigend für die Magenmotorik

Globuli: 3-mal täglich 5 – 10 Globuli.
Hinweis: Bei Magen-Darm-Störungen mit Übelkeit, Erbrechen und Blähungen.

Pflügerplex Symphoricarpus

Wirkstoffe: Hundspetersilie D 4, Sternwurzel D 4, Apomorphinumhydrochlorid D 4, Ceriumoxalat D 3, Kürbis D 1, Baumwolle D 3, Antimon D 3, Natriumchlorat D 2, Schneebeere D 2, Schilddrüse D 2, Nieswurz D 4
Wirkung: Beruhigt das Brechzentrum

Tabletten: 3-mal täglich 2 Tabletten.
Hinweis: Hilfreich bei Schwangerschaftserbrechen, bei Seekrankheit und Brechdurchfall.

Schwedentrunk

s. Mittel bei Koliken, S. 183

Getränk: Ebd.
Hinweis: Ein gutes Mittel für jede Übelkeit, die durch einen »schlechten« Magen verursacht wird. Sollte nicht in der Stillzeit genommen werden.

Spascupreel

s. Mittel bei Zahnschmerzen, S. 175

Suppositorien: Ebd.
Hinweis: Stoppt sowohl die Magenkrämpfe als auch den Brechreiz.

In jedem Bauch rumort es, mal stürmischer, mal weniger stürmisch. Gewöhnlich kennt man auch die Zusammenhänge: Manche Nahrungsmittel wie Zwiebeln, Kohl, Rettiche oder Hülsenfrüchte bilden während der Verdauung besonders viele Gase, die den Leib aufblähen, die drücken und »klemmen«. Ein »Wind« kann in dieser Situation eine wahre Befreiung sein. Seien wir froh, dass es uns nicht ergeht wie manchem Vieh, das daran eingehen kann, wenn es falsches, zu heftige Gase entwickelndes Futter erwischt hat. Trotzdem gilt es unmissverständlich festzuhalten: Die wenigsten Blähungen rühren von falscher Kost. Deshalb hilft es dem, der zu mehr oder weniger regelmäßigen Blähungen neigt, wenig, auf irgendeine Diät auszuweichen. Die häufigste Ursache für Blähungen überhaupt ist verschluckte Luft. Jeder schluckt beim Essen und Trinken Luft, und zwar umso mehr, je hastiger er es hinunterschluckt und je mehr Luft oder Kohlensäure darin enthalten sind. Normalerweise entweicht diese Luft beim Aufstoßen wieder aus dem Magen. Das lässt sich bei Säuglingen beobachten: Wenn sie gefüttert worden sind, bleiben sie so lange unruhig, bis sie ordentlich aufgestoßen haben.

Wahrscheinlich infolge innerer Verkrampfungen – vor allem wegen eines zu starken Verschlusses des Mageneingangs – vermögen viele Leute nicht mehr richtig aufzustoßen. Bei ihnen muss die geschluckte Luft durch den Darm entweichen. Das dauert dann eine halbe bis eine Stunde. Kurz gesagt, die meisten Blähungen sind harmlos und könnten leicht vermieden werden, würde man sich beim Essen Zeit gönnen, nicht schlingen und auf kohlensäurehaltige Getränke verzichten.

Ihnen folgen Blähungen, die auf einen Enzymmangel oder einen Mangel an Galle zurückzuführen sind. Wieder hat man nicht das Falsche gegessen, nur der Körper ist wegen eines fehlenden Enzyms nicht mehr imstande, die Nahrung restlos zu zerlegen. Es bleiben Gase übrig, die nicht weiter aufgelöst werden. Oder das Fett wird mangels Galle, die in zu geringen Mengen hergestellt wird oder durch eine verstopfte Gallenblase nicht abfließen kann, nur teilweise aufgespalten. In diesem Fall kann der Körper das Fett überhaupt nicht verwerten. Es geht mit fettglänzendem Stuhl und heftigen, übelriechenden Winden ab. Solche Blähungen treten in aller Regel erst nach dem fünfundvierzigsten, fünfzigsten Lebensjahr auf. Sie geben den Hinweis, dass etwas für Leber und Bauchspeicheldrüse getan werden muss.

Erst an dritter Stelle sind Nahrungsmittel für Blähungen verantwortlich zu machen, denen bei der Vergärung – wie beim Traubensaft im Weinfass – eine stürmische Gasentwicklung eigen ist. Doch solche Vergärungsgase machen nach Expertenaussagen nur etwa ein Drittel der Gasmenge im Bauch aus. Ohne sie bliebe alles erträglich, mit ihnen aber entsteht das unangenehme Gefühl der Völle, in schlimmeren Fällen verursachen sie sogar Schmerzen, die mit *Angina-pectoris*-Anfällen oder leichten Gallenkoliken verwechselt werden können. Solche Schmerzen ziehen sich gelegentlich bis in den Hals oder in die Schulterblätter hinauf oder strahlen in den Arm aus.

Bei allen Blähungen spielt die Tätigkeit des Darms eine nicht unwesentliche Rolle. Die Darmmuskeln arbeiten zu langsam oder zu kraftlos, sind verkrampft oder erschlafft, so dass der Darminhalt nicht zügig vorangeschoben wird.

Hört man mit einem Stethoskop die Bauchgeräusche ab, dann vernimmt man beim Gesunden weiche, gurgelnde Geräusche, beim Patienten, der unter Blähungen leidet, hektische, kullernde Laute. Sie stammen von Verkrampfungen. Die unter erheblichem Druck stehenden Gase versuchen, einen Weg durch den verstopften, trägen Darm zu finden. Wer unter regelmäßigen Blähungen leidet, muss für viel Bewegung sorgen, damit die Muskeln den Darm in seiner Arbeit unterstützen, ihn auf natürliche Weise massieren. Er sollte nicht weniger, sondern eher mehr essen, vor allem viele Ballaststoffe.

Ältere Menschen müssen sich um eine ausreichende Enzymversorgung bemühen. Die Bauchspeicheldrüse lässt sich bei der Enzymherstellung wirksam unterstützen, indem man viel enzymhaltige Nahrungsmittel zu sich nimmt, also »lebendige Lebensmittel« wie frisches Obst, möglichst direkt vom Baum, unbehandelte, nicht pasteurisierte Milch, rohes Gemüse (Salate, Möhren, Rettiche) oder Müsli. Rohkost ist nämlich deshalb so gesund, weil sie im Gegensatz zur gekochten Nahrung noch Enzyme enthält.

Im akuten Notfall hilft bei Blähungen Wärme in Form eines Bauchwickels (s. *Wasseranwendungen und Wickel*), eines heißen Vollbads oder eines warmen Einlaufs.

362 Mittel bei Blähungen

Heilmittel	*Anwendungsweise*

Anis

s. Hustenmittel, S. 64

Tee: Ebd.
Hinweis: Tee darf nicht gesüßt werden.
Hilft rasch, wenn Kinder unter Blähungen leiden.

Baldrian

s. Mittel bei Einschlafstörungen, S. 226

Tee: Ebd.
Wein: 1–2 TL fein geschnittene Wurzeln werden in 1 Tasse Weißwein kurz aufgekocht. Bei Beschwerden trinkt man 1 Tasse.
Hinweis: Hilft bei Blähungen infolge starker Nervosität.

Basilikum

s. Mittel bei Leibschmerzen, S. 186

Tee: Ebd.
Hinweis: Der Tee hilft bei chronischen Blähungen. Er muss aber kurmäßig angewendet werden; 1 Woche lang 2-mal täglich 1 Tasse. Nach 14 Tagen Pause wiederholen.

Benediktenkraut

s. Mittel bei »Grippe«, S. 97

Tee: Ebd.
Hinweis: Der Tee wird kurmäßig ungesüßt 2 Wochen lang getrunken, und zwar 2–3 Tassen täglich. Gut bei Blähungen im Zusammenhang mit Krankheiten, Operationen.

Bohnenkraut (Satureja hortensis)

Wirkstoffe: Ätherisches Öl, Gerbstoffe, Bitterstoffe, Sitosterin, Ursolsäure
Wirkung: Verdauungsfördernd, löst Blähungen auf, appetitanregend

Tee: 2 TL des Krauts mit $1/4$ l kochendem Wasser überbrühen, 10 Minuten ziehen lassen. Bei Beschwerden trinkt man 1 Tasse ungesüßt.
Badezusatz: 100 g Bohnenkraut mit 1 l kochendem Wasser überbrühen, 20 Minuten ziehen lassen, ins Vollbad geben.
Hinweis: Tee wirkt gegen Blähungen, das Vollbad dient zur Entspannung.

Dill

s. Mittel bei Leibschmerzen, S. 186

Tee: Ebd.
Wein: s. Mittel bei Übelkeit und Erbrechen, S. 356.
Hinweis: Bei Blähungen eines Säuglings sollte die Mutter den Tee trinken. Er steigert die Milchmenge, die blähungswidrigen Substanzen gehen in die Muttermilch über.

Heilmittel	*Anwendungsweise*

Diptam (Dictamnus albus)

Wirkstoffe: Ätherische Öle, Bitterstoffe, Saponine, Dictamnin
Wirkung: Beseitigt Blähungen, reguliert die Monatsblutungen, harntreibend

Tee: 1 TL der Blätter mit 1 Tasse kochendem Wasser überbrühen und gleich abseihen. Man trinkt davon 2 Tassen täglich.
Homöopath. Zubereitung: *Dictamnus albus,* Urtrinktur aus frischen Blättern 1/3. *Dictamnus albus* D 3 bis D 6.
Hinweis: Hilft gut bei Blähungen infolge mangelnder Magensäfte.

Engelwurz

s. Aufbau- und Stärkungsmittel, S. 24

Tee: Ebd.
Wein: 60 g der Wurzeln werden fein zerschnitten und mit 1 l Weißwein übergossen. Man lässt das Gefäß gut verschlossen 1–2 Tage stehen. Dann gibt man 2 g Anis hinzu und lässt das Ganze wieder 1–2 Tage stehen. Danach seiht man ab und füllt in eine Flasche um. Bei Bedarf nimmt man 1–2 EL.
Hinweis: Gut bei Blähsucht. Kindern gibt man den Tee schluckweise.

Enzian

s. Mittel bei Grippe (Influenza), S. 105
Hinweis: Sollte erst 1 Stunde nach einer Mahlzeit eingenommen und nach Besserung noch ein paar Tage lang angewendet werden. Nicht geeignet für Schwangere und Hypertoniker.

Wein: Ebd.
Tee: s. Mittel bei Leibschmerzen, S. 186.
Pulver: 1- bis 2-mal täglich werden 2 g der gepulverten Wurzel eingenommen.

Fenchel

s. Hustenmittel, S. 65

Tee: Ebd.
Hinweis: Besonders hilfreiches Mittel bei Säuglingen und Kindern. Empfehlenswert auch bei nierenbedingten Blähungen.

Kaktus (Cereus grandiflorus)

Wirkstoffe: Alkaloid, Glykosid, Harze
Wirkung: Kreislaufanregend, entkrampfend

Hinweis: Bei Blähungen, die mit Herzbeschwerden einhergehen oder periodenbedingt sind.
Homöopath. Zubereitung: *Cereus* D 2, D 3.

Kalmus

s. Mittel bei stumpfen Verletzungen, S. 157

Tee: 2 TL zerschnittene geschälte Wurzelstöcke mit 1/2 l heißem Wasser überbrühen. 15 Minuten ziehen lassen. Man trinkt den Tee vor jeder größeren Mahlzeit, bis zu 2-mal täglich.
Hinweis: Gut bei erschlaffter Magenmuskulatur. Nicht bei Durchfall anwenden.

Heilmittel	*Anwendungsweise*

Kümmel

s. Mittel bei »Grippe«, S. 98

Tee: Ebd.
Hinweis: Geeignetes Mittel, das vor blähenden Speisen vorbeugend eingenommen werden kann. Hilft auch bei Blähungen vor der Menstruation.

Majoran

s. Schnupfenmittel, S. 52

Tee: Ebd.
Salbe: s. Mittel bei Verspannungskopfschmerzen, S. 121.
Hinweis: Bei Kindern sollte nur die Salbe angewendet werden. Man reibt sie in der Nabelgegend ein.

Rossfenchel (Phellandrium)

Wirkstoffe: Ätherisches Öl, fettes Öl, Wachs, Harze, Androl, Phellandren, Kieselsäure
Wirkung: Entkrampfend, entblähend schleimlösend

Tee: $1/2$ TL der Samen mit 1 Tasse kochendem Wasser überbrühen und gleich abseihen. Man trinkt nicht mehr als 2 Tassen täglich.
Hinweis: Wirkt stärker als Fenchel, ist für Kinder nicht unbedingt geeignet, sondern wird hauptsächlich bei schmerzhaften Blähungen angwendet.
Homöopath. Zubereitung: *Phellandrium*, Urtinktur aus reifen Samen 1/10.

Weizen (Triticum vulgare)

s. Mittel bei Allergien der Atemwege, S. 250
Hinweis: Hat sich bewährt bei chronischen Blähungen infolge Magenschwäche und bei Blähungen im Fall von Vergiftungsdurchfall.

Kur: Man gibt $3/4$ kg ganze Weizenkörner in 2 l Wasser. Das wird so lange gekocht, bis es dickflüssig geworden ist. Immer wieder umrühren, verkochtes Wasser evtl. ersetzen. Dann seiht man die Schalen ab, isst täglich 4 Teller, leicht gesüßt, wobei außer Kompott nichts anderes gegessen werden soll. Die Kur sollte etwa 1 Woche lang dauern.

Wermut

s. Mittel bei Leibschmerzen, S. 187
Hinweis: Altbewährtes Mittel bei blähenden Nahrungsmitteln.

Tee: Ebd.
Magentropfen: 10 g Wermutkraut, 4 g Kalmuswurzeln, 4 g Enzianwurzel und 4 g Orangenschalen werden fein zerkleinert in 200 g Weingeist 8 Tage angesetzt, danach abgeseiht und in einer Flasche gut verschlossen aufbewahrt. Im Bedarfsfall nimmt man 15–20 Tropfen, verdünnt mit ebenso viel Tropfen Wasser.

Heilmittel	*Anwendungsweise*
Windsaft	**Saft:** $3/4$ Pfund Bienenhonig mit $1/2$ Tasse abgekochtem, kaltem Wasser verrühren, in eine Flasche geben und gut und lang durchschütteln. Sodann in $1/2$ TL Branntwein 2 Tropfen Fenchelöl und 1 Tropfen Anisöl geben. Das wird in den Honigansatz gegeben, worauf man wiederum gut durchschüttelt (wenigstens 5 Minuten). Von diesem Saft gibt man 1 TL voll in jede Babyflasche, größeren Kindern 1 TL direkt in den Mund.
Wirkstoffe: Fenchelöl, Anisöl, Honig, Branntwein	
Wirkung: Schmerzstillend, entkrampfend	

Mittel bei Blähungen

Fertigpräparate	*Anwendungsweise*
Aquavit	**Tropfen:** Ebd.
	Hinweis: Entkrampft zuverlässig und nimmt die Schmerzen augenblicklich.
s. Mittel bei Stress, S. 312	
Carbo Spl.	**Tropfen:** 1- bis 3-mal täglich 10–15 Tropfen, akut stündlich.
Wirkstoffe: Pflanzenkohle D12, Basilikum D2, Gottesgnadenkraut D2, Salbei D3, Fenchel, Kümmelöl	**Hinweis:** Hilfreich bei allen Blähungen mit starken Krämpfen.
Wirkung: Entkrampfend, beruhigend, schmerzstillend, leberstärkend	
Carbo veg. Pentarkan	**Tabletten:** 3-mal täglich 1–2 Tabletten, akut alle $1/2$–1 Stunde.
Wirkstoffe: Pflanzenkohle D3, Stinkasant D3, Kamille D1, Bärlapp D5, Brechnuss D5	**Hinweis:** Hilfreich bei allen Krämpfen in Magen und Darm, vor allem bei Blähungen mit Kolikschmerzen.
Wirkung: Reguliert die Magen- und Darmfunktion, entkrampfend, verdauungsfördernd, entgiftend	
Carum carvi comp. Suppositorien	**Suppositorien:** 1- bis 3-mal täglich 1 Zäpfchen einführen; für Kinder gibt es das Mittel als Carum carvi comp. Suppositorien für Kinder, hier ebenfalls 1- bis 3-mal 1 Zäpfchen, Säuglinge $1/2$.
Wirkstoffe: Kümmel, Tollkirsche D2, Kamille, Tabak D4	**Hinweis:** Ausgezeichnetes Kindermittel, nimmt die Bauchkrämpfe, vertreibt die Winde und beruhigt das Gemüt, besonders wenn Unruhe und Schmerz den Schlaf verhindern.
Wirkung: Entkrampfend, beruhigend, schmerzstillend	

Fertigpräparate   *Anwendungsweise*

Echtroferment-Tee

Wirkstoffe: Anis, Kalmus, Kümmel, Gänsefingerkraut
Wirkung: Entkrampfend, entzündungswidrig, verdauungsfördernd

Tee: 1–2 TL der Mischung mit 1 Tasse siedendem Wasser überbrühen, 10 Minuten ziehen lassen und abseihen. Davon trinkt man morgens und abends je 2 Tassen.
Hinweis: Der Tee kann auch schon kleinen Kindern gegeben werden.

hepa-loges

s. Mittel bei Vergiftungskopfschmerzen, S. 130

Dragees: Ebd.
Hinweis: Sollte nicht bei Nierenfunktionsstörungen angewendet werden. Hilft bei leberbedingten Blähungen.

Hewacyl

Wirkstoffe: Honigbiene D 4, Hanfartiger Hundswürger D 4, Weißarsenik D 6, Königin der Nacht D 2, Fingerhut D 4, Kaliumkarbonat D 3, Oleander D 4, Meerzwiebel D 2
Wirkung: Reguliert die Verdauung, stärkt die Darmschleimhaut, nimmt die Schmerzen

Tropfen: Je nach Beschwerden nimmt man 1- bis 3-mal täglich 7–9 Tropfen. Kinder etwas weniger.
Hinweis: Besonders gutes Kindermittel für alle Arten von Blähungen, die mit Verdauungsstörungen einhergehen.

Momordica- Plantaplex

Wirkstoffe: Balsamapfel D 1, Tollkirschenwirkstoff D 4, Kamille D 2, Kolozynthe D 3, Kupferacetat D 6, Magnesiumchlorid D 6, Oleander D 4
Wirkung: Entkrampfend,   entgiftend, schmerzstillend

Tropfen/Tabletten: 3-mal täglich 10–20 Tropfen/1–2 Tabletten, akut alle $1/4$–$1/2$ Stunde 20 Tropfen/1–2 Tabletten. Säuglinge erhalten 2–5 Tropfen.
Hinweis: Gutes Mittel bei allen kolikartigen Schmerzen in Magen und Darm mit starken Blähungen. Hilft auch bei der Nabelkolik.

Pflügerplex Ornithogalum

Wirkstoffe: Essig D 12, Silber D 12, Tausendgüldenkraut D 3, Antimon D 12, Kondurango D 3, Milchstern D 3, Nieswurz D 10
Wirkung: Appetitanregend, verdauungsfördernd, entkrampfend, schmerzstillend

Tropfen: 3-mal täglich 10–15 Tropfen.
Hinweis: Hilft auch bei chronischen Erkrankungen des Magens mit viel Blähungen und Krampfschmerzen.

Schwedentrunk

s. Mittel bei Koliken, S. 183

Getränk: Empfehlenswertes Mittel, wenn Übelkeit die Blähungen begleitet. Während der Schwangerschaft und Stillzeit muss man auf andere Mittel ausweichen.

Die Verstopfung ist heute fast zu einer Seuche geworden – und zu einem Gesundheitsproblem, das der falschen Behandlung wegen häufig schlimme Folgen nach sich zieht. Jede dritte junge Frau nimmt gelegentlich Abführmittel. Es soll Patienten geben, die solche Medikamente schon seit dreißig Jahren, und zwar regelmäßig, einnehmen, mit dem Ergebnis, dass die Nieren zerstört sind, die Leber versagt, nervliche Zerrüttung und Depressionen zur Tagesordnung gehören. Allein in der Bundesrepublik Deutschland werden alljährlich vierzig Millionen Packungen Abführmittel verkauft. Sie sind nach den Schmerzmitteln die am häufigsten verwendeten Medikamente. Die meisten Menschen greifen danach, weil sie viel zu selten, das heißt bestenfalls alle drei, vier Tage einmal Stuhlgang haben. Die Stuhlmenge ist zu gering und wesentlich zu hart, so dass der Stuhlgang Beschwerden und Schmerzen verursacht oder gar zu Verletzungen führt. Über die Ursachen von Verstopfung gibt es längst keinen Zweifel mehr. Dabei werden immer wieder sechs Kardinalfehler gemacht.

Der erste und wichtigste ist der Mangel an ballaststoffreicher Kost. Bei einem wissenschaftlichen Test mit Schülern in England ist nachgewiesen worden: Weißbrot und Steaks verbleiben im Durchschnitt zweieinhalb Tage im Darm. Wer das Weißbrot durch Vollkornbrot ersetzt und die Steaks wenigstens teilweise durch Gemüse, dessen Speisereste haben nach spätestens anderthalb Tagen den Darm wieder verlassen.

Der zweite Fehler besteht in einer gewissen Unpünktlichkeit: Man hat irgendwann einmal aufgehört, auf die Regung des Körpers zu achten, der sich entleeren wollte. Man hat den Stuhldrang unterdrückt, bis er eines Tages nahezu unterblieb. Richtig wäre es gewesen, man hätte dem Drang sofort nachgegeben und den Körper dazu erzogen, sich täglich stets zur gleichen Zeit, etwa morgens nach dem Frühstück, zu melden. Diese Erziehung ist möglich, solange die natürliche Funktion intakt ist.

Der dritte Fehler liegt in mangelnder Bewegung. Ausgedehntes Sitzen und der dabei erlebte Stress wirken lähmend auf die Darmmuskulatur und behindern den Blutfluss. Damit bleibt der Speisebrei schlecht verdaut und unbewegt im Darm liegen. Das Wasser wird ihm mehr und mehr entzogen. Er wird hart und trocken.

Der vierte Fehler hat mit der verloren gegangenen Fähigkeit zu tun, der Anspannung die Entspannung folgen zu lassen. Aufregung, Nervosität können fast sekundenschnell zum Durchfall fuhren. Dauerstress bewirkt letztlich das Gegenteil: Der mit scheinbar wichtigeren Dingen ausgelastete Körper kommt nicht mehr dazu, sich ausreichend der Verdauung zu widmen.

Der fünfte Fehler kommt durch das Zusammentreffen von UV-Strahlen und den Genuss von zu viel Fleisch zustande: Zu viel Vitamin D, das dabei produziert wird, führt unter anderem zu Verstopfung (s. *Herzinfarkt und Schlaganfall*).

Der sechste Fehler schließlich besteht in der zu häufigen Verwendung von Antibiotika, welche die für die Verdauung so wichtigen Darmbakterien vernichten. Es dauert lange, bis sie sich regeneriert haben. Zuerst hat man deshalb bei einer Antibiotikabehandlung meist Durchfall, anschließend Verstopfung. Verstopfung infolge einer organischen Störung, etwa einer Schilddrüsenunterfunktion, ist relativ selten.

Die Folge von Verstopfung ist eine systematische Vergiftung des Körpers durch Stoffe, die zu lange im Darm liegen und schließlich ins Blut gelangen – Stoffe, die sich meist erst bei der Verdauung bilden und möglichst rasch aus dem Körper befördert werden sollten. »Der Teufel sitzt im Darm«, sagten früher die Ärzte, womit sie andeuten wollten, dass die meisten und schlimmsten Erkrankungen von Darmgiften ausgehen. Auch die Anfälligkeit für Krebs wird größer. Die Maßnahmen zur Regelung der Verdauung – das geht schon aus der Aufzählung der Ursachen hervor – können also nicht in der Einnahme von Abführmitteln bestehen. Keines von ihnen – auch nicht das natürlichste Mittel – ist auf Dauer harmlos.

Im Einzelfall, etwa bei Verstopfung im Krankheitsfall oder bei hoher Stressbelastung, darf selbstverständlich ein natürliches Abführmittel genommen werden. Doch es wird niemals die Ursache der Verstopfung beseitigen. Auf Dauer würde es nicht ohne Schädigung bleiben. Denn Abführmittel wirken entweder über die Nerven auf die Darmmuskulatur, dann ist eine nervliche Belastung, sind vielleicht sogar Lähmungen zu befürchten. Oder sie binden Flüssigkeit, damit der Stuhl nicht austrocknet, dann besteht die Gefahr, dass der Körper mit dem Stuhlgang wichtige Salze und Mineralstoffe einbüßt und innerlich vertrocknet. Damit werden schließlich auch die Nerven geschädigt. Daneben können Abführmittel zu schweren Allergien, Lungenentzündung und Hautleiden führen. Selbst Medikamente werden in ihrer Wirkung beeinträchtigt. Gewiss gibt es auch noch die relativ harmlosen Mittel, die lediglich Quellstoffe enthalten. Sie sollen den Darm füllen und somit einen natürlichen Reiz auf die Darmwand ausüben. Sie können sehr viel billiger durch natürliche Ballaststoffe in der Nahrung ersetzt werden, sind also überflüssig. Ausdrücklich festzustellen ist: Ein, zwei Tage ohne Stuhlgang sind noch keine Verstopfung. Auch die Gefahr einer Vergiftung des Darms ist damit noch nicht gegeben. Viele Abführmittel werden also aus unbegründeter Angst eingenommen. Ein Darm, der sich erst einmal an Abführmittel gewöhnt hat, wird mit der Zeit unfähig, normal zu reagieren.

Das bedeutet: Alle, auch die in der nachfolgenden Liste aufgeführten Abführmittel, sind niemals zum Dauergebrauch bestimmt. Man darf und soll sie nehmen, wenn Verstopfung gelegentlich auftritt, also nach bestimmten Nahrungsmitteln, zu Beginn des Urlaubs, an einem Wochenende, wenn also psychische Belastungen wegfallen und der Körper damit automatisch auf »langsamer« schaltet, und auch dann, etwa im Frühjahr, wenn man einmal bewusst eine Darmreinigung zur Verbesserung der Haut vornehmen will.

Wer nicht gerade unter Verstopfung, aber an unregelmäßigem oder auch sehr hartem Stuhlgang leidet, der sollte sich auf die altbewährten Hausmittel besinnen: ein Glas lauwarmes Wasser morgens auf nüchternen Magen. Oder: getrocknete Pflaumen, die man vor dem Schlafengehen in so viel Wasser einweicht, dass sie eben bedeckt sind, und die man morgens, ebenfalls auf nüchternen Magen, mitsamt dem Einweichwasser einnimmt und gut kaut. Bei schwerer Verstopfung sind die genannten sechs Kardinalfehler zu beachten und auszuschalten.

Heilmittel	*Anwendungsweise*
Apfel s. Mittel bei Verbrennungen, S. 158	**Tee:** 15 g getrocknete Apfelschalen und 10 g Melissenblätter mit $1/2$ l kochendem Wasser überbrühen und abseihen. Hinzu kommen noch 1 Schuss Zitronensaft sowie 1 Zimtstange. Der Tee wird leicht mit Honig gesüßt. Man trinkt 2 Tassen täglich. **Tee:** 1 ungeschälten Apfel in kleine Stücke schneiden, mit 1 l kochendem Wasser überbrühen, 2 Stunden ziehen lassen. Man trinkt davon 2 Tassen täglich. **Hinweis:** Der Apfelschalentee eignet sich besonders gut für blutarme Kinder, der Apfeltee für stark nervöse, geistig arbeitende Menschen.
Brennnessel s. Mittel bei Grippe (Influenza), S. 105	**Tee:** Ebd. **Hinweis:** Der Tee entgiftet den Darm, ist nicht direkt abführend.
Dill s. Mittel bei Leibschmerzen, S. 186	**Tee:** Ebd. **Hinweis:** Der Tee hilft bei nervlich bedingter Verstopfung, die mit Übelkeit und Magenschmerzen einhergeht.
Erdrauch s. Mittel bei Schuppenflechte, S. 284	**Tee:** Ebd.
Faulbaum (Rhamnus frangula) **Wirkstoffe:** Glukofrangulin, Anthrachinone, Ramnocerin, Ramnol, Säure, Bitterstoff, Harze, Vitamin C **Wirkung:** Entgiftend, abführend	**Beeren:** Man isst 10–12 reife Beeren. Das hilft rasch, aber nur momentan. **Tee:** 1 TL zerkleinerte Rinde mit 1 Tasse Wasser kalt ansetzen, kurz aufkochen, gleich abseihen. Man trinkt 1 Tasse von diesem Tee abends vor dem Schlafengehen. **Hinweis:** Weder Beeren noch Tee beinhalten die Gefahr der Gewöhnung, keine Reizung der Darmschleimhaut. Hilft bei ungenügender Dickdarmtätigkeit, beseitigt auch die Folgen der Verstopfung sowie Kopfschmerzen. Gutes Zusatzmittel bei Wurmkuren. **Homöopath. Zubereitung:** *Frangula*, Urtinktur aus frischer Rinde 1/3.

Heilmittel   *Anwendungsweise*

Feige (Ficus carica)

Wirkstoffe: Invertzucker, Pektine, Vitamine
Wirkung: Mild abführend

Feigenwurst: $1/2$ kg Feigen und $1/2$ kg Rosinen durch den Fleischwolf drehen und leicht erwärmen. Aus diesem Teig formt man eine Wurst und isst davon morgens nüchtern eine Scheibe.
Hinweis: Gut bei chronischer Verstopfung. Es sollten jedoch Pausen eingelegt werden (nach 3 Wochen 1 Woche Pause).

Gänseblümchen

s. Mittel bei Halsschmerzen, S. 120

Tee: Ebd.
Hinweis: Der Tee ist leicht abführend, ein gutes zusätzliches Mittel, das den Stoffwechsel anregt.

Hopfen

s. Mittel bei Einschlafstörungen, S. 227
Hinweis: Starkes Abführmittel, darf nicht über längere Zeit angewendet werden. Keine Hopfenzapfen verwenden

Saft: Aus frischen Blättern und Trieben wird ein Saft ausgepresst. Davon trinkt man täglich $1/2$ Schnapsglas voll.

Klette

s. Hustenmittel, S. 66

Tee: Ebd.
Hinweis: Führt sanft ab und schützt die Darmschleimhaut vor Verletzungen.

Kraut

s. Aufbau- und Stärkungsmittel, S. 27

Sauerkraut: Ebd.
Hinweis: Das Sauerkraut ist ein vorzügliches Mittel bei chronischer Verstopfung.

Lein, Flachs

s. Mittel bei Halsschmerzen, S. 79
Hinweis: Abführmittel bei chronischer Stuhlträgheit. Hilft, den Darm zur Pünktlichkeit zu erziehen.

Tee: s. Mittel bei Leibschmerzen, S. 187.
Auflage: s. Mittel bei Zahnschmerzen, S. 173.
Leinsamenkörner: 1 TL Leinsamen wird morgens zum Frühstück gegessen (ins Müsli oder in den Joghurt geben).

Rhabarber (Rheum officinale)

Wirkstoffe: Zuckerverbindungen, Stärke, Säuren, Emodin, Vitamin C
Wirkung: Abführend

Tee: 1 TL gepulverte oder klein geschnittene Wurzel mit 1 Tasse kochendem Wasser überbrühen und gleich abseihen. Man trinkt täglich nur 1 Tasse.
Hinweis: Der Tee ist ein auch für Kinder zu empfehlendes Mittel im akuten Fall. Bei chronischer Verstopfung empfiehlt sich eher Kompott. Der Tee ist nicht für Schwangere und Stillende geeignet.
Homöopath. Zubereitung: *Rheum*, Urtinktur aus frischen Wurzeln 1/3.

Heilmittel	Anwendungsweise

Sauerklee (Oxalis acetosella)

Wirkstoffe: Oxalsäure, Salze, Enzyme
Wirkung: Blutreinigend, leicht abführend

Tee: 1 Hand voll frischer Klee mit 1 l kochendem Wasser übergießen, 2–3 Minuten ziehen lassen, abseihen, kalt stellen. Man trinkt 1–2 Tassen täglich (kalt).
Hinweis: Empfehlenswert bei Verstopfungen, die mit Sodbrennen verbunden sind. Erfrischendes Frühjahrsgetränk.
Homöopath. Zubereitung: *Oxalis acetosella*, Urtinktur aus frischen, blühenden Pflanzen 1/2.

Weizen

s. Mittel bei Allergien der Atemwege, S. 250

Weizenkleie: 2–3 EL Weizenkleie morgens mit viel Flüssigkeit einnehmen.
Hinweis: Hilft bei akuter Verstopfung. Kann aber auch unbedenklich regelmäßig angewendet werden.

Zwetschgen (Prunus domestica)

Wirkstoffe: Eiweiß, Kohlehydrate, Fett, Stärke, Rohrzucker, Mineralstoffe, Fruchtsäure
Wirkung: Mild abführend, verdauungsfördernd, appetitanregend, erleichtert die Darmentleerung

Dörrobstsaft: Man legt am Abend 5–10 gedörrte Zwetschgen in 1/2 l Wasser ein. Am nächsten Morgen wird das Wasser nüchtern getrunken.
Zwetschgenmus: Man isst morgens nüchtern 1–2 EL Zwetschgenmus.
Hinweis: Das Mus hilft bei hartnäckiger Verstopfung schneller und besser als der Saft.

Mittel bei Verstopfung

Fertigpräparate	Anwendungsweise

Aquilinum comp.

Wirkstoffe: Schöllkraut D 2, Wurmfarn D 2, Hirschzunge D 2, Adlerfarn D 2, Goldrute D 2, Löwenzahn D 2
Wirkung: Reguliert und stabilisiert die Verdauungsvorgänge, stärkt die Verdauungsorgane

Globuli: 3- bis 5-mal täglich 5–10 Globuli.
Hinweis: Hilfreich, wenn Verstopfung und Durchfall ständig wechseln, hilft zudem bei Blähungen und Anfälligkeit zu Wurmerkrankungen.

Carduus marianus/Oxalis

Wirkstoffe: Sauerklee D 2, Mariendistel D 2
Wirkung: Stärkt und reguliert den Verdauungtrakt

Globuli: 2- bis 4-mal täglich 5–10 Globuli.
Hinweis: Gutes Kindermittel bei träger Verdauung und dadurch erschwertem Stuhlgang.

Fertigpräparate *Anwendungsweise*

Heelax

Wirkstoffe: Aloe, Rhabarber, Faulbaum, Jalapenharz, Koloquinte D 4, Brechnuss D 4, Zaunrübe D 4, Reißblei D 4
Wirkung: Windetreibend, entkrampfend, harntreibend, schmerzlindernd, regt die Darmtätigkeit an

Dragees: Anfänglich nimmt man täglich 1 Dragee, nur in besonders hartnäckigen Fällen 3-mal täglich 2–3 Dragees. In diesem Fall muss man nach einigen Tagen die Dosis langsam auf 1- bis 2-mal täglich 1 Dragee reduzieren.
Hinweis: Besonders empfehlenswert bei Verstopfung infolge Reizmittelmissbrauch.

Hepar compositum

Wirkstoffe: Vitamin B_{12}, Leber D 8, Zwölffingerdarm D 10, Thymusdrüse D 10, Dickdarm D 10, Gallenblase D 10, Bauchspeicheldrüse D 10, Chinarinde D 4, Bärlapp D 4, Schöllkraut D 4, Mariendistel D 3, Histamin D 10, Schwefel D 13, Hafer D 6, Rindergalle D 8, Natriumoxalacetat D 10, Ketoglutarsäure D 10, Apfelsäure D 10, Fumarsäuren D 10, Liponsäure D 8, Molkensäure D 6, Cholesterin D 10, Austernschale D 28, Löwenzahn D 4, Artischocke D 6, Nieswurz D 4
Wirkung: Entgiftet Leber und Galle, regt die Darm- und Drüsentätigkeil an, löst festsitzende Blähungen

Ampullen: Man nimmt 1-mal täglich 1 Ampulle in 1 Glas Wasser.
Hinweis: Empfehlenswert, wenn die Verstopfung leberbedingt ist.

Hepatodoron

Wirkstoffe: Erdbeere, Weinrebe
Wirkung: Stärkt die Leber und regt dadurch die Verdauung an

Tabletten: 1- bis 3-mal täglich 1–2 Tabletten.
Hinweis: Hilfreich, wenn durch Leberschwäche auch der Darm lahmt.

Hepaton

Wirkstoffe: Aloe, Chinarinde, Pfefferminze, Mariendistel, Schöllkraut, Enzian, Kurkuma
Wirkung: Regt Galle und Leber an, entzündungswidrig, krampflösend, abführend

Tabletten: 1-mal täglich, morgens nüchtern 1–2 Tabletten einnehmen.
Hinweis: Darf nicht bei Verschluss der Gallenwege und in der Schwangerschaft verwendet werden. Hilfreich bei trägem Darm durch Galle- und Leberstörungen.

Lycopodium comp.

Wirkstoffe: Berberitze D 2, Bärlapp D 2, Quecksilberchlorid D 4, Natriumsulfat D 5, Mariendistel
Wirkung: Regt die Verdauungsorgane an und stärkt sie

Globuli: 3-mal täglich 5–10 Globuli.
Hinweis: Hilft bei Stoffwechselstörungen und Fettleber, auch bei schweren Krebserkrankungen die Darmtätigkeit aufrechtzuerhalten.

Fertigpräparate	*Anwendungsweise*
Nettivent Wirkstoffe: Aloe, Rhabarber, Faulbaum, Knoblauch Wirkung: Stuhlregulierend	**Dragees:** Man nimmt am Abend 1–2 Dragees, in besonders hartnäckigen Fällen 3-mal täglich 1 Dragee mit etwas warmem Wasser. **Hinweis:** Vollkommen gewöhnungsfreies Abführmittel, bei allen Arten der Verstopfung. Kann zusätzlich zu Wurmkuren angewendet werden.
Oxalis-Essenz Wirkstoff: Sauerklee Wirkung: Regt den Stoffwechsel an, entkrampfend	**Tinktur:** 1 EL der Essenz mit $1/4$ l Wasser verdünnen und für Umschläge verwenden **Bad:** 2–3 EL der Essenz reichen für ein Vollbad. **Hinweis:** Gut bei Verstopfung der Kinder zu verwenden, wenn diese mit Verkrampfungen im Bauch zu tun haben.
Pflügerplex Aloe Wirkstoffe: Aloe D 3, Nieswurz D 3, Sonnenblume D 2, Kaliumkarbonat D 6, Natriumkarbonat D 3, Lederblume D 3 Wirkung: Reguliert Leber-, Gallen- und Darmtätigkeit	**Tropfen:** 3-mal täglich 10–15 Tropfen. **Hinweis:** Hilfreiches Mittel bei Verstopfung mit knolligem Stuhl, Schafskot und bei Darmlähmung.
Plumbum Pentarkan D Wirkstoffe: Bleizucker D 3, Atropinsulfat D 4, Ignatiusbohne D 3, Bärlapp D 3, Magnesiumkarbonat D 6 Wirkung: Entkrampfend, entspannend, verdauungsfördernd	**Tropfen:** 3-mal täglich 10–20 Tropfen. **Hinweis:** Bei allen Arten der Darmträgheit mit Verstopfung und Kolikschmerz, auch durch Vergiftungen, verwenden.
Schwedentrunk s. Mittel bei Koliken, S. 183	**Getränk:** Ebd. **Hinweis:** Darf nicht in der Schwangerschaft und Stillzeit genommen werden, ansonsten gutes Mittel, um Verstopfung, die mit Blähungen und Übelkeit verbunden ist, zu beseitigen.

Babylax (Miniaturklistier). Glyzerol, hilft bei Verstopfung von Säuglingen.
Glycilax (Zäpfchen). Glyzerin, für Erwachsene (E) und Kinder (K).
Lecicarbon CO_2 Laxans (Zäpfchen). CO_2, gut für Bettlägrige, Schwangere.
Maskam (Dragees). Kräuterextrakte, gut geeignet zur Vorbeugung.
Microklist (Klistier). Natriumcitrat, hilft rasch bei akuter Verstopfung.
Much Weizenkleie-Tabletten. Weizenkleie, verhilft vorbeugend zu gutem Stuhl.
Rheum-Dragees Nestmann (Dragees). Aloe, Rhabarber, verbessert den Darmschleim.
Silberne Karlsbader (Dragees). Karlsbader Salz, hilft gegen Darmträgheit.

Behandlungsmethoden bei Verstopfung

Akupressur

Speziell bei chronischer Verstopfung kann der Darm durch Akupressur von zwei Punkten aus aktiviert werden. Der erste Punkt liegt auf der Bauchdecke, der zweite auf der Fußsohle.

Legen Sie drei Finger über den Bauchnabel. Senkrecht darüber, unter dem Zeigefinger, liegt der gesuchte Punkt. Massieren Sie ihn mit langsamen, kreisenden Bewegungen. Ganz leicht, aber ausgiebig, wenigstens zwei Minuten lang. Wiederholen Sie diese Akupressur mehrmals am Tag.
In der Vertiefung zwischen dem Ballen der großen Zehe und den übrigen Zehenballen liegt ein deutlich druckempfindlicher Punkt. Massieren Sie ihn mit dem Daumen, indem Sie einen Fuß über das andere Bein legen. Der Druck darf dabei recht kräftig sein. Massieren Sie möglichst ausgiebig, also drei bis fünf Minuten lang, erst am linken Fuß, dann am rechten, am besten morgens vor dem Aufstehen und abends vor dem Schlafengehen.

Fuß-Reflexzonen-Massage, S. 487

Einlauf

In 1 l warmes Wasser (etw 37 °C) wird 1 EL Kochsalz verrührt. Das Ende des Einlaufschlauchs wird eingefettet und in den After gesteckt. Die Einlaufbirne hängt man möglichst hoch. Danach etwas ausruhen.

Die erste Zigarette kann ebenso plötzlich Durchfall auslösen wie große Angst oder ein momentaner Schreck. Das sind Beispiele dafür, wie direkt und wie unerklärlich schnell der Organismus auf einen Notruf des Körpers oder der Seele zu reagieren vermag. Sekundenschnell sorgt er dafür, dass etwas Schädliches ausgeschieden wird.

Dies ist ein sehr sinnvoller und hilfreicher Mechanismus. Deshalb wäre es grundfalsch, gegen gelegentlichen Durchfall etwas »Stopfendes« einzunehmen. Die Ausscheidung des Gifts oder des schädlichen Stoffs würde wesentlich verzögert. Die Schadstoffe fänden Zeit, ins Blut überzugehen. Und genau das versucht ja der Körper mit seiner oft geradezu explosionsartigen Reaktion zu verhindern.

Das gilt zunächst auch für den so genannten Darmkatarrh, eine Virusinfektion und selbst für schwerere bakterielle Infektionen wie Typhus, Paratyphus und Ruhr. Es kann nie schaden, wenn der Körper zunächst rasch und gründlich gesäubert und damit von der Masse der Krankheitserreger befreit wird. Die erste Hilfsmaßnahme sollte sich deshalb nicht gegen den Durchfall richten, sondern der Heilung der Infektion gelten. Bei solchen Darminfektionen ist die feine Schleimhaut im Darm entzündet. Deshalb darf man vorübergehend, speziell am ersten Tag, auch nichts essen, sondern muss möglichst viel heilsamen Tee trinken (s. *Liste*). Damit sorgt man dafür, dass die verloren gegangene Flüssigkeit wieder ersetzt wird. Gleichzeitig gilt es aber auch, die ausgeschwemmten Salze, Mineralstoffe und Vitamine zu ersetzen. Besonders rasch gelingt das mit geriebenen Äpfeln, über die eine Prise Salz gestreut wird. Am zweiten Tag eines schweren Durchfalls ist es zweckmäßig, sich mit Haferschleim zu ernähren; erst allmählich kann man dann wieder zu normaler Kost übergehen.

Bei Reisen in fremde Länder, vor allem in tropische und suptropische Regionen, ist das Risiko eines Durchfalls besonders groß, weil der Körper mit bisher unbekannten Bakterien konfrontiert wird, gegen die er noch keine speziellen Abwehrkräfte besitzt. Man kann sich gegen eine solche Infektion schützen, indem man nur abgekochtes Wasser trinkt, in den ersten Tagen Obst und frisches Gemüse ganz meidet, es später vor der Zubereitung fünfzehn Minuten lang in Salzwasser legt und dann sorgfältig wäscht. Zusätzlich sollte man viel Hefe zu sich nehmen, weil sie die natürlichen Mikroorganismen im Darm stärkt, so dass sich schädliche Bakterien wie etwa Salmonellen nicht so leicht ansiedeln können. Am besten besorgt man sich Hefekapseln in der Apotheke. Durchfall kann speziell bei kleinen Kindern wegen des Flüssigkeitsverlustes lebensbedrohlich werden. Vor allem, wenn ein Kind zugleich erbrechen muss und auch einen beruhigenden, heilenden Tee (s. *Mittel bei Durchfall*) nicht bei sich behält, ist dringend ärztliche Behandlung nötig.

Heilmittel	Anwendungsweise

Apfel

s. Mittel bei Verbrennungen, S. 158
Hinweis: Das beste Mittel bei Darmkatarrh und bakteriellen Darminfektionen. Hilft auch Kindern.

Geriebener Apfel: Man reibt möglichst frische, unbehandelte Äpfel und isst 1–2 Tage lang nur dieses jeweils frisch zubereitete Mus. Es darf nicht gesüßt werden, man sollte auch nichts zusätzlich trinken.

Beifuß

s. Mittel bei zu leichtem Schlaf, S. 234
Hinweis: Hilft gut bei Durchfällen infolge falscher Kost. Nicht für Schwangere geeignet.

Gewürz: Man gibt das Kraut vorbeugend wie Petersilie zu allen fetten Speisen.
Tee: Ebd.
Homöopath. Zubereitung: *Artemisia vulgaris*, Urtinktur aus dem frischen Wurzelstock 1/3.

Blutweiderich (Lythrum salicaria)

Wirkstoffe: Tannine, Pektine, Harze, Cholin, Salicarin
Wirkung: Zusammenziehend, entzündungshemmend, antibiotisch

Tee: 2 gehäufte TL des blühenden Krauts mit 1/4 l kochendem Wasser überbrühen, 15 Minuten ziehen lassen und abseihen. Davon trinkt man über den Tag verteilt 2–3 Tassen.
Tinktur: 1 Hand voll des Krauts mit Weingeist ansetzen, so dass alle Pflanzenteile bedeckt sind; 4–6 Wochen an einem warmen Ort aufbewahren. Man schüttelt täglich. Danach wird abgefiltert. Man trinkt 2- bis 3-mal täglich 10–20 Tropfen in etwas Wasser.
Hinweis: Gutes Mittel, um Durchfall in den Griff zu bekommen. Hilfreich beispielsweise bei Divertikulose.

Blutwurz

s. Mittel bei Zahnschmerzen, S. 174
Hinweis: Blutwurz ist seit Jahrhunderten das eigentliche Mittel gegen Sommerdurchfall, Dickdarmentzündungen und Darmkatarrh

Tee: 1 TL der Wurzel mit 1 Tasse kaltem Wasser zum Kochen bringen, 1–2 Minuten ziehen lassen, abseihen. Man trinkt täglich 1–2 Tassen ungesüßt.
Pulver: Mehrmals am Tag nimmt man 1 Messerspitze gepulverte Wurzel mit etwas Wasser.
Tinktur: 1 Teil fein geschnittene Wurzel wird mit 10 Teilen Weingeist angesetzt und 4–6 Wochen an einem warmen Ort aufbewahrt. Man schüttelt täglich. Danach wird abgefiltert. Man trinkt 2- bis 3-mal täglich 10–20 Tropfen in etwas Wasser.

Bohnenkraut

s. Mittel bei Blähungen, S. 362

Tee: Ebd.
Hinweis: Hilft bei Durchfällen, die mit Gärungserscheinungen einhergehen.

Heilmittel	*Anwendungsweise*
Brombeere s. Mittel bei Vergiftungskopfschmerzen, S. 127	**Tee:** 2 gehäufte TL der Blätter mit $1/4$ l kochendem Wasser überbrühen, 15 Minuten ziehen lassen. **Hinweis:** Darf nach Bedarf getrunken werden, da der Tee völlig unschädlich ist. Hilft auch bei blutigem Durchfall bei Säuglingen.
Dost s. Mittel bei Allergien der Atemwege, S. 248	**Tee:** Ebd. **Hinweis:** Desinfiziert den Darm, aktiviert die Verdauungssäfte. Gut bei Durchfall mit starken Bauchschmerzen. Darf nicht in der Schwangerschaft angewendet werden.
Ehrenpreis s. Mittel bei Trigeminusneuralgie, S. 142	**Tee:** Ebd. **Hinweis:** Bei Durchfall durch seelische und körperliche Ursachen (fühlt sich durchgefallen).
Frauenmantel s. Mittel bei Vergiftungskopfschmerzen, S. 127	**Tee:** s. Mittel bei Einschlafstörungen, S. 226. **Hinweis:** Lindert die Beschwerden bei Durchfall, ohne die Entgiftung zu behindern.
Hafer s. Aufbau- und Stärkungsmittel, S. 26	**Haferschleim:** Ebd. **Hinweis:** Haferschleim ist besonders hilfreich bei Magen-Darm-Störungen.
Heidelbeere (Vaccinium myrtillus) **Wirkstoffe:** Gerbstoffe, Arbutin, Glykosid, Säuren, Erikolin, Vitamin C **Wirkung:** Fäulniswidrig, entgiftend, zusammenziehend	**Getrocknete Beeren:** Bei Bedarf isst man eine Hand voll getrocknete Beeren. **Tee:** 1 EL Blätter mit 1 Tasse nicht mehr kochendem Wasser überbrühen, 10 Minuten ziehen lassen. Man trinkt 2–3 Tassen täglich, aber nicht unmittelbar vor oder nach den Mahlzeiten. **Tee:** 3 gehäufte EL Beeren mit $1/2$ l kaltem Wasser ansetzen und 10 Minuten kochen. Erwachsene nach Bedarf mehrmals täglich 1 Likörglas, Kinder mehrmals täglich 1 TL. **Hinweis:** Der Blättertee eignet sich eher für Darmstörungen bei Erwachsenen, die Beeren für Zahnungsdurchfall bei Kindern.

Heilmittel	Anwendungsweise
Hirtentäschel s. Mittel bei offenen Wunden, S. 161	Tee: Ebd. Wein: s. Mittel bei Anämie, S: 328 Homöopath. Zubereitung: *Bursae pastoris herba*, Urtinktur aus frischen, blühenden Pflanzen 1/3. Hinweis: Hat sich bewährt bei Salmonelleninfektionen. Tee und Wein sind wehenanregend und dürfen deshalb in der Schwangerschaft nicht getrunken werden.
Johanniskraut s. Mittel bei Grippe (Influenza), S. 106	Tee: Ebd. Hinweis: Gutes Mittel bei nervösem Durchfall.
Kamille s. Aufbau- und Stärkungsmittel, S. 27	Tee: Ebd. Auflage: Man füllt ein Leinensäckchen mit Kamillenblüten. Dieses Säckchen wird in kochendes Wasser geworfen und einmal kurz aufgekocht. Dann legt man es warm auf den Leib. Hinweis: Sowohl Tee als auch Auflage wirken nicht nur schmerzlindernd, sondern auch heilend.
Quitte s. Aufbau- und Stärkungsmittel, S. 28	Kompott: Man kocht reife Früchte zu einem Kompott. Davon isst man täglich ein Schälchen voll. Hinweis: Hilft gut bei Durchfall infolge Schleimhautentzündungen von Magen und Darm und bei tuberkulösen Darmgeschwüren.
Ringelblume s. Mittel bei Halsschmerzen, S. 80	Tee: Ebd. Hinweis: Bei Durchfall mit Krämpfen im Magen-Darm-Bereich und bei nervösem Durchfall ist der Tee empfehlenswert.

Mittel bei Durchfall

Fertigpräparate	Anwendungsweise
Apo-Enterit spag. Wirkstoffe: Wermut D 4, Boldo D 3, Kamille D 4, Gnadenkraut D 4, Podophyllum D 4, Nieswurz D 6, Artischocke, Gänsefingerkraut Wirkung: Entzündungswidrig, entkrampfend, reguliert die Verdauung	Tropfen: Erwachsene nehmen 3- bis 4-mal 20 Tropfen, Schulkinder 10–15 und Kleinkinder und Säuglinge 3–8 Tropfen. Hinweis: Hilft bei allen Durchfällen, sei es durch Infektionen oder durch chronische Erkrankungen, vor allem aber bei Brechdurchfall.

Fertigpräparate	*Anwendungsweise*

Aquilinum comp.

s. Mittel bei Verstopfung, S. 372

Globuli: Ebd.
Hinweis: Hilft bei ständigem Wechsel von Durchfall und Verstopfung.

Cefadiarrhon

Wirkstoffe: Kamille, Blutwurz
Wirkung: Entgiftend, reguliert Flüssigkeitsverteilung im Körper

Tropfen/Tabletten: 3-mal täglich 30 – 40 Tropfen oder 3 – 4 Tabletten, akut jede Stunde 20 Tropfen oder 2 Tabletten. Kinder nehmen die Hälfte.
Hinweis: Hilft bei Sommer- und Reisedurchfall, aber auch bei Durchfall aufgrund allergischer Reaktionen.

China Spl.

Wirkstoffe: China D 4, Säckelblume D 2, Milzkraut D 3, Buschmeisterschlange D 8, Klapperschlange D 8, Löwenzahn D 4, Mariendistel
Wirkung: Stärkt die Milz und die Leber, entgiftend

Tropfen: 1- bis 5-mal täglich 10 –15 Tropfen.
Hinweis: Das Mittel unterstützt die Leber bei der Entgiftung und entlastet so den Darm.

Imbak

s. Mittel bei Pilzerkrankungen, S. 280

Tabletten: Ebd.
Hinweis: Baut nach Durchfällen die Darmflora wieder auf und hilft, die Durchfallerkrankung entscheidend zu verkürzen.

Pektan N

Wirkstoffe: Wismut, Ton, Eiche, Apfel, Kakaosamen
Wirkung: Schützt die Darmwand, reguliert die Flüssigkeitsverteilung, bindet Bakterien und Giftstoffe, entzündungswidrig

Tabletten: Erwachsene nehmen mehrmals täglich 1–3, Kleinkinder täglich 1–2 Tabletten.
Hinweis: Das Mittel schmeckt und hilft auch Kindern, vor allem bei infektiösen Darminfektionen mit Durchfall.

Perenterol

Wirkstoff: Bierhefe
Wirkung: Baut die Darmflora auf und stärkt die Darmschleimhaut

Kapseln: Bei akuten Beschwerden nehmen Erwachsene 3-mal täglich 4, Kinder 3-mal 3 Kapseln. Es ist ratsam, die Einnahme nach Beseitigung des Durchfalls noch einige Tage fortzusetzen, um Rückfälle zu vermeiden. Bei chronischem Durchfall und zur Prophylaxe reicht 3-mal 1 Kapsel.
Hinweis: Empfehlenswert bei chronischem Durchfall und zur Vorbeugung gegen Sommer- und Reisediarrhö. Sollte zum Aufbau der Darmflora nach jeder Antibiotikabehandlung einige Zeit eingenommen werden.

Fertigpräparate	*Anwendungsweise*

Pyrogenium D12

Wirkstoff: Sepsin
Wirkung: Entgiftend

Nosode: Man nimmt, solange Beschwerden da sind, täglich 1 Ampulle in 1 Tasse Wasser.
Hinweis: Nützliches Mittel für alle Folgen einer Lebensmittelvergiftung, sollte immer mit *Arsenicum album* D12 zusammen genommen werden, um die Gifte auszuleiten.

Salix/Rhus comp.

Wirkstoffe: Eisenhut D4, Tollkirsche D4, Zaunrübe D3, Wurmfarn D1, Hirschzunge D1, Adlerfarn D1, Weide D1, Antimon D6, Brechnuss D4, Giftsumach D4
Wirkung: Reguliert und stabilisiert die Verdauung

Globuli: 3- bis 5-mal täglich 5–10 Globuli.
Hinweis: Hilfreiches Mittel bei allen Durchfällen, auch bei Infektionen im Magen und Darm.

Styptik N

Wirkstoffe: Bistortawurzel, Hirtentäschel, Johanniskraut, Schafgarbe, Wegerich, Eiche, Ratanhiawurzel, Blutwurz, Brennnesselkraut und -samen, Eisen
Wirkung: Stärkt die Verdauungsorgane, gibt Kraft, entgiftet

Tropfen: Morgens und nachmittags 15 Tropfen in 1 Tasse Tee aus Blutwurz, Johanniskraut, Hirtentäschel und Schafgarbe.
Hinweis: Hilft bei ruhrartigem, schwer zu stoppendem Durchfall.

Behandlungsmethoden bei Durchfall

Akupressur

Die Akupressurpunkte liegen am untersten Glied des Zeigefingers. Ist die Ursache des Durchfalls starke Angst, dann akupressieren Sie zusätzlich den Angstpunkt. Er liegt drei Finger breit unter dem Rand des Handtellers in der Mitte des Unterarms.

Nehmen Sie den Zeigefinger zwischen Daumen und Zeigefinger der anderen Hand. Streichen Sie leicht mit beiden Fingern über das untere Fingergelenk zur Hand hin. Wiederholen Sie das zehnmal, und wechseln Sie dann zur anderen Hand. Die Akupressur darf zwei-, dreimal wiederholt werden. Man legt den Ringfinger an den Rand der anderen Hand, Mittelfinger und Zeigefinger daneben. Dann drückt man mit dem Zeigefinger zu. Man tut das wiederum einige Sekunden lang abwechselnd an beiden Händen, nachdem der erste Angstpunkt akupressiert wurde.

Heublumenwickel

Ein gut warmes Heublumentüchlein (s. **Mittel bei Kreuzschmerzen**, S. 195) wird auf den Bauch gelegt und alle zwei Stunden erneuert.

Die meisten Organe des Körpers wird man eines Tages vermutlich durch künstliche ersetzen können – nicht jedoch die Leber. Sie verrichtet pausenlos und gleichzeitig über fünfhundert verschiedene Funktionen. Sie sind größtenteils so kompliziert, dass die Leistung des »chemischen Labors« in unserem Körper noch längst nicht durchschaut ist.

Wenn die Nahrungsstoffe durch den Dünndarm ins Blut gelangt sind, müssen sie mit ihm zuerst durch die Leber. Dort werden sie sorgfältig sortiert, zerlegt, zusammengebaut, notfalls unschädlich gemacht oder gleich wieder über die Nieren ausgeschieden. Gleichzeitig werden Vitamine und Enzyme produziert, Zucker und Fette auf Lager gelegt, alte und geschädigte rote Blutkörperchen aus dem Blut genommen. Nicht zuletzt stellt die Leber täglich bis zu einen Liter Gallenflüssigkeit her, ohne die kein Fett verdaut werden könnte. Doch das alles sind nur ein paar Beispiele für ihr gewalttiges Aufgabengebiet.

Die eigentlichen Gefahren für die Leber bestehen in Virusinfektionen, wobei die Krankheitserreger meistens mit der Nahrung, etwa rohen Muscheln, in die Leber gelangen, und in Giften. Nach reichlichem Alkoholgenuss beispielsweise werden die Leberzellen in ihrem Bemühen, die gefährliche Substanz aus dem Blut zu schaffen, derart hektisch aktiv, dass sie schlagartig bis zum Zehnfachen des normalen Sauerstoffbedarfs benötigen. Die Leberzellen vergrößern sich bei diesem Prozess, den man mit einer Entzündung vergleichen kann, unter Umständen so stark, dass sie sich gegenseitig erdrosseln. Reicht der Sauerstoff für diesen Gewaltakt aber nicht aus – im Gegensatz zur Anstrengung der Herzmuskeln werden wir bei der Leberhöchstleistung ja nicht zu schnellerem und heftigerem Atmen gezwungen –, dann sterben die unversorgt gebliebenen Zellen ab. Es bilden sich in der Leber Narben, die Blutfluss und Funktion mehr und mehr behindern. Es kommt zu Blutstaus in und vor der Leber, vielleicht sogar zu Krampfadern in Bauch- und Brustraum.

Eine weitere Gefahr für die Leber stellt der behinderte Gallenabfluss dar. Ist die Gallenblase krampfhaft, verengt oder durch Steinablagerungen verstopft, staut sich Galle in die Leber zurück. Meist verfärbt sich damit die Haut und das Weiß in den Augen gelblich.

Leberstörungen können die körperliche Gesundheit in kurzer Zeit ruinieren. Zunächst fühlt man sich nur abgeschlagen, müde, leidet unter Appetitlosigkeit, Übelkeit, Blähungen und häufigen »Erkältungen«. Unwohlsein geht häufig nicht vom Magen, sondern von der Leber aus. Bei fortgeschrittener Leberschädigung verändert sich die Haut. Es bilden sich im Gesicht, an den Oberarmen und auf dem Oberkörper rote Punkte, von denen kleine Äderchen wie Spinnenbeine ausgehen, die so genannten Lebersternchen. Die Haut bekommt außerdem an Armen und Oberschenkeln große weiße Flecken, an den Handballen unterhalb des kleinen Fingers die typisch feuerrote Verfärbung. Die Fingernägel werden weiß. Gleichzeitig aber verfällt auch die geistige Leistungskraft. Es macht Mühe, sich zu konzentrieren, zu denken, sich wach zu halten und prompt zu reagieren. Jede Stärkung von Leber und Gallenfluss muss zunächst in der Vermeidung und Ausschaltung von Giften bestehen (Genussgifte, Medikamente, chemische Umweltgifte, die mit der Nahrung oder über die Atemwege in den Körper gelangen). Nach Vergiftungen aber muss jeweils rasch und gründlich dafür gesorgt werden, dass die unvorstellbar regenerationsfähige Leber sich rasch erholen kann. Nicht zuletzt der bedrängten Leber wegen muss man mit einem »Kater« an die frische Luft und dort tief und ausdauernd atmen.

Hilfreich für eine überlastete Leber sind – besonders bei Gallestau – warme Leberwickel und die Auflage feuchtwarmer Umschläge auf die Lebergegend (s. *Wasseranwendungen und Wickel*). Ganz wichtig ist zu wissen, dass sehr viele Medikamente – es sind über vierhundert bekannt, darunter Schmerzmittel, Beruhigungsmittel, Antibiotika, selbst Aspirin zählt unter gewissen Voraussetzungen dazu – bei Daueranwendung zu Leberschädigungen führen können. Die Erkrankung äußert sich in einem solchen Fall ganz ähnlich wie eine Virusinfektion. Wer also mit der Leber zu tun hat, der muss mit der Anwendung von chemischen Arzneimitteln noch vorsichtiger sein als andere.

Generell stellt der Leberexperte Professor Dr. Klaus Ewe aus Mainz fest, dass es bis heute kein einziges Medikament gibt, durch das der Verlauf einer Lebererkrankung entscheidend gebessert würde. Bei Lebererkrankungen ist es also ganz ähnlich wie bei einer »Grippe«: Nur der Körper allein vermag sie zu kurieren. Spezielle Medikamente können vielleicht einige Symptome, etwa die Gelbverfärbung der Haut, beseitigen und die Heilung unterstützen – beschleunigen können sie diese nicht.

Auch von speziellen Leber- und Gallediäten ist man heute völlig abgekommen. Wer seine Leber vor Schädigungen schützen und eine kranke Leber schonen will, der kann nur eines tun: dafür sorgen, dass die Nahrung vollwertig, vor allem vitaminreich ist – und den Alkohol meiden.

Völlig falsch ist die Vorstellung, man könne die Leber durch Fasten oder durch besonders fett- und eiweißarme Kost schonen. Beim Hungern, etwa bei Schlankheitskuren, wird die Leber besonders stark belastet. Und wenn die Nahrung kein Fett enthält, wird sie gezwungen, in komplizierten chemischen Prozessen Fette aus Kohlehydraten zu synthetisieren.

Als besonders hilfreiches natürliches Mittel zur Stärkung der Leber hat sich in jüngster Zeit Stutenmilch erwiesen. (Sie kann über Apotheken bezogen, zumindest bestellt werden.) Ihr Eiweiß ist von der Leber sehr viel leichter zu verkraften als andere Eiweißarten. Frisch und unbehandelt wirkt sie auch gegen Bakterien und Viren.

Heilmittel	*Anwendungsweise*

Alant

s. Hustenmittel, S. 64

Tee: Ebd.
Hinweis: Gutes Zusatzmittel bei Behandlung der Gelbsucht.

Artischocke

Wirkstoffe: Cynarin, Glykoside, Tannine, Inulin
Wirkung: Harntreibend, reinigend, entgiftend, senkt den Cholesteringehalt, steigert die Gallensaftproduktion und den Gallenfluss, schützt die Leber, verdauungsfördernd, krebsfeindlich

Tee: 3 TL der Bätter mit $1/4$ l kaltem Wasser ansetzen und kurz zum Sieden bringen; man lässt den Tee noch 10 Minuten ziehen, seiht ab und trinkt über den Tag verteilt 3 Tassen.
Hinweis: Eines der besten Mittel bei entzündlichen Erkrankungen der Galle und der Leber. Die Artischocke senkt die Blutfettwerte und ermöglicht so eine schnelle Regeneration der Leber selbst bei schweren Erkrankungen. Sie darf nicht bei Gallensteinen verwendet werden.

Beifuß

s. Mittel bei zu leichtem Schlaf, S. 234

Tee: Ebd.
Hinweis: Der Tee kann außer in der Schwangerschaft bei allen Erkrankungen der Leber und Galle, besonders wenn sie mit Verdauungsstörungen einhergehen, angewendet werden.

Benediktenkraut

s. Mittel bei »Grippe«, S. 97

Tee: Ebd.
Hinweis: Hilfreich zur Behandlung von Gallensteinen und zur Vorbeugung bei Neigung dazu.

Berberitze (Berberis vulgaris)

Wirkstoffe: Alkaloide, Bitterstoffe, Fruchtsäuren, Vitamin C
Wirkung: Fiebersenkend, reinigend, entgiftend, harntreibend, blutdrucksenkend, krebsfeindlich

Tinktur: 100 g der Rinde mit 400 g Weingeist (60%) übergießen. Das damit gefüllte Glas sollte mindestens 10 Tage bei 20°C ruhig gestellt werden. Nach dem Abfiltern nehmen Erwachsene 3-mal täglich 10–15 Tropfen, Kinder 2-mal täglich 5–8 Tropfen.
Hinweis: Wichtiges Mittel bei Gelbsucht und allgemein schwacher Leber. Scheidet die Gifte aus dem Körper und unterstützt und entlastet so Leber und Galle. Vorsicht aber bei Gallensteinen, hier könnten Koliken verursacht werden.

Heilmittel	Anwendungsweise

Bitterklee

s. Mittel bei Halsschmerzen, S. 77

Tee: Ebd.
Homöopath. Anwendung: *Menyanthes*, Urtinktur aus frischen Pflanzen 1/3.
Hinweis: Empfiehlt sich bei Magen- und Darmbeschwerden, die durch zu geringen Gallenfluss ausgelöst werden. Ebenfalls zur Vorbeugung gegen Gallensteine. Hervorragend für die bei Leberkranken typischen Depressionen.

Boldo (Peumus boldus)

Wirkstoffe: Boldin, Boldoglucin, ätherische Öle, Tannine
Wirkung: Appetitanregend, verdauungsfördernd, galletreibend, regt die Bildung der Verdauungssäfte an, harntreibend, entkrampfend

Tee: 3 TL der Bätter mit $1/4$ l kochendem Wasser überbrühen. Man lässt den Tee noch 10 Minuten ziehen, seiht ab und trinkt über den Tag verteilt 3 kleine Tassen, jeweils vor den Mahlzeiten.
Hinweis: Hilfreich bei kolikartigen Schmerzen der Leber.

Dost

s. Mittel bei Allergien der Atemwege, S. 248

Tee: Ebd.
Hinweis: Gutes Mittel bei Leberbeschwerden mit Durchfall und Blähungen.

Enzian

s. Mittel bei Grippe (Influenza), S. 105

Tee: s. Mittel bei Leibschmerzen, S. 186
Hinweis: Während der Schwangerschaft und bei zu hohem Blutdruck sollte man auf ein anderes Mittel ausweichen. Hilft bei Leber- und Gallenerkrankungen, wenn gleichzeitig eine Magenfunktionsstörung besteht.

Erdbeere

s. Mittel bei Anämie, S. 328

Tee: Ebd.
Beerenkur: Ebd.
Hinweis: Hilft der Leber bei der Entgiftung und beim Wiederaufbau, vor allem bei Entzündungen von Leber und Galle sowie bei Gallensteinen.

Gelbwurz (Curcuma longa)

Wirkstoffe: Ätherische Öle, Kurkumin, Stärke, Pentosan
Wirkung: Galletreibend, regt die Sekretion der Leberzellen an, krampflösend

Gewürz: Vor jeder Mahlzeit 0,1–0,2 g des Pulvers auf eine Oblate geben und essen.
Hinweis: Traditionelles Heilmittel bei Gelbsucht, darf aber bei Gallensteinen nur unter fachkundiger Anweisung verwendet werden.

Heilmittel	*Anwendungsweise*

Kartoffel

s. Aufbau- und Stärkungsmittel, S. 27

Roher Saft: Ebd.
Auflage: s. Mittel bei Koliken (Gallenkolik), S. 180
Hinweis: Der Saft reinigt und unterstützt die Leber und Gallenwege, die Auflage nimmt die Schmerzen.

Lein, Flachs

s. Mittel bei Halsschmerzen, S. 79

Auflage: s. Mittel bei Zahnschmerzen, S. 173.
Tee: s. Mittel bei Leibschmerzen, S. 187.
Hinweis: Nimmt die Schmerzen bei Leberschwellungen.

Löwenzahn

s. Mittel bei Nahrungsmittelallergie, S. 259

Tee: Ebd.
Hinweis: Regt stark die Tätigkeit der Verdauungsdrüsen an, hilft somit, kleinere Steine auszutreiben (vor allem zusammen mit Brennnessel), darf aber nicht bei Verschluss der Gallenwege verwendet werden.

Mariendistel (Silybum marianum)

Wirkstoffe: Bitterstoffe, ätherische Öle, Tyramin, Histamin, Flavone, Silymarin
Wirkung: Schützt und regeneriert die Leber, entgiftend, krebsfeindlich
Hinweis: Empfehlenswertes Mittel bei Fettleber. Schützt die Leber vor Folgeschäden bei Hepatitis.

Tee: Man übergießt 2 TL der Früchte mit $1/4$ l kochendem Wasser. Nachdem der Tee noch 10–20 Minuten gezogen hat, wird abgeseiht. Man trinkt davon morgens nüchtern, $1/4$ Stunde vor dem Mittagessen und abends vor dem Schlafengehen jeweils 1 Tasse.
Homöopath. Zubereitung: *Carduus marianus*, Urtinktur aus reifen Samen 1/3.

Rettich (Raphanus sativus)

Wirkstoffe: Senfölglykoside, Rhodanwasserstoff, Vitamin C
Wirkung: Der Saft wirkt galletreibend und hilft so bei Entzündungen der Gallenwege und vorbeugend bei Neigung zu Stein- und Grießbildung.

Saft: Man gewinnt den Saft entweder mit Hilfe eines Entsafters oder indem man den Rettich mit einem Reibeisen schabt. Anfänglich trinkt man 100 g nüchtern. Nach ungefähr 3 Tagen steigert man die Tagesgabe auf 400 g. Anschließend wird wieder langsam auf 100 g reduziert.
Hinweis: Sollte kurmäßig angewendet werden.
Homöopath. Zubereitung: *Raphanus sativus*, Urtinktur aus frischen Wurzeln 1/3.

Ringelblume

s. Mittel bei Halsschmerzen, S. 80

Tee: Ebd.
Hinweis: Hilfreich bei entzündeter Gallenblase und Hepatitis.

Heilmittel	Anwendungsweise
Tausendgüldenkraut s. Aufbau- und Stärkungsmittel, S. 30	Tee: Ebd. **Hinweis:** Eines der besten Lebermittel, sollte immer mitverwendet werden.
Vogelmiere s. Hustenmittel, S. 68	Tee: Ebd. **Hinweis:** Der Tee hat eine sofort einsetzende schmerzlindernde Wirkung bei Leberstauungen. **Homöopath. Zubereitung:** *Stellaria media*, Urtinktur aus frischen, blühenden Pflanzen 1/2.
Wegwarte s. Mittel bei Vergiftungskopfschmerzen, S. 128	Tee: Ebd. **Hinweis:** Hilft, wenn zur Lebererkrankung die typischen Stimmungstiefs auftauchen.

BEWÄHRTE KRÄUTERMISCHUNG

Bei Leberentzündung: 20 g Bibernelle, 40 g Blutwurz, 15 g Wermut, 15 g Löwenzahn.
Bei geschwollener Leber: 15 g Hopfen, 20 g Löwenzahn, 10 g Andorn, 15 g Ringelblume.
Bei Gelbsucht: 20 g Berberitze, 30 g Löwenzahn, 20 g Ringelblume, 20 g Hopfen, 30 g Wermut.
Bei Leberschrumpfung: 30 g Odermennig, 20 g Ringelblume, 30 g Bibernelle, 10 g Tausendgüldenkraut, 10 g Kamille.
Bei verhärteter Leber: 20 g Wegwarte, 10 g Tausendgüldenkraut, 20 g Schöllkraut, 40 g Odermennig, 10 g Enzian.
Bei Leberstechen: 10 g Blutwurz, 25 g Ackerschachtelhalm, 25 g Wermut, 20 g Löwenzahn, 20 g Bibernelle.
Anwendungsweise: Die jeweiligen Kräuter werden gemischt und in der Kaffeemühle pulverisiert. Von diesem Pulver nimmt man 4-mal täglich 1/4 TL und trinkt einen Schluck Mineralwasser hinterher.

Mittel bei Leber- und Gallenbeschwerden

Fertigpräparate	Anwendungsweise
Amara-Tropfen **Wirkstoffe:** Wermut, Wegwarte, Tausendgüldenkraut, Löwenzahn, Enzian, Meisterwurz, Wacholder, Schafgarbe, Salbei **Wirkung:** Leber- und gallestärkend, reguliert den Verdauungsablauf	**Tropfen:** 1 Stunde nach den Mahlzeiten je 10–15 Tropfen **Hinweis:** Bei allen Galle- und Leberschwächen, besonders mit Völlegefühl nach dem Essen, Sodbrennen und Übelkeit.

Fertigpräparate	*Anwendungsweise*
Chelidonium/Berberis comp. Wirkstoffe: Ätherisches Anisöl, Berberitze, ätherisches Kümmelöl, Schöllkraut, Wegwarte, Koloquinte, Lebertran, Leinöl, ätherisches Pfefferminzöl, Rhizinusöl, Weizenkeimöl Wirkung: Reguliert die Verdauungsvorgänge	Kapseln: 2- bis 3-mal täglich 1 Kapsel. Hinweis: Hilfreich bei allen Verdauungsstörungen durch Leberschwäche, beispielsweise Verstopfung, Blähungen, Koliken der Galle.
Chelidonium comp. N Wirkstoffe: Mariendistel, Schöllkraut, Aspidium, Tüpfelfarn, Weide, Hirschzunge, Eselsdistel, Löwenzahn, Brennnessel Wirkung: Regt Leber, Galle, Darm und Bauchspeicheldrüse an	Tropfen: 2- bis 3-mal täglich 10–20 Tropfen, Kinder die Hälfte. Hinweis: Stark entgiftend und aufbauend, auch zur Zusatzbehandlung bei Krebserkrankungen.
Chelidonium-Strath Wirkstoffe: Schöllkraut, Artischocke, Erdrauch, Mariendistel, Löwenzahn Wirkung: Entgiftend, regt den Leberstoffwechsel an, leberschützend, reguliert die Gallentätigkeit	Tropfen: 3-mal täglich 20–30 Tropfen. Hinweis: Hilfreich, um die Leber während Erkrankungen zu stärken und zu schützen, vorbeugend bei Veranlagung zu Gallensteinen.
Choledoron Wirkstoffe: Schöllkraut, Kurkuma Wirkung: Regt die Tätigkeit der Galle an	Tropfen: 2- bis 4-mal täglich 5–10 Tropfen nach dem Essen einnehmen. Hinweis: Hilft, wenn Gallenblase und -wege nicht richtig arbeiten.
Chol-Truw S Wirkstoffe: Schöllkraut D1, Mariendistel, Löwenzahn Wirkung: Regt die Leber- und Gallentätigkeit an	Tropfen: 1- bis 3-mal täglich 5–10 Tropfen, akut bis zu 12-mal täglich 5–10 Tropfen. Hinweis: Bei allen akuten und chronischen Leiden der Galle und Leber.
Hepatik Wirkstoffe: Aloe, Odermenning, Gauchheil, Wegwarte, Schöllkraut, Leberblümchen, Quassia, Löwenzahn, Zink Wirkung: Versorgt die Leber mit den Substanzen, die sie für eine normale Funktion braucht, stärkt und schützt zusätzlich die Verdauungsorgane	Tropfen: 1- bis 2-mal täglich 10–20 Tropfen, am besten in einer Tasse Wegwartentee. Hinweis: Gutes Mittel bei allen Leber-Galle-Erkrankungen, auch bei Leberzirrhose versuchen.

Fertigpräparate	Anwendungsweise
Hepatodoron s. Mittel bei Verstopfung, S. 373	**Tabletten:** Ebd. **Hinweis:** Als Zusatzmittel bei jeder Erkrankung der Leber oder auch, wenn die Leber besonders stark sein muss.
Legalon 140 **Wirkstoff:** Mariendistel **Wirkung:** Stärkt, unterstützt, regeneriert und stabilisiert die Leberfunktion	**Kapseln:** 3-mal täglich 1 Kapsel zu Anfang der Behandlung und bei besonders schweren Fällen, nach Besserung 2-mal täglich 1 Kapsel. **Hinweis:** Bei allen toxischen und chronischen Lebererkrankungen und bei Leberzirrhose empfehlenswert.
Natrium sulfuricum D 6 s. Mittel bei Vergiftungskopfschmerzen, S. 130	**Tabletten:** In diesem Fall lutscht man über den Tag verteilt 6 Tabletten. **Hinweis:** Löst Gallensteine.
Poikicholan 100 **Wirkstoff:** Mariendistel **Wirkung:** Stärkt und schützt die Leber	**Tabletten:** Zu Behandlungsbeginn und in schweren Fällen 2-mal täglich 2 Tabletten, später 2-mal 1. **Hinweis:** Hilfreich zur begleitenden Behandlung bei Hepatitis und Leberzirrhose.

Es gibt Kinder, die schon zuckerkrank zur Welt kommen. Andere erleiden durch eine schwere Infektion eine Schädigung der Inselzellen in der Bauchspeicheldrüse und werden durch den Ausfall des Insulins zum Diabetiker. In neun von zehn Fällen ist die Krankheit aber ein typisches Altersleiden: Zu üppiges Essen, verbunden mit übermäßigem Stress, überfordern die Bauchspeicheldrüse so lange, bis sie erschöpft ist (s. *Stress*). Wahrscheinlich ist das Heer der Menschen mit einem zu hohen Blutzuckergehalt noch viel größer als geschätzt. Viele wissen nämlich nicht um die Gefahr, in der sie schweben.

Ein gesunder Mensch hat einen ziemlich stabilen Blutzuckerspiegel von etwa hundert. Das heißt, in hundert Gramm Blut befinden sich hundert Milligramm Zucker. Alles, was darüber hinaus angeboten und was durch Stress ins Blut zurückgerufen wird, schafft das Insulin wieder weg. Es verstaut den Zucker abrufbereit vorwiegend in der Leber. Fällt dieser »Gegenspieler« nun aus, dann ist das Blut mit Zucker übersättigt. Damit es nicht dick wie Honig wird, müssen die Nieren den Zucker in großen Mengen mit dem Harn ausscheiden. Er kann also nicht mehr gespeichert werden und fehlt deshalb, sobald er bei Anstrengungen in den Muskeln gebraucht wird. Der Diabetiker ist der fehlenden Energie wegen rasch müde. Weil die Nieren vermehrt Harn ausscheiden, hat er fast immer ein starkes Durstgefühl. Obwohl er viel isst, magert der bis dahin meist Übergewichtige ab.

Das alles wäre gegebenenfalls noch hinzunehmen, hätte diese Stoffwechselstörung nicht schlimme Folgen: Bei zwei Drittel aller Herzinfarktpatienten wird erhöhter Blutzucker festgestellt. Nahezu alle unbehandelten Diabetiker leiden unter Arteriosklerose. Wer nicht dafür sorgt, dass sein Blutzucker normale Werte besitzt, muss damit rechnen, dass er »offene Beine« bekommt, Unterschenkelgeschwüre, die nicht mehr heilen wollen; dass er impotent wird; dass seine Lebenserwartung rapide abimmt. Außerdem kann es jederzeit infolge einer Übersäuerung des Blutes zu einem diabetischen Koma oder infolge eines Unterzuckers zum hypoglykämischen Koma, also zur plötzlichen Bewusstlosigkeit, kommen. Deshalb dürfen Diabetiker, die ihre Krankheit nicht behandeln und ihre Zuckerwerte nicht ständig kontrollieren, nicht ans Steuer.

Doch das alles gilt nur für den unbehandelten Diabetes. Die Zuckerkrankheit der Kinder und Jugendlichen kann mit regelmäßigen Insulinspritzen heute so gut unter Kontrolle gehalten werden, dass keinerlei nachteilige Folgen zu erwarten sind. Der Altersdiabetes kann meistens sogar ohne Insulin behandelt und in vielen Fällen auf ganz natürliche Weise geheilt werden. Die Inselzellen der Bauchspeicheldrüse lassen sich aufpäppeln, vor allem dann, wenn man rechtzeitig etwas für sie tut. Eine sol-

che Behandlung verlangt nicht einmal die vielfach befürchtete radikale
Lebensumstellung mit Verzicht auf alles, was Genuss verschafft.

Wichtig ist, dass man schon vor dem Auftreten der Zuckerstoffwechsel-
störung weitgehend auf »leeren« Zucker in der Nahrung verzichtet und
Stress regelmäßig abbaut (s. *Stress*). Allein damit kann die Bauchspeicheldrüse enorm entlastet werden. Diabetiker sollten viel Sport betreiben.
Er senkt den Insulinbedarf. Außerdem gilt es, vor allem um die Fünfundvierzig, Fünfzig, das Gewicht zu reduzieren. Jeder zweite Diabetiker wäre
nach Meinung der Experten nicht zum Patienten geworden, hätte er auf
sein Gewicht geachtet.

Ein altes Volksmittel zur Vorbeugung gegen Diabetes sind grüne Bohnen. Sie enthalten eine Vorstufe des Insulins, das Inulin.

Heilmittel	Anwendungsweise

Alant

s. Hustenmittel, S. 64

Tee: Ebd.
Hinweis: Der Tee – in diesem Fall trinkt man ihn ungesüßt – regt den Stoffwechsel an. Besonders gut bei Diabetes verbunden mit Blutarmut.

Bohne (Phaseolus vulgaris)

Wirkstoffe: Eiweiß, Aminosäure, Kohlehydrate, Mineralstoffe, Glukokinin, Flavone, Cholin
Wirkung: Wassertreibend, blutzuckersenkend
Hinweis: Wirksamstes Mittel zur Senkung des Blutzuckers

Tee: 1 gehäufter EL geschnittene Schalen mit $1/4$ l kaltem Wasser ansetzen und zum Sieden bringen. Man lässt den Tee 3–7 Minuten kochen. Davon trinkt man 2- bis 3-mal täglich $1/4$ l.
Homöopath. Zubereitung: Phaseolus vulgaris, Urtinktur aus der ganzen Pflanze 1/3.

Bohnenkraut

s. Mittel bei Blähungen, S. 362

Tee: Ebd.
Hinweis: In diesem Fall trinkt man anfänglich 3–4 Tassen täglich, reduziert diese Menge nach und nach auf 1 Tasse täglich.
Gewürz: Diabetiker sollten das Bohnenkraut anstelle von Salz und Pfeffer verwenden. Darf aber nicht überdosiert werden.
Hinweis: Der Tee hilft vor allem gegen das Durstgefühl. Das Gewürz entlastet die Bauchspeicheldrüse noch wirksamer.

Brennnessel

s. Mittel bei Grippe (Influenza), S. 105

Tee: Ebd.
Tinktur: Ebd.
Hinweis: Senkt den Blutzucker.

Geißraute (Galega officinalis)

Wirkstoffe: Alkaloide, Flavonoide, Zucker, Fett
Wirkung: Senkt den Blutzuckergehalt

Tee: Man nimmt 2 gestrichene TL des Krauts und überbrüht sie mit $1/4$ l kochendem Wasser. 10 Minuten ziehen lassen und abseihen Davon trinkt man über den Tag verteilt $1/4$ l.

Heidelbeere

s. Mittel bei Durchfall, S. 378
Hinweis: Gutes unterstützendes Mittel, das abwechselnd mit anderen angewendet werden sollte

Tee (aus Blättern): Ebd.
Hinweis: Wirkstoffe der Heidelbeerblätter gelten seit jeher als pflanzliches Insulin mit großer Wirksamkeit.

Heilmittel	Anwendungsweise
Holunder s. Schnupfenmittel, S. 50	**Tee** (aus den Blättern): Man nimmt 2 gestrichene TL der Blätter und setzt sie mit $1/4$ l kaltem Wasser an. Das bringt man zum Sieden und seiht gleich ab. Davon trinkt man über den Tag verteilt $1/4$ l.
Kartoffel s. Aufbau- und Stärkungsmittel, S. 27	**Kartoffelbreikur:** Man isst 1 Woche lang täglich Kartoffelbrei, abwechselnd mit Milch, Joghurt, Butter oder Rahm. **Hinweis:** Zusatzmittel zur Regulierung eines übersäuerten Magens.
Klette s. Hustenmittel, S. 66	**Tee:** Ebd. **Hinweis:** Wirkt zuverlässig, indem es den Blutzucker senkt.
Kraut s. Aufbau- und Stärkungsmittel, S. 27 **Hinweis:** Die im Kraut vorhandenen Kohlehydrate kann der Diabetiker ohne Steigerung des Zuckerspiegels aufnehmen.	**Sauerkraut:** Ebd. **Frischgemüse:** Neben dem Sauerkraut sollten Diabetiker wöchentlich wenigstens 1-mal ein Krautgericht (roh oder gekocht) zu sich nehmen.
Löwenzahn s. Mittel bei Nahrungsmittelallergie, S. 259	**Tee:** Ebd.
Ölbaum s. Mittel bei Ohrenschmerzen, S. 87	**Tee:** Ebd.
Rote Johannisbeere (Ribes rubrum) **Wirkstoffe:** Vitamin C, Hexosen, Säuren, Pektin, Invertin **Wirkung:** Belebend, regt die Darmtätigkeit an, korrigiert Diätmängel	**Frischsaft:** Vom rohen, ungesüßten Saft trinkt man täglich 2–3 Gläser. **Hinweis:** Stoppt das Durstgefühl.
Spargel s. Mittel bei Herzschwäche, vegetativer Dystonie, S. 348	**Gemüse/Suppen:** 1-mal wöchentlich sollte zur entsprechenden Zeit ein Spargelgericht auf dem Speiseplan stehen. **Hinweis:** Kohlehydrate, die den Zuckerspiegel nicht erhöhen.

Heilmittel	Anwendungsweise

Walnuss

s. Aufbau- und Stärkungsmittel, S. 32

Tee: Ebd.

Wintergrün (Pirola umbellata)

Wirkstoffe: Glykoside, Bitterstoffe, Tannin, Säure, Harze, Fett, Gerbstoffe
Wirkung: Zuckersenkend, beruhigend, leicht abführend

Tee: 1 TL Blätter mit 1 Tasse kochendem Wasser überbrühen und gleich abseihen. Man trinkt täglich 2 Tassen ungesüßt.
Hinweis: Empfiehlt sich als Teekur über einen Monat.
Homöopath. Zubereitung: *Chimaphila umbellata,* Urtinktur aus frischen, blühenden Pflanzen 1/3.

Mittel bei Diabetes

Fertigpräparate	Anwendungsweise

Gefäßmittel (ISO)

Wirkstoffe: Kalziumfluorat B12, Kaliumphosphat D6, Magnesiumphosphat D6, Feuerstein D12
Wirkung: Fördert die arterielle Durchblutung

Tabletten: Man nimmt täglich 3–5 Tabletten.
Hinweis: Löst Blutblockaden, die ein gesundes Funktionieren der Bauchspeicheldrüse verhindern.

Glucorect N

Wirkstoffe: Gold D12, Virginischer Schneeflockenstrauch D3, Eichhornia D2, Magnesium D1, Mangan D6, Phosophor D10, Zinksulfat, Artischocke, Jambulbaum
Wirkung: Reguliert die Leber- und Bauchspeicheldrüsenfunktion, regt die Tätigkeit der Bauchspeicheldrüse und der Leber an, reguliert die Bildung und Abgabe des Insulins, senkt den Blutzucker

Tropfen: Erwachsene nehmen 3- bis 4-mal vor dem Essen 20 Tropfen, Schulkinder 10–15.
Hinweis: Gutes unterstützendes Mittel bei *Diabetes mellitus* und all seinen Begleiterscheinungen.

Insulin Spl. Tropfen

Wirkstoffe: Insulin D2, Löwenzahn D1, Knoblauch D1, Arsen D2, Adrenalin D4, Frauenmantel D1, Jambulbaum, Maisgriffel, Heidelbeeren, Strychninnitrat D2, Phosphorsäure D1
Wirkung: Stimuliert die insulinbildenden Zellen zur Produktion, stärkt Leber, Nieren und Gefäßwände, reguliert den Wasserhaushalt

Tropfen: 1- bis 3-mal täglich vor dem Essen 10–20 Tropfen auf 1 Glas Wasser.
Hinweis: Empfehlenswertes Begleitmittel bei *Diabetes mellitus*, bessere Wirkung noch in der Kombination mit Phaseolus Spl. Tropfen.

Fertigpräparate	*Anwendungsweise*

Phaseolus Spl. Tropfen

Wirkstoffe: Buschbohne D2, Löwenzahn D3, Wintergrün D2, Walnuss D3, Meerzwiebel D2, Buchenholzteer D4, Mariendistel, Sarsaparilla D4
Wirkung: Reguliert Darm-, Leber- und Bauchspeicheldrüsenfunktionen, nimmt den Juckreiz und reguliert die Harnausscheidung

Tropfen: 1- bis 3-mal täglich 10–15 Tropfen.
Hinweis: Reguliert die Funktion der Bauchspeicheldrüse und verbessert die Nebenerscheinungen wie Juckreiz, verminderten Harn, Ödeme und Pustelbildung bei *Diabetes mellitus*.

Achtung: Die oben aufgeführten Medikamente wirken stark zuckersenkend. Sie können bei zerstörter oder nicht funktionsfähiger Bauchspeicheldrüse das Insulin nicht ersetzen, helfen aber bei erschöpfter Bauchspeicheldrüse. Zur Vermeidung von Unterzucker sind regelmäßige Kontrollen nötig.

Weitere empfehlenswerte Mittel

Bufomarin (Tropfen). Krötengiftlösung, regt die Bauchspeicheldrüse an.
Cefamelit (Tropfen). Jambulbaumextrakt, gutes zusätzliches Mittel.
Diabetiker-Tee (Tee). Kräutermischung, unterstützt jede andere Therapie.
Pankreas-Gastreu R 72 (Tropfen). Homöopath., gut für erschöpfte Bauchspeicheldrüse.
Pankreaticum Hewert (Tropfen). Kräutertinkturen, gut bei Altersdiabetes.

Besonders deutlich sieht man es morgens beim Blick in den Spiegel: Die Augenlider sind angeschwollen – ein Zeichen dafür, dass die Nieren mit einer besonderen Belastung des Vortags nicht fertig geworden sind oder dass sie, durch eine Infektion geschwächt, ihre volle Leistung nicht bringen können. Im Gewebe haben sich Giftstoffe und Wasser angesammelt.

Zu allen Zeiten hat die Heilkunst den Nieren ihre besondere Aufmerksamkeit gewidmet. Denn sie sind nicht nur die Kläranlagen des Körpers, die alles aus dem Blut herausfiltern, was zu viel oder gar schädlich sein könnte, was sich an natürlichem Abfall angesammelt hat und ausgeschieden werden muss. Sie regulieren zugleich den Wasserhaushalt, indem sie dem Blut Flüssigkeit entziehen, und sie pendeln damit das Verhältnis zwischen Säuren und Basen ein. Bis zu dreihundert Mal am Tag muss die gesamte Blutmenge durch die Nieren fließen. Das sind bis zu fünfzehnhundert Liter täglich – ein Riesenpensum.

Gefährdet sind die Nieren dabei durch zwei Umstände. Durch ihre Lage im unteren Rückenbereich befinden sie sich in dem bei den meisten Menschen am schlechtesten durchbluteten Körperteil. Die Nierengegend ist fast immer kalt. Hier sammelt sich nach Anstrengung auch mit Vorliebe kalter Schweiß. Wird die Unterwäsche nicht sofort gewechselt, trägt man einen nasskalten Umschlag direkt auf den Nieren, und die Durchblutung wird noch mehr gedrosselt. Weil aber der Rücken bei nahezu allen Maßnahmen zur Stärkung der Gesundheit vernachlässigt wird, kommt es dort nicht zur nötigen Reaktion: Die Blutgefäße bleiben verschlossen, der Blutfluss geschwächt.

Sodann droht den Nieren Gefahr von Blase und Harnleiter, der bei Frauen sehr viel kürzer ist als bei Männern, wodurch sie erkrankungsanfälliger sind. Zu leicht gelangen Krankheitserreger über den Harnleiter und die Blase hinauf zu den Nieren. In solchen Fällen handelt es sich dann meistens um Komplikationen einer Erkältung, die nur oberflächlich behandelt wurde: Wenn der Schnupfen scheinbar geheilt ist, setzt die Harnwegsinfektion ein, der »Blasenkatarrh« oder die Nierenbeckenentzündung. Nierenerkrankungen und die damit verbundenen Funktionsstörungen sind deshalb so gefährlich, weil damit die Entgiftung des Körpers unvollständig besorgt wird, gleichzeitig der Körper aber auch wertvolle Stoffe verliert, beispielsweise Eiweiße und Blutkörperchen. Die erkrankten Nierengefäße sind zu durchlässig geworden. Am Eiweiß im Darm – er ist dann weißlich trübe – lassen sich Nierenerkrankungen erkennen.

Mehr und mehr neigt die moderne Heilkunst zur Einsicht, dass die Ärzte früher doch Recht hatten, wenn sie immer wieder die Ausscheidungsorgane, speziell die Nieren, für viele Erkrankungen verantwortlich machten und deshalb an den Beginn jeder Behandlung neben die Stärkung von

Herz und Kreislauf die Kräftigung der Nierenfunktion stellten. Wenn die Nieren ihre Arbeit nicht unbehindert leisten können, so sagten schon Hippokrates und Galenos, dann bekommt der eine eine unreine Haut, der andere Rheuma, der Dritte Magenbeschwerden, der Vierte ein Lungenleiden. Immer machen sich die im Blut zurückgehaltenen Gifte an der Schwachstelle eines Menschen bemerkbar. Es hätte deshalb wenig Sinn, die Lunge, den Magen oder die Hautunreinheiten zu behandeln, solange nicht die eigentliche Ursache, die Funktionsstörung der Nieren, behoben ist.

Einmal im Jahr, möglichst im Frühjahr, sollte jeder eine Nierenkur durchführen. Sie muss in einer gründlichen »Durchspülung« der Nieren mit den entsprechenden Nierentees, in einer allgemeinen Blutreinigung und in einer deutlichen Entlastung der Nieren bestehen. Das heißt: wenig oder, noch besser, für zwei oder drei Wochen überhaupt kein Fleisch und bestenfalls Spuren von Salz. So wie diese vorbeugende Maßnahme sieht auch die Behandlung von Nieren-, Blasen- und Harnleitererkrankungen aus. Sie braucht aber zusätzlich Wärme, möglichst sogar Bettruhe.

Heilmittel	*Anwendungsweise*

Ackerschachtelhalm

s. Aufbau- und Stärkungsmittel, S. 24

Tee: Ebd.
Hinweis: Hilfreich bei Blut im Urin, vorbeugend bei Kalziumnierensteinen und allen chronischen Entzündungen der Niere und Blase.

Birke

s. Mittel bei Nierenkolik, S. 181

Tee: Ebd.
Hinweis: Hilfreich bei allen akuten Leiden von Blase und Nieren, reinigt die Nieren, ohne zu reizen.

Bärentraube (Uva-ursi)

Wirkstoffe: Gerbstoffe, Arbutin, Fiavonglykoside, organische Säuren
Wirkung: Entgiftet die Niere, reinigt und entgiftet die Blase und die ableitenden Harnwege

Tee: 1–2 TL der Blätter mit $1/4$ l kaltem Wasser 12–24 Stunden beiseite stellen. Man sollte während dieser Zeit gelegentlich umrühren. Nach dem Abseihen wird der Tee auf Trinktemperatur erwärmt. Man nimmt davon 1 Woche lang 2- bis 3-mal täglich 1 Tasse.
Hinweis: Hilft bei Entgiftung der Nieren, der Blase und der ableitenden Harnwege. Besonders gut bei akuten Entzündungen der Harnblase, die durch Erkältung verursacht wird, bei bakteriellen Infektionen und bei Bettnässen und nervöser Blase.

Berberitze

s. Mittel bei Leber- und Gallenbeschwerden, S. 384

Tinktur: Ebd.
Hinweis: Gutes Zusatzmittel bei Nierenkoliken, -blutungen und -beckenentzündung. Sollte man bei allen chronischen Nierenleidem immer zusätzlich nehmen.

Bohne

s. Mittel bei Diabetes, S. 392

Tee: Ebd.
Hinweis: Empfehlenswert bei Harnverhalten, Blasen- und Nierenentzündungen.

Borretsch

s. Mittel bei Herzschwäche, vegetativer Dystonie, S. 346

Tee: Ebd.
Hinweis: Hilft zusätzlich zu anderen Mitteln bei Nierenentzündungen.

Brennnessel

s. Mittel bei Grippe (Influenza), S. 105

Tee: Ebd.
Tinktur: Ebd.
Saft: Ebd.
Hinweis: Gibt Kraft, stärkt und entgiftet die Nieren und hilft so bei Steinen, Ödemen und allgemein schwacher Nierenleistung.

Heilmittel	Anwendungsweise

Brunnenkresse

s. Mittel bei Nahrungsmittelallergie, S. 258

Frischsaft: Ebd.
Tee: Ebd.
Gewürz: Ebd.
Hinweis: Hilft bei allen Nieren- und Blasenerkrankungen, die durch mangelnde Nierentätigkeit verursacht werden. Der Tee darf jedoch nicht überdosiert werden, da die Wirkung sonst ins Gegenteil umschlagen kann.

Goldrute

s. Mittel bei Halsschmerzen, S. 78

Tee: Ebd.
Hinweis: Empfehlenswertes Mittel bei Blasen- und Nierenentzündungen mit schmerzhafter Harnentleerung, Wasserstauungen und Drüsenschwellungen (besonders chronischen). Die Goldrute erhöht nicht nur die auszuscheidende Harnmenge mengenmäßig, sondern auch qualitativ, das heißt, mit ihrer Hilfe scheidet man mehr Abfallstoffe über den Harn aus.

Heckenrose

s. Schnupfenmittel, S. 50

Tee: Ebd.
Mus: Ebd.
Hinweis: Unterstützt bei Herzerkrankungen die Niere bei der Wasserregulation (Ödeme).

Indischer Blasen- und Nierentee (Onhosiphon stamineus)

Wirkstoffe: Ätherisches Öl, Saponine, Glykoside, Gerbstoffe
Wirkung: Entwässernd, wassertreibend, krampflösend, antibakteriell, antiviral

Tee: Man setzt 1 gestrichenen EL der Blätter mit $1/4$ l kaltem Wasser an und lässt den Ansatz unter gelegentlichem Umrühren 8–12 Stunden ziehen. Nach dem Abseihen wird der Tee auf Trinktemperatur erwärmt. Man trinkt 2–3 Tassen pro Tag.
Hinweis: Gilt als eines der besten Desinfektionsmittel der Blase und der ableitenden Harnwege. Besonders gut bei der so genannten Schrumpfniere.

Johanniskraut

s. Mittel bei Grippe (Influenza), S. 106

Tee: Ebd.
Tinktur: Ebd.
Öl: s. Mittel bei Trigeminusneuralgie, S. 142.
Hinweis: Gilt zusammen mit Löwenzahn als das klassische Bettnässerkraut. Bei schwacher nächtlicher Blase reicht es oftmals, den Unterleib und den Lendenbereich vor dem Schlafengehen mit dem Öl einzureiben.

Heilmittel	Anwendungsweise

Labkraut

s. Mittel bei Kontaktallergien, S. 264

Tee: Ebd.
Hinweis: Bei erkältungsbedingten schmerzhaften Nieren- und Blasenerkrankungen.

Löwenzahn

s. Mittel bei Nahrungsmittelallergie, S. 259

Tee: Ebd.
Hinweis: Hilft zusammen mit Johanniskraut, die nächtliche Blasenschwäche zu bessern; wirksam bei trüben, sauer stinkendem Urin.

Spargel

s. Mittel bei Herzschwäche, vegetativer Dystonie, S. 348

Spargelwasser: Ebd.
Hinweis: Empfehlenswert bei Ödemen und zum Ausspülen von Ablagerungen; Gichtprophylaxe.

Wintergrün

s. Mittel bei Diabetes, S. 394

Tee: Ebd.
Hinweis: Desinfiziert die ableitenden Harnwege und eignet sich besonders gut bei Blasen- und Nierenkatarrh.

Zwergpalme (Sabal serrulata)

Wirkstoffe: Ätherische Öle, Enzyme, Gerbstoff, Harze, Sitosterine
Wirkung: Entkrampfend, weitet den Blasenhals, reguliert und stabilisiert diesen

Homöopathisch: D 3
Hinweis: Die Zwergpalme gilt als der pflanzliche Katheder und hilft bei Blasen- und Prostataleiden. Sie weitet die Harnröhre, wodurch Steine besser abgehen können.

BEWÄHRTE KRÄUTERMISCHUNG

Bei Nierenentzündung: 10 g Johanniskraut, 20 g Stechpalme, 15 g Bibernelle, 30 g Gelbe Taubnessel, 25 g Gänsefingerkraut.
Bei chronischer Nierenentzündung: 15 g Bibernelle, 15 g Stechpalme, 25 g Johanniskraut, 25 g Frauenmantel, 20 g Quecke.
Anwendungsweise: Die jeweils angegebenen Kräuter werden gemischt. Man setzt dann 30 g der Mischung mit je 1 l Wasser kalt an und erhitzt zum Sieden. Nachdem der Tee 10 Minuten gezogen hat, seiht man ab und trinkt davon 1 l pro Tag.

Fertigpräparate	Anwendungsweise

Cystinol

Wirkstoffe: Birkenblätter, Schachtelhalm, Goldrute, Bärentraube
Wirkung: Entzündungswidrig, schleimhautstärkend, antibakteriell

Flüssigkeit: Erwachsene nehmen 3-mal täglich 1 Messkappe, Kinder ab 12 Jahre 2-mal täglich.
Hinweis: Hilft bei Reizblase, Entzündungen der Blase und Niere, Entzündungen der Harnröhre bei Kathederpatienten.

Ds-Urtica-Komplex

Wirkstoffe: Veilchen, Birke, Weißdorn, Fenchel, Wacholder, Löwenzahn, Sonnenhut, Sarsaparilla, Sonnenhut
Wirkung: Harntreibend, entgiftend

Tabletten: 3-mal täglich 1–2 Tabletten.
Hinweis: Empfehlenswertes Mittel bei Hauterkrankungen und Allergien, wenn die Giftstoffe über die Nieren ausgeleitet werden müssen.

Herniol

Wirkstoffe: Bärentraube, Bruchkraut
Wirkung: Entzündungshemmend, harntreibend, entspannt die Blasenmuskulatur, krampflösend, ausleitend

Tropfen: Erwachsene nehmen 3- bis 5-mal täglich 30–50 Tropfen, Kinder 10–30.
Hinweis: Hilfreich bei entzündlichen Blasen- und Nierenerkrankungen, wie Blasen- oder Harnröhrenentzündung.

Hevert-Blasen-Nieren-Tee

Wirkstoffe: Lindenblüten, Orthosiphon, Bärentraube, Birke, Bohnen, Ackerschachtelhalm, Hauhechel, Quecke, Kornblume
Wirkung: Harntreibend, entkrampfend, entzündungswidrig

Tee: 1 Filterbeutel oder 2 TL der Kräuter mit einer großen Tasse kochendem Wasser überbrühen, 10 Minuten ziehen lassen und täglich 3 Tassen trinken, akut alle 2 Stunden 1 Tasse.
Hinweis: Zum Durchspülen der Nieren bei bakteriellen, entzündlichen und krampfartigen Erkrankungen der Harnwege, wie Blasenentzündung, Nierenbecken- und Harnröhrenentzündung.

Juniperus/Berberis comp.

Wirkstoffe: Kalmus, ätherisches Anisöl, Berberitze, ätherisches Eukalyptusöl, ätherisches Fenchelöl, Kampfer, Lebertran, ätherisches Wacholderöl, Leinöl, ätherisches Pinienöl, Rhizinusöl, Goldrute D3, Lärchenharz, ätherisches Pinienöl, Weizenkeimöl
Wirkung: Ausleitend, harntreibend, durchspülend

Kapseln: 1- bis 3-mal täglich 1–2 Kapseln nach dem Essen.
Hinweis: Gutes Vorbeugemittel bei Steinleiden und zur Stärkung der Nieren.

Kalium sulfurIcum D6

s. Mittel bei chronischen Schmerzen, S. 209

Tabletten: Ebd.
Hinweis: Befreit die Nieren von Hamsäure und Steinen.
Tropfen: Ebd.

Fertigpräparate	*Anwendungsweise*

Kupfersalbe rot

s. Mittel bei Erfrierungen, S. 169

Salbe: Ebd.
Hinweis: Regt die Nierenenergie an. Die Salbe in der Nierengegend und an den Füßen mehrmals täglich einreiben.

Nettidiath

s. Mittel bei Vergiftungskopfschmerzen, S. 130

Tabletten: Ebd.
Hinweis: Empfehlenswertes Mittel bei allen Nieren- und Blasenleiden. Reinigt die Nieren und die ableitenden Harnwege.

Nieren-Blasentropfen (Cosmochema)

Wirkstoffe: Berberitze D 3, Winterschachtelhalm D 3, Goldrute D 2, Hanfartiger Hundswürger D 2, Wacholder D 4, Kiefernterpentin D 6, Brennnessel D 3, Hydragyrum bichloratum D 4, Kaliumarsenat D 4, Muskatnuss D 4, Ignatiusbohne D 4, Spanische Fliege D 4, Krapp D 3, Bruchkraut D 2, Koloquinte D 4, Bukko DB, Grießwurz D 3, Bleisäure D 10, Zwergpalme D 3, Bienengift D 10, Meerzwiebel D 2, Espe D 2, Pfeffer D 3, Petersilie D 3, Silbernitrat D 8, Wintergrün D 3, Niere D 10, Harnblase D 10
Wirkung: Stärkt und säubert Nieren und Blase.

Tropfen: Für die Langzeitbehandlung nimmt man 2- bis 4-mal täglich 16 Tropfen vor dem Essen. Kinder unter 6 Jahren bekommen ab dem 3. Lebensjahr 5 Tropfen täglich.
Hinweis: Gutes Mittel bei Schließmuskelschwäche der Blase, Reizblase und Bettnässen, besonders auch nach Entbindungen.

Pascorenal

Wirkstoffe: Biene, Copaivabalsam D 3, Hundswürger, Winterschachtelhalm, Christrose, Wacholder, Petersilie, Sarsaparille
Wirkung: Steigert die Harnbildung und Ausscheidung

Tropfen: Am 1. Tag 2- bis 3-mal 3 – 5 Tropfen, dann jeden Tag um 1 Tropfen steigern, bis man 3-mal 15 – 20 Tropfen nimmt.
Hinweis: Hilfreiches Mittel bei Ödemen, Blasen- und Nierenentzündungen einschließlich Nierenbeckenentzündung. Sollte nicht bei Überempfindlichkeit gegen Bienengift, bei vorgeschädigter Niere und in der Schwangerschaft genommen werden.

Reneel

Wirkstoffe: Berberitze D 2, Salpetersäure D 4, Spanische Fliege D 5, Bleiazetat D 6, Grießwurz D 3, Zwergpalme D 2, Ätzstoff D 4, Tonerde D 12
Wirkung: Stärkt, reinigt und schützt Blase, Harnwege und Nieren.

Tabletten: Im Normalfall lutscht man 3-mal täglich 1 Tablette, bei akuten Schmerzen kann man alle 15 Minuten 1 Tablette nehmen.
Hinweis: Gutes Mittel bei allen entzündlichen Erkrankungen im Bereich der ableitenden Harnwege.

Fertigpräparate	Anwendungsweise

Renodoron

Wirkstoff: Flintstein D 15
Wirkung: Harntreibend, ausleitend, nierenstärkend

Tabletten: 3-mal täglich 1–2 Tabletten.
Hinweis: Als Begleitmittel und zur Vorsorge bei allen chronischen Nierenleiden und bei Steinbildung.

Solidagoren N

Wirkstoffe: Goldrute, Gänsefingerkraut, Ackerschachtelhalm
Wirkung: Steigert die Bildung und Ausscheidung der Harnmenge, senkt den renalen Bluthochdruck, entzündungswidrig

Tropfen: 3-mal täglich 20–30 Tropfen.
Hinweis: Eines der wenigen Mittel, das auch Ärzten bekannt ist. Hilft bei allen chronischen und akuten Nierenleiden.

Solidago-Strath comp.

Wirkstoffe: Bruchkraut, Orthosiphon, Sägepalme, Riesengoldrute, Maisgriffel
Wirkung: Stärkt die Nieren und regt deren Tätigkeit an, fördert die Harnausscheidung und damit die Ausschwemmung; stärkt und beruhigt die Blasenmuskulatur, entzündungswidrig

Tropfen: 3-mal täglich 20–30 Tropfen vor dem Essen.
Hinweis: Empfehlenswertes Mittel bei allen Nieren- und Blasenleiden.

Urotruw S

Wirkstoffe: Stefanskörner D 3, Espe D 1, Küchenschelle D 4, Sägepalme D 1, Smilax, Goldrute
Wirkung: Entkrampfend, schmerzstillend, reguliert die Harnbildung und -abgabe

Tropfen: 1- bis 3-mal täglich 5 Tropfen, akut alle $1/2$–1 Stunde
Hinweis: Empfehlenswertes Mittel bei Nieren- und Blasenentzündung sowie bei Nierenbeckenentzündung.

Uva ursi-Complex

Wirkstoffe: Bärentraube D 3, Waldrebe D 3, Johanniskraut D 2, Spitzwegerich D 2, Süßer Sumach D 5
Wirkung: Reguliert und stabilisiert die Harnabgabe

Tropfen: 2-mal täglich 20 Tropfen
Hinweis: Hilfreich vor allem bei Reizblase, häufigem Harndrang, besonders nachts.

10 Zivilisationskrankheiten

Niemand möchte alt werden – aber alle wollen möglichst lange leben. Die Lebenserwartung des Menschen hat sich in den letzten Jahrzehnten deutlich erhöht. Immer mehr Menschen erreichen das hohe Alter von achtzig, neunzig oder gar hundert Jahren. Doch die Zahlen täuschen. Der moderne Mensch ist nicht gesünder geworden. Wenn uns aber ein hohes Alter als Lebensziel vor Augen schwebt, dann ist damit immer auch der Wunsch verbunden, vor Krankheit, Siechtum, vor Gebrechen und Behinderung verschont zu bleiben. Wer lange leben will, möchte möglichst lange jung, vital, leistungsfähig bleiben. Nicht die letzten, durch vielerlei Einschränkungen wenig attraktiven Jahre sollen verlängert werden, sondern die Jahre im Vollbesitz der Kräfte.

Das Dilemma unserer Tage angesichts solcher Vorstellungen: Es gelingt uns zwar vielfach, mit fünfzig Jahren so auszusehen, als wären wir erst vierzig, doch sieht man einmal davon ab, dass wir ein jugendliches Erscheinungsbild länger bewahren und die Wechseljahre um Jahre hinausschieben können, machen sich typische Anzeichen des Alters wesentlich früher bemerkbar. Krankheiten wie Diabetes, Arteriosklerose, manche Krebserkrankungen, chronische Bronchitis, Abwehrschwäche, Alzheimer, geistige Müdigkeit und Osteoporose sind längst nicht mehr alten Menschen vorbehalten, sondern suchen schon jene heim, die mitten im Berufsleben stehen. Ohne Zweifel hängt dieses vorzeitige Altern mit dem zu hektischen Leben zusammen, mit falscher Ernährung und einer Reihe anderer Verhaltensfehler, die entweder einen vorzeitigen Verschleiß oder ein Verkümmern nach sich ziehen. Unsere eigentlichen Leiden, die chronischen Erkrankungen, das, was uns heute alt und siech macht, sind nahezu ausnahmslos Wohlstandsleiden, Zivilisationskrankheiten. In Notzeiten gab es sie kaum. Bei Naturvölkern und im Tierreich sind sie praktisch unbekannt.

Andererseits: Wäre das Leben überhaupt lebenswert, wollte man auf alles verzichten, was der Gesundheit eventuell schadet? Ist es nicht erstrebenswerter, ein paar Jahrzehnte schwungvoll, vital, mit Spass, viel Genuss und großen Leistungen zu leben, als blutleer, enthaltsam, freudlos dem Alter entgegenzugehen? Außerdem: Ist unser Leben letztlich nicht vorprogrammiert? Besitzt nicht jede einzelne Körperzelle eine innere Uhr, die unerbittlich und unaufhaltsam abläuft, auch wenn wir noch so gesund, vernünftig, »schonend« leben? In solcher heute weit verbreiteten Denkweise steckt eine ganze Reihe grundlegender Fehler.

1. Von Natur aus dürfte das Menschenleben – gemessen an biologischen
Alterungsprozessen in der Tierwelt – auf hundertzwanzig Jahre angelegt
sein, und zwar ohne Vitalitätsverlust bereits ab dem fünfundvierzigsten,
fünfzigsten Lebensjahr. Wenn es uns weder gelingt, dieses Alter zu erreichen, noch den viel früher einsetzenden Zerfall der Körper- und Geis-
teskräfte aufzuhalten, machen wir bei unserer Lebensweise nicht nur den
einen oder anderen Fehler, sondern leben ganz offensichtlich von Grund
auf falsch.

2. Lebensverkürzung und Minderung von Vitalität und Gesundheit sind
nicht nur unsere eigene Schuld. Wir müssen büßen, was unsere Vorfahren
verdorben und uns als fehlerhafte Erbanlagen mitgegeben haben. Daran
lässt sich manches korrigieren, aber nicht ganz aus der Welt schaffen.

3. Leistungen, Anstrengungen – aber auch Genuss und Vergnügen – sind
an sich keine lebensverkürzenden Faktoren. Das Leben braucht den Reiz.
Es will ständig gefordert werden. Wo ein Muskel sich nicht mehr anstrengen muss, verkümmert er. Das Gleiche gilt für Organe und Funktionen. So
gehört sicherlich auch der eine oder andere Fehler zum gesunden Leben
– ganz einfach, weil sich der Organismus an ihm üben kann. Krank und alt
macht erst die Überforderung, die ständige Erschöpfung, der Mangel an
Ausgleich und Erholung, die fehlende Freude.

4. Die eigentlichen Altmacher aber heißen übermäßiger, nicht verarbei-
teter Stress – ob er nun von körperlicher oder geistiger Überlastung aus-
geht oder nur eingebildet ist, ob er mit Leid, zu üppigem Essen, be-
drückender Einsamkeit, zu vielen Aufregungen oder partnerschaftlichen
Problemen in Zusammenhang steht. Die fatalen Folgen sind immer die
gleichen: Verschmutzung, Verschleiß, Zerstörung der Gefäße, nervliche
Zerrüttung und nicht ausgeheilte, allzu häufige Erkrankungen.

Dabei spielen die so genannten banalen Infektionen eine besonders verhängnisvolle Rolle. Wird nach einer »Erkältung« die volle Gesundheit
nicht wieder hergestellt, bleiben »Narben« zurück. Wenn sich solche Narben aneinander reihen, ist der Organismus bald nicht mehr in der Lage,
uneingeschränkt zu funktionieren. Dann häufen sich die Funktionsfehler,
erlahmen schließlich die Abwehr- und Säuberungskräfte. Anders gesagt,
nicht die Körperzellen altern, sondern das Versorgungssystem bricht nach
und nach zusammen.

5. Mancher Alterungsprozess könnte gestoppt, vielleicht sogar rückgängig gemacht werden, wären unsere Nahrungsmittel noch heilsam. Doch sie
taugen nicht mehr, die Gesundheit aufrechtzuerhalten oder wieder herzustellen. Was wir falsch machen, wurde an einem Experiment in einem zoo-
logischen Garten deutlich. Dort gab man einem Teil der Tiere das gleiche
Futter wie bisher, mit einem einzigen Unterschied: Das Fleisch, die Bananen, die Rüben waren nicht mehr roh, sondern gekocht. Es schien den
Tieren zunächst recht gut zu bekommen. Sie gediehen prächtig, wuchsen

schneller, wurden größer und zeigten den besseren Appetit. Doch bald offenbarte sich die Kehrseite der veränderten Ernährung. Im besten Alter fingen die Tiere an zu kränkeln. Sie bekamen alle jene Leiden, die man heute zu den Zivilisationskrankheiten zählt: Diabetes, Gicht, Rheuma, Arteriosklerose, Blut-Kreislauf-Erkrankungen, in verstärktem Maß auch Krebs. Die Lebenserwartung der Tiere sank deutlich unter die Norm.

Der Unterschied zwischen roher und gekochter Nahrung ist der, dass die eine »lebt« und die andere »tot« ist. Viele Vitamine, vor allem aber die Enzyme, vertragen keine Hitze. Sie werden zerstört. Damit entfallen die Lebensstoffe, die der Körper zur Heilung, zur Reinigung und zu »Reparaturen« vor allem dann so dringend benötigt, wenn einzelne Organe erschöpft sind.

Das bedeutet aber: Seine Gesundheit, seine Vitalität und Lebenskraft bewahrt sich nicht der Faule, nicht, wer sich besonders schont und jedem Risiko ausweicht, sich in Watte packt und alle Lebensäußerungen auf Sparflamme schaltet. Jung bis ins hohe Alter bleibt nicht, wer von Anstrengungen verschont bleibt, sondern wer sich ihnen stellt nach der Devise: Fange nie an aufzuhören – und höre nie auf anzufangen. Wer vorzeitiges Altern verhindern will, der darf sich nicht damit abfinden, dass sich eines Tages das erste Zwicken, die erste Steifheit, Müdigkeit, Leistungsminderung einstellt. Die meisten Beschwerden in der Mitte des Lebens sind noch keine Altersanzeichen und dürfen deshalb auch nicht als solche hingenommen werden. Wollte man sich damit abfinden, dass ein Husten nicht mehr verschwindet, ein Gelenk zu knirschen beginnt, hätte man sich in Resignation bereits dem Alter ausgeliefert.

Wer seinem Körper helfen will, jung und lebendig zu bleiben, der muss nicht unbedingt zum Rohkostler werden. Doch er sollte zusehen, dass zu jeder Mahlzeit, wie immer sie aussehen mag, etwas »Lebendiges« gehört: frisches Obst, frisches Gemüse, etwas, das nicht gekocht, pasteurisiert, sterilisiert oder sonstwie behandelt ist.

Abwehrschwäche

Viele stellen um das fünfzigste Lebensjahr mit Erleichterung fest, dass sie immer seltener krank werden. Als wären sie gegen Infektionen gefeit, bleiben sie von Erkältungskrankheiten und Angina verschont, zumindest verlaufen solche Erkrankungen jetzt in recht erträglicher Form. Kein spürbares Fieber, kein starkes Krankheitsgefühl mehr, das zur Bettruhe zwingt.

Dem gilt es mit Misstrauen zu begegnen, vor allem dann, wenn man zugleich stark wetterfühlig geworden ist; wenn sich auf dem Handrücken Warzen und Altersflecke bilden; wenn man sich müde und abgeschlagen fühlt. Das Fehlen von Beschwerden und anderen Krankheitszeichen ist leider noch keine Garantie für eine stabile Gesundheit. Es kann sogar darauf hinweisen, dass man jetzt gesundheitlich erst richtig gefährdet ist. Das nämlich ist der Unterschied zwischen akuter Erkrankung und chronischem Siechtum: Eine »Erkältungskrankheit« mit Fieber und Entzündungen lässt keinen Zweifel daran, dass der Körper sich zu wehren weiß. Er tut das sehr energisch und zwingt den Kranken sogar, alle Anstrengungen vorübergehend einzustellen, damit nichts den Heilungsprozess stört. Bei chronischen Leiden bäumt er sich nicht mehr auf. Er duldet Krankheitserreger und nimmt hin, dass sich in ihm »Sümpfe« bilden (Wasseransammlungen) und »Schutthalden« (Ablagerungen von Schlacken, Salzen, Kalk) und Zellen entarten (Krebs). Man kann es nicht deutlich genug sagen: Beide Formen des Krankseins sind einander direkt entgegengesetzt. Wenn man bei einer »Erkältung« noch richtig krank werden kann, darf man darüber froh sein. Denn es zeigt, dass das Abwehrsystem noch intakt ist und somit noch keine Anfälligkeit für die eigentlichen Leiden besteht. Schon in jungen Jahren muss man aber wissen, dass es nicht genügt, die Abwehrkräfte durch Abhärtung wach und fit zu halten, also etwa Wasseranwendungen nach Kneipp vorzunehmen. Die Aktivität und Schlagkräftigkeit der Abwehrkräfte ist nur eine, wenn auch eine sehr wichtige Seite. Die andere ist ihr Wissen, ihre »Intelligenz«. Die höchste Aggressivität gegenüber Krankheitserregern und entarteten Zellen nützt nichts, wenn die Abwehrkräfte nicht mehr wissen, ob sie auf dem Weg durch den Körper einer eigenen Körperzelle oder einem Krankheitserreger begegnet sind, ob die eigene Zelle gesund und schützenswert ist oder krank und deshalb vernichtet werden muss. Bei dieser Frage aber geht es nun wirklich um Leben und Tod. Denn greifen die vergesslich gewordenen weißen Blutkörperchen die eigenen roten Blutkörperchen an, dann leidet der Betroffene an einer besonders heimtückischen Leukämie. Zerstören sie Knorpel- und Knochengewebe in den Gelenken, dann haben wir es mit einer rheumatischen Erkrankung zu tun. Dulden sie Krankheitserreger, weil sie deren Gefährlichkeit nicht mehr erkennen, oder lassen sie Krebszellen heranwachsen, dann nützen auch Antibiotika und radikale Operationen letztlich nichts mehr: Die Krankheit wird immer wieder aufflammen und den Körper zerstören.

Damit sind wir auf eines der ganz großen und wunderbaren Geheimnisse des Lebens gestoßen: Woher erfahren die Abwehrkräfte, was fremd und schädlich und was eigen und gesund ist? Die Antwort fanden die Wissenschaftler erst vor wenigen Jahren. Sie klingt unglaublich: Im Körper gibt es eine »Schule«, die Thymusdrüse.

Ohne sie wäre der Organismus jeder Infektion hilflos ausgeliefert. Er besäße keine Widerstandskraft. Hat sie aber auch nur wenige Tage funktioniert, dann könnte er auch ohne sie überleben, weil sie ihre wichtigste Aufgabe bereits erledigt hat: Ein Teil der weißen Blutkörperchen, der im

Knochenmark gebildet wird, muss durch diese Schule. In ihr lernen sie, was eigen und was feindlich, was gesund und was krank ist. Diese Schulung dauert etwa vier Tage. Nach einer strengen Prüfung, die nur ein Kandidat von hundert überlebt, gelangt der T-Lymphozyt, so heißt das Blutkörperchen nun, zum Einsatz. Er bewegt sich selbstständig, nicht etwa vom Blut getrieben, durch den Körper. Stößt er auf etwas, das vernichtet werden muss, dann vervielfältigt er sich durch Teilung genau bis zu der Zahl, die ausreicht, die Gefahr zu bannen. Jedes bei der Teilung neu entstandene Blutkörperchen besitzt das ganze Wissen des ursprünglichen. Eine erneute Schulung ist also nicht mehr unbedingt nötig. Entsprechend wird die Thymusdrüse bei Abschluss des Wachstums kleiner.

Das eigentliche Problem dieser phantastischen, intelligenten Abwehr: Je hektischer sich die Lymphozyten teilen müssen, desto größer ist die Gefahr, dass es bei einer solchen Zellteilung zu einem Fehler kommt. Jeder Fehler wird aber sofort millionenfach weitergegeben.

In dieser Situation könnte nur eine neue Generation frisch geschulter T-Lymphozyten vor Abwehrschwäche oder Abwehrfehlern schützen. Doch die Thymusdrüse ist schon bei den meisten Menschen um das fünfzigste Lebensjahr so geschrumpft – nicht zuletzt durch Überstress –, dass sie dazu nicht mehr in der Lage ist. Der einzige Weg, den Zerfall der Abwehrkräfte zu verhindern, heißt erneut: Jede noch so kleine Krankheit muss gründlich ausgeheilt werden, damit die Abwehrkräfte nicht von einem hektischen Einsatz in den nächsten geschickt werden.

Bei jedem übermäßigen Stress wird die Abwehr vorübergehend lahmgelegt, weil der Körper glaubt, wichtigere Aufgaben erledigen zu müssen. Dann können Krankheitserreger und Fehlbildungen im Körper gedeihen, die später die Abwehrkräfte vor eine nahezu unlösbare Aufgabe stellen. Deshalb muss man Stress vor allem während Infektionen so klein wie möglich halten und dafür sorgen, dass ihm eine Erholungsphase folgt. Ausreichend Schlaf ist ebenso nötig wie ein stressfreies Wochenende und ein Urlaub ohne erneute Stressbelastung. Es gilt heute als gesichert, dass alle chronischen Erkrankungen und Krebs eines gemeinsam haben: Sie können nur bei geschwächten und irritierten Abwehrkräften entstehen.

Das bedeutet aber auch, dass man nicht jede beginnende Krankheit mit starken Medikamenten, wie etwa Antibiotika, abbremsen darf. Eine durchgestandene Krankheit stärkt die Widerstandskraft. Pfarrer Kienzle hat schon gewarnt: »Fieber ist keine Krankheit. Fieber ist Kampfeshitze. Es ist eine erwiesene und ärztlich anerkannte Tatsache, dass der einigermaßen stabile Körper im Fieberzustand Kräfte, vor allem Abwehrkräfte, entwickelt, die er sonst gar nicht hervorbringen kann. Und diese Abwehrstoffe und Abwehrkräfte bilden eine ganz neue Kraftquelle für den Körper und schützen ihn vor vielen neuen Angriffen. Es ist auch eine Tatsache, dass darum so genannte kränkliche Leute, die fast alle Jahre ihre obligatorische Grippe oder dergleichen haben, widerstandsfähiger sind und älter werden als solche, die nie krank waren. Also: das Fieber nicht so fürchten und vor allem, es nicht mit aller Gewalt herabdrücken wollen, als ob der Kranke damit schon gesund wäre …«

In den letzten Jahrzehnten ist es gelungen, Extrakte aus Thymusdrüsen frisch geborener Kälber zur Auffrischung der Thymusdrüse in Anwendung zu bringen. Diese Extrakte sprechen dafür, dass sie in der Lage sind, die eigene Thymusdrüse anzuregen und somit die Abwehrkräfte »nachzuschulen«. Thymusextrakte haben nichts mit Frischzellen zu tun. Sie enthalten kein Zellmaterial. Es gibt Frischextrakte, die man sich in Sanatorien spritzen lassen kann, aber auch Trockenextrakte, die in ihrer Wirkung nicht wesentlich schwächer sein dürften. Wichtig ist, dass man sich solche Extrakte nicht erst dann geben lässt, wenn die Abwehr bereits zusammengebrochen ist und sich Altersdefekte zeigen, sondern bereits ab dem vierzigsten, fünfundvierzigsten Lebensjahr.

Heilmittel	*Anwendungsweise*
Arnika s. Mittel bei Durchblutungskopfschmerzen, S. 134	Tee: s. Mittel bei Herzinfarkt und Schlaganfall, S. 340. Tinktur: Ebd. Man nimmt 1 TL der Tinktur in 1 Glas Wasser, um damit zu gurgeln. Hinweis: Arnika steigert speziell die Abwehrbereitschaft der Schleimhäute.
Benediktenkraut s. Mittel bei »Grippe«, S. 97	Tee: Ebd. Wein: Ebd. Hinweis: Steigert die Abwehr, stärkt Leber und Galle und fördert so die Entgiftung.
Brennnessel s. Mittel bei Grippe (Influenza), S. 105	Tee: Ebd. Presssaft: Die ganze blühende Pflanze zerschneiden und mit Wasser bedecken, 12 Stunden ziehen lassen. Beim Abseihen wird sie gut ausgepresst. Von diesem Saft trinkt man täglich 2 Gläschen. Hinweis: Stärkt die Widerstandskraft des alternden Körpers. Der Saft muss aber täglich frisch hergestellt werden.
Brunnenkresse s. Mittel bei Nahrungsmittelallergie, S. 258	Beigabe zu Salaten: Ebd. Frischsaft: Man entsaftet frische Brunnenkresse (normalerweise dürften etwa 50 g ausreichen) und nimmt davon täglich 2- bis 3-mal einen guten TL, verdünnt mit der 5-fachen Menge Wasser. Hinweis: Empfiehlt sich auch bei rheumatischen Beschwerden, allgemeiner Müdigkeit und als Frühjahrskur. Nie länger als 4 Wochen anwenden. Den Frischsaft kann man sich auch im Reformhaus besorgen.
Engelwurz s. Aufbau- und Stärkungsmittel, S. 24	Tee: Ebd. Hinweis: Stärkt die Bildung der Abwehrzellen.
Ginseng s. Aufbau- und Stärkungsmittel, S. 25	Tee: Ebd. Tinktur: Ebd. Hinweis: Die lebensverlängernde Wirkung des Ginseng wird in Asien schon lange genutzt.

Heilmittel	*Anwendungsweise*

Heckenrose

s. **Schnupfenmittel**, S. 50
Hinweis: Hagebutte baut die Abwehr des gesamten Körpers auf.

Mus: Ebd.
Tee: Ebd.
Wein: 3 l halbierte Hagebutten werden mit einer Zuckerlösung aus 4 l abgekochtem Wasser und 2 kg Zucker übergossen. Man bedeckt die Schüssel (oder das Glas) mit einem Leinentuch und stellt sie für 6–8 Wochen an einen warmen Ort. Wenn die Gärung beendet ist, filtert man den Satz ab, füllt den Wein in Flaschen und verkorkt sie. Von diesem Wein trinkt man in Zeiten besonderer Ansteckungsgefahr täglich $1/4 - 1/2$ l.

Honig

s. **Mittel bei Juckreiz**, S. 216

Honigkur: s. **Mittel bei zu niedrigem Blutdruck**, S. 322
Hinweis: Bewährtes Mittel zur Aktivierung der gesamten Abwehrbereitschaft. (Diabetiker müssen den Arzt oder Heilpraktiker konsultieren.)

Kraut

s. **Aufbau- und Stärkungsmittel**, S. 27

Rohes Sauerkraut: Ebd.
Hinweis: Stärkt vor allem die Abwehrbereitschaft im Magen-Darm-Bereich.

Melisse

s. **Mittel bei Halsschmerzen**, S. 79

Tee: Ebd.
Badezusatz: 50–60 g in 1 l kaltes Wasser geben und zum Sieden bringen, 10 Minuten ziehen lassen und ins Vollbad geben.
Hinweis: Der Tee stärkt vor allem die Leber-Gallen-Funktion und entlastet die Abwehr; das Bad hilft zum Aufbau der Abwehrkräfte nach schweren Infektionen.

Ringelblume

s. **Mittel bei Halsschmerzen**, S. 80

Tee: Ebd.
Hinweis: Gilt als Universalheilmittel und hat eine starke krebsfeindliche Wirkung.

Sanddorn

s. **Mittel bei Allergien der Atemwege**, S. 250

Marmelade: Man nimmt die Marmelade als Brotaufstrich, mit Milch oder Joghurt verquirlt.
Saft (im Reformhaus besorgen): Man nimmt in Ansteckungszeiten 3 EL am Tag.
Hinweis: Gutes Vorbeugungsmittel gegen Infektionen, speziell der Atemwege.

Heilmittel	*Anwendungsweise*
Schafgarbe s. Mittel bei offenen Wunden, S. 162	**Tee:** Ebd. **Badezusatz:** Ebd. **Saft:** 2 Hand voll des frischen Krauts im Entsafter auspressen (oder der Saft wird im Reformhaus gekauft). Man nimmt 2- bis 4-mal täglich 2 TL, in 2 TL Wasser verdünnt. **Hinweis:** Wirkt besonders günstig auf die Abwehrkräfte in Bauchraum und Unterleib.
Sonnenhut (Echinacea purpurea et angustifolia) **Wirkstoffe:** Echinacin, ätherisches Öl, Harze, Bitterstoffe, Phytosterine, Stärke, Echinacosid **Wirkung:** Abwehrstärkend, antiseptisch, schmerzstillend	**Homöopath. Zubereitung:** *Echinacea angustifolia*, Urtinktur aus ganzen, frischen, blühenden Pflanzen 1/3. **Echinacea D 3.** **Hinweis:** Bewährtes Mittel zum Aufwecken der Abwehrkräfte, antibakteriell wirksam.
Tausendgüldenkraut s. Aufbau- und Stärkungsmittel, S. 30	**Tee:** Ebd. **Hinweis:** Schafft im Körper die nötigen Voraussetzungen für die Entfaltung der Abwehrkräfte, deshalb gutes zusätzliches Mittel.
Teufelskralle s. Mittel bei Schuppenflechte, S. 285	**Tee:** 2 Tassen Wasser abends 1-mal aufkochen. Anschließend in das noch heiße Wasser 1 TL der Wurzel geben. Über Nacht gut zugedeckt ziehen lassen. Am folgenden Tag trinkt man vor jeder Mahlzeit 1 Tasse des Tees. Das sollte 3–6 Wochen durchgehalten werden. Kur nicht unterbrechen, Tee nicht süßen. **Homöopath. Zubereitung:** *Harpagophytum*, Urtinktur aus frischen Wurzeln 1/3.
Vogelknöterich s. Mittel bei chronischen Schmerzen, S. 207	**Tee:** Ebd. **Tinktur:** Ebd. **Hinweis:** Regt den Stoffwechsel an. Kurmäßig 2–3 Wochen im Frühjahr oder Herbst zur Stärkung der Lunge.

Heilmittel	Anwendungsweise

Wacholder

s. Aufbau- und Stärkungsmittel, S. 31
Hinweis: Hat sich immer wieder vor allem
zur Stärkung und zum Schutz der Lunge
bewährt. Darf nicht bei Nierenleiden angewendet werden.

Tee: Ebd.
Tinktur: Ebd.
Sirup: 500 g Beeren in 3 l Wasser weich
kochen, zerdrücken und nochmals aufkochen. Man passiert das Ganze durch ein
Sieb, lässt es abkühlen und gibt so viel Honig hinzu, bis eine sirupartige Masse entstanden ist. Erwachsene nehmen davon
3-mal täglich 1 Stunde vor den Mahlzeiten
2 TL voll.
Wacholderbeeren: In Zeiten, in denen man
einen Infektionsschutz nötig zu haben
glaubt, kaut man einige Wacholderbeeren.

Weizen

s. Mittel bei Allergien der Atemwege,
S. 250

Weizenkeimlinge: Man besorgt sich in der
Apotheke oder im Reformhaus Weizen-
keimlinge. Davon nimmt man täglich 1–2
EL (pur oder unter das Essen gemischt).
Hinweis: Gutes Vorbeugungsmittel zur all-
gemeinen Kräftigung

Mittel bei Abwehrschwäche

Fertigpräparate	Anwendungsweise

Aktiv-Kapseln

Wirkstoffe: Knoblauchöl, Johanniskrautblüten, Weizenkeimöl, Vitamine A, D₃, E
Wirkung: Schützt vor Arteriosklerose, reguliert die Sauerstoffverwertung, stimmungsaufhellend

Kapseln: Man nimmt 3-mal täglich 1–2
Kapseln vor den Mahlzeiten.
Hinweis: Hilft besonders gut, wenn es
rechtzeitig, vor Auftreten von Altersbe-
schwerden genommen wird.

Arcanum-Strath comp.

Wirkstoffe: Schafgarbe, Kalmus, Hafer,
Weißdorn, Sonnenhut, Taigawurzel, Johan-
niskraut, Rosmarin, Brennnesselsamen,
Eisenkraut
Wirkung: Stärkt das ganze Immunsystem,
Nerven, Verdauung, Herz und Kreislauf

Tropfen: 3-mal 30 Tropfen.
Hinweis: Das Mittel ist eher für den jüngeren Organismus gedacht.

Echinacea Pentarkan

Wirkstoffe: Sonnenhut, Buschmeister D 9,
Quecksilberverbindung D 6, Kermesbeere
D 1, Lebensbaum D 1
Wirkung: Steigert die Leukozytenabwehr

Tropfen: 3-mal täglich 10–20 Tropfen,
akut alle ¹/₂ Stunde.
Hinweis: Hilft, bei allen entzündlichen Erkrankungen gezielt die Abwehr zu steigern;
verhindert Rückfälle.

Fertigpräparate	*Anwendungsweise*

Echinacin

Wirkstoffe: Presssaft aus Rotem Sonnenhut
Wirkung: Stärkt die Abwehr des ganzen Körpers, indem es die Lymphe entgiftet.

Tropfen: Man nimmt täglich 20–50 Tropfen.
Hinweis: Sehr schnell und prompt wirkendes Mittel.

ELEU-KOKK

s. Spezielle Aufbau- und Stärkungsmittel, S. 39

Tabletten: Ebd.
Hinweis: Eines der zuverlässigsten »Rundumstärker«.

Esberitox N

s. Schnupfenmittel, S. 56

Tropfen: Ebd.
Hinweis: Steigert die Bildung der weißen Blutkörperchen und leitet Giftstoffe aus.

Influex

s. Mittel bei »Grippe«, S. 101

Tabletten: Ebd.
Hinweis: Steigert die Abwehrkörper mengenmäßig und schult spezielle Abwehrzellen.

Opsonat

Wirkstoffe: Schwefelsäure D 6, Silbernitrat D 4, Pflanzenkohle D 8, Gottesgnadenkraut D 4, Buschmeister D 8, Sonnenhut D 1, Gundermann, Sanikel, Dachwurz
Wirkung: Steigert die gezielte Abwehr

Konzentrat: Erwachsene nehmen 3- bis 4-mal 1 TL, Schulkinder ebenfalls.
Hinweis: Hilft, bei längerer schwerer Erkrankung (auch bei Krebsvorstufe und -erkrankung) die Abwehr gezielt zu stärken.

Pascotox

s. Schnupfenmittel, S. 58

Tropfen: Ebd.
Hinweis: Hilft, bei Virenattacken gezielt die Abwehr gegen diese aufzubauen.

Propolis Blütenpollen-Kapseln

Wirkstoffe: Bienenkittharzextrakt, Blütenpollen
Wirkung: Abwehrsteigernd, antibakteriell

Kapseln: Man nimmt 3-mal täglich 1 Kapsel mit etwas Wasser.
Hinweis: Sollte möglichst schon vorbeugend, auch ohne Beschwerden ab dem 50. Lebensjahr genommen werden.

Silicea Spl.

Wirkstoffe: Kieselsäure D 4, D 12, D 30, D 100, Schwefel D 30, Gold D 6
Wirkung: Abwehrstärkend, bindegewebsaufbauend und -stärkend

Tabletten: 1-mal täglich 1 Tablette.
Hinweis: Hilft vorbeugend und heilend bei jeder Bindegewebsschwäche wie Krampfadern, Lungenerkrankungen etc. Soll nicht bei ruhender Tuberkulose verwendet werden, da es die Erreger wieder aktivieren könnte.

Während des Koreakriegs machten amerikanische Ärzte eine sensationelle Entdeckung: Schon zwanzig- bis fünfundzwanzigjährige gefallene Soldaten, die obduziert werden mussten, hatten Arteriosklerose. Schuld an diesem ungewöhnlich frühen Altersleiden waren das falsche Essen und der durch Angst und Aufregung bedingte Stress (s. *Stress*). Keine Spur einer Arteriosklerose fanden sie hingegen bei Soldaten, die sich im Dschungel verirrt hatten und dort verhungert waren. Das Zwangsfasten muss die Ablagerungen aufgezehrt haben.

Damit wurde die festgefahrene Lehrmeinung zum ersten Mal widerlegt, Arteriosklerose sei nicht mehr rückgängig zu machen, also auch nicht heilbar. Entkräftet ist inzwischen auch die Meinung, die Ablagerungen in den Gefäßen bestünden vorwiegend aus Fetten, wobei das Cholesterin eine besonders böse Rolle spiele. Sehr viel größer ist nämlich oft der Anteil an Kalk. Womit der Volksmund Recht hat, wenn er von Adernverkalkung spricht. Und noch ein Irrtum: Die »Verkalkung« findet sich nicht etwa nur im Gehirn (Schlaganfall), im Herzen (Infarkt) oder in den Beinen (»Raucherbein«), sie kann überall sein. So befindet sie sich besonders gern in den Hals- und Bauchschlagadern. Tritt sie aber an einer Stelle auf, heißt das noch lange nicht, dass sie auch an anderen sein müsste. Nicht selten ist sie lokal begrenzt.

Ohne Zweifel ist die Arteriosklerose der eigentliche Altmacher – und der Hintergrund für die häufigsten Todesursachen (s. *Herz-Kreislauf-Erkrankungen*), heimtückisch besonders deshalb, weil sie sich viel zu undeutlich ankündigt. Umso aufmerksamer gilt es, auf die versteckten Hinweise zu achten und Risikofaktoren auszuschalten.

Am deutlichsten zeigen sich erste Anzeichen in den Beinen: Kribbeln in den Zehen, Einschlafen der Füße, Muskelkater schon nach kleinsten Anstrengungen (Ratschow-Lagerungsprobe und Faustschlussprobe, s. *Durchblutungsstörungen*).

Für arteriosklerotische Veränderungen der Blutgefäße im Gehirn sprechen ein zunehmend lückenhaftes Gedächtnis, Konzentrationsschwäche, Sehstörungen, Schwindelanfälle. Wer ein Stethoskop besitzt, kann selbst Verengungen der Halsschlagader feststellen: Beim gesunden Blutfluss hört man ein dumpfes, rollendes Geräusch, bei arteriosklerotischer Verengung ein deutliches Zischen, Glucksen, Ticken.

An rund zwei Dutzend Stellen des Körpers kann man den Puls tasten. Wenn das leicht gelingt, spricht das für einen gesunden Blutfluss. Die wichtigsten Stellen finden sich an der Halsschlagader, in der Kniekehle, im Ellbogen, in der Achselhöhle, unter dem Knöchel, am Handgelenk, auf dem Fußrücken. Mit etwas Übung lassen sie sich leicht finden. Eigentlich gehört in jede Familie ein Gerät, mit dem der Blutdruck in regelmäßigen

Abständen (alle vier Wochen einmal) gemessen wird (s. *Zu hoher Blut-druck*). Die Kontrolle zu Hause liefert nämlich meist genauere Werte als die mehr oder weniger zufällige Messung beim Arzt, die durch Aufregung, langes Warten und einen leeren Magen verfälscht werden kann.

Nicht übersehen darf man Krämpfe im oberen Bauch, die sich nach größeren Mahlzeiten einstellen. Meist handelt es sich dabei nicht um Ver-dauungsstörungen, sondern fast immer um Muskelkrämpfe infolge arterio-sklerotischer Veränderungen in der Bauchschlagader. Sehr wahrscheinlich werden auch viel zu viele Fälle von Impotenz und Frigidität als psychische Störung behandelt. In Wirklichkeit steckt dahinter oft eine Gefäßveren-gung, diesmal im unteren Bauch.

Das wirksamste Mittel, eine rechtzeitig erkannte Arteriosklerose rück-gängig zu machen, ist das vom Arzt oder Heilpraktiker überwachte Fasten, eine Nulldiät von rund drei Wochen. Es gibt Spezialkliniken (Buchinger), in denen man unter ärztlicher Kontrolle nicht nur abspecken, sondern sich in diesem Sinn verjüngen kann.

Interessanterweise besitzen alle Hundertjährigen erstaunlich flexible Blutgefäße und einen relativ niedrigen Blutdruck. Keiner von ihnen ver-dankt sein hohes Alter einer Spezialdiät. Doch alle haben abwechslungs-reich, sparsam und leicht gegessen, nicht stark geraucht und sich gelegent-lich ein Gläschen Wein gegönnt. Zum Speiseplan der meisten gehörte Knoblauch, viel Hefe und immer wieder frisches Obst, vitamin- und enzymreiche Nahrung.

Heilmittel	Anwendungsweise
Apfel s. Mittel bei Verbrennungen, S. 158	**Apfelessig:** Statt des üblichen Essigs verwendet man in der Küche nur Apfelessig. **Frischobst:** Täglich sollte ein frischer Apfel gegessen werden. **Hinweis:** Reinigt verkalkte Adern und entgiftet
Arnika s. Mittel bei Durchblutungskopfschmerzen, S. 134	**Tinktur:** Ebd. **Tee:** s. Mittel bei Herzinfarkt und Schlaganfall, S. 340 **Hinweis:** Erweitert die Blutgefäße, speziell die Herzkranzgefäße. Dosierung der Tinktur sollte mit Arzt/Heilpraktiker besprochen werden.
Artischocke s. Mittel bei Leber- und Gallenbeschwerden, S. 384	**Tee:** Ebd. **Hinweis:** Unterstützt die Leber bei der Entgiftung und schützt so vor Ablagerungen.
Benediktenkraut s. Mittel bei »Grippe«, S. 97	**Tee:** Ebd. **Wein:** Ebd. **Hinweis:** Hilft der Leber beim Ausschwemmen beispielsweise von Harnsäure.
Faulbaum s. Mittel bei Verstopfung, S. 370	**Wein:** 3 g der Rinde werden in $1/4$ l Apfelmost zum Kochen gebracht und sofort abgeseiht. Man trinkt täglich $1/4$ l davon. **Hinweis:** Bewährtes Hausmittel bei Arteriosklerose
Knoblauch s. Mittel bei Durchblutungskopfschmerzen, S. 135	**Tinktur:** 250 g Knoblauchzwiebeln schälen, klein schneiden und in 1 l Branntwein ansetzen. Man stellt die Flasche 14 Tage an die Sonne, seiht ab. Davon nimmt man täglich 10–15 Tropfen. **Hinweis:** Auch alle anderen Formen der Knoblauchanwendung beugen der Arteriosklerose vor.
Ölbaum s. Mittel bei Ohrenschmerzen, S. 87	**Tee:** s. Durchblutungskopfschmerzen, S. 135 **Hinweis:** Hält die Gefäße geschmeidig, verhindert Ablagerungen.

Fertigpräparate	*Anwendungsweise*
Arnica D 30 **Wirkstoffe:** Arnikaextrakt in homöopathischer Potenz **Wirkung:** Gefäßerweiternd, durchblutungsfördernd	**Tropfen:** Man nimmt täglich 2 Tropfen. **Hinweis:** Es ist angebracht, zusätzlich Umschläge mit Arnikatinktur zu machen.
Arte Rutin s. Mittel bei zu hohem Blutdruck, S. 319	**Kapseln:** Ebd. **Hinweis:** Schützt brüchige Gefäße, fördert ihre Elastizität.
Aurum jodatum Pentarkan **Wirkstoffe:** Goldjodid D 3, Bariumkarbonat D 3, Ammonium-meta vanadat D 3, Flussspat D 3, Arnika D 2 **Wirkung:** Gefäßerweiternd, durchblutungsfördernd, verbessert die Sauerstoffaufnahme in den kleinsten Blutgefäßen	**Tabletten:** 3-mal täglich 1–2 Tabletten, akut alle $1/2$ – 1 Stunde. **Hinweis:** Zur Behandlung und Vorbeugung peripherer, zerebraler und arterieller Durchblutungsstörungen bei Arteriosklerose. Schilddrüsenkranke sollten sich mit Arzt oder Heilpraktiker beraten.
Scleron s. Mittel bei Durchblutungskopfschmerzen, S. 138	**Tabletten:** Ebd. **Hinweis:** Hält die Gefäße geschmeidig, schützt vor Ablagerungen durch Förderung der Durchblutung.
Wobe-Mugos s. Mittel bei Kreuzschmerzen, S. 195	**Dragees/Zäpfchen/Salbe:** Ebd. **Hinweis:** Sollte möglichst schon vorbeugend genommen werden. Reinigt die Gefäße.
Wobenzym s. Mittel bei Halsschmerzen, S. 84	**Dragees:** Ebd. **Hinweis:** Auch diese Enzymmischung ist ein gutes Gefäßreinigungsmittel.

Die unter diesem Sammelbegriff zusammengefassten Leiden, die von Arthrose über Sehnenscheidenentzündung, Rückgratverkrümmung, Gicht bis hin zur chronischen Polyarthritis reichen, haben etwas mit Erkältungskrankheiten gemeinsam. Rheuma, so sagte man früher, bekommt man in feuchten, zugigen Wohnungen, in Berufen, die viel mit Nässe und Kälte zu tun haben. Die Krankheit ist das Ergebnis ständiger Verkühlungen. Das war nicht falsch – ist aber auch nur ein Teil der Wahrheit. Rheuma, so behaupten auch heute noch viele Ärzte, resultiere aus Krankheitsherden im Körper: vereiterte Zahnwurzeln, zerstörte Mandeln, eitriger Blinddarm. Seitdem die Medizin das rheumatische Fieber beherrscht, eine Krankheit, die sich nach verschleppten Infektionen mit rheumatischen Schmerzen äußert, kann auch an dieser Auffassung nur noch bedingt festgehalten werden. Vielleicht stimmt sie in manchen Fällen. Doch der einzige Hintergrund für rheumatische Erkrankungen kann der Eiterherd nicht sein.

Erst in jüngerer Zeit hat man nämlich einen Antikörper entdeckt, den so genannten Rheumafaktor. Es handelt sich um einen Abwehrspezialisten, der nicht gegen fremde Krankheitserreger eingesetzt wird, sondern gegen das eigene Gewebe. Er findet sich zwar nicht bei allen, doch bei sehr vielen Rheumakranken.

Möglicherweise gibt es neben dem Rheumafaktor noch andere, bisher nicht entdeckte Antikörper dieser Art.

Man muss sich die chronische Polyarthritis, bei der nach und nach die Gelenke steif werden, verkrüppeln und knotige Auswüchse bekommen, etwa so vorstellen: Zunächst entzündet sich die Gelenkinnenhaut. Diese Entzündung ist aber aller Wahrscheinlichkeit nach keine Reaktion auf Viren oder Bakterien, sondern auf das eigene Gewebe, als wäre es ein fremdes Organ, das abgestoßen werden muss. Die Gelenkinnenhaut wird zerstört. Die Entzündung greift dann auf den Knorpel, auf Bänder und Knochen über. An der Gelenkinnenhaut beginnt die Selbstzerstörung deshalb so häufig, weil sie zu den am schlechtesten versorgten Teilen des Körpers gehört. Sie ist nicht direkt an den Blutkreislauf angeschlossen. Zu ihr führen also keine Blutgefäße. Sie kann nur ernährt und vom Abfall befreit werden, wenn kräftige Muskelbewegungen das Blut heranpumpen und absaugen; sie lebt daher einzig von der Bewegung. Doch sie ist äußerst wichtig, denn sie liefert die »Schmierung« für das Gelenk und ernährt schließlich auch noch die Knorpelschichten und die Knochenenden, die ebenfalls keinen direkten Anschluss an den Kreislauf besitzen. Fehlt die Bewegung, dann »verhungert« das ganze Gelenk. Das ist der Augenblick, in dem die Abwehrkräfte zupacken: Sie erkennen das veränderte Gewebe nicht mehr und halten es für etwas Krankes, Fremdes, das vernichtet werden muss.

Wenn das aber so ist, dann hat man bisher in der Rheumatherapie zwei ganz entscheidende Fehler gemacht: Falsch war die Behandlung mit Wärme. Denn sie beschleunigt Entzündungsvorgänge, lässt also den Zerstörungsprozess schneller ablaufen. Falsch war auch das Ruhigstellen, denn damit wurde die Blutversorgung abgebremst, so dass das erkrankte Gewebe noch mehr verfiel.

Heute geht man deshalb genau den umgekehrten Weg mit Kälte und Bewegung. Das ist leicht gesagt. Nur wer einmal versucht hat, eine Haarsträhne aus der Stirn zu streifen und die höllischen Schmerzen dabei tapfer zu verbeißen, weiß, was Rheuma ist. Auch Kälte ist alles andere als angenehm.

Doch die Grundregel jeder Rheumabehandlung lautet: Wer aufgibt, liefert sich der Krankheit aus. Und sie wird von Tag zu Tag schlimmer. Wer aber dagegen angeht, kann täglich Fortschritte verbuchen. Rheumatische Erkrankungen sind kein Schicksal, das unaufhaltsam in immer größeres Siechtum führen muss. Es gibt Rheumapatienten, die schon im Rollstuhl saßen und es geschafft haben, wieder zu gehen und die Hände zu gebrauchen. Das gilt sogar für die gefürchtete Arthrose: Auch abgenutzte Gelenke müssen bewegt werden. Nur so ist ihr weiterer Zerfall aufzuhalten. Bewegung heißt in diesem Fall nicht, Kniebeugen oder Liegestützen zu machen – das Gewicht des Körpers würde zu schwer auf den geschädigten Gelenken ruhen –, sondern leichte, spielerische Übungen.

Hier zwei Beispiele, die dem Rheumatiker helfen können: Zunächst werden die schmerzenden Gelenke mit kalten Umschlägen oder Eisauflagen kräftig gekühlt. Das hat den Vorteil, dass die Schwellung zurückgeht, die Gelenke etwas beweglicher werden und Bewegungen nicht so schmerzhaft sind. Dann versucht man, die steifen Finger oder Zehen zu bewegen. Man darf nicht aufgeben. Eine winzige Neigung ist besser als nichts. Und Tag für Tag wird der Spielraum etwas größer werden.

Bei schmerzenden Hüft- und Kniegelenken stellt man sich morgens nach dem Aufstehen mit einem Bein auf ein dickes Buch, hält sich an einem Stuhlrücken fest und lässt nun das freie Bein leicht hin- und herschaukeln. Das sollte fünfzehn Minuten dauern. Danach kommt das andere Bein.

Hildegard von Bingen kreierte eine Salbe gegen rheumatische Schmerzen: »Man zerstampft Wermutblätter zu einem Brei. Dann nimmt man einen Teil Hirschmark, zwei Teile Hirschtalg und vier Teile des Wermutbreis. Daraus knetet man eine Salbe. Einen Menschen, der von schwerstem Rheuma geplagt wird, so dass sogar seine Glieder zu zerbrechen drohen, salbt man in der Nähe eines Feuers (in einem warmen Raum) dort ein, wo es ihm weh tut.«

Heilmittel	Anwendungsweise

Berberitze

s. Mittel bei Leber- und Gallenbeschwerden, S. 384

Tinktur: Ebd.
Hinweis: Bei Rheuma wirkt die homöopathische D2 der Berberitzenwurzel noch besser.

Besenginster (Spartium scoparium)

Wirkstoffe: Spartein, Alkaloid, Bitterstoffe, Gerbstoffe, ätherisches Öl, Flavonglykosid
Wirkung: Entgiftend, blutreinigend
Hinweis: Sehr hilfreiches, aber der starken Wirkung wegen nicht ungefährliches Mittel. Dosierung und Anwendung sollten mit Arzt oder Heilpraktiker besprochen werden.

Tee: 1 TL des Krauts mit 1 Tasse kochendem Wasser überbrühen und gleich abseihen. Man trinkt nicht mehr als 1 Tasse täglich. Nach 1 Woche legt man eine Pause von 1 Woche ein.
Homöopath. Zubereitung: *Spartium scoparium*, Urtinktur aus frischen Blüten 1/3.

Brennnessel

s. Mittel bei Grippe (Influenza), S. 105

Tee: Ebd.
Teemischung: 20 g Brennnesselkraut, 20 g Löwenzahnwurzel, 10 g Ackerschachtelhalm, 10 g Goldrutenkraut, 5 g Birkenblätter und 5 g Hagebutten (mit Samen) mischen, davon 2 TL mit kochendem Wasser überbrühen; 15 Minuten ziehen lassen. Man trinkt 3-mal täglich 1 Tasse.
Hinweis: Ideale Rheuma-Teemischung. Reinigt das Blut. Sollte kurmäßig wenigstens 4 Wochen lang getrunken werden.

Breuss-Tee

s. Mittel bei chronischen Schmerzen, S. 207

Teemischung: Ebd.
Hinweis: Die 3-wöchige Kur sollte 2-mal im Jahr vorgenommen werden (Frühjahr/Herbst).

Brunnenkresse

s. Mittel bei Nahrungsmittelallergie, S. 258
Hinweis: Auch alle anderen unter **Stress**, S. 310, aufgeführten Anwendungsarten mit Brunnenkresse sind empfehlenswert.

Brei: 2 TL der Blätter werden gut zerdrückt und mit Honig gesüßt. Davon isst man immer dann, wenn ein Schmerzanfall einsetzt, aber nur 1-mal täglich. Das Mittel muss nach 1 Woche abgesetzt werden.

Efeu

s. Mittel bei Allergien der Atemwege, S. 248

Tee: 1 gehäufter TL der Blätter mit 1/4 l kochendem Wasser überbrühen, 10 Minuten ziehen lassen. Man trinkt täglich 1–2 Tassen.
Hinweis: Heilsamer Tee, der neue Schmerzanfälle verhindern kann, er darf aber nicht überdosiert werden, da er leicht giftig ist. Homöopathisch nimmt man bei Rheuma die D2.

Heilmittel	*Anwendungsweise*

Ehrenpreis

s. Mittel bei Trigeminusneuralgie, S. 142

Tee: Ebd.
Hinweis: Kann immer zusätzlich, auch über längere Zeit getrunken werden.

Esche (Fraxinus excelsior)

Wirkstoffe: Rutin, Quercitrin, Kumarine, Bitterstoffe, Gerbstoffe, ätherisches Öl
Wirkung: Leicht entwässernd, aktiviert die Niere ohne Reizung, blutreinigend, leicht abführend

Tee: 1 gehäufter EL der Blätter mit $1/4$ l kaltem Wasser ansetzen und zum Sieden bringen, etwa 3 Minuten ziehen lassen. Man trinkt täglich 2 Tassen über mindestens 14 Tage.
Hinweis: Mildes Rheumamittel, das bei ersten Anzeichen des Leidens sehr hilfreich sein kann.
Homöopath. Zubereitung: *Fraxinus excelsior*, Urtinktur aus frischer Rinde 1/3.

Farnkraut (Aspidium filix)

Wirkstoffe: Filicin, Filmaron, Phlorogucin
Wirkung: Antibiotisch
Hinweis: Das alte Wurmmittel Farnkraut sollte niemals innerlich angewendet werden. Äußerlich hilft es sowohl bei Muskel- als auch bei Gelenkrheumatismus.

Unterlage: Man legt einige frische Farnwedel unter das Leintuch des Rheumapatienten. Er muss damit rechnen, dass damit die Schmerzen zunächst heftiger werden, doch das ist nur ein Zeichen für die Wirksamkeit. Sobald der Farn getrocknet ist, wird er durch frischen ersetzt.
Tinktur: 100 g junge grüne oder 200 g getrocknete Farnkrautblätter werden mit 400 g 60%igem Weingeist in einem Glas angesetzt und 14 Tage lang bei einer Temperatur von etwa 20 °C aufbewahrt. Danach wird abgefiltert. Diese Tinktur reibt man auf die schmerzende Stelle, die zuvor warm abgewaschen wird, damit die Haut die Wirkstoffe gut aufnehmen kann.

Gänseblümchen

s. Mittel bei Halsschmerzen, S. 78
Hinweis: Hat sich besonders bei Gelenkrheumatismus bestens bewährt. Bei Muskelrheuma weniger zu empfehlen.

Tee: Ebd.
Tinktur: Ebd.
Salbe: $1/2$ Pfund ungesalzene Butter wird zerdrückt und mit 1 Hand voll Gänseblümchenblätter sowie $1/2$ Hand voll Käsepappelblätter (Malve) angeröstet. Das warme Fett wird durch ein Tuch abgeseiht. Mit dieser Salbe werden die schmerzenden Glieder 2- bis 3-mal täglich eingerieben.

Heilmittel	Anwendungsweise

Ginseng

s. Aufbau- und Stärkungsmittel, S. 25

Tee: Ebd.
Tinktur: Ebd.
Hinweis: Die Tinktur kann man auch für Einreibungen verwenden; sie hilft vor allem bei steifen Gelenken.

Hängebirke (Betula pendula)

Wirkstoffe: Flavonoide, ätherisches Öl, Bitterstoffe, Gerbstoffe, Saponine, Vitamin C, Invertzucker, Eiweiß, Säuren
Wirkung: Entwässernd, regt den Stoffwechsel an.

Tee: 2 gehäufte TL der Blätter mit $1/4$ l kochendem Wasser überbrühen, 10 Minuten ziehen lassen.Täglich 3 Tassen trinken.
Homöopath. Zubereitung: *Betula alba*, Urtinktur aus dem Saft junger Birken 1/2.
Hinweis: Darf nicht nur bei Beschwerden getrunken werden, sondern sollte als 4-wöchige Kur in den Übergangszeiten angewendet werden.

Hafer

s. Aufbau- und Stärkungsmittel, S. 26

Badezusatz: 100 g klein geschnittenes Haferstroh in 3 l Wasser 20 Minuten kochen. Absud ins Vollbad geben.
Hinweis: Sollte im Winter und in feuchten Wohnungen häufig angewendet werden.

Hamamelis

s. Mittel bei stumpfen Verletzungen, S. 157

Teeumschläge: Ebd.
Tinktureinreibungen: Ebd.
Salbe: Ebd.
Hinweis: Hilft zuverlässig bei allen rheumatischen Schmerzen.

Klette

s. Hustenmittel, S. 66

Tee: Ebd.
Tinktur: Ebd.
Hinweis: Reinigt und schwemmt aus.

Königskerze

s. Hustenmittel, S. 66

Einreibung: s. Mittel bei chronischen Schmerzen, S. 208.
Hinweis: Bringt rasche Linderung im akuten Notfall.

Löwenzahn

s. Mittel bei Nahrungsmittelallergie, S. 259

Tee: Ebd.
Salat: Frische Blätter der noch nicht blühenden Pflanze werden im Frühjahr als Salat verwendet.
Hinweis: Der Tee empfiehlt sich als Kur (2-mal im Jahr 4 Wochen).
Homöopath. Zubereitung: *Taraxacum*, Urtinktur aus frischen Pflanzen 1/3.

Heilmittel	Anwendungsweise

Majoran

s. Schnupfenmittel, S. 52

Öl: Man gibt frische Majoranpflanzen in ein Weckglas und übergießt sie mit kalt gepresstem Olivenöl, bis sie eben bedeckt sind. Das Glas wird offen 2–3 Wochen an die Sonne gestellt. Man braucht nicht abzuseihen. Dieses Öl reibt man auf die schmerzenden Muskeln und Gelenke.
Hinweis: Gutes Mittel, das auch vorbeugend in feuchten Wohnungen und in kaltnassen Jahreszeiten angewendet werden kann.

Mariendistel

s. Mittel bei Leber- und Gallenbeschwerden, S. 386

Tee: Ebd.
Hinweis: Hilfreich besonders bei Muskelrheumatismus.

Quecke

s. Schnupfenmittel, S. 53

Tee: Ebd.
Tinktur: Ebd.
Hinweis: Ist eines der besten Blutreinigungsmittel bei rheumatischen Erkrankungen.

Rosmarin

s. Aufbau- und Stärkungsmittel, S. 28

Badezusatz: s. Mittel bei Stress, S. 311
Hinweis: Hilft gut bei Bewegungseinschränkungen.

Schlehe

s. Aufbau- und Stärkungsmittel, S. 29

Tee: Ebd.
Sirup: Ebd.
Hinweis: Nicht bei Durchfall anwenden.
Homöopath. Zubereitung: *Prunus spinosa*, Urtinktur aus frischen Blüten 1/3.

Stiefmütterchen

s. Mittel bei Juckreiz, S. 217

Tee: Ebd.
Hinweis: Man trinkt 8 Wochen lang kurmäßig morgens und abends 1 Tasse. Ganz selten können allergische Reaktionen auftreten.

Fertigpräparate	*Anwendungsweise*

Berberis Spl.

Wirkstoffe: Herbstzeitlose D 3, Berberitze D 2, Lithium D 2, Bittersüß D 4, Sumpfporst D 3, Ulme D 4, wilder Jasmin D 3, Giftsumach D 4, Lebensbaum D 2
Wirkung: Entsäuert, entgiftet

Tonikum: Man nimmt 3-mal täglich $1/2$–1 EL voll.
Hinweis: Gutes Gicht- und Rheumamittel, das die Schmerzen von der Ursache her beseitigt.

Betula/Arnica comp.

Wirkstoffe: Silber D 7, Arnika D 14, Birke D 1, Hängebirke D 1, Ameise D 7, Schwefel D 5
Wirkung: Schmerzlindernd, ausschwemmend, harntreibend, abschwellend

Globuli: 1- bis 3-mal täglich 5–10 Globuli.
Hinweis: Sehr gutes Mittel bei akutem und chronischem Muskelrheumatismus.

Birken-Rheumaöl mit Arnika

Wirkstoffe: Ätherisches Anisöl, Klette, Birke, Ameise, Brennnessel
Wirkung: Schmerzstillend, entzündungswidrig, wärmend

Öl: 1- bis 2-mal täglich schmerzende Stellen einreiben.
Hinweis: Für Personen mit Überempfindlichkeit gegen Arnika gibt es das Öl auch ohne Arnika.

Cefarheumin

Wirkstoffe: Herbstzeitlose D5, Berberitze D5, Brennnessel
Wirkung: Schwemmt die Harnsäure aus

Tropfen: 3-mal täglich 30–50 Tropfen, nach 1 Woche reduzieren auf 3-mal 15–20 Tropfen.
Hinweis: Hilfreich bei Gelenks- und Muskelrheumatismus.

Chinesisches Rheumatonikum

Wirkstoffe: Chinesische Engelwurz, Astragaluswurzel, Salomonsiegelwurzel
Wirkung: Harntreibend, stärkt die Nieren, scheidet Stoffwechselschlacken aus

Tropfen: s. Anweisungen

Colchicum-Strath comp.

Wirkstoffe: Giftsumach, Mädesüß, Löwenzahn, Brennnessel, Herbstzeitlose
Wirkung: Regt die Stoffwechseltätigkeit im Muskelgewebe und Gelenkbereich an, steigert die Nieren- und Lebertätigkeit, schwemmt Harnsäure aus, entzündungswidrig

Tropfen: 3-mal täglich 20–30 Tropfen.
Hinweis: Wirksames Mittel bei Rheuma und Gicht.

Fertigpräparate	*Anwendungsweise*

Hevert Harpagophytum-Rheuma-Tee

Wirkstoffe: Weide, Pfefferminze, Mädesüß, Königskerze, Fenchel, Wacholder, Schachtelhalm, Erdrauch, Brennnessel, Spargel, Teufelskralle, Süßholz, Petersilie, Löwenzahn, Brombeerblätter
Wirkung: Scheidet Harnsäure aus, macht die Gelenke wieder beweglicher, schmerzstillend

Tee: 4 gehäufte TL mit 2 Tassen heißem Wasser überbrühen, 10 Minuten ziehen lassen. Man trinkt 3-mal täglich 2 Tassen.
Hinweis: Hilfreiches Mittel bei Rheuma und Arthrose.

Kalium sulfuricum D 6

s. Mittel bei chronischen Schmerzen, S. 209

Tabletten: Ebd.
Hinweis: Hilft besonders gut, wenn die rheumatische Erkrankung mit Nierenproblemen verbunden ist.

Lumbago-Gastreu N

Wirkstoffe: Berberitze D 1, Bittersüß D 1, Brechnuss D 1, Rhododendron D 1, Giftsumach D 1
Wirkung: Abschwellend, enzündungswidrig, schmerzstillend, nervenreizmildernd

Salbe: Bei Bedarf 2-mal oder auch öfter die schmerzenden Stellen einreiben.
Hinweis: Nicht auf offene Wunden bringen und nicht bei Giftsumachüberempfindlichkeit anwenden. Hilft bei akutem und chronischem Muskelrheumatismus, aber auch bei Lumbago, Ischias und Arthritis.

Mundipur

Wirkstoffe: Gänseblümchen D 2, Berberitze D 2, Zaunrübe D 4, Waldrebe D 3, Herbstzeitlose D 6, Graphit D 8, Sumpfporst D 4, Hirtentäschel, Artischocke
Wirkung: Fördert die Durchblutung der kleinsten Blutgefäße, schmerzlindernd, entzündungswidrig, harntreibend, entgiftend

Konzentrat: 3- bis 4-mal täglich 1 TL in warmem Wasser oder Tee einnehmen.
Hinweis: Gutes Mittel bei entzündlichem und degenerativem Rheuma.

Natrium sulfuricum D 6

s. Mittel bei Vergiftungskopfschmerzen, S. 130

Tabletten: Ebd.
Tropfen: Erwachsene nehmen vor dem Essen 3-mal täglich 20 Tropfen, Kinder die Hälfte; möglichst lange im Mund behalten.
Hinweis: Empfiehlt sich bei rheumatischen Erkrankungen, die mit Stoffwechselstörungen einhergehen.
Hinweis: Hilft bei Gicht, immer dann, wenn Hamsäureablagerungen aus Leberstörungen resultieren.

Fertigpräparate	*Anwendungsweise*

Phytodolor

Wirkstoffe: Mannaesche, Zitterpappel, Goldrute, Arnika D 2, Herbstzeitlose D 3, wilder Jasmin
Wirkung: Harntreibend, ausschwemmend, senkt den Harnsäurespiegel, entzündungswidrig, durchblutungsfördernd, schmerzlindernd

Tropfen: 3- bis 4-mal täglich 20 Tropfen, bei starken Schmerzen mehrmals täglich 40 Tropfen.
Hinweis: Hilft vor allem, die akuten Schmerzen zu lindern.

Rheuma-Gastreu

Wirkstoffe: Eisenphosphat D 12, Lithiumkarbonat D 12, Natriumsulfat D 30, Brechnuss D 30, Rhododendron D 6, Mädesüß D 12
Wirkung: Abschwellend, schmerzlindernd, reguliert den Wasserhaushalt, entspannt die Muskulatur

Tropfen: 1- bis 2-mal 10–15 Tropfen.
Hinweis: Empfehlenswertes Mittel bei entzündlichem und degenerativem Rheumatismus, vor allem aber bei Rheuma der Unterarme, Hände, Kniegelenk, bei Schulterrheuma und Hüftgelenksschmerzen.

Rheuma-loges

Wirkstoffe: Urtinktur der Berberitze, Sumpfporst D 2, Lebensbaum D 1, Jasmin D 2, Giftsumach D 3, Herbstzeitlose D 3, Ameise D 4, Lithiumkarbonat D 6.
Wirkung: Entzündungswidrig, regt den Stoffwechsel an

Tropfen: Erwachsene nehmen vor dem Essen 3-mal täglich 20 Tropfen, Kinder die Hälfte; möglichst lange im Mund behalten.
Hinweis: Empfiehlt sich bei rheumatischen Erkrankungen, die mit Stoffwechselstörungen einhergehen.

Rheuma-Pasc

Wirkstoffe: Urtinktur von Berberitze, Zaunrübe, Herbstzeitlose D 1, Jasmin D 2, Lithium D 1, Chinabaum D 3, Bittersüß D 3, Sumpfporst D 3, Bärlappsporen D 3, Natronsalpeter D 3, Ulme D 3
Wirkung: Entgiftet, entsäuert, lindert Schmerzen

Tonikum: Man nimmt 3-mal täglich $1/2$–1 EL.
Hinweis: Erleichtert bei Arthrose, hilft bei Rheuma und Gicht.

Rheumasalbe M

Wirkstoffe: Basilikum, Kampfer, Fluorit, Kastanienknospen, Lärchenharz, Meersalz, Murmeltierfett, Rosmarinöl
Wirkung: Schmerzstillend, enzündungswidrig, entgiftend, wärmend

Salbe: Morgens und abends ein erbsengroßes Stück der Salbe einmassieren, bis sich die Haut leicht rötet.
Hinweis: Zuverlässiges Mittel bei rheumatischen Schmerzen.

Zuerst achtet man nicht so recht darauf: Wie schon in jüngeren Jahren scheint man wieder einmal einen Schnupfen und Husten eingefangen zu haben. Die Beschwerden sind keineswegs schlimm. Kein Fieber, nicht die üblichen Kopfschmerzen, kein Krankheitsgefühl. Es ist eigentlich gar kein richtiger Schnupfen, eher eine Heiserkeit. Man räuspert sich, versucht, mit Hüsteln und Husten die Atemwege frei zu bekommen. Man schnäuzt sich häufiger und wartet darauf, die lästige »Störung« eines Tages los zu sein.

Doch diesmal wollen die Beschwerden nicht aufhören. Der Schleim wird zähflüssiger. Vor allem morgens hat man viel Mühe, ihn loszuwerden. Tagsüber hustet man inzwischen fast schon gewohnheitsmäßig. Nachts wacht man auf, weil man keine Luft bekommt. Statt etwas zu unternehmen, schwankt man zwischen Selbstberuhigung – »Das hat nichts zu bedeuten. Die Erkältung dauert nur etwas länger« – und schlimmsten Befürchtungen – »Vielleicht habe ich Lungenkrebs?«

Tatsächlich hat sich in neunzig von hundert Fällen ein typisches Altersleiden angekündigt, das einen für den Rest des Lebens begleiten wird und dieses Leben dramatisch verkürzt und verdirbt, wird nicht energisch gegen die ersten Anfänge angegangen: chronische Bronchitis.

Der Hintergrund: Die Luft, die wir einatmen, streicht durch Nase und Mund in die Luftröhre und von dort in immer winzigere Verästelungen der Bronchien hinein. Erst ganz am Ende dieses Wegs kann der Sauerstoff durch feine Membranen hindurch in das Blut gelangen. Weil die Luft aber tausendfältige Verunreinigungen, Krankheitserreger, Gift- und Schadstoffe mitbringt, hat die Natur ein wunderbares Reinigungssystem eingerichtet: Der ganze Weg von der Nase bis zu den Lungenbläschen ist mit einem klebrigen Schleim ausgekleidet, an dem die unreinen Substanzen aus der Luft haften bleiben. Die Innenwände der Bronchien selbst sehen aus wie eine dicht bewachsene Wiese. Millionen feinster Härchen sind ständig in Bewegung. Sie flimmern mit hoher Geschwindigkeit zum Ausgang hin, so dass der Schleim ständig aus den Bronchien herausbefördert wird – und mit ihm Schadstoffe und Krankheitserreger. Unter normalen Bedingungen funktioniert das so perfekt, dass kaum eine Verunreinigung in die Lungenbläschen gelangt. Eine unrühmliche Ausnahme bildet Zigarettenrauch. Seine Schadstoffe sind so leicht, dass sie großenteils mit den klebrigen Wänden erst gar nicht in Berührung kommen. Damit sie die Membranen der Lungenbläschen nicht zukleistern, müssen sie von weißen Blutkörperchen vernichtet werden. Bei einem starken Raucher bedeutet das eine große zusätzliche Belastung. Durch starkes Rauchen oder beim Aufenthalt in zu trockenen Räumen wird der Schleim in Bronchien und Luftröhre zu trocken. Er verliert dabei seine Klebrigkeit, so dass Schmutz und Krankheitserreger nicht zurückgehalten werden. Es steigt die Gefahr einer Infektion. Ähnliches ereignet sich bei ungewohnter Kälte. Die Schleimhäute sind unzureichend durchblutet, die Drüsen bilden zu wenig Schleim. Wieder können sich Krankheitserreger ansiedeln. Eine zusätzlich verhängnisvolle Rolle spielt das Nikotin: Es dämpft das Tempo der Bewegung der Flimmerhärchen. Der Schleimfluss wird deutlich langsamer. Schadstoffe und Krankheitserreger werden nicht mehr rasch genug aus den Bronchien befördert.

Bei häufigen Entzündungen der Schleimhäute nun und bei groben Verschmutzungen wird die »Wiese« in den Bronchien nach und nach löchrig und bekommt immer mehr Stellen, an denen keine Flimmerhärchen mehr existieren. Hier gerät der Schleim ins Stocken. Das ist dann der Anfang der chronischen Bronchitis.

Mit der akuten Bronchitis, dem energischen Aufbäumen des Körpers gegen Entzündungen und Fieber, hat dieses Leiden nichts zu tun. Hier liegt eine Schädigung vor, und man muss alles tun, damit sie nicht größer wird. Denn wenn der Schleim nicht mehr ausreichend abgehustet werden kann, weiten sich unter dem Druck der Atmung vor allem die feinsten Bronchienästchen, und es wird immer schwieriger, verbrauchte Luft auszuatmen. Wo sie sich aber festgesetzt hat, kann kein Sauerstoff mehr hingelangen. Die Folgen sind zunächst große Müdigkeit infolge mangelhafter Sauerstoffversorgung, dann Blähungen, Venenstau in der Lunge, Herzschwäche (Rechtsinsuffizienz). Im schlimmsten Fall erstickt der Betroffene regelrecht.

Die Verhaltensregeln zur Vermeidung einer chronischen Bronchitis heißen:

▷ Jede »Erkältung« muss gründlich ausgeheilt werden. Es wäre sinnlos, bei einem Schnupfen oder Husten, der länger als drei Wochen andauert, darauf zu warten, dass er von selbst besser wird. Das gilt vor allem für Männer und Frauen um fünfundvierzig, fünfzig Jahre: Je »leichter« die scheinbare Erkältung sich zeigt, desto größer ist die Wahrscheinlichkeit, dass es sich um den Beginn einer chronischen Bronchitis und nicht um eine akute »Erkältung« handelt.
▷ Man muss darauf achten, dass die Luft in Arbeits-, Wohn- und vor allem Schlafräumen ausreichend Feuchtigkeit besitzt. Normalerweise ist die Luft draußen feucht genug, so dass es ausreicht, mehrfach am Tag zu lüften. Die Zimmerluft saugt die Feuchtigkeit auf wie ein Schwamm. Während der Heizperiode muss sie zusätzlich feucht gehalten werden.
▷ Ein gelegentliches Dampfbad (Inhalation) darf nicht erst dann zur Regel werden, wenn sich die Beschwerden einer chronischen Bronchitis unübersehbar eingestellt haben, sondern schon wesentlich früher. Eigentlich sollte man sich ab dem fünfunddreißigsten Lebensjahr angewöhnen, im

Frühjahr und Herbst eine Bronchienkur mit regelmäßigen Inhalationen zu machen (s. *Wasseranwendungen und Wickel*).

Bei einer chronischen Bronchitis, die sich einschleichen konnte, weil man die ersten Beschwerden nicht ernst genommen hat, sollte man dafür sorgen, dass der Schleim leicht abhustbar bleibt, also nicht zu zähflüssig wird, die Bronchien gut durchblutet sind und nicht durch zu trockene Luft und Rauch zusätzlich belastet werden.

Der französische Arzt Michel Nostradamus empfahl bei chronischer Bronchitis ein sehr einfaches Mittel: »Man legt jeden Abend vor dem Schlafengehen fünf Stengel Brunnenkresse in ein Glas handwarmes Wasser. Das Glas wird zugedeckt und auf das Nachtkästchen gestellt. Am nächsten Morgen trinkt man vor dem Aufstehen dieses etwas bittere Wasser (ohne die Kresse).« Von den heute angebotenen Kressekeimlingen, die wir zum Salat verwenden, müsste man wohl die doppelte Menge nehmen.

Heilmittel	Anwendungsweise
Ackerschachtelhalm s. Aufbau- und Stärkungsmittel, S. 24	**Tee:** Ebd. **Hinweis:** Sollte kurmäßig 2 Wochen lang getrunken werden, dann durch einen anderen Tee ersetzt werden. Nimmt die nächtlichen Schweißausbrüche, stärkt das Lungengewebe.
Alant s. Hustenmittel, S. 64	**Tee:** Ebd. **Hinweis:** Hilfreich bei chronischen wie akuten Lungenleiden.
Andorn s. Hustenmittel, S. 64	**Tee:** Ebd. **Wein:** Ebd. **Tinktur:** Ebd. **Hinweis:** Stabilisiert neben der Lungenfunktion auch Leber und Herz. Immer mitverwenden.
Dost s. Mittel bei Allergien der Atemwege, S. 248	**Tee:** Ebd. **Badezusatz:** Ebd. **Hinweis:** In der Schwangerschaft sollte nur das Bad genommen werden, sonst empfiehlt sich, beides zusammen anzuwenden.
Efeu s. Mittel bei Allergien der Atemwege, S. 248	**Tee:** s. Mittel bei Rheuma, S. 421. **Hinweis:** Man verwendet üblicherweise die homöopathische D 3 oder D 4. Gutes Mittel für ältere Menschen mit Verschlimmerung in der kalten Jahreszeit. Hilft besonders gut bei der chronisch spastischen Bronchitis.
Ehrenpreis s. Mittel bei Trigeminusneuralgie, S. 142	**Tee:** Ebd. **Hinweis:** Stärkt die Lungenenergie.
Eibisch s. Schnupfenmittel, S. 49	**Tee:** Ebd. **Hinweis:** Entspannt die Bronchialmuskulatur und nimmt so den Hustenreiz.
Gundermann s. Schnupfenmittel, S. 49	**Tee:** Ebd. **Tinktur:** s. Hustenmittel, S. 65. **Hinweis:** Immer mitverwenden, wenn der Auswurf eitrig ist.

Heilmittel	*Anwendungsweise*
Honig s. Mittel bei Juckreiz, S. 216	Honigkur: s. Mittel bei zu niedrigem Blutdruck, S. 322. **Hinweis:** Die Kur sollte 1- bis 2-mal jährlich durchgeführt werden. Sie verhindert weitgehend das Gefühl der Engbrüstigkeit.
Isländisch Moos s. Hustenmittel, S. 65	Tee: Ebd. **Hinweis:** Entspannt den Lungenbereich bei chronischen und akuten Lungenleiden.
Knoblauch s. Mittel bei Durchblutungskopfschmerzen, S. 135 **Hinweis:** Besonders hilfreich bei Kurzatmigkeit	Saft: Ebd. Wein: 2 Knoblauchzwiebeln zerschneiden und mit 1 l Weißwein zum Sieden bringen. 3 Tage stehen lassen. Man trinkt täglich 1 Likörglas.
Königskerze s. Hustenmittel, S. 66	Tee: Ebd. **Hinweis:** Hilfreich bei der chronischen Bronchitis wie auch beim Lungenemphysem.
Lungenkraut s. Hustenmittel, S. 66 **Hinweis:** Die Kur sollte nicht länger als 1 Woche gemacht, dann durch ein anderes Mittel ersetzt werden.	Tee: Ebd. Pulver: Das getrocknete Kraut wird pulverisiert. 1 EL davon gibt man in 1 Glas lauwarme Milch. Man trinkt sie 2-mal täglich.
Quitte s. Aufbau- und Stärkungsmittel, S. 28 **Hinweis:** Hilft besonders gut bei fortgeschrittener Bronchitis in Erkältungszeiten.	Quitten-Spitzwegerich-Sirup: 5 g zerstoßene Quittenkerne mit 100 g Wasser und 100 g Spitzwegerichsirup (s. unten) mischen. Davon nimmt man täglich 1 TL.
Schlüsselblume s. Hustenmittel, S. 67 **Hinweis:** Empfiehlt sich speziell bei älteren Menschen, da dieses Mittel den Kreislauf entlastet und den Altershusten dämpft.	Tee: Ebd. Sirup: 1 TL zerkleinerte Wurzeln mit wenig Wasser 5 Minuten auskochen. Nach dem Abseihen gibt man so viel Honig hinzu, dass eine sirupartige Masse entsteht. Man nimmt davon täglich 1–2 TL.

Heilmittel	*Anwendungsweise*

Spitzwegerich

s. Schnupfenmittel, S. 54
Hinweis: Gutes, bewährtes Mittel bei jeder
Art von Bronchienverschleimung

Tee: Ebd.
Sirup: Frische Spitzwegerichblätter sauber
waschen und durch den Fleischwolf drehen. 1 Pfund Honig und 2 Pfund Zucker in
Wasser auflösen, die zerdrückten Blätter
hinzugeben. So lange bei schwacher Flamme sieden lassen, bis daraus ein Sirup
entsteht. Davon nehmen Kinder täglich
1–2 TL, Erwachsene 1–2 EL.

Thymian

s. Aufbau- und Stärkungsmittel, S. 31
Hinweis: Löst die Verkrampfungen, lindert
den Hustenreiz

Tee: Ebd.
Wein: Ebd.
Badezusatz: s. Mittel bei zu niedrigem
Blutdruck, S. 322.

Vogelknöterich

s. Mittel bei chronischen Schmerzen,
S. 207

Tee: Ebd.
Hinweis: Stärkt die Bronchien bei chronischen Leiden.

Ysop

s. Aufbau- und Stärkungsmittel, S. 32

Tee: Ebd.
Hinweis: Der Tee muss in diesem Fall mit
gut 2 TL Honig gesüßt werden. Reinigt die
Bronchien, heilt.

Mittel bei chronischer Bronchitis

Fertigpräparate	*Anwendungsweise*

Bronchi/Plantago comp.

s. Hustenmittel, S. 69

Globuli: Ebd.
Hinweis: Zuverlässiges Mittel bei sehr lang
bestehenden Leiden, aber auch bei akuten.

Bronchitis-Complex

s. Hustenmittel, S. 69

Tropfen: Ebd.
Hinweis: Hilft vor allem bei der Alters-
bronchitis.

Cetraria Spl.

Wirkstoffe: Isländisch Moos D 3, Brechwurzel D 3, Schlehe D 3, Brechweinstein
D 4, Gamander D 1, Eukalyptus, Brom D 4
Wirkung: Stärkt und schützt die Schleimhäute und das Herz, fördert den Auswurf
von zähem Schleim, lindert den Reiz

Tropfen: 1- bis 3-mal 10–15 Tropfen.
Hinweis: Darf nicht bei Brom-Überemp-
findlichkeit verwendet werden.
Hinweis: Hilfreiches Mittel bei der Alters-
bronchitis, (bei Raucher schon früher),
wenn die morgendliche Verschlimmerung
mit viel zähem Schleim und Brechreiz gegeben ist.

Fertigpräparate	*Anwendungsweise*

Echinacea compositum

Wirkstoffe: Schmalblättrige Kegelblume D2, Eisenhut D3, Kanadische Blutwurz D4, Schwefel D8, Wilder Indigo D4, Buschmeister D10, Zaunrübe D6, Wasserhanf D6, Kuhschelle D8, Quecksilberchlorid D4, Lebensbaum D8, Grippe-Nosode D13, Phosphor D3, Kortisonacetat D13, Streptococcinum D18, Staphylococcinum D13, Kermesbeere D6, Osterluzei D4, Pyrogenium D198, Zink D10, Jasmin D6, Kalkschwefelleber D10, Giftsumach D4, Arnika D4, Weißarsenik D8, Silbernitrat D8, Euphorbium D6
Wirkung: Steigert die Abwehr

Ampullen: Man nimmt 2-mal in der Woche 1 Ampulle in 1 Tasse Wasser; über den Tag verteilt trinken.
Hinweis: Reiztherapie, die zuerst eine Verschlimmerung herbeiführen kann, dafür aber umso gründlicher heilt.

Gripp-Heel

s. Mittel bei »Grippe«, S. 101

Tabletten: Ebd.
Hinweis: Empfiehlt sich bei starkem Krankheitsgefühl.

Horvi AB 3

Wirkstoffe: Gift der Korallenotter, der Kobra, der Kröte, Extrakt von Zahnstocherammei, Ephedra, Teestrauch
Wirkung: Löst die venösen Stauungen und Lymphstauungen auf

Tropfen: Vormittags und nachmittags je 5–6 Tropfen pur.
Hinweis: Besonders hilfreich, wenn die Bronchitis schon zu Herzstau geführt hat.

Jsephca-Hustentropfen

s. Hustenmittel, S. 74

Hinweis: Darf über längere Zeit eingenommen werden. Besonders für Kinder geeignet, da keinerlei Nebenwirkungen oder Begleiterscheinungen.

Latensin schwach

Wirkstoff: Erreger des Bakterium-subtilis-Stammes
Wirkung: Reinigt die Bronchien und Lungen von allen Bakterien

Kapseln: 1- bis 2-mal wöchentlich 1 Kapsel nüchtern einnehmen und 3–4 Stunden nüchtern bleiben.
Hinweis: Ist angezeigt, wenn Atemwegs- und Lungeninfektionen nicht besser werden wollen.

Lichenes comp.

s. Hustenmittel, S. 72

Sirup: Ebd.
Hinweis: Kräftigt das Lungengewebe, heilt und verhindert Verschlimmerungen bei chronischen Leiden.

Fertigpräparate	*Anwendungsweise*

Lymphomyosot

s. Mittel bei Allergien der Atemwege, S. 91

Tropfen: Ebd.
Hinweis: Heilt Entzündungen in den Lymphdrüsen aus. Auch für Kinder geeignet.

Mucor racemosus Aspergillus niger

Wirkstoffe: Krankheitserreger in homöopathischer Verdünnung D 5.
Wirkung: Heilt die Atemlymphdrüsen

Tropfen: Täglich 3 – 8 Tropfen in $^1/_2$ Tasse Wasser trinken.
Hinweis: Besonders geeignet für Kinder mit Polypen im Nasen-Rachen-Raum, mit Mandelentzündungen, immer wiederkehrendem Fieber.

Penicillum notatum

Wirkstoff: Penicillin-Nosode
Wirkung: Löst Penicillin- und Antibiotikagifte aus dem Körper

Tabletten: Täglich 1 Tablette etwa 10 oder 20 Tage lang.
Tropfen: Bei Kindern bis zu 4 Jahren täglich bis zu 10 Tropfen in die Ellenbeuge einreiben.
Hinweis: Sollte unbedingt nach Antibiotikabehandlungen angewendet werden, zusätzlich immer eine Ausleitung machen, beispielsweise mit Esberitox.

Petasites comp.

Wirkstoffe: Weißtanne D 2, Pestwurz D 2, Spitzwegerich D 2
Wirkung: Entkrampft, befreit von Erregern, auswurffördernd, stärkend

Globuli: 3- bis 6-mal täglich 5 – 10 Globuli.
Hinweis: Stärkt Bronchien und Lungen und verhindert ein Fortschreiten der Erkrankung bei sehr lange bestehenden Leiden.

Remedium Bronchiale EKF

Wirkstoffe: Lungenflechte D 2, Brechwurzel D 4, Zinn D 6, Tollkirsche D 4, Bilsenkraut D 4, Weiße Zaunrübe D 6, Kupfer D 6, Mangan D 6
Wirkung: Beruhigt die überreizten Schleimhäute und Nerven

Tropfen: In akuten Fällen Erwachsene stündlich 15 Tropfen, Kinder 5 Tropfen mit etwas Wasser. Sonst Erwachsene 3-mal 15 Tropfen auf Wasser vor dem Essen, Kinder 3-mal 5 – 10 Tropfen.
Hinweis: Besonders geeignet bei Bronchitis, durch äußere Reize verursacht.

Senega Pentarkan

Wirkstoffe: Schlangenwurzel, Goldschwefel D 2, Kalkschwefelleber D 3, Naphthalin D 4, Zinnjodid D 3
Wirkung: Verbessert die Atmung, normalisiert die Schleimproduktion, löst zähen Schleim, regeneriert die Schleimhäute

Tabletten: 3-mal täglich 1–2 Tabletten.
Hinweis: Hilft bei der chronischen Bronchitis, bei Asthma, Pseudokrupp, Raucherhusten.

Das eigentliche Wunder des Lebens ereignete sich vor drei Millionen Jahren. Bis dahin hatte es nur einzellige Lebewesen gegeben. Doch dann schlossen sich diese Zellen erst zu einfachen, nach und nach zu immer komplexeren Organismen zusammen. Bei diesem Schritt mussten sich die einzelnen Zellen auf bestimmte Aufgaben in der Gemeinschaft spezialisieren. Sie gaben damit aber nicht nur ihre Freiheit auf, sondern auch ihre Unsterblichkeit. Hatten sie bis dahin durch einfache Teilung unbegrenzt leben und sich mit jeder neuen Vervielfältigung erneuern, verjüngen können, so waren dem Organismus nun Grenzen gesetzt. In ihm durfte sich die Zelle nur noch dem Plan und dem Wohl der Gemeinschaft entsprechend reproduzieren. Ihr Eigenleben war dem Ganzen untergeordnet.

Damit ist das Krebsproblem aufgezeigt: Krebs entsteht in einem Körper dann, wenn eine Zelle – aus welchem Grund auch immer – sich nicht mehr an die Ordnung des Organismus hält, sondern rücksichtslos, egoistisch draufloswächst, ihre Umgebung erdrosselt, vernichtet, gegen sie aggressiv, feindselig vorgeht und im ganzen Körper neue »Kolonien« gründet, die sich ebenso gemeinschaftsschädlich verhalten.

Der Fehler in der Krebstherapie bisher besteht im verzweifelten Suchen nach Stoffen, die Krebs verursachen können – als gäbe es eine Chance, sie aus der Nahrung, aus der Umwelt auszuschalten. Diese Bemühungen müssen allein schon deshalb zum Scheitern verurteilt sein, weil nahezu jede harmlose Substanz beim Zusammentreffen mit einer anderen, ebenso harmlosen oder bei chemischen Prozessen mit einer dritten im Körper zur so genannten krebserregenden Substanz werden kann. Auch kosmische, radioaktive Strahlungen lassen sich nicht gänzlich vermeiden. Sie sind immer gegenwärtig. Und sie können Krebs auslösen – ebenso wie manche Viren. Mit den mit großem Aufwand betriebenen Forschungen ist in den letzten Jahrzehnten nicht mehr erreicht worden als die Verbreitung von Angst. Sollte es heute tatsächlich mehr Krebserkrankungen geben als früher, dann müsste man wohl auch die Angst vor dem Krebs mitverantwortlich machen. Sehr wahrscheinlich aber sind die Zahlen nur deshalb angestiegen, weil einfach mehr Menschen als früher das Alter erreichen, in dem sich die »Alterskrebse« offenbaren. Wären die so genannten Karzinogene, also die krebserregenden Stoffe, tatsächlich so gefährlich, wie gelegentlich dargestellt, müsste früher oder später jeder von uns an Krebs erkranken. Doch das ist nicht der Fall.

Der gesunde, abwehrstarke Körper ist jederzeit in der Lage, mit Krebs fertig zu werden. Schon 1934 hat der Wiener Arzt Dr. E. Freund entdeckt, dass sich im Blut gesunder, krebsfreier Menschen eine Substanz befindet, die Krebszellen auflöst, während das Blut Krebskranker diese Fähigkeit nicht mehr besitzt.

Manche Krebsforscher sind der Meinung, dass bei der unvorstellbar hohen Zahl an Zellteilungen täglich in jedem Körper eine Zelle zur Krebszelle entartet. Die Abwehrkräfte erkennen den Fehler und beseitigen ihn. Sie tun das gründlich und sorgfältig – bis sie eines Tages müde werden oder selbst entarten. Dann kann der Krebs zum Tumor heranwachsen und den Körper verseuchen. Wenn der Körper nicht selbst die alte Ordnung wiederherstellt, kann man die Tumoren wegschneiden, bestrahlen, mit chemischen Mitteln vernichten, sooft man will – es wird sich immer wieder ein neuer Krebs entwickeln.

Deshalb werden hier Krebserkrankungen auch unter die chronischen Erkrankungen eingereiht. Denn oft kommt es ja nach der ersten scheinbaren Heilung zum befürchteten Rückfall – manchmal erst Jahre nach der Ersterkrankung.

Und da setzt der zweite schwere Fehler in der modernen Krebstherapie ein: Zum Rückfall kommt es in den meisten Fällen nicht deshalb, weil bei der ersten Behandlung etwas zurückgeblieben wäre, weil also nicht radikal genug operiert, bestrahlt, mit Chemotherapie behandelt wurde, sondern weil der Körper nach wie vor nicht in der Lage ist, neu entstehenden Krebserkrankungen zu widerstehen. Bei den Versuchen, speziell mit Bestrahlungen und Zellgiften auch wirklich die letzten Metastasen zu vernichten, wird das Abwehrsystem des Körpers massiv geschädigt und damit ein neues Krebswachstum geradezu begünstigt. Zum Rückfall kommt es also nicht, weil nicht energisch genug behandelt, sondern weil zu viel getan wurde.

Niemand soll davon abgehalten werden, einen Tumor operativ entfernen zu lassen. Man wird sich allerdings einen Arzt suchen, der so schonend wie nur irgend vertretbar schneidet. In aller Regel dürften radikale Brustoperationen bei Patientinnen, die rechtzeitig zum Arzt kommen, heute nicht mehr gerechtfertigt sein. Auch eine massive Behandlung bei Leukämie ist in den meisten Fällen wohl unumgänglich. Nach solchen ersten Schritten allerdings gibt es heute biologische Hilfen, die weit mehr versprechen und wesentlich schonender sind als Bestrahlungen und Chemotherapie. Am Anfang jeder Vorbeugung und jeder Behandlung steht der Appell, die Angst vor dem Krebs zu bewältigen. Sie blockiert die Selbstheilungskräfte des Körpers (s. *Stress*). Also keine Angst vor jedem Bissen; kein banges In-sich-hinein-Horchen, ob vielleicht ein Krebs im Entstehen sei. Angst vor Krebs ist ein gewaltiger Risikofaktor. Wer ihn ausschalten kann, besitzt gute Aussichten, verschont zu bleiben oder wieder ganz gesund zu werden (s. *Auto-Heilhypnose*).

Der nächste wichtige Schritt heißt: Lösung der bestehenden Konflikte. Es stimmt zwar nicht, dass hinter jeder Krebserkrankung ein ungelöster Konflikt steht. Doch unbewältigte Probleme (vor allem Hass- und Neidgefühle, das nicht Fertigwerden mit dem Verlust eines geliebten Menschen, Probleme am Arbeitsplatz) lassen mitunter einen bisher schlummernden, ungefährlichen Krebs, von dem man vielleicht nie etwas erfahren hätte, aggressiv werden.

Daneben gibt es auch handfeste »natürliche Krebsursachen«, die man kennen und möglichst ausschalten sollte. So weiß man erst seit kurzem, dass auffallend viele Krebspatienten unter Vitamin-A-Mangel leiden. Er lässt sich – unter Kontrolle des Heilpraktikers oder Arztes – »auffüllen«. Ein weiterer Hinweis: 74 Prozent aller Patienten haben die Blutgruppe A. Für sie scheint eine genetische Anfälligkeit für Krebs zu bestehen. Das bedeutet entsprechende Vorsicht und Vorsorge. Schließlich scheint immer deutlicher zu werden, dass das Herpesvirus etwas mit Krebs zu tun hat. Wer immer wieder unter Lippenbläschen oder unter Herpeserkrankungen im Genitalbereich zu leiden hat, muss energisch dagegen angehen (s. *Herpesinfektionen*).

Die Art der Krebserkrankung muss nicht notwendigerweise mit einem Fehlverhalten zusammenhängen. Wer einen Darmkrebs bekommt, hat nicht unbedingt falsch gegessen, wer an Lungenkrebs (Bronchialkrebs) erkrankt, braucht nicht geraucht zu haben. Der Krebs wird sich immer an der persönlichen Schwachstelle ansiedeln. Das kann ein Hinweis zu seiner rechtzeitigen Erkennung sein: Wenn man sich selbst – und die Geschichte der Familienkrankheiten (mit welchen Leiden hatten Eltern, Großeltern, Urgroßeltern zu tun?) – kennt, wird man sein Augenmerk auf den eigenen »schwachen Punkt« richten und ihn stärken. Mit gesunder »Antikrebskost«, etwa dem Saft der roten Bete, enzym- und vitaminreicher Nahrung, Mistelprodukten und dergleichen, sollte man nicht warten, bis ein Krebs ausgebrochen ist, sondern sie werden spätestens ab dem vierzigsten, fünfzigsten Lebensjahr in den Speiseplan eingebaut. Eine Möglichkeit, die erlahmenden Abwehrkräfte nachzuschulen, sind Thymusextrakte (s. *Abwehrschwäche*).

Achten Sie auch auf folgende Hinweise: Altersflecke, Warzenbildung, chronische Erkrankungen, die ohne deutliche Reaktionen des Körpers (Fieber, Entzündungen) verlaufen. Lassen Sie sich jede »Erkältung« möglichst »austoben«. Bremsen Sie akute Erkrankungen nicht ab. Senken Sie vor allem Fieber nicht unnötig: Es ist eines der wirksamsten Mittel gegen junge Krebszellen. Malariapatienten, die regelmäßig ihre Fieberschübe durchstehen müssen, bekommen keinen Krebs.

Pflanzen mit krebsfeindlicher Wirkung

Akelei, Alant, Artischocke, Baldrian, Benediktenkraut, Berberitze, Birke, Bittersüß, Braunwurz, Chinarinde, Dachwurz, Ebberraute, Sonnenhut, Karotte, Kerbel, Klebkraut, Klette, Kohl, Knoblauch, Knoblauchhederich, Kondurango, Laserkraut, Mauerpfeffer, Mariendistel, Meisterwurz, Mistel, Petersilie, Kermesbeere, Quassia, Blasentang, Quecke, Ringelblume, Schachtelhalm, Schafgarbe, Schierling, Schnittlauch, Schöllkraut, Schlehe, Seerose, Sophienkraut, Storchschnabel, Tausendgüldenkraut, Thuja, Veilchen, Vogelmiere, Weißdorn, Wacholder, Wegerich, Wiesenknopf, Wiesenlabkraut, Zackenschote, Zimt, Zwiebel, Zypresse.

Die richtige Zusammenstellung für eine vorbeugende oder begleitende Behandlung muss immer vom Fachmann vorgenommen werden, da nicht jede Pflanze in der Urtinktur verwendet werden kann, manche extrem giftig sind und auch nicht jede als Begleitmittel oder Vorbeugungsmittel für jede Art von Krebsleiden in Frage kommt.

Fertigpräparate	*Anwendungsweise*

Alcangrol

Wirkstoffe: Ringelblume, Waldrebe, Lärche, Virginischer Zauberstrauch, Mistel, Gefleckter Schierling
Wirkung: Bringt oftmals die Tumoren zum Schrumpfen

Tropfen: 3-mal täglich 5 Tropfen auf Zucker oder 10 Tropfen auf 1 Tasse Ackerschachtelhalmtee geben und diesen über den Tag verteilt schluckweise trinken.
Hinweis: Oft konnte durch die Einnahme dieses Mittels eine Operation bei gutartigen Geschwulsten vermieden werden. Auch bei bösartigen Tumoren gibt es positive Ergebnisse.

Conium maculatum

Wirkstoffe: Gefleckter Schierling
Wirkung: Nimmt die Schmerzen, verhindert die Ausbreitung des Tumors durch Einkapselung

Salbe: 1- bis 2-mal täglich die betroffene Stelle einreiben.
Tropfen D 6: 1- bis 3mal täglich 10–15 Tropfen.
Hinweis: Bei tastbaren Tumoren ist eine vorübergehende Vergrößerung im Sinn der Behandlung, soweit diese weich ist, möglich; es zeigt lediglich die einsetzende Wirkung an. Sollte in andere Mischrezepte mit eingearbeitet werden.

Conium Spl. Tropfen

Wirkstoffe: Gefleckter Schierling D 4, Arsen D 6, Kondurango D 3, Phosphor D 6, Kieselsäure D 10, Pflanzenkohle D 10, Mariendistel
Wirkung: Ausleitend, entgiftend, reguliert und stabilisiert die Drüsentätigkeit, stärkend

Tropfen: 1- bis 3-mal täglich 5–15 Tropfen.
Hinweis: Zur Zusatzbehandlung bei Krebsleiden, vor allem der Drüsenorgane geeignet.

Derivatio H

Wirkstoffe: Ackergauchheil D 4, Silber D 30, Arnika D 15, Gold D 15, Zaunrübe D 4, Pflanzenkohle D 30, Schöllkraut D 6, Kolocynthe D 5, Besenginster D 6, Roter Fingerhut D 5, Königin der Nacht D 4, Mariendistel D 3, Sarsaparilla D 6, Zinn D 8, Strophantus D 6, Löwenzahn D 6, Ehrenpreis D 4, Mistel D 4
Wirkung: Stärkt Leber, Milz, Nieren und Herzkreislauf für die gezielte Ausleitung der Stoffwechselgifte bei Krebsleiden

Tabletten: 3-mal täglich 2 Tabletten.
Hinweis: Gutes Zusatzmittel beispielsweise zur Nosodenbehandlung bei allen Krebsleiden, aber auch unterstützend bei Chemotherapie.

Fertigpräparate	*Anwendungsweise*

ELEU-KOKK

s. Spezielle Aufbau- und Stärkungsmittel, S. 39

Dragees: Ebd.
Hinweis: Bei Krebsleiden immer hoch dosiert mitverwenden, die Taigawurzel ist in der Lage, Metastasen zu verhindern oder bereits bestehende abzubauen.

Esberitox N

s. Schnupfenmittel, S. 56

Tabletten: Man nimmt in diesem Fall 3-mal 8 Tabletten, über den Tag verteilt lutschen.
Hinweis: s. Thymus Mucos, S. 442

Horvi-Krebskur

Horvi-C 33
Wirkstoffe: Gift der Lachesis, der Lochotter, Vitamin B_1, Magnesiumchlorid
Horvi C 300
Wirkstoffe: P-oxypropiophenon, Magnesiumchlorid.
Horvityl
Wirkstoffe: Vitamin B_1, B_2, Vitamin A, C, E, PP Phenyldimethylpyrazol, Acetylcholin
Horvi-Nukleozym
Wirkstoffe: Gift der Lachesis, der Kobra, Klapperschlange, DNS, Vitamin B_1, C
Horvi-Oricid-Tabletten
Wirkstoffe: Orotsäure, Aneurin, Vitamin PP Cholin, Inosit, Traubenzucker, Cytochrom
Horviton Dragees
s. Mittel bei Herzschwäche, vegetativer Dystonie, S. 350
Wirkung: Totale Zellentschlackung

Injektion: Man spritzt in der Mitte der Woche C 33, am Anfang und Ende der Woche C 300.
Tropfen (Horvityl): Abends vor dem Schlafengehen auf 1 TL Wasser 15 Tropfen.
Tropfen (Horvi-Nukleozym): 3-mal täglich 5–6 Tropfen pur $1/2$ Stunde vor den Mahlzeiten.
Tabletten (Horvi-Oricid): Täglich 2 Tabletten vor dem Schlafengehen mit etwas Wasser.
Dragees (Horviton): 3-mal täglich 2 Dragees nach dem Essen mit etwas Wasser.
Hinweis: Besonders geeignet zur Behandlung vor und nach Tumoroperationen, jedoch nur in enger Zusammenarbeit mit Arzt oder Heilpraktiker.

Latensin schwach

s. Mittel bei chronischer Bronchitis, S. 434
Hinweis: Sollte im Wechsel mit *Utilin* schwach angewendet werden (3 Wochen das eine, 3 Wochen das andere Präparat).

Kapseln: In diesem Fall nimmt man täglich 1 Kapsel nüchtern ein und bleibt 3–4 Stunden nüchtern. Dazu trinkt man auf den Tag verteilt 3–4 l Flüssigkeit.

NeyTumorin

Wirkstoffe: Organlysate
Wirkung: Tumorhemmend, abwehrsteigernd

Tropfen: Man nimmt täglich 3–5 Tropfen pur.
Hinweis: Besonders geeignet zur Dauertherapie des Alterskrebses. Spritzen (bei Arzt oder Heilpraktiker) sind noch wirksamer.

Fertigpräparate	*Anwendungsweise*

Pflügerplex Argentum

Wirkstoffe: Christophskraut D 3, Silber D 6, Pflanzenkohle D 4, Schierling D 4, Seidelbast D 4, Kanadische Gelbwurzel D 4, Kondurango D 2
Wirkung: Entgiftend, verdauungsfördernd, appetitanregend, entkrampfend, schleimhautschützend und -stärkend

Tabletten: 3-mal täglich 2 Tabletten nach den Mahlzeiten.
Hinweis: Hilfreiches Begleitmittel bei Magen-, Darm- und Leberkrebs.

Pflügerplex Baptisia

Wirkstoffe: Kieselsäure D 4, Silbernitrat D 12, wilder Indigo D 3, Löffelkraut D 2, Schierling D 4, Hartriegel D 3, Klettenlabkraut D 2, Brechnuss D 6, Immergrün D 3
Wirkung: Schützt, regeneriert und stärkt die Schleimhaut, wundheilend, entgiftend, abschwellend

Tabletten: 3-mal 2 Tabletten täglich.
Hinweis: Bei allen Geschwüren in Mund und Rachen, an Lippen, Zunge, Kehlkopf, auch als Begleitmittel bei bösartiger Entartung.

Pflügerplex Chimaphila

Wirkstoffe: Arsen D 6, Seestern D 3, Bariumjodat D 12, Wintergrün D 2, Kondurango D 2, Goldchlorat D 10, Braunwurz D 1
Wirkung: Kräftigend, schmerzlindernd, erweichend, entkrampfend, entgiftend

Tropfen: 3-mal täglich 10 – 15 Tropfen.
Hinweis: Gutes Begleitmittel bei gutartigen wie bösartigen Leiden der Brust, des Unterleibs, der Lymphdrüsen. Bei Schilddrüsenleiden nicht ohne vorher Rat eingeholt zu haben.

Pflügerplex Condurango

Wirkstoffe: Arsen D 12, Kieselsäure D 12, Pflanzenkohle D 10, Kanadische Gelbwurzel D 4, Kondurango D 1, Milchstern D 3, Brechnuss D 4
Wirkung: Schützt und stärkt die Schleimhäute, nimmt die Schmerzen, kräftigend für den ganzen Organismus

Tropfen: 3-mal täglich 10 – 15 Tropfen.
Hinweis: Empfehlenswertes Begleitmittel zur Bekämpfung und Linderung bei Magenkrebs.

Thymus Mucos

s. Mittel bei »Grippe«, S. 101

Dragees: Man nimmt in diesem Fall täglich 3-mal 3 – 5 Dragees.
Hinweis: Dieses Mittel, zusammen mit Esberitox-Tabletten ist in dieser Kombination bestens geeignet zur Vorbereitung einer nötigen Operation.

Fertigpräparate	Anwendungsweise

Utilin schwach

s. Mittel bei Halsschmerzen, S. 83
Hinweis: Hat sich in der Therapie der verschiedensten Krebsformen gut bewährt. Sollte im Wechsel mit *Latensin schwach* angewendet werden.

Kapseln: In diesem Fall nimmt man täglich 1 Kapsel nüchtern ein und bleibt 3–4 Stunden nüchtern (auch 4 Stunden nach dem Abendessen ist man nüchtern). Täglich müssen zudem 3–4 l Wasser oder Tee getrunken werden.

Wobenzyme

s. Mittel bei Halsschmerzen, S. 84

Dragees: Ebd.
Hinweis: Räumt die Zellgifte aus dem Körper; ebenfalls häufig nach einer Strahlenbehandlung verwenden, hier auch an die Salbe denken.

KREBSTEE
Krallendorn (Uncaria tomentosa)

Wirkstoffe: Alkaloide, Gerbstoffe
Wirkung: Entzündungshemmend, infektabwehrend
Hinweis: Uraltes, von den Indianern verwendetes Kraut, das ganz neu in der Krebstherapie eingesetzt wird.

Tee: Inhalt eines Säckchens mit 1 l kaltem Wasser in einem emaillierten Gefäß ansetzen und fast bis zum Kochen bringen. Den Tee 45 Minuten bei dieser Temperatur am Herd stehen lassen. Anschließend muss er noch 10 Minuten ziehen. Nach dem Abfiltern füllt man die braune, leicht trübe Flüssigkeit mit heißem Wasser auf 1 l auf. Nach dem Abkühlen den Tee im Kühlschrank aufbewahren. Morgens vor dem Frühstück täglich $1/16$ l (verdünnt mit der gleichen Menge heißem Wasser) in kleinen Schlucken trinken.

Behandlungsmethoden bei Krebs

Wärmetherapie
Zur lokalen Behandlung legt man auf die zu behandelnde Stelle ununterbrochen, bei Tag und Nacht, heiße Umschläge aus Leinsamenbrei, so heiß, wie es eben noch ertragen werden kann. Je höher und je länger die Hitzeeinwirkung erfolgt, desto besser.

Ozontherapie *(Hämatogene Oxidationstherapie)*
Ozon, ein höherwertiger Sauerstoff (O_3), wird seit Jahrzehnten mit großem Erfolg in der Krebstherapie eingesetzt. Man sollte sich mit Arzt oder Heilpraktiker darüber unterhalten (Ozontherapie, S. 494).

Ionozonbad
Im Ionozonbad sind Wärmetherapie und Ozontherapie kombiniert. Man sitzt in einem Dampfbad (ionisierter Dampf), der sehr angenehm empfunden wird und in dem Temperaturen bis zu 30 °C auf den Körper einwirken. Man sollte Arzt oder Heilpraktiker danach fragen.

Akupressur
s. Behandlungsmethoden bei chronischen Schmerzen, S. 210.

Wir wissen, dass falsche Ernährung ab einem gewissen Grad ein wichtiger Faktor bei der Entstehung oder beim Nichtverhindern schwerer Krankheiten ist. Dazu gehören beispielsweise der Herzinfarkt und Erkrankungen des Magen-Darm-Bereichs. Mehr und mehr Anzeichen sprechen dafür, dass falsches Ernährungsverhalten auch bei Krebs eine Rolle spielt. Eine Diät, die Krebs gezielt zum Verschwinden bringt, gibt es nicht. Doch es gibt bestimmte Verhaltensregeln, die eine Therapie unterstützen, die Krebs auch mit Messer und Gabel bekämpfen. Hier einige Vorschriften nach Prof. Dr. Dr. W. E. Koch:

Geboten ist: Langsam essen und gut kauen. Lieber kleinere, aber häufigere Mahlzeiten. Nicht heiß und nicht kalt essen. Viel Rohkost. Täglich eine Darmspülung durch einen Einlauf mit drei Viertel bis einem Liter warmem Wasser (etwa 40 Grad), dem ein halber Teelöffel Natron beigegeben wird.

Verboten sind: Nikotin, Alkohol, Bohnenkaffee (auch coffeinfreier), schwarzer Tee, Kakao, Schokolade, tierisches Eiweiß (also kein Fleisch, auch nicht von Wild oder Geflügel, kein Fisch, keine Krustentiere, keine Eier, keine Milch, keinen Käse, nichts Geräuchertes und nichts Gebratenes).

Erlaubt sind: Pflanzliches Eiweiß von Erbsen (frische und getrocknete), Bohnen (grüne und getrocknete, auch als Salat), Linsen, Nüssen, Kohl, Kohlrabi, Kopfsalat, Möhren, roten Beten, Rüben, Spinat, Sellerie, Mairüben, Mangold, Meerrettich, Melonen, Kürbis, Radieschen, Rettich, Gurken, Zwiebeln, Schwarzwurzeln, Teltower Rübchen. (Gemüse kann auch wie Salat mit pflanzlicher Milchsäure, Zitrone, Weinessig oder Apfelessig zubereitet werden.) Erlaubt sind ferner Äpfel, Bananen, Birnen, Kirschen, Erdbeeren, Mirabellen, Pflaumen, Quitten, Zwetschgen, Zitronen sowie Beerenobst aller Art. Die Produkte sollen immer gut mit warmem Wasser gewaschen werden und möglichst ungespritzt sein.

In besonderen Fällen, zum Beispiel bei Eiweißmangelschäden, ist auf ärztliche Anordnung eine Ausnahme erlaubt. Dann kann tierisches Eiweiß in Form von Magerquark verabreicht werden.

Hier das Rezept: 100 bis 125 Gramm werden mit 2 bis 3 Esslöffel frischem, kalt gepresstem Leinöl gut verrührt; zur Geschmacksverbesserung entweder 2 Teelöffel Honig und 2 bis 3 Teelöffel Zitronensaft natur dazugeben oder Dill, Schnittlauch bzw. Gewürzkräuter (Tagesmenge).

Pflanzliche Öle wie frisches Leinöl, Sonnenblumenöl, Olivenöl sollten bevorzugt werden; erlaubt sind aber auch bis zu 60 Gramm Sauerrahmbutter täglich und Pflanzenfette. (Kein gebratenes Fett, auch Butter soll nicht über 50 Grad erhitzt werden.)

Kohlehydrate werden in Form von Kartoffeln, Roggenbrot, Schwarzbrot oder Graubrot (möglichst Vollkornbrot) oder Leinsamenbrot zugeführt. Weizenbrot ist auch erlaubt und ab und an ein Brötchen (ohne Milch).

11 Frauen- und Männerleiden

Die Unterschiede beginnen schon im Säuglingsalter, und sie zeigen sich völlig anders, als man eigentlich annehmen sollte: Das zarte Geschlecht sind die Buben, den gesundheitlich robusteren Mädchen deutlich unterlegen. Mögen Frauen später auch viel häufiger krank sein als Männer, letztlich sind sie ihnen dann doch überlegen: Sie überleben die Männer im Durchschnitt um mehr als drei Jahre.

Während Männer häufiger als Frauen mit Gicht, Herzinfarkt, Bluthochdruck und Krebs zu tun haben, sind Leiden wie Blutarmut, Migräne, Zellulitis, Rheuma und natürlich die Wechseljahre geradezu typische Frauenkrankheiten. Die unterschiedlichen Anfälligkeiten für bestimmte Krankheiten auf der einen oder anderen Seite resultieren aber nicht in erster Linie aus vielleicht unterschiedlicher Lebensführung. Sie sind vor allem geschlechtsspezifisch. Das heißt, die weiblichen oder männlichen Geschlechtshormone schaffen nicht nur abweichende Körperformen, unterschiedlichen Haarwuchs, andere Stimmlagen, andere Muskelkräfte, eine psychisch divergente Grundverfassung, weichere oder härtere Linien. Die Sexualhormone greifen in sämtliche Körperfunktionen ein und haben somit einen Einfluss auf alle Organe, auf das ganze Leben. Dabei entfalten sie Schutzfunktionen, bergen aber auch Risiken.

Die weiblichen Östrogene beispielsweise gelten in gewissem Maß als wirksames Mittel gegen Arteriosklerose, so dass sich bei Frauen Gefäßablagerungen und deren Folgen meist erst dann einstellen, wenn die Östrogenquelle mit den Wechseljahren langsam versiegt. Die gleichen Östrogene sorgen für eine weiche, gesunde Haut, für schönes, glänzendes Haar. Frauen mit hohem Östrogenspiegel wirken sehr »weiblich«, mit niedrigem Östrogenspiegel eher »knabenhaft«. Wenn der Östrogenspiegel in den Wechseljahren absinkt, bekommen manche Frauen eckigere, »männliche« Gesichtszüge. Gelegentlich beginnt sogar ein Bart zu wachsen. Die Knochen werden brüchiger.

Zu den positiven Errungenschaften moderner Frauen gehört der enorme Gewinn an »goldenen Jahren«. Noch vor hundert Jahren bekam ein Mädchen frühestens mit achtzehn die Periode. Schon mit vierzig, oft noch früher, kam die Frau in die Wechseljahre. Im besten Fall bedeutete das zwanzig, fünfundzwanzig Jahre Fruchtbarkeit und gesteigerte Vitalität. Heute bekommen Mädchen ihre erste Regel schon mit zwölf, dreizehn Jahren, die Wechseljahre stellen sich im Durchschnitt erst im fünfundfünfzigsten Lebensjahr ein. Das sind beinahe doppelt so viele »goldene Jahre«

wie früher. Und mit den Wechseljahren ist das Leben keineswegs zu Ende. Der Östrogenausfall lässt sich bei Beschwerden obendrein behandeln.

Den Östrogenen verdanken Frauen sehr viel. Sie fördern die periphere Durchblutung und senken den Cholesterinspiegel im Blut, um nur zwei ganz wichtige Wirkungen zu nennen. Doch selbstverständlich haben diese weiblichen Sexualhormone auch ihre Kehrseite. Bekommt ein Mädchen beispielsweise zu früh die »Pille«, kann das Wachstum abgebremst werden, so dass es bis zu fünf Zentimeter kleiner bleibt. Östrogene bilden auch »Gegenspieler« zu den Thymushormonen. Immer dann, wenn der Östrogenspiegel vorübergehend nach oben oder unten aus dem Gleichgewicht gerät, in der Pubertät, in der Schwangerschaft, in den Wechseljahren, ist damit auch eine erhöhte Anfälligkeit für Infektionen gegeben.

Der Verdacht, Östrogen könnte Krebs verursachen, war sicher falsch. Diskutiert freilich wird ein mögliches erhöhtes Krebsrisiko im Fall einer massiven, längerfristigen hormonellen Ersatztherapie. Man sollte also – wie immer und überall in der Heilkunst – nicht einseitig und ohne Rücksicht auf das Kräftegleichgewicht ein an sich natürliches Mittel im Übermaß nehmen.

Der männliche Körper produziert auch Östrogene. Doch bei ihm spielen sie eine untergeordnete Rolle. Dominierend sind die Androgene. Vielleicht noch deutlicher als bei der Frau zeigt sich beim Mann die Bedeutung dieser Sexualhormone auf Körperbau und Entwicklung. Fehlen bei einem Jungen die Keimdrüsen, wird er keinen Stimmbruch, keinen Bart bekommen. Seine Gestalt bleibt »unmännlich«. Er altert schneller, wird dick, schwammig und ist selten aggressiv. Dafür suchen ihn typische Frauenkrankheiten heim. Winzige Mengen dieses Hormons können also ein ganzes Leben verändern.

Anhand typischer Geschlechtsmerkmale lässt sich auf den Hormonspiegel eines Menschen rückschließen und damit auf bestimmte Anfälligkeiten. Eine Glatze kann auf zu viel männliche Sexualhormone hindeuten. Damit stiege das Infarktrisiko. Fehlender Bartwuchs könnte zu wenige männliche Hormone, unter Umständen zu viele weibliche anzeigen. Damit wüchse das Risiko für rheumatische Erkrankungen, Kopfschmerzen, eventuell für Potenzprobleme. Dünne Haare, kleine Brüste, nur andeutungsweise ausgebildete weibliche Formen sprechen für einen zu niedrigen Östrogenspiegel bei der Frau. Damit stiege das Risiko für Arteriosklerose und Herzinfarkt. Hormondefizite lassen sich relativ leicht ausgleichen. Doch geschlechtsspezifische Anfälligkeiten für bestimmte Krankheiten werden immer bestehen bleiben, mögen sich die Geschlechter in Lebensweise und Auftreten einander auch noch so sehr angleichen.

Darüber hinaus gibt es im Zusammenhang mit den Geschlechtsorganen Frauenleiden und Männerkrankheiten, wobei Frauen weit mehr belastet sind als Männer – was sich allein schon durch den monatlichen Zyklus ergibt. Dazu kommt noch ein höherer Anteil an Unterleibsinfektionen, kommen Gebärmuttererkrankungen, Eierstock- und Eileiterprobleme.

Beim Mann ist es mit zunehmendem Alter vor allem die Prostata, durch die ernste Gefährdungen entstehen können. Man sollte deshalb schon bei den ersten Anzeichen einer Störung etwas tun, dann kann Schlimmeres fast immer verhindert werden, und zwar auf ganz natürliche Weise.

Regelstörungen

Monat für Monat spielt der weibliche Organismus seine Rolle für eine mögliche Schwangerschaft durch, richtet der Körper in Erwartung einer befruchteten Eizelle einen frischen, zarten, besonders gut durchbluteten »Nährboden« her, damit sich die Eizelle in ihm festsetzen und gesund entwickeln kann. Monat für Monat muss die Gebärmutterschleimhaut wieder abgetragen werden, weil sie für die nächste Eizelle schon nicht mehr tauglich ist. Sie löst sich und geht in mehr oder weniger starken Blutungen ab. Das dauert rund vier Tage. Schon bei ganz normalem Verlauf bedeuten diese »Tage« körperliche und seelische Belastung, so dass man nicht zu Unrecht von den »kritischen Tagen« spricht. Hinzu kommt der Blutverlust, die Hauptsache für die unter Frauen so weit verbreitete Eisenmangelanämie. Nehmen sie mit der Nahrung schon weniger Eisen auf als Männer – weil sie weniger und weniger kräftig essen –, so kommt der hohe Verlust an Eisen durch die Blutungen hinzu. Tatsächlich dürfte es nur sehr wenige Frauen geben, die nicht wenigstens zeitweise unter Eisenmangel leiden. Er ist besonders dann groß, wenn der Magen über zu wenig Salzsäure verfügt, so dass das Eisen aus der Nahrung nicht voll verwertet werden kann.

Doch darf man auch hier nicht nur die negative Seite sehen: Der regelmäßige Blutverlust kann zu einem regelrechten Jungbrunnen werden. Wie beim Ansetzen von Blutegeln und beim Aderlass wird der Körper gezwungen, verbrauchtes, vielleicht sogar verschmutztes Blut abzugeben und in verstärktem Maß neues herzustellen. Hier liegt mit Sicherheit einer der Gründe für die höhere Lebenserwartung der Frau.

Die starke seelische Belastung vor und während der Regel kommt von der doch recht massiven Hormonumstellung, die den ganzen Körper in Mitleidenschaft zieht. Die Sexualhormone, die eine Schwangerschaft vorbereitet haben, werden abgelöst durch solche, die alles rückgängig machen. Dem Aufbau, der Erwartung folgt der Abbau, die Enttäuschung. Das hat seine Auswirkungen auf Herzschlag, Durchblutung, Abwehrkräfte, Verdauung, Wärmeregulierung, Wasserhaushalt und damit auch auf die Stimmung und auf Beschwerden, die dann verstärkt auftreten.

Die eigentlichen Regelstörungen lassen sich in drei Gruppen einteilen:

Beschwerden, Schmerzen während der Tage (Dysmenorrhö), zu starke Monatsblutungen (Menorrhagie) und Ausbleiben der Regel (Amenorrhö).

Die Beschwerden während der Tage können sich nur in einem leichten Ziehen, verbunden mit Rückenschmerzen, äußern, was völlig normal ist. Manche Frauen allerdings – es sind vor allem sehr junge, die noch kein Kind geboren haben – leiden unter sehr heftigen, krampfartigen Schmerzen, die sie mitunter sogar ins Bett zwingen. Seelische Ursachen sind sicherlich nicht so oft dafür verantwortlich zu machen, wie gemeinhin angenommen. Es wäre falsch, solche Frauen leichtfertig als »hysterisch« oder »überspannt« abzustempeln und sie in psychotherapeutische Behandlung zu schicken. Sehr oft besitzen sie eine noch unterentwickelte, zu kleine Gebärmutter. Die Schmerzen entstehen beim Ablösen der Schleimhaut und durch Verkrampfungen infolge der Hormonumstellung. Angst und zusätzliche Verkrampfungen kommen als »Verstärker« hinzu und machen aus leichten Beschwerden große Schmerzen. In nahezu allen Fällen verlieren sich solche Menstruationsbeschwerden nach der ersten Geburt. Man behandelt sie am wirksamsten mit Wärme, etwa einem krampflösenden Vollbad (s. *Liste*), und vorbeugend mit Entspannungsübungen. Wenn die Regel ganz ausbleibt und keine Schwangerschaft vorliegt, kann es sein, dass der Körper aus Hormonmangel gar keine Schleimhaut aufgebaut hat, so dass auch keine abgebaut werden muss. Vor allem Frauen, die schon in sehr jungen Jahren und ohne Pause die »Pille« genommen haben, müssen oft feststellen, dass ihr Körper derart auf die »Täuschung« reagiert. Abhilfe verschafft eine Hormonkur, wobei man wiederum auf natürliche Mittel zurückgreifen kann. Besonders hilfreich sind Moorbäder und Hopfenkuren.

Gelegentlich beobachten Frauen, die plötzlich ihren Partner verlieren, ein abruptes Ausbleiben der Regel: ein Zeichen dafür, dass sie durch den Schock vorzeitig in die Wechseljahre gekommen sind. Auch in diesem Fall ist eine sofortige Hormonkur mitunter hilfreich.

Wenn Regelblutungen zu stark sind und zu lange andauern, kann es sein, dass das Blut zu wenig gerinnungsfähig ist. Möglicherweise sind auch Medikamente wie etwa Aspirin daran schuld. Weit häufiger ist die Ursache in Polypen, kleinen Verletzungen oder gutartigen Geschwülsten, also Myomen, zu suchen. Wer eine Spirale trägt, muss ebenfalls mit verstärkten Blutungen rechnen. Manche Frauen überanstrengen sich auch kurz vor den kritischen Tagen (Putzfimmel, der viele unmittelbar vor der Menstruation befällt!), so dass auf diese Weise eine verstärkte Blutung zustande kommt.

Solche Störungen, sofern sie nicht einmalig bleiben, erlauben kein eigenmächtiges Herumdoktern, sondern gehören zur Abklärung in die Hand des Frauenarztes. Erst wenn es sich herausgestellt hat, dass nichts Ernstes vorliegt, darf man sich selbst weiterhelfen, sonst ist möglicherweise die Chance einer echten Behandlung verpasst.

Jede Frau sollte den Rhythmus ihrer Regel, das damit verbundene körperliche, geistige und seelische Auf und Ab genau kennen und ihre Leistungen und ihren Einsatz diesem Rhythmus anpassen. Für fünfundachtzig Prozent aller Frauen ist beispielsweise die so genannte »prämenstruelle Phase«, das sind die letzten acht Tage vor dem Einsetzen der Monatsblutung, weit problematischer als die kritischen Tage selbst. Zumindest fühlen sie sich in dieser Zeit nicht in Hochform. Häufig kommen aber auch noch massive Beschwerden hinzu. Je nach Typ und Veranlagung sind das mitunter Durchblutungsstörungen, Hitzewallungen, Schweißausbrüche, Herzklopfen, Nervosität, Konzentrationsschwäche, so als befände sich die Frau bereits in den Wechseljahren, oder Migräne, Verdauungsbeschwerden, Spannungen und Schmerzen in der Brust. Die Stimmung ist schwankend. Es ist ein Vorurteil, Frauen seien in den kritischen Tagen besonders aggressiv und streitsüchtig. Die meisten fühlen sich eher abgespannt, müde, vielleicht auch depressiv.

Die alten Ägypter haben, wie später Hippokrates und Galenos, immer wieder darauf hingewiesen, dass der Unterleib einer Frau so gut wie alles verkraften kann – außer Unterkühlung. In der altägyptischen medizinischen Sammelhandschrift, dem *Papyrus Ebers*, gehört der große letzte Teil den Frauenleiden. In vielen Rezepten wird den Frauen empfohlen, sich auf vorgewärmte Kissen zu setzen, noch besser über einen dampfenden Topf, in dessen Wasser Heilkräuter gekocht wurden. Man stellte seinerzeit den Topf auf den Boden unter einen Stuhl mit geflochtener Sitzfläche. Auf dieser nahm man Platz und legte eine dicke Decke über die Knie, damit der Dampf nicht entweichen konnte.

Hier zwei Rezepte aus dem *Papyrus Ebers* zur Behandlung von Menstruationsbeschwerden: »Nimm zerschnittene und gut zerdrückte Zwiebeln und mische sie unter frisches Sägemehl von Tannen oder Fichtenholz. Binde diese Mischung auf die schmerzende Stelle des Unterleibs.« Man hat solche Unterleibswickel während der Nacht gemacht und darauf geachtet, dass das Sägemehl nicht zu kalt war. Und: »Das getrocknete Kraut von Sanikel wird in Wein oder Wasser, je nach Geschmack, gekocht und abgeseiht. Davon trinkt man morgens und abends schön warm drei, vier Schluck.« Das Sanikelkraut war auch in unserer Heimat früher als »Bauchwehkraut« speziell für Frauen bekannt und hoch geschätzt.

Heilmittel	*Anwendungsweise*
Ackerschachtelhalm s. Aufbau- und Stärkungsmittel, S. 24	Tee: Ebd. Hinweis: Hilfreich bei langer und starker Blutung, bei allgemeiner Unterleibsschwäche, Gebärmutterverlagerung.
Amerikanischer Schneeball (Viburnum prunifolium) Wirkstoffe: Uteruswirksame Beruhigungssubstanz, Arbutin, Saponine, Flavone, Gerbstoffe Wirkung: Entkrampfend, schmerzlindernd	Tee: 1 TL der Rinde mit 1 Tasse kaltem Wasser ansetzen, zum Sieden bringen und gleich abseihen. Man trinkt 1–2 Tassen täglich. Hinweis: Empfehlenswert bei krampfartigen, starken Periodenschmerzen, sollte aber nicht zum Dauergetränk werden; leicht giftig, daher besser in D2 verwenden. Homöopath. Zubereitung: *Viburnum prunifolium*, Urtinktur aus frischen Früchten 1/3.
Basilikum s. Mittel bei Leibschmerzen, S. 186	Tee: Ebd. Hinweis: Entkrampft den ganzen Menschen, hilft bei zu schwacher oder ausbleibender Periode mit Spannungsgefühl in den Brüsten, Kopfschmerzen und Verstimmung vor der Regel. Die besten Erfolge erzielt man, wenn man in der ersten Zyklushälfte den Tee, in der zweiten die homöopathische D 4 verwendet.
Beifuß s. Mittel bei zu leichtem Schlaf, S. 234	Tee: Ebd. Hinweis: Regt die Hypophyse an und reguliert so die unregelmäßige Periode.
Beinwell s. Mittel bei Halsschmerzen, S. 77 Hinweis: Allgemein stärkendes Mittel bei zu starken Blutverlusten	Tee: Ebd. Wein: Man nimmt, je nach Größe, 2–5 frische oder getrocknete Beinwellwurzeln, übergießt sie mit 1 l gutem Weißwein und lässt die Flasche 6 Wochen stehen. Davon trinkt man während zu starker Periode oder auch hinterher zur Stärkung täglich 1–2 Gläschen.
Brennnessel s. Mittel bei Grippe (Influenza), S. 105	Tee: Ebd. Presssaft: s. Mittel bei Abwehrschwäche, S. 410. Hinweis: Hilft bei zu starker und mit Schmerzen verbundener Periode.

Heilmittel	Anwendungsweise

Frauenmantel

s. Mittel bei Vergiftungskopfschmerzen, S. 127

Tee: s. Mittel bei Einschlafstörungen, S. 226.
Hinweis: Empfiehlt sich bei zu starker Monatsblutung und bei Ausfluss. Man trinkt den Tee, kann zusätzlich den Unterleib damit waschen.

Gänsefingerkraut

s. Mittel bei Verspannungskopfschmerzen, S. 120

Tee: Ebd.
Homöopath. Zubereitung: *Potentllla anserina*, Urtinktur aus frischer, blühender Pflanze 1/3.
Hinweis: Empfiehlt sich bei Menstruationskoliken. Kann auch vorbeugend 1–2 Tage vor der Regel getrunken werden.

Heublumen

s. Mittel bei Trigeminusneuralgie, S. 142

Sitzbad: s. Mittel bei Kreuzschmerzen, S. 192.
Hinweis: Hilft bei Unterleibsentzündungen, wenn die Periode ausgeblieben ist.

Hopfen

s. Mittel bei Einschlafstörungen, S. 227

Tee: Ebd.
Hopfenschuppen: Man besorgt sich (in der Apotheke, im Reformhaus) Hopfenschuppen und nimmt davon 2- bis 3-mal täglich eine Messerspitze.
Hinweis: Wirkt anregend auf den Zyklus, nimmt Verstimmung und Depressionen. Hopfen ist östrogenhaltig.

Kamille

s. Aufbau- und Stärkungsmittel, S. 27

Sitzdampfbad: 150 g Kamillenblüten werden mit 5 l kochendem Wasser überbrüht; zugedeckt 10 Minuten ziehen lassen. Man gießt den Absud ins Bidet o. ä. und setzt sich über den Dampf. (Gut zudecken, damit er nicht entweicht, s. **Wasseranwendungen und Wickel**, S. 496).
Hinweis: Besonders gut beim Wochenfluss und bei entzündlichen Prozessen im Unterleib.

Liebstöckel

s. Mittel bei Mirgräne, S. 149

Tee: 2 TL der Wurzeln mit $1/4$ l kochendem Wasser überbrühen, 10 Minuten ziehen lassen und abseihen. Man trinkt 1–2 Tassen pro Tag.
Hinweis: Regt den Regelfluss an, wenn die Periode unregelmäßig oder verzögert kommt. Leitet zudem Schwermetalle aus.

Heilmittel	*Anwendungsweise*

Ringelblume

s. Mittel bei Halsschmerzen, S. 80

Tee: Ebd.
Hinweis: Der Tee sollte schon 1 Woche vor Beginn der Regel täglich (1–4 Tassen) getrunken werden. Er kann Periodenschmerzen verhindern.

Römische Kamille (Anthemis nobilis)

Wirkstoffe: Kamillenöl, Bitterstoff, ätherisches Öl mit Azulen, Cholin, Salicylsäure, Flavone, Glykoside
Wirkung: Krampflösend, schmerzlindernd, magenstärkend

Tee: 1 TL der Blüten mit 1 Tasse kochendem Wasser überbrühen, 10 Minuten ziehen lassen.
Sitzbad: s. **Kamille,** S. 451.
Homöopath. Zubereitung: *Chamomilla romana,* Urtinktur aus frischer, blühender Pflanze 1/3.
Hinweis: In der Wirkung etwas kräftiger als die gewöhnliche Kamille, empfiehlt sich besonders bei unregelmäßiger oder mangelnder Periode.

Schafgarbe

s. Mittel bei offenen Wunden, S. 162

Tee: Ebd.
Badezusatz: Ebd.
Hinweis: Tee und Bad empfehlen sich besonders für sehr junge Frauen mit Beschwerden in den kritischen Tagen. Gleicht die Blutung aus. Während der Regel wendet man am besten beides nebeneinander an.

Schwertlilie (Iris versicolor)

Wirkstoffe: Ätherisches Öl, Harze, tanninartige Stoffe, Iridin
Wirkung: Entwässernd, regt die Funktion der Bauchspeicheldrüse an

Tee: 1/2 TL getrocknete und gepulverte Wurzel mit 1 Tasse kaltem Wasser ansetzen, 8 Stunden ziehen lassen. Man erwärmt auf Trinktemperatur und trinkt 1–2 Tassen täglich. Darf nicht überdosiert werden, da leicht Durchfälle auftreten können.
Hinweis: Hilft bei ausbleibender Regel infolge übermäßigem Stress und bei Regelstörungen auf Reisen, leicht giftig, daher besser in D 2 verwenden.

Storchenschnabel

s. Mittel bei »Grippe«, S. 98
Hinweis: Besonders gut bei zu starker Periode und bei Kinderwunsch.

Tee: 2 TL getrocknetes Kraut oder 1 TL getrocknete Wurzel mit 1/4 l kochendem Wasser überbrühen, das Kraut 5 Minuten, die Wurzel 15 Minuten ziehen lassen. Davon trinkt man 2-mal täglich 1 Tasse.
Homöopath. Zubereitung: *Geranium robertianum,* Urtinktur aus frischer, blühender Pflanze 1/2.

Heilmittel	Anwendungsweise
Taubnessel s. Mittel bei Beschwerden der Nägel, S. 295	**Tee:** Ebd. Man trinkt 3 Tassen täglich. **Hinweis:** Reguliert die Periodenblutung und normalisiert die Talgabsonderungen bei verstärkter Akne vor und während der Periode.

BEWÄHRTE KRÄUTERMISCHUNG

Krampftee Römische Kamille 10 g, Gänsefingerkraut 35 g, Melisse 30 g, Gänseblümchen 15 g, Benediktenwurz 10 g	**Teemischung:** Alle Kräuter werden gemischt und möglichst klein gemahlen. Von diesem Pulver nimmt man 3-mal täglich 1/4 TL voll ein. Mit 1 EL Weißwein wird nachgespült.
Mischung für hormonbedingte Regelstörung Sonnenblumensamen, Sesam, Safran, Anis, Johannisbrot, Kümmel, Leinsamen	**Mischung:** 1 Tasse der Samen wird mit 1 Tasse kaltem Wasser, 1 EL echtem Honig und 1 Prise Meersalz gemischt. Dieser Ansatz wird über den Tag verteilt getrunken oder ins Müsli gerührt.
Tee für zu starke Blutungen Mistel 20 g, Blutwurz 20 g, Knöterich 5 g, Frauenmantel 35 g, Kamille 15 g, Gänseblümchen 5 g	**Teemischung:** 4 EL dieser Mischung werden mit 1 l Wasser kalt angesetzt und zum Kochen gebracht. Man lässt den Tee 10 Minuten ziehen und seiht ab. Über den Tag verteilt trinkt man den Absud schluckweise.
Tinktur für zu schwache Blutungen Melisse 40 g, Römische Kamille 45 g, Meisterwurz 55 g	**Tinktur:** Die Kräutermischung wird mit 600 g Branntwein (68 %) angesetzt. Man stellt die Flasche bei Zimmertemperatur 2 Wochen an einen ruhigen Ort. Nach dem Auspressen nehmen vor allem Mädchen während der Pubertät 5-mal täglich 10 Tropfen. Ältere Frauen können 5-mal täglich bis zu 20 Tropfen einnehmen.

Ätherische Ölmischung nach Apotheker Rainer-Maria Wieshammer

Frauenbad bei Menstruationsbeschwerden

2 g Ylang-Ylang, 1 g Neroli (ersatzweise auch 3 g Petitgrain), 4 g Palmarosa, 3 g Indische Melisse (ersatzweise 3 g Citronella)
Die Öle werden in 80 g Mandel- oder Avocadoöl eingemischt und mit 10 g Mulsifan aus der Apotheke wasserlöslich gemacht. Ersatzweise kann man dazu auch Sahne oder Milch verwenden.
Die Mischung ins Badewasser geben. Das Bad nimmt die Beschwerden und reguliert die Blutung. Bei ausbleibender Periodenblutung sollte man das Badewasser etwas heißer, die Badedauer etwas kürzer wählen.

Fertigpräparate	*Anwendungsweise*

Balsamischer Melissengeist

Wirkstoffe: Angelika, Gewürznelken, Koriander, Melisse, Muskat, Zimt, ätherisches Zitronenöl
Wirkung: Entspannend, entkrampfend, kreislaufstabilisierend, nimmt die Übelkeit

Tropfen: Akut nimmt man bis zu 5-mal täglich 10–20 Tropfen.
Hinweis: Gutes Mittel gegen Krämpfe mit Übelkeit und starken Schmerzen.

Cefasabal

Wirkstoffe: Sägepalme, Goldrutenkraut, Rosskastanie
Wirkung: Heilt Entzündungen voll aus, entgiftend

Tropfen: 3- bis 4-mal täglich nimmt man 20–40 Tropfen.
Tabletten: Man nimmt 4-mal täglich 2 Tabletten mit etwas Wasser.
Hinweis: Hilft bei Regelstörungen, die ihre Ursache in Entzündungen haben.

Chamomilla Cupro culta D3

Wirkstoff: Kamille, mit Kupfer speziell gedüngt
Wirkung: Entkrampfend

Tropfen: 1- bis 3-mal täglich 10–15 Tropfen.
Hinweis: Eines der zuverlässigsten Entkrampfer.

Dysmenorrhoe-Gastreu

Wirkstoffe: Frauenwurzel D 2, Kamille D 30, Wanzenkraut D 3, Kupfer D 4, Magnesiumphosphat D 6, Schneeball D 2
Wirkung: Entkrampfend, nervenstärkend, erwärmend, hormonregulierend

Tropfen: Akut alle 30 Minuten 10 Tropfen, sonst 2- bis 3-mal täglich 10–15 Tropfen.
Hinweis: Bei sehr starker oder unregelmäßiger Periode mit Blutklumpen und kolikartigen Schmerzen.

Echtroferm

Wirkstoffe: Phosphorsäure D 6, Krokus D 2, wilder Jasmin D 6, Johanniskraut, Lilie D 3, Melisse, Küchenschelle
Wirkung: Entkrampfend, entspannend, stimmungsaufhellend, regulierend

Tropfen: 3-mal täglich 15–20 Tropfen.
Hinweis: Hilfreich bei sehr krampfiger, unregelmäßiger Periode.

hepa-loges

s. Mittel bei Vergiftungskopfschmerzen, S. 130

Dragees: Ebd.
Hinweis: Hilft bei hormonbedingten Störungen, vor allem, wenn die Leber nicht voll funktioniert.

Lavendel-Bademilch

Wirkstoffe: Ätherisches Lavendelöl
Wirkung: Entspannend, entkrampfend

Bademilch: 1–2 El auf 1 Vollbad.
Hinweis: Hilfreich bei Menstruationsschmerzen.

Fertigpräparate	Anwendungsweise

Menodoron N

Wirkstoffe: Majoran, Eiche, Hirtentäschel, Schafgarbe, Brennnessel
Wirkung: Reguliert und stabilisiert die Menstruation

Tropfen: 2- bis 3-mal täglich 15–30 Tropfen.
Hinweis: Bei allen Periodeunregelmäßigkeiten, gut auch bei verlängerter Blutung durch Spiralen.

Metro-Adnex-Injeel

Wirkstoffe: Honigbiene D10, D30, D200, Schlangengift von Lachesis D10, D30, D200, D1000, Tigerlilie D10, D30, D200, Bärlapp D10, D30, D200, D1000, Quecksilberchlorit D10, D30, D200, Kuhschelle D10, D30, D200, D1000, Hornisse D10, D30, D200, Cimifuga D10, D30, D200, Natriumchlorid
Wirkung: Unterleibsstärkend, regt die Leber an, entkrampfend, entzündungswidrig

Ampullen: Man nimmt bis zur Besserung täglich 1 Ampulle in 1 Tasse Wasser.
Hinweis: Ist angezeigt bei zu später und von Krampfschmerzen begleiteter Periode.

Millefolium Spl.

Wirkstoffe: Schafgarbe, Dürrwurz D2, Hirtentäschel, Chinarinde D5, Sanikel D2, Brechwurz D4, Virginischer Zauberstrauch
Wirkung: Blutstillend, stärkend

Tropfen: Anfänglich 30–40 Tropfen, später 3- bis 6-mal 20 Tropfen.
Hinweis: Hilft bei sehr starker Periode, auch bei Myomblutungen und nach Abortus.

Ovaria comp.

Wirkstoffe: Biene D4, Silber D5, Eierstock D4
Wirkung: Reguliert und stabilisiert die Hormone

Globuli: 1- bis 5-mal täglich 5–10 Globuli.
Hinweis: Bei allen Menstruationsunregelmäßigkeiten, vor allem in der Pubertät und im Klimakterium.

Pflügers Frauentonikum H

Wirkstoffe: Sternwurzel D1, Frauenschuh D2, Wanzenkraut D3, Weißdorn, Weißesche D2, Tigerlilie D4, Königin der Nacht D1, Tintenfisch D6, Brechnuss D4, Damiana D1, Baldrian D1
Wirkung: Entkrampfend, nimmt die Übelkeit, stabilisiert den Kreislauf, hormonregulierend, stimmungsaufhellend

Tropfen: 1- bis 3-mal täglich 1–2 TL.
Hinweis: Empfehlenswertes Mittel bei allen unangehmen Schmerzen während und vor der Periode, hilft ebenfalls bei Schwangerschaftserbrechen und zur Geburtserleichterung.

Fertigpräparate	*Anwendungsweise*

Pulsatilla-Plantaplex

Wirkstoffe: Küchenschelle D 4, Schlangenwurzel D 2, wilder Jasmin D 3, Phosphor D 12, Gänsefingerkraut D 1, Blutwurz D 1, Besenginster
Wirkung: Entkrampfend, regt die Hypophyse an, reguliert die Hormone, stabilisiert den Kreislauf

Tropfen: Akut alle 1–2 Stunden 10–20 Tropfen, sonst 3-mal täglich 10–20 Tropfen.
Hinweis: Hilfreiches Mittel bei allen Regelstörungen, da es die oberste Schaltstelle der Hormonverteilung anregt und somit hormonregulierend wirkt.

Spascupreel

s. Mittel bei Zahnschmerzen, S. 175

Suppositorien: Ebd.
Hinweis: Hilft schnell und zuverlässig.

Thalamus

Wirkstoffe: Seeigel D 8, Epiphyse D 8, Nebenniere D 10, Mistel D 10, Monophosphorsäure
Wirkung: Stimuliert die Hormonsteuerungszentrale, regt die Nieren an

Ampullen: Über 30 Tage lang nimmt man nachmittags 1 Ampulle in 1 Glas Wasser. Dann braucht man nur noch 1 Ampulle 2-mal wöchentlich.
Hinweis: Hilft bei hormonell bedingten Zyklusstörungen.

Thyreozyl

Wirkstoffe: Weißarsenik D 6, Arsentrijodid D 8, Kalziumkarbonat D 12, Chinin D 6, Schlangengift von Lachesis D 12, Bärlappsporen D 3, Küchenschelle D 6
Wirkung: Normalisiert die Schilddrüse

Tropfen: 2-mal 2–3 Tropfen mit etwas Wasser einnehmen.
Hinweis: Reguliert die Funktion der Eierstöcke; ist besonders geeignet für junge Mädchen.

Traumeel

s. Mittel bei »Grippe«, S. 102
Hinweis: Spezielles Notfallmittel, das sich bei sehr schmerzhafter Regel empfiehlt

Tabletten: Man nimmt in akuten Fällen bis zu 15 Tabletten täglich.
Tropfen: Man nimmt in akuten Fällen bis zu 60 Tropfen.

Upelva spag.

Wirkstoffe: Gänseblümchen D 1, Alpenveilchen D 3, Einhorn D 3, Kaliumkarbonat D 4, Stefanskörner D 4, Arsensilber D 3, Frauenmantel, Schneeball
Wirkung: Entkrampfend, reguliert und stabilisiert den Unterleibsstoffwechsel

Tropfen: Erwachsene und Jugendliche nehmen 15–20 Tropfen bei Bedarf.
Hinweis: Hilft bei schmerzhafter Periode und prämenstruellen Problemen wie Brustschwellung. Stärkt den Unterleib bei Senkungsbeschwerden.

Niemand will behaupten, es gebe keine Angst mehr vor den Wechseljahren. Doch hat ein erstaunlicher Wandel stattgefunden. Frauen sind heute länger attraktiv, schön und begehrenswert als zuvor. Dafür gibt es vor allem zwei gute Gründe: Einmal leben sie viel bewusster, achten auf erste Anzeichen des Alterns und nehmen das Altwerden nicht einfach hin, sondern tun etwas dagegen. Zum anderen leben sie intensiver und nutzen damit Kraftquellen, die geradezu automatisch länger jung halten.

Es wurde schon wiederholt darauf hingewiesen: Was nicht gebraucht wird, muss verkümmern. Das biologische Grundgesetz gilt auch für Hormondrüsen. Die Natur hat es so eingerichtet, dass die Eierstöcke ab dem fünfunddreißigsten Lebensjahr die Hormonproduktion langsam drosseln, um sie dann nach und nach ganz einzustellen. Doch dieser Prozess läuft nicht ab wie ein Uhrwerk, das man nicht aufhalten könnte. Auch lassen sich diese Drüsen nicht überfordern und werden so auch nicht vorzeitig verbraucht. Denn es stimmt nicht, dass ein reges Liebesleben schneller altern lässt. Das Gegenteil ist der Fall: Sex hält jung. Die weiblichen Hormondrüsen bleiben um so länger aktiv, auch über die Wechseljahre hinaus, je regelmäßiger und selbstverständlicher sie gerade in älteren Tagen gefordert werden. Immer dann, wenn sie »abgerufen« werden, überschwemmen sie den ganzen Körper. Ein Verjüngungsforscher formulierte es einmal so: Könnte man diese Hormone sehen, würden sie, ähnlich wie Blutwallungen die Haut rot verfärben, diese etwa grün werden lassen, dann wäre der Körper einer Frau im Augenblick sexueller Erregung stärker als der des Mannes und wesentlich umfassender grün verfärbt. Nirgendwo gäbe es eine Stelle, die nicht grün wäre.

Doch das ist nur dann so, wenn die Hormone auch ins Blut gelangen. Solange sie in den Drüsen gespeichert bleiben, sind sie für den Körper wertlos.

Es gibt für die Frau also zwei Möglichkeiten, ihren Körper jung zu halten: Die Hormonversorgung von innen durch das Intakthalten der Drüsen und, falls das nicht mehr ausreichen sollte, die Hormonversorgung von außen. Jede Frau ab fünfunddreißig Jahren braucht Östrogene. Sie finden sich in der Natur in großer Fülle.

Mit einer rechtzeitig einsetzenden maßvollen Östrogenversorgung lassen sich auch Beschwerden der Wechseljahre deutlich mildern. Denn diese Störungen sind um so heftiger, je plötzlicher sich der Körper auf den Hormonmangel einstellen muss. Es gilt also, für ein möglichst langsames Absinken des Hormonspiegels zu sorgen. Dabei muss beachtet werden: Wechseljahre bringen nicht nur Stimmungsschwankungen, Reizbarkeit, Depressionen, Hitzewallungen, Schlafstörungen, Verdauungsbeschwerden, sondern auch ein Brüchig- und Weichwerden der Knochen mit sich.

Bekannt ist der so genannte »Witwenbuckel«, die Verbiegung der Wirbel-säule bei älteren Frauen (s. *Osteoporose*). Von solchen Deformierungen werden aber gerade jene Frauen heimgesucht, die scheinbar beschwerde-frei durch die Wechseljahre gekommen sind. Und noch eins: Wer in späte-ren Jahren unbedacht Abmagerungskuren macht, verbannt die Sexualhor-mone aus seinem Körper. Östrogene speichert er nämlich im Fettgewebe, um sie auch nach dem Versiegen der Eierstöcke von dort abrufen zu können.

Deshalb bleiben etwas molligere Frauen im Allgemeinen länger jung als sehr schlanke.

Wenn nach dem Ausbleiben der Menstruation wieder Blutungen auftre-ten, ist es sehr wohl möglich, dass sich noch einmal eine Regel eingestellt hat. Doch es kann auch sein, dass die Blutung mit einer Menstruation überhaupt nichts zu tun hat, sondern eine Erkrankung der Gebärmutter anzeigt. Deshalb ist es ratsam, in einem solchen Fall lieber einmal zu viel als einmal zu wenig zur Kontrolle zum Arzt zu gehen.

In die Wechseljahre kommen übrigens auch Männer – für sie ein Vor-gang ohne größere Begleiterscheinungen. Bei ihnen hört die Produktion der Sexualhormone um das sechzigste Lebensjahr langsam auf. Damit wird ein Mann freilich nicht impotent, ebenso wenig wie die Frau nach den Wechseljahren keinen Spass mehr an der Liebe hat.

Heilmittel	*Anwendungsweise*

Frauenmantel

s. Mittel bei Vergiftungskopfschmerzen, S. 127

Tee: s. Mittel bei Einschlafstörungen, S. 226
Hinweis: Hilft bei Stoffwechselstörungen, bedingt durch das Klimakterium.

Granatapfel (Punica granatum)

Wirkstoffe: Alkaloide, Gerbstoffe, Östron
Wirkung: Füllt die Östrogenspeicher sanft auf, stimmungsverbessernd

Kerne: Immer wieder die frischen Kerne kauen.
Hinweis: Eine sanfte Möglichkeit, fehlendes Östrogen durch pflanzliches zu ersetzen.

Hirtentäschel

s. Mittel bei offenen Wunden, S. 161

Tee: Ebd.
Hinweis: Gut bei Blut- und Hitzewallungen in den Wechseljahren und bei Gebärmuttermuskelbeschwerden.

Hopfen

s. Mittel bei Einschlafstörungen, S. 227

Tee: Ebd.
Hinweis: Füllt die Östrogenspeicher, hilft bei Nervosität, Schlafstörungen, Angst und Depressionen im Klimakterium.

Johanniskraut

s. Mittel bei Grippe (Influenza), S. 106

Tee: Ebd.
Hinweis: Bei allen Beschwerden des Unterleibs, Schwindelerscheinungen und Depressionen während der Wechseljahre.

Nordamerikanische Schlangenwurzel (Cimicifuga)

Wirkstoffe: Cimicifugin, Glykoside, Phytohormon, Gerbstoff, ätherisches Öl
Wirkung: Entgiftend, hormonregulierend, aufbauend

Tee: $1/4$ TL des Wurzelstocks wird mit 1 Tasse kaltem Wasser angesetzt, zum Sieden gebracht und gleich abgeseiht. Man trinkt 1 Tasse täglich.
Hinweis: Hat sich bei allen Ausfallserscheinungen, speziell in den Wechseljahren, bewährt. Noch besser wirkt das Mittel in der homöopathischen D 6 oder D 12.

Rosmarin

s. Aufbau- und Stärkungsmittel, S. 28

Tee: Ebd.
Hinweis: Der Tee bewährt sich bei Kreislaufstörungen und Appetitlosigkeit, die durch das Klimakterium verursacht werden. Darf nicht in der Schwangerschaft und bei Bluthochdruck verwendet werden.

Salbei

s. Schnupfenmittel, S. 53

Tee: Ebd.
Hinweis: Hilfreich bei Schweißausbrüchen im Klimakterium.

Heilmittel	*Anwendungsweise*
Schafgarbe s. Mittel bei offenen Wunden, S. 162	Tee: Ebd. Schnupfmittel: Die frischen Blätter und Blüten werden zwischen Daumen und Zeigefinger verrieben. Anschließend führt man die verriebene Pflanze in die Nase ein. Eventuelles Nasenbluten löst den Blutandrang im Kopf und nimmt den Schwindel. Hinweis: Der Tee reguliert die Blutzirkulation im Unterleib. Das Schnupfmittel wird gegen Schwindelerscheinungen verwendet.
Storchenschnabel s. Mittel bei »Grippe«, S. 98	Tee: Ebd. Hinweis: Reguliert den Hormonhaushalt und macht gute Stimmung.
Walnuss s. Aufbau- und Stärkungsmittel, S. 32	Tee: Ebd. Tinktur: Ebd. Hinweis: Empfehlenswert bei allen nervösen Beschwerden, hilft auch, die Schweißabsonderungen zu regulieren.

Mittel für Probleme in den Wechseljahren

Fertigpräparate	*Anwendungsweise*
Berberis/Sepia comp. Wirkstoffe: Gold D 9, Berberitze, Plazenta D 7, Tintenfisch D 6, Brennnessel D 2 Wirkung: Reguliert den Zyklus, hebt die Stimmung	Globuli: 3-mal täglich 5–10 Globuli. Hinweis: Hilfreich bei Myom, Zyklusschwankungen und depressiven Verstimmungen in den Wechseljahren.
Bryophyllum comp. Wirkstoffe: Silber D 5, Keimzumpe D 3, Uterus D 5 Wirkung: Reguliert den Hormonstoffwechsel	Globuli: 1- bis 3-mal täglich 5–10 Globuli. Hinweis: Wenn die Stimmung unruhig und gereizt ist, ebenso bei Depressionen in den Wechseljahren.
Cefadysbasin »novum« s. Mittel bei zu niedrigem Blutdruck, S. 323	Tropfen: In diesem Fall nimmt man 3-mal 20–30 Tropfen, bis sich eine deutliche Besserung eingestellt hat. Hinweis: Beseitigt Hitzewallungen, wirkt regulierend auf die Gefäße.

Fertigpräparate	*Anwendungsweise*

Cefakliman

Wirkstoffe: Schlangengift von Lachesis D 6, Eisenphosphat D 8, Kaliumphosphat, Frauenmantel, Faulbaumrinde
Wirkung: Regt die Hormondrüsen an

Tropfen: Man nimmt täglich 3-mal 20–30 Tropfen bis zur Beendigung des Klimakteriums.
Hinweis: Hat sich bei allen vegetativen Beschwerden während der Wechseljahre bewährt. Darf nicht bei Darmverschluss genommen werden.

Cimicifuga Pentarkan

Wirkstoffe: Schlangenwurz, Buschmeister D 7, Blutwurz D 2, Tintenfisch D 3, Herzgespann
Wirkung: Reguliert und stabilisiert den Hormonstoffwechsel

Tropfen: 3-mal täglich 10–20 Tropfen.
Hinweis: Nimmt Hitzewallungen, lindert Schweißausbrüche, Schwindel, Herzklopfen, Schlaflosigkeit, Reizbarkeit und schlechte Stimmung.

Echtroklim-N Tee

Wirkstoffe: Frauenmantel, Weißdorn, Melisse, Pfefferminze, Schafgarbe, Gänsefingerkraut, Schneeball

Tee: 1–2 TL mit 1 Tasse kochendem Wasser überbrühen, 10 Minuten ziehen lassen und abseihen. Täglich 2–3 Tassen trinken.
Hinweis: Empfehlenswerter Fertigtee bei allen klimakterischen Beschwerden.

Ignatia comp.

Wirkstoffe: Keimzumpe D 2, Buschmeister D 11, Ignatia D 3
Wirkung: Stärkt Nerven und Gemüt

Globuli: 1- bis 3-mal täglich 5–10 Globuli.
Hinweis: Empfehlenswert, wenn man psychische Probleme mit den Wechseljahren hat, die sich vor allem durch hysterische Ausbrüche zeigen.

Klimax-Gastreu N

Wirkstoffe: Schwefelsäure D 4, Schlangenwurzel D 4, Buschmeister D 12, Blutwurz D 4, Tintenfisch D 4
Wirkung: Stärkend, schmerzstillend, stimmungsverbessernd, schweißhemmend, nervenstärkend, hormonregulierend

Tropfen: 3-mal täglich 10–15 Tropfen.
Hinweis: Empfehlenswertes Mittel, wenn die Wechseljahre von Schweißausbrüchen und unregelmäßigen Blutungen begleitet sind.

Matrigen II

Wirkstoffe: Frauenmantel, Hirtentäschel, Taubnessel, Schafgarbe, Eiche, Kalziumkarbonat
Wirkung: Reguliert die Monatsblutung

Tropfen: 3-mal täglich 10 Tropfen in 1 Glas Rotwein oder 20 Tropfen auf 1 Tasse Hirtentäscheltee.
Hinweis: Bei zu starken und zu langen Monatsblutungen im Klimakterium.

Bei Menschen unter vierzig gibt es diese Krankheit kaum. Von den Fünfzigjährigen sind bereits zehn Prozent betroffen. Man findet kaum einen über Achtzigjährigen, der nicht damit zu tun hätte. Während die Männer mit dieser Degenerationserscheinung meist einigermaßen zurechtkommen, wird sie für Millionen Frauen im Alter zum großen Leiden: Ihre Knochen werden brüchig. Sie verbiegen sich, schrumpfen, bauen sich ab. 85 Prozent aller älteren Patienten mit Knochenbrüchen sind Frauen, so dass man bereits von einem Frauenleiden sprechen kann. Die Sechzig- bis Siebzigjährigen stolpern, stürzen und brechen sich dabei vorwiegend den Oberschenkelhals. Doch auch die Wirbelsäule deformiert sich. Der Rücken wird rund, die Beine werden O-förmig. Der Körper schrumpft.

Bei der Osteoporose schwindet das Knochengewebe. Zuerst werden die feinen Verstrebungen im Knocheninnern immer dünner und weniger. Es entstehen in dem ursprünglich dichten Geflecht richtige Löcher. Dann verliert nach und nach auch der Knochenschaft seine Festigkeit. Der Organismus baut das Alte, Verbrauchte wie eh und je ab, ist aber nicht mehr in der Lage, die Lücken zu schließen, verlorenes Gewebe zu ersetzen. Deshalb wollen Knochenbrüche im Alter auch nicht mehr so recht heilen.

Bezeichnungen wie »Witwenbuckel« deuten darauf hin, dass die Osteoporose ähnlich wie die Beschwerden in den Wechseljahren mit dem Schwund der weiblichen Sexualhormone zu tun haben muss. Und so ist es auch. Knochen sind lebendiges Gewebe, das regelmäßig mit Blut versorgt werden muss, eine Aufgabe, die der Kreislauf, bedenkt man die Struktur dieser Gebilde, allein nicht schaffen kann. Er braucht zusätzlich den Muskeldruck. Nur wer sich viel bewegt, bleibt vor solchen Beschwerden weitgehend verschont, hat auf Dauer stabile Knochen.

Nötig für gesunde und stabile Knochen ist außerdem das Vitamin D. Und hier kommen wieder die Östrogene ins Spiel: Sie fördern nicht nur die Durchblutung, sondern sind auch maßgeblich am Transport der Kalkbausteine für die Knochen beteiligt. Das ist wissenschaftlich erwiesen: Bekommt eine Frau während und nach den Wechseljahren vorbeugend Östrogene, dann kann die Osteoporose verhindert werden. Leidet eine Frau bereits unter der mitunter recht schmerzhaften Krankheit, kann diese gestoppt werden. Die Erfolge einer solchen Behandlung sieht man mit bloßem Auge: Der Rücken rundet sich nicht weiter ab, die Körpermaße bleiben konstant.

Es gilt deshalb schon vor den Wechseljahren, vor allem aber während des Klimakteriums zu beachten:

▷ Wer jung und elastisch bleiben und feste Knochen behalten möchte, der muss sich viel bewegen. Der beste Sport für die Knochen ist das

Schwimmen, weil die Gelenke bei der Bewegung entlastet werden und
eine kühle Wassertemperatur außerdem für gute Durchblutung sorgt.

▷ Wenn man älter wird, darf man sich nicht im Haus verkriechen, sondern muss bei jedem Wetter an die frische Luft. Die Sonne bildet unter der Haut das wichtige Vitamin D, das die Knochen stabil hält. Bei trübem Wetter sollte man, soweit möglich, etwas mehr Fleisch als üblich essen.

▷ Der Östrogenausfall kann und darf korrigiert werden. Was dem Körper vierzig Jahre gut getan und ihn jung gehalten hat, ist sicherlich ab dem fünfzigsten nicht plötzlich schädlich – vor allem dann nicht, wenn man das Hormon aus natürlichen Quellen schöpft. Auch der Arzt kann statt künstlicher Östrogene natürliche verschreiben. Sie werden in der Regel besser vertragen.

Heilmittel	*Anwendungsweise*
Ackerschachtelhalm s. Aufbau- und Stärkungsmittel, S. 24	Tee: Ebd. Hinweis: Enthält viel notwendige Kieselsäure.
Alant s. Hustenmittel, S. 64	Tee: Ebd. Hinweis: Alant regt die Hypophyse und damit die Hormonregulation an.
Beifuß s. Mittel bei zu leichtem Schlaf, S. 234	Tee: Ebd. Hinweis: Stimuliert die Hormonproduktion über die Hypophyse.
Engelwurz s. Aufbau- und Stärkungsmittel, S. 24	Tee: Ebd. Hinweis: Füllt den Östrogenspeicher auf.
Eiche s. Mittel bei Verbrennungen, S. 159	Tee: s. Mittel bei Pilzerkrankungen, S. 278 Hinweis: Die Eiche liefert das fehlende Kalzium.
Frauenmantel s. Mittel bei Vergiftungskopfschmerzen, S. 127	Tee: Ebd. Hinweis: Wirkt günstig auf den Progesterongehalt.
Hafer s. Aufbau- und Stärkungsmittel, S. 26	Haferschleim: Ebd. Tee: s. Mittel bei Kreuzschmerzen, S. 192. Hinweis: Enthält viel Kieselsäure für die Stabilisation des Bewegungsapparats.
Hopfen s. Mittel bei Einschlafstörungen, S. 227	Tee: Ebd. Hinweis: Hopfen gilt als eines der besten pflanzlichen Östrogenlieferanten.
Johanniskraut s. Mittel bei Grippe (Influenza), S. 106	Öl: Ebd. Hinweis: Einreibungen mit dem Rotöl nehmen die Schmerzen und verbessern die Funktion der Nerven und Knorpel.
Walnuss s. Aufbau- und Stärkungsmittel, S. 32	Tee: Ebd. Frische Nüsse: Ebd. Hinweis: Enthält viel nötiges Kalzium.

Heilmittel	Anwendungsweise

Spezielle Mischung für Tinktur

Beinwellwurzel 100 g, Seifenkrautwurzel 50 g, Mistel 50 g, Arnikablüten 20 g, Hirtentäschel 20 g, Seifenkraut 10 g, Löwenzahn 50 g
Hinweis: Ein bewährtes Mittel, welches die Gelenke durchblutet und die Knochen stärkt

Einreibung: Man vermischt alle Kräuter und setzt sie in 3 l 68%igem Branntwein an. Das bleibt 10 Tage bei ca. 20 °C Zimmertemperatur stehen. Danach werden die Kräuter ausgepresst und abgeseiht. Bei Bedarf reibt man sich 2-mal täglich mit dieser Tinktur die Gelenke ein.

Mittel bei Osteoporose

Fertigpräparate	Anwendungsweise

Agaricus comp. /Phosphorus

Wirkstoffe: Fliegenpilz D 8, Silber D 6, Aspidium D 3, Muschel D 7, Phosphor D 6
Wirkung: Schmerzstillend, aufbauend, versorgt den Körper mit allen wichtigen Bausteinen

Tropfen: 1- bis 3-mal täglich 5–10 Tropfen.
Hinweis: Empfehlenswert vor allem bei sehr schmerzhafter Osteoporose.

Barysilit D 12

Wirkstoff: Natürliches Bleisilikat
Wirkung: Stärkt die strukturbildenden Formkräfte des Körpers

Tropfen: 3-mal täglich 5–10 Tropfen.
Hinweis: Stärkt Knochen, Gefäße, Nerven und Haut.

Calcipot D 3

Wirkstoffe: Colecalciferol, Kalziumzitrat, Kalziumhydrogenphosphat
Wirkung: Baut die Knochen auf

Tabletten: Man nimmt 1 Woche lang täglich 7–8 Tabletten. Dann wechselt man für eine Woche zu Calcipot F (s. unten).
Hinweis: Wichtig besonders in sonnenarmen Zeiten (Herbst, Winter).

Calcipot F

Wirkstoffe: Trinatriumhexafluoroferrat, Magnesiumfluroid, Kalziumfluorid, Natriumfluorid, Kalziumzitrat, Kalziumhydrogenphosphat
Wirkung: Stärkt die Knochen

Tabletten: s. oben.
Hinweis: Sollte vorbeugend und nicht erst bei auftretenden Beschwerden genommen werden.

Calcium-Gastreu N

s. Mittel bei stumpfen Verletzungen, S. 164

Tropfen: Ebd.
Hinweis: Versorgt den Körper mit den für einen gesunden Knochenbau wichtigen Materialien.

Fertigpräparate	*Anwendungsweise*

Disci Bamb. HM

Wirkstoffe: Kieselsäure D 10, Arnika D 3, Gold D 6, Bambus D 6, Kalziumphosphat D 10, Zwischenwirbelscheibe D 6, Zypressenwolfsmilch D 2, Ameise D 3, Magnesiumphosphat D 10
Wirkung: Stärkt den gesamten Bewegungsapparat, baut Knochen und Knorpel auf

Tropfen: 3-mal täglich 10–15 Tropfen.
Hinweis: Gutes Mittel bei Osteoporose, aber auch bei Leiden der Wirbelsäule, Gelenke und Bänder.

E-Mulsin fortissimum

Wirkstoff: Vitamin E
Wirkung: Beeinflusst den Kalkstoffwechsel

Tropfen: Man nimmt täglich 40 Tropfen.
Hinweis: Ohne Vitamin E wäre der Körper nicht in der Lage, Kalzium zu verwerten.

JUGENDKUR

Calcoheel

Wirkstoffe: Austernschale D 8, Bittersüß D 6, Kamille D 4, Holzkohle D 12.
Wirkung: Drüsenreinigend

Tabletten: Man nimmt um 9, 13 und 17 Uhr je 1 Tablette.

Galium-Heel

Wirkstoffe: Klebkraut D 3, Labkraut D 3, Mauerpfeffer D 3, Hauswurz D 4, Waldrebe D 4, Lebensbaum D 3, Sumpfdotterblume D 3, Hauhechel D 4, Wacholder D 4, Efeu D 4, Birke D 2, Seifenkraut D 4, Sonnenhut D 5, Kalziumfluorat D 8, Phosphor D 8, Gold D 10, Silber D 8, Honigbiene D 12, Salpetersäure D 6, Pyrogenium-Nosode D 6, Brennnessel D 3
Wirkung: Aktiviert die Abwehr, entgiftet, entkrampft

Tropfen: Man nimmt um 8, 12 und 16 Uhr jeweils 12 Tropfen.

Osteoheel

Wirkstoffe: Lava D 6, Kaliumjodid D 4, Stinkasant D 4, Stillingi D 4, Kreuzspinne D 6, Natriumsulfat D 4, Rotes Quecksilberoxid D 6, Kalziumphosphat D 6
Wirkung: Knochenaufbauend, schmerzstillend

Tabletten: Man nimmt um 10, 14 und 18 Uhr 1 Tablette.
Hinweis: Die Kur mit der Kombination der 3 Medikamente sollte eigentlich jeder ab dem 60. Lebensjahr einmal im Jahr für 3 Monate machen.

Wollen wir uns ein Bild davon machen, wie präzis und direkt unser Körper auf Sinneswahrnehmungen, Gedanken, seelische Vorgänge reagiert, brauchen wir uns nur das Beispiel der Sexualität zu vergegenwärtigen: Ein einziger kurzer Blick, ein bestimmter Duft, eine zärtliche Berührung, eine Wunschvorstellung – schon verändern sich schlagartig Blutdruck, Atemfrequenz, Herzschlag, Durchblutung und eine ganze Reihe anderer Funktionen. Doch umgekehrt sind die Reaktionen genauso perfekt: Ein unbedeutender falscher Gedanke, eine winzige Störung über eines der Sinnesorgane – und alles ist vorbei. Da nützen dann noch so viele Willensanstrengungen und Bemühungen nichts mehr. Der Körper verweigert sich, weil er ein falsches Signal bekommen hat, und ihm allein folgt er.

Mit Recht sprechen wir deshalb von »Sinnlichkeit«: Alle Reize empfängt der Körper über seine Sinne. Die Antwort darauf erfolgt aber nicht blind, nicht automatisch, sondern der Körper vergleicht den neuen Eindruck blitzschnell mit gleichen oder ähnlichen Erfahrungen, die er in seinem Gedächtnis gespeichert hat. Sind sie positiv vermerkt, reagiert er. Sind sie irgendwann einmal als negativ empfunden worden, unterlässt er die Reaktion. Bei diesen Kontrollen unmittelbar vor der Antwort handelt es sich aber nicht um bewusstes Abwägen, um ein Erinnern im üblichen Sinn. Dazu wäre gar keine Zeit. Zum Vergleich werden auch nicht nur Ereignisse herangezogen, an die wir uns erinnern, sondern auch solche, vermutlich vor allem die, die wir aus dem Gedächtnis verdrängt haben. Fast könnte man sagen: Bei jedem Bild, das unsere Augen aufnehmen, bei jedem Geruch, der durch unsere Nase steigt, wird unsere ganze persönliche Geschichte gegenwärtig und lebendig, ob wir wollen oder nicht. Das ist nicht nur in der Sexualität so, sondern bei allen Lebensäußerungen. Hier wird es uns nur besonders deutlich.

Wenn wir wollen, dass unser Körper gesund und in sich harmonisch funktioniert und auf jeden Reiz die passende Antwort gibt, brauchen wir vor allem eine gesunde Einstellung zum Leben, zu unseren Mitmenschen, nicht zuletzt zu uns selbst. Das heißt, wir dürfen mit übergroßen Befürchtungen, mit Hass und Neid, übertriebenem Ehrgeiz und Schuldgefühlen keine Barrieren errichten, die jedem Reiz von außen ein strenges »Halt!« entgegensetzen. Auf der anderen Seite wäre es unsinnig, etwas erzwingen zu wollen. Unser Körper lässt sich nicht kommandieren. Mit »Technik« allein ist wenig auszurichten.

Damit sind wir mitten in der Problematik: Vieles von dem, was bei Frauen als Gefühlskälte und bei Männern als Impotenz bezeichnet wird, ist das Ergebnis falscher Erziehung, aufgebauter Hemmungen, negativer Erfahrungen. Auch das weite Gebiet so genannter Perversionen gehört hierher. Schließlich erfahren wir, warum das Neue, Neuartige in der Liebe so reizvoll und oftmals befriedigender ist als das Gewohnte: Es kann noch nicht durch negative Erfahrungen beeinträchtigt werden, so dass der Körper spontaner, ungehemmter zu reagieren vermag. Wenn heute noch vielfach behauptet wird, bis zu 98 Prozent aller Fälle von Impotenz und Frigidität seien derart psychisch bedingt, so ist das ganz sicher falsch.

Im Kapitel über Stress wurde klar, dass wir im Augenblick starker Anspannung für Dinge, die der Körper für momentan nicht lebenswichtig hält, keinen »Sinn« mehr haben. In gefährlichen, bedrohlichen Situationen (auch wenn sie nur vermeintlich gefährlich oder bedrohlich sind) gibt es keinen sexuellen Reiz mehr. Die Sinne registrieren dann auch die aufdringlichsten Impulse nicht – es sei denn, Sexualität ist durch entsprechende Erfahrung auf Gefahr programmiert worden und überhaupt nur noch in der Gefahr möglich.

Normalerweise sind bei übergroßem Stress mit der Verdauung, der Abwehr, der Kälteregulierung auch die sexuellen Empfindungen »abgeschaltet«, zumindest gedrosselt. Das heißt, der Unterleib ist nur notdürftig durchblutet. Bei Dauerstress kann diese Mangeldurchblutung aber zu Verkümmerungen führen, deren Folgen ein Nachlassen, vielleicht sogar ein Versiegen der Sexualität bedeuten.

So haben es auch die Ärzte früher verstanden. Das Wort Frigidität heißt Kälte – und gemeint war ursprünglich nicht eine Gefühlskälte, sondern jene Kälte, die durch schlechte Durchblutung des Organs entsteht. Entsprechend verordneten sie bei sexuellen Problemen Medikamente, die Bauch und Unterleib wärmten, speziell Ingwer und Quitten.

Vor mehr als 2000 Jahren hat Hippokrates ein Lehrstück über Impotenz, Frigidität und mangelnden Kindersegen geschrieben, das sich jeder junge Arzt, der vorschnell auf psychische Störungen verweisen möchte, vergegenwärtigen sollte. Hippokrates erzählte seinen Schülern vom Volk der Skythen, das auf Wagen durch russische Steppen zog, in rauer, unfruchtbarer Gegend lebte und bissigen Nordwinden ausgesetzt war. Er sagte: »Dieses Volk besitzt die meisten impotenten Männer. Wenn sie zum ersten Mal merken, dass sie nicht imstande sind, den Beischlaf zu vollziehen, machen sie sich noch nichts daraus, sondern verhalten sich ganz still. Wenn sie aber beim zweiten oder dritten Mal oder noch öfter bei ihren Versuchen keinen Erfolg haben, dann wähnen sie, sie hätten sich wider die Gottheit versündigt. Sie ziehen Frauenkleider an, weil sie sich zur Entmannung verdammt fühlen. Sie leben nun nach Weiberart und verrichten zusammen mit den Frauen die gleichen Arbeiten wie diese. Man nennt sie ›Anarier‹. Ihre Landsleute verehren die armen Männer und beten sie an, weil jeder Angst hat, das gleiche Schicksal könnte auch ihn treffen.«

Hippokrates erklärt, dass die Impotenz dieser Männer nicht ein Fluch der Götter sein kann, denn krank werden ausgerechnet die Reichen, die den Göttern viel opfern und sich ein eigenes Pferd leisten können: »Wo

man besonders viel und unter Bedingungen, wie sie die Skythen vorfinden, **469**
reitet, werden die meisten Männer von Gelenkschwellungen, Hüftleiden
und Fußgicht befallen – und impotent ... Menschen, die so leben und solchen Umweltbedingungen ausgesetzt sind, können unmöglich viele Kinder
bekommen. Der Mann hat infolge der Feuchtigkeit seiner Natur und der
Weichheit und Kälte seines Unterleibs wenig Verlangen nach Liebe. Er
ist dazu auch kaum in der Lage. Dazu kommt, dass er durch das ständige
Reiten impotent wird. Bei der Frau aber steht die Körperfülle dem Kindersegen im Wege. Die monatliche Regel erfolgt unregelmäßig, spärlich
und verzögert. Die Gebärmutter ist nicht in der Lage, den männlichen
Samen aufzunehmen. Der Muttermund ist durch Fett verschlossen. Die
Frauen sind naturgemäß bequem und fett, ihr Unterleib ist schlaff und
kalt.«

Viel mehr Beachtung als noch vor wenigen Jahren schenkt man heute
bei Impotenz und Frigidität auch Durchblutungsstörungen im Bauchraum. Bei vermutlich vielen Männern und Frauen, die um die Fünfzig
Probleme in der Liebe haben, dürfte eine Arteriosklerose im Bauch gegeben sein. Die Probleme sind in solchen Fällen oft behoben, sobald für
eine bessere Durchblutung gesorgt ist.

Heilmittel	*Anwendungsweise*
Basilikum s. Mittel bei Leibschmerzen, S. 186	**Tee:** Ebd. **Hinweis:** Entkrampft, steigert die Lust bei Mann und Frau und ist fruchtbarkeitssteigernd; regt die Samenproduktion an.
Bohnenkraut s. Mittel bei Blähungen, S. 362	**Tee:** Ebd. **Badezusatz:** Ebd. **Hinweis:** Hilft vor allem im Alter, bei geistiger und sexueller Ermüdung.
Damiana (Turnera aphrodisiaca) **Wirkstoffe:** Ätherische Öle, Cineol, Bitterstoffe, Tannin, Glykoside **Wirkung:** Durchwärmt, steigert die sexuelle Lust, macht anziehend und sympathisch	**Tee:** 2 TL des Krauts mit $1/4$ l kochendem Wasser überbrühen, 10 Minuten ziehen lassen und abseihen. 2–3 Tassen über den Tag verteilt getrunken reichen aus. **Hinweis:** Damiana ist ein altes Indianerkraut, das nicht nur eines unserer wichtigsten Aphrodisiaka ist, sondern auch geraucht als Asthmabesen gilt.
Eisenkraut s. Aufbau- und Stärkungsmittel, S. 24	**Tee:** Ebd. **Hinweis:** Schafft tiefes Verständnis zwischen den Geschlechtern, durchwärmt den Unterleib und steigert die Libido bei Mann und Frau.
Ginseng s. Aufbau- und Stärkungsmittel, S. 25	**Tee:** Ebd. **Tinktur:** Ebd. **Rohe Wurzel:** Ebd. **Hinweis:** Eine gute Möglichkeit zur Stärkung und Stimulierung beider Geschlechter, mehr aber für Männer, vor allem nach sexuellen Exzessen.
Hafer s. Aufbau- und Stärkungsmittel, S. 26	**Getränk:** s. Mittel bei Durchblutungsstörungen, S. 334. **Hinweis:** Dieses Mittel hat sich besonders bewährt bei allgemeiner körperlicher Erschöpfung und sexueller Überforderung.
Heckenrose s. Schnupfenmittel, S. 50	**Tee:** Ebd. **Hinweis:** Vereint die Geschlechter in tiefer Verbundenheit, macht anziehend und stimmt ein.

Heilmittel	*Anwendungsweise*

Kalmus

s. **Mittel bei stumpfen Verletzungen**, S. 157
Hinweis: Für alle sexuellen Störungen der Männer im Anfangsstadium, Hauptmittel der arabischen Haremstradition

Wein: 20 g Kalmuswurzeln in 1 l reinem Apfelmost ansetzen. Man lässt den Ansatz 10 Tage an einem warmen Ort stehen. Bei Bedarf kann man täglich bis zu $1/2$ l trinken.

Kleinblütiges Weidenröschen (Epilobium palustre)

Wirkstoffe: Gallotanin, Gerbstoff, Sitosterin, Schleimstoffe, Pektin
Wirkung: Entzündungswidrig

Tee: 2 TL des blühenden Krauts mit $1/4$ l kochendem Wasser überbrühen und 10 Minuten ziehen lassen. Nach dem Abseihen trinkt man 2–3 Tassen täglich.
Hinweis: Wirkt anregend, heilt Störungen im Unterleib und steigert die Fruchtbarkeit.

Majoran

s. **Schnupfenmittel**, S. 52
Hinweis: Der Majoranwein wirkt direkt auf das Zentralnervensystem. Er weckt die Kräfte und die Libido bei der Frau wie beim Mann. Nicht für den Dauergebrauch

Wein: Man gibt 30 g fein zerschnittenes Kraut in 1 l Weißwein. Die Flasche muss gut verkorkt und unter gelegentlichem Schütteln 2 Wochen an einem etwa 20 °C warmen Ort gelagert werden. Bei Bedarf soll man 2- bis 3-mal täglich ein Schnapsglas trinken.

Muira-Puama (Potenzholz)

Wirkstoffe: Ester, Harze, Bitterstoffe, Sitosterin, Gerbstoffe
Wirkung: Fördert die Potenz
Hinweis: Zur sexuellen Stimulans für beide Geschlechter. Nicht für den Dauergebrauch. Nimmt die sexuelle Verklemmung.

Tee: 1 TL der Rinde wird mit 1 Tasse kaltem Wasser angesetzt und zum Kochen gebracht. Anschließend abseihen. Bei Bedarf trinkt man 1–2 Tassen täglich.
Homöopath. Zubereitung: *Muira-Puama*, Urtinktur aus getrocknetem Holz und Wurzelrinde 1/10.

Sellerie

s. **Mittel bei Stress**, S. 311
Hinweis: Der Tee und das Öl helfen, die durch Krankheit verlorene Sexualkraft wiederherzustellen.

Tee: Ebd.
Öl: Man besorgt sich aus Apotheke oder Reformhaus Sellerieöl und nimmt 2-mal täglich 3–8 Tropfen in etwas Wasser gelöst ein.

Spargel

s. **Mittel bei Herzschwäche, vegetativer Dystonie**, S. 348

Spargelwasser: Ebd.
Homöopath. Zubereitung: *Asparagus dil* D 1. Bei Impotenz im Anfangsstadium nimmt man täglich 3-mal 10–15 Tropfen.
Hinweis: Sowohl das Wasser als auch die Tropfen eignen sich bestens für Männer jeglichen Alters zur 4-wöchigen Kuranwendung.

Heilmittel	Anwendungsweise
Yohimbe (Corynanthe yohimba) Wirkstoffe: Alkaloid, Yohimbin Wirkung: Erweitert die Arterien der Genitalorgane, wirkt erregend auf die im Rückenmark gelegenen Genitalzentren.	Tee: 2 TL der Rinde mit ¼ l kaltem Wasser ansetzen und zum Kochen bringen. Man lässt den Tee noch 15 Minuten ziehen, seiht ab und trinkt 1 Stunde vor dem Liebesabenteuer 1 Tasse. Hinweis: Steigert die Libido von Frau und Mann, bewirkt jedoch bei Überdosierung Herz- und Leberschädigungen. Während des Gebrauchs von Yohimbe sollte man auf folgende Dinge verzichten, um die Leber zu schützen: Alkohol, Bananen, Sauerkraut, Schokolade, Käse.

Mittel bei Frigidität und Potenzstörungen

Fertigpräparate	Anwendungsweise
Ambra-Weliplex N Wirkstoffe: Phosphorsäure D 3, Ambra D 4, Ginseng D 2, Potenzholz D 3, Damiana D 2 Wirkung: Kräftigt Nerven, Beckenorgane und bringt sexuelle Lust	Tropfen: 3-mal täglich 15 Tropfen, akut alle 2 Stunden 5 Tropfen. Hinweis: Hilft vor allem dann bei Frau und Mann, wenn das Sexualleben nach langer Krankheit zum Erliegen gekommen ist.
Aurum /Apis regina comp. Wirkstoffe: Phosphorsäure D 4, Honigbiene D 5, Goldcholat D 6, Hafer D 2, Johanniskraut D 2, Ignatia D 4 Wirkung: Stimmungsaufhellend, nervenstärkend, potenzfördernd	Globuli: 1- bis 3-mal täglich 5 – 10 Globuli. Hinweis: Empfehlenswertes Mittel vor allem bei vorzeitiger Ejakulation.
Cefavenin s. Mittel bei stumpfen Verletzungen, S. 164	Tropfen: Man nimmt in diesem Fall 4-mal täglich 20 Tropfen. Hinweis: Fördert die venöse Durchblutung, belebt die Funktionen der Unterleibsorgane.
Chinesisches Stoffwechsel-Tonikum Wirkstoffe: Zimtbaumrinde, Angelikawurzel, Pomeranzenschale, Bockshornkraut, Hülsenfrüchtler, Hornstrauch, Knöterichwurzel, Morindawurzel, Teufelszwirn Wirkung: Regt die Galle an, entschlackend, entgiftend, harntreibend	Tonikum: Man nimmt 3 – 6 Monate lang täglich 3-mal 3 EL. Hinweis: Stärkt den Urogenitalbereich, eher für Frauen gedacht.

Fertigpräparate	Anwendungsweise

Damiana Pentarkan

Wirkstoffe: Damiana, Ginseng, Potenzholz, Phosphorsäure D2, Ambra D3
Wirkung: Stärkt die Leistungsfähigkeit des Körpers, die Nerven und steigert die Begierde.

Tropfen: 3-mal täglich 10–20 Tropfen.
Hinweis: Empfehlenswertes Mittel, wenn Alltagssorgen und Stress die sexuelle Lust nehmen.

E-Mulsin fortissimum

s. Mittel bei Osteoporose, S. 466

Tropfen: Man nimmt täglich 3-mal 10–15 Tropfen.
Hinweis: Verbessert die Gesamtsituation, steigert Fruchtbarkeit und Potenz.

Ginseng Komplex Truw

Wirkstoffe: Ginseng, Selen D5, Damiana
Wirkung: Steigert die körperliche Leistungskraft und somit die Potenz, luststeigernd

Tabletten: Akut alle $1/2$–1 Stunde 1 Tablette, nicht öfter als 12-mal täglich und nicht länger als 1 Woche, sonst 1- bis 3-mal täglich 1 Tablette.
Hinweis: Hilft vor allem den Männern, im Alter fit zu bleiben.

Hypophysinum D15

Wirkstoff: Hypophysenextrakt in homöopathischer Potenz
Wirkung: Stärkt die Libido

Tropfen: Man nimmt 3-mal täglich 18 Tropfen.
Hinweis: Hat sich bei schweren Orgasmusproblemen bewährt.

Neurasthenie-Complex

Wirkstoffe: Stefanskörner D4, Ginseng, Selen D12, Mönchspfeffer D6, Yohimbe D4
Wirkung: Durchwärmt und durchblutet die Beckenorgane, fördert die Libido

Tropfen: 3-mal täglich 10 Tropfen.
Hinweis: Hilft Frau und Mann, das Sexualleben aufzufrischen. Ist eines der wenigen Mittel mit der stark wirkenden Yohimbe.

Platinum Spl.

Wirkstoffe: Platinchlorid D4, Damiana, Ginseng D2, Potenzholz, Phosphorsäure D3, Schweigrohr
Wirkung: Steigert die Lust und Leistungsfähigeit, durchwärmt und durchblutet die Beckenorgane

Tropfen: 1- bis 3-mal täglich 10–30 Tropfen.
Hinweis: Vor allem für Frauen gedacht, wenn die sexuelle Begierde nachlässt.

PSY-stabil spag.

s. Mittel bei Grippe (Influenza), S. 111

Tropfen: Ebd.
Hinweis: Hilfreich, wenn die Erwartungsangst zu Impotenz oder vorzeitiger Ejakulation führt.

Fertigpräparate	*Anwendungsweise*

Testiculus Spl.

Wirkstoffe: Hoden D 8, Damiana D 2, Potenzholz D 2, Gartenlattich, Teichrose D 2, Phosphorsäure D 4
Wirkung: Steigert die sexuelle Kraft und Begierde, reguliert die Hormone

Tropfen: 2- bis 3-mal täglich 8 –15 Tropfen.
Hinweis: Bei nachlassender Lust der Männer, vor allem in der männlichen Midlifecrisis.

Virilis-Gastreu

Wirkstoffe: Phosphorsäure D 12, Mönchspfeffer D 8, Schierling D 30, Damiana D 6, Hoden D 12
Wirkung: Stärkt die Genitalfunktion und die Nerven, durchwärmt den Unterleib, verhindert vorzeitige Ejakulation und steigert die sexuelle Lust

Tropfen: 1- bis 2-mal täglich 10 –15 Tropfen.
Hinweis: Hilfreich bei Impotenz und mangelnder Spermienzahl.

Wobenzym

s. Mittel bei Halsschmerzen, S. 84

Dragees: Ebd.
Hinweis: Verbessert die Durchblutung der Sexualorgane.

Prostataleiden

Unterhalb der Blase des Mannes liegt wie ein Ring rund um die Harnröhre die Prostatadrüse. In ihr werden die Samenzellen mit alkalischem Sekret gemischt und, bisher durch Sauerstoffentzug und ein saures Milieu stillgelegt, »aktiviert«. Diese Drüse kann zum Albtraum älterer Männer werden. Bei nahezu allen wird sie im Alter größer, weil sich Wucherungen in ihr bilden, nutzloses Gewebe. Das ist deshalb so verhängnisvoll, weil der Ring durch sein Größerwerden die Harnröhre abdrückt. Der Abfluss des Harns aus der Blase wird dadurch mehr und mehr behindert. Zuletzt wird es unmöglich, sie ganz zu entleeren. Es bleibt immer ein Rest zurück, der langsam, aber sicher den Körper »vergiftet«. Die Giftstoffe aus diesem Harnrest belasten vor allem die Nieren und das Herz – und zwar so sehr, dass die Prostatadrüse letztlich am vorzeitigen Tod vieler Männer schuld ist.

Dazu kann es nur kommen, weil die ersten Anzeichen übersehen oder als vermeintlich vorübergehende Störung falsch eingeschätzt werden. Ist beim etwa sechzigjährigen Mann der Harnstrahl nicht mehr gleichmäßig stark, sondern bleibt er auch bei heftigem Druck schwach, dann sollte er alarmiert sein und Maßnahmen ergreifen, denn alle späteren Hilfen bleiben unbefriedigend: Ob man ihm Östrogene verabreicht, die ihn »verweiblichen« und seine Libido einschränken, ob man ihm einen Katheter durch die Harnröhre setzt oder ihn operiert, was in der Regel impotent macht.

Probleme mit der Prostatadrüse lassen sich nur verhindern, wenn man Infektionen der Harnröhre rechtzeitig vermeidet oder zumindest vollständig ausheilt. Denn von der Harnröhre aus greifen sie leicht auf die Vorsteherdrüse über.

Sodann gilt es, Harnverhalten nicht zur Gewohnheit werden zu lassen, sondern die Blase immer rechtzeitig zu entleeren, damit von ihr aus keine Harngifte in die umliegenden Gewebe eindringen können. Dazu gehört es auch, für ein gutes Funktionieren der Nieren zu sorgen.

Die Wucherungen der Prostatadrüse haben nichts mit Überforderung zu tun. Es gibt sogar Hinweise dafür, dass regelmäßige sexuelle Aktivität im Alter für die Prostatadrüse gesund ist. Eine gute Durchblutung ist auch in diesem Fall die beste Medizin.

Da dieses Leiden auch vor Jahrtausenden schon bekannt war, gibt es auch die entsprechenden Naturheilmittel, wobei sich vor allem Kürbiskerne, rechtzeitig angewendet, sehr bewährt haben.

Heilmittel	Anwendungsweise
Ackerschachtelhalm	**Tee:** Ebd.
	Hinweis: Hilfreich bei Entzündung der Prostata und beim Prostataadenom; sollte immer mitverwendet werden.
s. Aufbau- und Stärkungsmittel, S. 24	
Bärentraube	**Tee:** 1 TL der Blätter wird mit 1 Tasse kaltem Wasser 12–24 Stunden gut verdeckt beiseite gestellt. Anschließend seiht man ab und erwärmt den Tee auf Trinktemperatur. Man trinkt 2- bis 3-mal täglich 1 Tasse.
s. Mittel bei Nieren- und Harnwegserkrankungen, S. 398	**Hinweis:** Die Teeanwendung eignet sich gut bei Prostataentzündung. Man sollte während der Anwendung jedoch darauf achten, dass alles vermieden wird, was sauren Harn macht (Fruchtsäfte, Sauerkraut, Obst, Tomaten etc).
	Homöopath. Zubereitung: *Uva-ursi*, Urtinktur aus frischen Blättern 1/2.
Brennnessel	
s. Mittel bei Grippe (Influenza), S. 105	
Kleinblütiges Weidenröschen	**Hochpotenz:** Ebd.
	Hinweis: Wirkt bei vergrößerter Prostata ebenso wie bei Entzündungen.
s. Mittel bei Frigidität und Potenzstörungen, S. 471	
Kürbis (Cucurbita pepo)	**Kerne:** Man isst bei Bedarf 2- bis 3-mal täglich 1 EL Kürbiskerne.
Wirkstoffe: Ätherisches Öl, Alkaloid, Phytosterin, Vitamine, hormonähnliche Stoffe, Eiweiße, Säuren	**Hinweis:** Vortreffliches Mittel für alle Prostataleiden. Sie helfen auch bei Blasenleiden, dann bedenkenlos auch für Kinder und Schwangere.
Wirkung: Harntreibend, kräftigend, beruhigend	**Homöopath. Zubereitung:** *Cucurbita pepo*, Urtinktur aus frischem Samen 1/3.
Liebstöckel	**Tee:** Ebd.
	Hinweis: Der Tee sorgt für die Durchblutung der Beckenorgane und fördert somit vortrefflich die Heilung sämtlicher Prostataleiden.
s. Mittel bei Migräne, S. 149	
Taubnessel	**Tee:** Ebd.
	Hinweis: Hat sich beim Prostataadenom bewährt und steigert vermutlich auch die Samenproduktion.
s. Mittel bei Beschwerden der Nägel, S. 295	

Heilmittel	Anwendungsweise

Wintergrün

s. Mittel bei Diabetes, S. 394

Tee: Ebd.
Hinweis: Der Tee eignet sich besonders gut bei vergrößerter Prostata, kann jedoch auch bei Prostataentzündung als Zusatzmittel angewendet werden.

Mittel bei Prostataleiden

Fertigpräparate	Anwendungsweise

Cefasabal

s. Mittel bei Regelstörungen, S. 454

Tropfen: Man nimmt in diesem Fall bis zur Besserung 3- bis 5-mal täglich 20 Tropfen.
Hinweis: Entwässert und entstaut die Unterleibsorgane, hilft bei vergrößerter wie auch bei entzündeter Prostatadrüse.

Cefavenin

s. Mittel bei stumpfen Verletzungen, S. 164

Tropfen: Ebd.
Hinweis: Durchblutet die Beckenorgane und hilft so bei Prostataleiden mit Potenzproblemen.

Hewesabal

Wirkstoffe: Sägepalme, Goldrute, Petersilie, Bucco, Ackerschachtelhalm, Zitterpalme, Brennnessel
Wirkung: Verbessert die Harnentleerung, vermindert den Harndrang

Tropfen: Bei akuter Reizblase sowie bei Schmerzen die ersten beiden Tage alle $1/2$–1 Stunde 20 Tropfen mit viel Wasser einnehmen, ab dem 3. Tag 6-mal täglich 30 Tropfen, später genügen dann 3-mal 30 Tropfen. Zur Nachbehandlung einer Operation 3-mal 5 Tropfen.
Hinweis: Zuverlässiges Mittel bei allen Leiden der Prostata und Blase, auch vorbeugend und zur Nachsorge bei Operation.

Nettisabal

Wirkstoffe: Zitterpalme, Bilsenkraut, Küchenschelle, Stefanskörner D 4, Sägepalme D 1
Wirkung: Entzündungshemmend, entkrampfend, abschwellend, schmerzlindernd

Tropfen: 3- bis 4-mal täglich nimmt man 6 – 8 Tropfen in etwas Wasser.
Hinweis: Hilfreich bei der vergrößerten Prostata und all ihren Begleiterscheinungen.

Nieren-Blasentropfen (Cosmochema)

s. Mittel bei Nieren- und Harnwegserkrankungen, S. 402

Tropfen: Ebd.
Hinweis: Hilft sowohl bei akuten Prostataleiden wie auch zu Nachsorge nach Operationen.

Fertigpräparate	*Anwendungsweise*
Prostamed **Wirkstoffe:** Kürbis, Kakao, Goldrute, Zitterpappel **Wirkung:** Regt die Nierentätigkeit an, entzündungshemmend, potenzsteigernd	**Tabletten:** 3-mal täglich 2–4 Tabletten. **Hinweis:** Hilfreich bei allen Leiden der Prostata, hilft auch bei Potenzproblemen, die von diesen Leiden verursacht werden.
Wobenzym s. Mittel bei Halsschmerzen, S. 84	**Dragees:** Ebd. **Hinweis:** Besonders hilfreich bei der entzündeten Prostata.

Anhang

Akupressur

Akupressur dürfte die natürlichste und älteste aller Heilmethoden überhaupt sein. Sie ist nicht nur den Chinesen bekannt, sondern jedem Naturvolk, zumindest bruchstückhaft. Ein Kind wendet sie ganz instinktiv im Notfall an. Wenn es Schmerzen oder Angst hat oder sich nicht konzentrieren kann, drückt es, ohne zu überlegen, einen bestimmten Punkt an der Stirn, den Schläfen, im Nacken, auf dem Bauch – was zumindest für den Augenblick hilft. Das Interessante daran ist: Das Kind drückt nicht etwa da, wo es wehtut, sondern an einer Stelle, die scheinbar mit dem Schmerz nichts zu tun hat.

Das, was wir als »nervöses Zupfen« am Ohrläppchen, an der Nase oder am Kinn peinlich zu vermeiden suchen, weil wir meinen, es handle sich um einen Tick, ist Rest eines instinktiven Wissens um die Kunst der Akupressur.

Man könnte die Akupressur auch als sanftere Schwester der Akupunktur bezeichnen. Ihr gegenüber, die nur vom erfahrenen Praktiker angewendet werden darf, besitzt die Akupressur den Vorteil, dass sie keine Nadeln benötigt. Sie kann überall und von jedermann in jeder Situation vorgenommen werden. Man drückt mit den Fingern, massiert, reibt, ohne dass irgendein Mittel oder ein Werkzeug nötig wäre. Man braucht keine langen Sitzungen mit Einstichen zu erdulden. Sie kostet nichts. Und sie ist letztlich fast noch sicherer als die Akupunktur: Kennt man die Lage der in Frage kommenden Punkte auf der Haut auch nur ungefähr, kann man sie kaum mehr verfehlen. Der pressende oder massierende Finger trifft mehr als die feine Nadelspitze. Die Gefahr, den Punkt zu verfehlen, ist also weit geringer als bei der Akupunktur. Aus der ursprünglichen instinktiven Akupressur, die selbst Tiere beherrschen, haben die Chinesen vor vielen Jahrtausenden schon ein Heilsystem entwickelt, das auf denselben Vorstellungen wie die Akupunktur basiert: Der Körper leidet, schmerzt, wird krank, wenn die Harmonie der beiden Energieströme Yin und Yang aus dem Gleichgewicht geraten ist. Diese Ströme fließen in insgesamt zweiunddreißig so genannten Meridianen. Durch die Reizung (Stich, Druck, Massage) bestimmter Punkte auf diesen Meridianen kann das verlorene Gleichgewicht wieder hergestellt werden: Ein Energiestau wird abgebaut, eine Blockade durchbrochen, ein Energieloch aufgefüllt. Heute gibt es wissenschaftlich abgesicherte Beweise dafür, dass diese Akupressurpunkte – es sind dieselben wie bei der Akupunktur – tatsächlich existieren. Der elektrische Hautwiderstand in ihnen ist gegenüber Stellen unmittelbar daneben deutlich verändert. Der Experte kennt heute weit über tausend Akupressurpunkte. Die chinesische Akupressur ist im Westen weiterentwickelt worden. So kam beispielsweise die Ohr-Akupressur hinzu, die den Chinesen unbekannt war.

Wer die Akupressur nun zum eigenen Wohlergehen anwenden will, der braucht keine tausend Punkte zu erlernen, sondern nur die wichtigsten Punktpaare: Es

sind einundzwanzig. Man muss wissen, welche von ihnen anregen, welche dämpfen und welche zum inneren Ausgleich führen. Das Schöne dabei: Der Körper
hilft mit, die gesuchten Punkte zu finden. Sie sind empfindsamer als ihre Umgebung, so dass man sehr schnell spürt, ob man die gewünschte Stelle drückt oder
nicht. Mit jedem weiteren Versuch aber wächst die Sicherheit. Schließlich geht
das richtige Drücken im Notfall in Fleisch und Blut über.

Man darf sich vom ersten Versuch nicht entmutigen lassen. Der Erfolg wird
zwar spürbar, aber relativ bescheiden bleiben, weil der Akupressurpunkt gleichsam »eingerostet« ist. Schon die Wiederholung bringt besseren Erfolg. Schließlich
wird die Akupressur so perfekt funktionieren, dass man den entsprechenden
Punkt nur noch knapp fünf Sekunden zu berühren braucht, um sich augenblicklich schmerzfrei, innerlich ruhig und entspannt oder mit neuer Energie versorgt
zu fühlen.

Wer sich mit der Akupressur vertraut machen möchte, darf nicht damit beginnen, kräftig zu drücken, zu zerren, zu kneifen. Je leichter, gefühlvoller man sich an
einen gesuchten Punkt herantastet, desto rascher hat man ihn gefunden und desto
wirksamer stellt sich der Erfolg ein.

Man lässt die Kuppe des Zeigefingers, des Mittel- oder des Ringfingers, in manchen Fällen auch des Daumens, mit leichtem Druck über der gesuchten Stelle
kreisen. Später, wenn sich die Sicherheit eingestellt hat, darf man schon mal kräftiger zupacken, bei manchen Schmerzen sogar energisch kneifen. Vor jeder Akupressur sollte man versuchen, sich zu lockern und zu entspannen. Vielleicht schüttelt man die Arme aus. Oder man macht auch nur ein paar tiefe, gleichmäßige
Atemzüge. Sollte trotz aller Versuche die Akupressur keine Wirkung zeigen, dann
könnte das ein Zeichen dafür sein, dass doch eine gesundheitliche Störung vorliegt,
die massiverer Behandlung bedarf. Fassen Sie in diesem Sinn die Akupressur auch
als Gradmesser Ihres Gesundheitszustands auf: Haben Sie mit ihr Erfolg, waren
die Beschwerden oder Störungen mit hoher Wahrscheinlichkeit harmloser Natur.
Kehren sie jedoch ständig und an derselben Stelle wieder, oder lassen sie sich überhaupt nicht wegdrücken, sollten Sie Arzt oder Heilpraktiker konsultieren. Akupressur ist keine Heilmethode bei schweren Erkrankungen, obwohl sie dem Kranken als Begleitmaßnahme neben anderen Behandlungen wertvolle Dienste leisten
kann – nicht zuletzt in der Schmerzbekämpfung. Ihr eigentlicher Wert liegt jedoch
in der Möglichkeit, Unpässlichkeiten zu beseitigen, Harmonie zurückzugewinnen,
Leistungen zu steigern, damit man erst gar nicht krank wird. Eine besondere Bedeutung kommt der Akupressur in der Suchtbekämpfung zu. Wer nicht von Hun-
gergefühlen geplagt werden will und von der Zigarette wegkommen möchte, findet
kaum eine bessere Hilfe.

Wer darf nicht akupressieren? Es gibt nur drei Einschränkungen: Bei schweren
organischen Herz- und Kreislauferkrankungen heißt es, Finger weg. Die Möglichkeiten eines unliebsamen Zwischenfalls sind zwar äußerst gering, sie können jedoch nicht ganz ausgeschlossen werden. Manche Akupressuren sollte man außerdem nicht vornehmen, wenn man sehr erschöpft ist. Schließlich darf ein Punkt
nicht gedrückt werden, wenn er sich entzündet oder während der Akupressur
deutlich verändert. Nur eine völlig gesunde Hautstelle darf akupressiert werden.

»Sie sind organisch völlig gesund. Ihre Beschwerden stammen lediglich von funktionellen Störungen.« Vor allem junge Menschen bekommen solche Befunde oft vom Arzt zu hören – und beginnen zu rätseln: Was ist nun wirklich mit mir los? Ich bin kerngesund? Habe ich mir die Schmerzen, die Übelkeit, die Schweißausbrüche, den Druck in der Herzgegend nur eingebildet? Was heißt »lediglich« funktionelle Störungen? Sind sie harmlos? Muss man sie als etwas ganz Natürliches hinnehmen, wie etwa Müdigkeit? Oder können sie womöglich Folgen haben? Wie lassen sie sich beheben?

Ein ganzes Bündel wichtiger Fragen, worauf es vielfach nur lakonische Ratschläge gibt: »Treiben Sie halt etwas mehr Sport.« Oder: »Versuchen Sie sich abzuhärten.« Womit das Ganze nur noch mehr bagatellisiert wird. Wer weiß schon, und wem wird unmissverständlich gesagt, dass funktionelle Störungen direkt zu chronischen Leiden und organischen Schäden führen? »Organisch gesund« – diese Diagnose kann in dem Moment, in dem man einen Leberschaden, einen Herzfehler oder ein Magengeschwür befürchtet, wie eine Erlösung wirken. Ein Zertifikat für Gesundheit ist es nicht. Tatsächlich gesund ist erst der, dessen funktionsfähige, gesunde Organe auch bestimmungsgemäß funktionieren – und zwar in reibungslosem Zusammenspiel mit allen anderen Organen.

Die einzelnen Organe stehen miteinander in enger Beziehung. Jedem ist ein eigenes Kontrollsystem übergeordnet; die einzelnen Kontrollsysteme aber sind eng miteinander verknüpft. Nur wenn jedes System selbst und in seiner Beziehung zu den anderen richtig funktioniert, sind die Voraussetzungen für Leistungsfähigkeit und Anpassung an unterschiedliche Belastungen gegeben.

Eine wichtige Rolle bei der Koordination der verschiedenen Funktionen spielt der Blutkreislauf. Neben der allgemeinen Versorgung mit Nährstoffen und dem Abtransport von Stoffwechselprodukten ist er auch für die Wärmeregulierung und die Aufrechterhaltung des Säurewertes zuständig. Steuerfunktionen innerhalb des Organismus besitzen auch die Hormone. Von zentraler Bedeutung aber ist das gesamte Nervensystem. Es leitet Empfindungen weiter, übermittelt Impulse für die Muskeltätigkeit, macht Schmerzreize bewusst. Es selbst besitzt wiederum Zentren, die hemmenden oder fördernden Einfluss auf die Erregungskreise des Nervensystems nehmen. Über das Rückenmark sind die Organe mit dem Gehirn verbunden.

Wichtig dabei ist die Tatsache, dass viele Lebensvorgänge reflektorisch ablaufen: Ein Reiz löst einen Reflex aus. Denken wir etwa an den Hustenreflex, an Muskelreflexe. Das vegetative Nervensystem steuert und reguliert die Tätigkeit der Organe, indem es Reize aufnimmt und Reflexe auslöst. Das läuft normalerweise ab, ohne dass wir bewusst etwas dazu beitragen müssten. Andererseits bieten aber gerade die Reflexzonen in der Haut die Möglichkeit, auf die vegetativ gesteuerten Organe willkürlich Einfluss zu nehmen. Über sie können der Arzt und der Therapeut beispielsweise durch Massage oder ähnliche Reize kranke Organe behandeln. So wie ein Kind lernt, Blasen- und Darmentleerung zu beherrschen, so ist es auch möglich, Atmung, Herzschlag und andere organische Funktionen zu beeinflussen, funktionelle Störungen zu regulieren. Das ist deshalb so wichtig, weil wiederholt auftretende oder anhaltende Störungen des vegetativen Nervensystems – etwa eine falsche Lebensweise – zu chronischen Störungen führen. Die Folgen sind ernste Erkrankungen. Chronisch gewordene funktionelle Störungen sind zum Beispiel nervöse Herzleiden mit Herzjagen oder Herzschmerzen, viele Gallenkoliken, Verstopfung, Kreislaufstörungen, Blasenkatarrh mit ständigem Harndrang, sexuelle Störungen, Blutdruckveränderungen, Störungen der Wärmeregulierung, wobei der eine nur noch friert, der andere stets schwitzt, Schlafstörungen oder auch krankhaftes Über- oder Untergewicht.

Der Fachmann spricht bei solchen Krankheitsbildern von vegetativer Dystonie (s. *Herzschwäche, vegetative Dystonie*). Sie bilden den Boden für ernste Erkrankungen. So kann das asthmatische Leiden letztlich zur Blählunge führen, das nervöse Herzleiden zum Herzinfarkt, das nervöse Magenleiden zum Magengeschwür, um nur einige Beispiele anzuführen.

Das Verhängnisvolle dabei ist: Statt die funktionelle Störung zu beheben und damit das Risiko der schweren Erkrankung auszuschalten, nehmen viele Patienten bei Verstopfung Abführmittel, bei nervösen Herzleiden Beruhigungspillen. Wenn sie zu dick sind, geben sie viel Geld fürs »Abspecken« aus – um bald wieder genauso dick zu sein wie zuvor. Viel einfacher und zugleich heilsam wäre es stattdessen, mit Hilfe von Selbsthypnose Einfluss auf das vegetative Nervensystem zu nehmen, um das Gewicht auf ganz natürliche Weise zu regulieren und den inneren Zwang, essen zu müssen, aufzuheben. Das nämlich ist möglich. Ein weiteres Beispiel sind Durchblutungsstörungen. Abgesehen von Gefäßproblemen bei starken Rauchern und Diabetikern beruhen sie fast ausschließlich auf funktionellen Störungen. Eine bessere Durchblutung und Erwärmung der Gliedmaßen oder auch bestimmter Körperpartien sind durch Selbsthypnose geradezu spielend leicht zu erreichen.

Am Anfang der Heilhypnose stehen ein paar Entspannungsübungen aus dem Bereich des autogenen Trainings, denn vollkommene Entspannung ist die wichtigste Voraussetzung für den Erfolg der Therapie. Sie erreichen Sie am besten im flachen Liegen auf dem Rücken oder, falls Sie keine Gelegenheit dazu haben, im Sitzen in der »Kutscherhaltung« (die Schultern fallen dabei entspannt nach vorn) oder in der etwas schwierigeren Meditationshaltung (Lotussitz) – und in einer ruhigen, ungestörten Umgebung.

Erste Übung: Schwere
Versuchen Sie zunächst, die Muskeln zu entspannen, indem Sie bewusst empfinden, wie schwer der Körper, die Arme, die Beine sind. Lassen Sie sich richtiggehend fallen. Konzentrieren Sie sich auf jeden Teil des Körpers:
Meine linke Hand ist schwer ... meine rechte Hand ist schwer ... der linke Fuß ist schwer ...
Lassen Sie sich Zeit, bis Sie das Schweregefühl, Ihr Eigengewicht, deutlich spüren. Schwere bedeutet – physiologisch gesehen – Muskelentspannung.

Zweite Übung: Wärme
Konzentrieren Sie sich auf bestimmte Körperteile – nehmen Sie wahr, wie das Blut in Hände und Füße fließt, wie die Glieder warm werden. Konzentrieren Sie sich auf die Hand, den Fuß und denken Sie:
Meine linke Hand wird warm ... meine rechte Hand wird warm ...

Das gelingt vielleicht nicht auf Anhieb. Doch wenn Sie es täglich üben, funktioniert das schon nach vierzehn Tagen sehr gut. Sie brauchen nur noch an die Hand zu denken, schon beginnt sie zu kribbeln und wird warm.

Dritte Übung: Wohlbehagen
Sie können es mit einiger Geduld schaffen, ein wohliges Gefühl in der Mitte des oberen Bauchs zu provozieren. Das ist zwar nicht so leicht, doch mit der Zeit gelingt Ihnen auch das ganz selbstverständlich – vorausgesetzt, Sie konzentrieren sich fest auf die Bauchmitte.

Vierte Übung: Organberuhigung
Der Herzschlag soll ruhiger werden. Also konzentrieren Sie sich darauf:
Mein Herz schlägt ganz ruhig. Jede Nervosität ist verflogen ...
Hand in Hand damit geht ein ruhiges, gleichmäßiges, tiefes Atmen. Verfolgen Sie konzentriert, wie die Luft in Ihre Lunge strömt und durch die Nase wieder entweicht.

Wenn Sie dank dieser Vorübung schließlich entspannt sind, sich wohl und innerlich ausgeglichen fühlen, kann die eigentliche Heilhypnose beginnen. Versuchen Sie, den Kopf von allen Gedanken zu befreien. Das ist nicht einfach. Immer wieder werden sich neue Bilder ins Bewusstsein drängen – Probleme, Sorgen, Erlebnisse, Begegnungen tauchen auf. Und wenn Sie glauben, sie endlich verdrängt zu haben, ergreifen sie schon wieder von Ihnen Besitz.

Der beste Weg, diese Gedankenflut zu bremsen, ist die Konzentration auf eine vertraute, friedliche Szene oder auch nur auf ein Bild. Versuchen sie beispielsweise, sich in diesem Augenblick selbst zu sehen – wie Sie diese Zeilen lesen. Schließen Sie die Augen – und zeichnen Sie ein Bild von sich, möglichst in allen Details. Danach stellen Sie sich zunächst einen einfachen Gegenstand vor, vielleicht die Blumenvase auf Ihrem Tisch oder den Stuhl neben Ihrem Schlafzimmerschrank. Wenn Sie alle Einzelheiten erfasst haben, öffnen Sie in Ihrer Vorstellung eine Schranktür, um sie wieder zu schließen. Bleiben Sie bei diesem Bild, und lassen Sie sich nicht von neuen Bildern ablenken, wenn es nicht sofort klappt. Nicht aufgeben: Erkennen Sie die Holzmaserung? Die Zierleiste über den Türen? Die Schlüssel in den Schlössern? Die abgerundeten Seitenwände? Bei den ersten Übungen dieser Art dürfte es Ihnen sehr schwer fallen, überhaupt ein vernünftiges Bild zustande zu bringen. Alles bleibt verschwommen, unklar, unfertig. Deshalb ist es gut, wenn Sie sich vor dem autogenen Training einen bestimmten Gegenstand sehr genau und intensiv ansehen, um sich jedes Detail einzuprägen. Zu Beginn der Heilhypnose reproduzieren Sie das Bild mit geschlossenen Augen in Ihrem Kopf und üben, es immer klarer und immer länger zu sehen, es immer schneller »abrufen« zu können.

Dieses Training brauchen Sie unbedingt. Denn jetzt geht es darum, sich auf Ihr Befinden zu konzentrieren und den Weg zur Heilung zu finden, indem Sie erkennen, was Sie krank macht. Das Wissen darum liegt im Unbewussten. Dorthin müssen Sie Zugang finden. Und das ist möglich in der Hypnose. Sie bedeutet nicht Schlaf und nicht Bewusstlosigkeit, sondern Befreiung des Geistes und der Seele, die in ihr hellwach werden, so dass scheinbar längst Vergessenes und Verdrängtes zurück ins Bewusstsein gelangen können. Das ist die große Chance.

Wenn Sie sich also im autogenen Training völlig entspannt haben und es Ihnen gelingt, lästige Gedanken abzuschirmen und Gedankenbilder ganz deutlich zu sehen, dann sind die Voraussetzungen für die Auto-Heilhypnose geschaffen. Sie können den entscheidenen Schritt wagen und sich sagen:

Meine Ruhe ist tief und fest, ganz tief, ganz fest. Meine Augen werden schwer und schwerer. Sie sind jetzt fest geschlossen, bis ich sie wieder öffnen werde. Mein Atem wird langsam und tief. Mein Herz schlägt ruhig und gleichmäßig. Mit jedem Atemzug sinke ich tiefer und tiefer. Das Tor des Unbewussten öffnet sich mir. Meine bildhaften Gedanken finden Eingang in das Reich des Unbewussten.

Warten Sie nun nicht darauf, in Bewusstlosigkeit zu fallen oder sich sonst spürbar verändert zu fühlen. Vergessen Sie diese falsche Vorstellung von Hypnose. Hier wird keine Zauberformel gesprochen, die Sie in Trance versetzt, vielmehr stoßen Sie in leichter Hypnose nahezu unmerklich ein Tor auf, das Ihnen das Zwiegespräch mit Ihrer Seele erlaubt.

Das können Sie jetzt führen. Tragen Sie vor, was Sie auf dem Herzen haben – und lauschen Sie auf die Antwort. Der eine Teil ist eine Art Selbstsuggestion, der andere der Weg zur Einsicht. Sie werden bald merken, dass sich Ihre beschwörenden Texte dieser Einsicht entsprechend verändern.

Beachten Sie, dass alles, was Sie in der Auto-Heilhypnose vorbringen, ein Wunsch, kein Befehl sein soll. Ein Wunsch, der die starke Gewissheit in sich trägt, dass er in Erfüllung gehen wird.

Anhand einiger Beispiele soll versucht werden, Ihnen dies zu erklären und zu erleichtern. Sie haben Übergewicht und wollen es loswerden. Also könnte Ihre Formel heißen:

Ich esse zu den Mahlzeiten nur eine Kleinigkeit und bin dann sofort satt. Es macht mir auch nichts aus, noch etwas hungrig vom Tisch aufzustehen. Zwischen den Mahlzeiten esse ich nichts mehr. Je mehr ich an Gewicht abnehme, desto wohler fühle ich mich. Das Leben macht mir wieder mehr Freude. Ich spüre einen starken Widerwillen gegen Süßigkeiten – oder was immer Ihre Schwäche ist. (Setzen Sie die entsprechende Verlockung ein.) Von Tag zu Tag wird dieser Widerwille stärker. Jedes Mal wenn ich Süßigkeiten nur sehe, verstärken sich in mir Abneigung und Widerwillen. Ich werde jeden Tag etwas abnehmen, bis ich das gewünschte Gewicht erreicht habe. Von Tag zu Tag geht es mir besser ...

Sie können nicht einschlafen oder leiden unter einer anderen Schlafstörung. Sorgen Sie zunächst für kühle Luft im Schlafzimmer und für warme Füße; auch die Stellung des Betts und seine Beschaffenheit sind wichtig. Versuchen Sie, sich mit dem Gedanken vertraut zu machen, dass es Ihnen völlig gleichgültig ist, ob Sie Schlaf finden oder nicht. Lassen Sie noch einmal den Tagesablauf vor Ihren Augen vorbeiziehen. Schalten Sie alle sorgenvollen Gedanken an den kommenden Tag ab, vertiefen Sie sich in angenehme, friedvolle Bilder – etwa Schönwetterwolken über einer grünen Wiese. Sollten Sie damit keinen Erfolg haben, gehen Sie in Hypnose nach folgendem Text vor:

Immer wenn ich abends zu Bett gehe, fühle ich mich geborgen. Alle störenden Einflüsse und Gedanken sind weit weg. Alle Sorgen und Gedanken lösen sich in Wohlgefallen auf. Ich weiß, dass die Lösung meiner Tagesprobleme während des Schlafs vorbereitet wird – im Unbewussten. Ich schlafe sofort ein. Ich schlafe tief und fest, die ganze Nacht hindurch. Am Morgen erwache ich frisch und erholt. Ich fühle mich heiter und entspannt, den ganzen Tag ...

Sie leiden unter Verstopfung. Rohkost, ballaststoffreiche Nahrung schaffen keine Abhilfe. Versuchen Sie folgende bildhafte Vorstellung:

Jeden Morgen nach dem Aufstehen trinke ich ein Glas Wasser auf nüchternen Magen. Sobald ich das Wasser trinke, spüre ich den Drang, zur Toilette gehen zu müssen. Bin ich auf der Toilette, habe ich leichten Stuhlgang. Mein Darm entleert sich ohne Schwierigkeiten. Meine Verdauung arbeitet von Tag zu Tag besser. Ich habe bald keine Probleme mehr. Ich bin jetzt gelöst und entspannt. Ich fühle mich immer wohler. Auch auf Reisen ist meine Verdauung ungestört. Ich fühle mich den ganzen Tag über ausgeglichen und entspannt ...

Wenn Sie unter Angstzuständen leiden, dann wissen Sie, dass das auch den Körper belastet. Falls Sie in Ihrer Meditation erkennen, warum Sie Angst haben und woher sie kommt, dann bauen Sie dies in den bildhaften Text ein. Etwa so:

Jedes Mal, wenn ich in einer Prüfung vor mehreren Leuten stehe und sprechen muss, bin ich ruhig und gelassen. Nichts kann mich erschrecken oder verunsichern. Gedanken und Worte fliegen mir nur so zu. Ich vermag sie geordnet und überzeugend vorzutragen. Meine Sicherheit und mein Selbstvertrauen wachsen von Mal zu Mal und von Anforderung zu Anforderung. Ich freue mich, dass ich zu Menschen sprechen und ihnen meine Gedanken darlegen darf. Es ist mir eine Genugtuung, mit ihnen zusammen zu sein. Dabei bin ich immer ganz ruhig und gelöst ...

Der Vorteil der Selbsthypnose liegt darin, dass Sie die bildhafte Darstellung ganz der Realität anpassen können. Je genauer Sie den Ort und die Gesichter der Personen visualisieren, desto erfolgreicher ist ihre Wirkung. Schließlich noch eine Hilfestellung für Stresssituationen, damit sie nicht krank machen:

Alle Aufgaben, die auf mich zukommen, nehme ich mit Ruhe und Gelassenheit an und erledige sie mit Freude. Dinge, die besonderen Ärger machen, erledige ich sofort und empfinde darüber Genugtuung. Ich werde mit jeder Situation fertig. Ich erledige Punkt für Punkt. Meine Schaffenskraft ist unerschöpflich. Sie wird von Tag zu Tag stärker. Ich fühle mich wohl dabei und bin entspannt. Ich finde immer Zeit, meine Vitalität positiv zu beeinflussen. Jede Belastung empfinde ich als Anreiz für Geist und Kreislauf Mein Herz schlägt stets ruhig und gelöst, so dass es keine beklemmenden Gefühle geben kann. Ich freue mich auf jeden Tag, an dem ich mich neu einsetzen kann ...

Formulieren Sie Ihre Texte nach diesen Beispielen. Achten Sie darauf, dass sie immer positiv sind. Sparen Sie alles Unangenehme aus, überspringen Sie bei den Übungen keinen Schritt, machen Sie lieber kleinere Schritte. Haben Sie Geduld. Geben Sie nicht nach, so lange nicht, bis die bildhaften Vorstellungen klar umrissen und deutlich vor Ihrem geistigen Auge stehen. Verstärken Sie die Wirkung, indem Sie immer wieder Pausen einlegen, um die notwendige Tiefe des Eindrucks zu erreichen. Machen Sie nach wichtigen Bildern eine längere Pause. Gleiten Sie nicht von einem Bild zum anderen. Versuchen Sie Bilder unbedingt festzuhalten, bis sie langsam verschwimmen. Nun beenden Sie die Hypnose:

Ich fühle eine wunderbare Ruhe und Entspannung. Ich fühle mich sehr wohl. Neue Energie durchströmt meinen ganzen Körper. Ich zähle jetzt bis drei, dann öffne ich die Augen: eins, zwei, drei. Meine Beine und Arme sind wieder frei be-

weglich, locker. Ich bin hellwach, voller Kraft und Energie. Ich fühle mich wohl und frisch. Herz und Atmung sind neu belebt. Herz und Leber, Nieren und Lunge sind stark durchblutet.

Sie haben nun die Auto-Heilhypnose in ihren Schritten kennengelernt und können Sie an jedem Ort und zu jeder Zeit selbst durchführen. Ihre Tiefe selbst ist nicht von ausschlaggebender Bedeutung für den Erfolg. Setzen Sie Hypnose nicht mit Bewusstlosigkeit oder Willenlosigkeit gleich. Hypnose ist ein Bewusstseinszustand zwischen Wachsein und Schlafen. Bereits ein ganz leichtes Eintauchen in diesen Zustand verschafft Ihren bildhaften Vorstellungen Zugang zum Unbewussten. Und nur darauf kommt es an.

Der eigentliche Erfolg liegt in der häufigen Wiederholung der Anwendung. So wäre der Aufwand einer täglichen Viertelstunde für Entspannung und Konzentrationsübungen keine verlorene Zeit. Sie bringt Ihnen körperliches Wohlbefinden und geistige Frische zurück.

Selbsthypnose ist in keiner Weise gefährlich. Haben Sie keine Angst, Sie könnten vielleicht nicht mehr daraus erwachen. Vermeiden Sie im gelösten Zustand eines anderen, befreiten Bewusstseins lediglich negative Formulierungen und jede Fixierung von Angst oder Ablehnung anderen Menschen gegenüber. Lassen Sie die bildhafte Darstellung Ihrer Wünsche auf sich einwirken – und Sie werden bald erleben, dass sie sich erfüllen.

Sollten Sie allein mit Ihrem Problem nicht fertig werden, dann wenden Sie sich an einen erfahrenen Hypnosetherapeuten. Er wird Ihnen bei der Einübung der richtigen Technik behilflich sein.

Chiropraktik

Die Schwachstelle sehr vieler Menschen ist der Rücken. Bei den meisten Maßnahmen zur Stärkung der Gesundheit wird er ganz einfach übersehen. Er kommt viel zu wenig mit Wasser als Wärme- und Kältereiz in Berührung. Durch das viele Sitzen ist er verspannt und unterkühlt. Die Folgen sind mangelhafte Durchblutung und geschwächte Rückenmuskeln. Damit aber lastet das ganze Körpergewicht auf der Wirbelsäule, die ihre natürliche S-Form mehr und mehr einbüßt, ihre Elastizität verliert, steif und krumm wird. Derart malträtiert kann es leicht vorkommen, dass sich ein besonders belasteter Wirbel verschiebt, dabei Nerven verspannt und auf sie drückt. Das kann nicht nur heftige Schmerzen verursachen, sondern zahllose gesundheitliche Störungen bewirken – bis hin zu schweren Herzstörungen, Verdauungsbeschwerden, ja sogar Blindheit und Taubheit. Im Grunde gibt es kaum eine Krankheit, die nicht von einem verschobenen Wirbel ausgelöst werden kann.

So war es kein Zufall, dass das »Rückeneinrenken«, vor Jahrtausenden schon bekannt und geübt, um die Jahrhundertwende mit einer besonders dramatischen Wirkung wiederentdeckt wurde: Der amerikanische Heiler Daniel David Palmer rückte einem Patienten einen verschobenen Halswirbel ein. Fortan konnte der seit siebzehn Jahren taube Mann wieder hören.

Die Chiropraktik, ursprünglich eine entschieden abgelehnte Außenseitermethode, hat längst Anerkennung von Seiten der Schulmedizin gefunden, obwohl sich bald herausgestellt hat, dass nicht jede Krankheit, wie anfänglich angenommen, kurzerhand mit dem Einrenken eines Wirbels geheilt werden kann. In vielen Fällen ist die Chiropraktik aber doch die einzig richtige und sofort hilfreiche Maßnahme.

Voraussetzung dafür ist allerdings, dass sie von einem erfahrenen Fachmann ausgeübt wird. Er vermag zu ertasten, wo ein Wirbel falsch sitzt, und er kennt die Griffe, die ihn schmerzlos in die richtige Lage zurückbringen.

Er weiß auch, wann eine Chiropraktik nicht zur Anwendung kommen darf (etwa bei entzündlichen Prozessen im Rücken, bei akuten infektiösen Erkrankungen, bei bereits stark deformierten oder verwucherten Rückenwirbeln, beim Bandscheibenvorfall). Der Patient muss wissen, dass mit dem Einrenken nicht alles getan ist. Denn bleibt die übermäßige Belastung für den entsprechenden Wirbel weiter bestehen, werden die Muskeln nicht gekräftigt, dann springt er bei der nächsten Gelegenheit wieder heraus. Mit der Chiropraktik muss deshalb eine gute Rückenmassage verbunden sein, und es gilt, gymnastische Übungen zu machen, die die Rückenmuskeln kräftigen.

Die neuerdings angebotenen Spezialschuhe, mit denen man sich mit den Füßen an einer Stange aufhängen kann, um so die Wirbelsäule zu dehnen – in der Hoffnung, der verschobene Wirbel könne dabei von selbst in die richtige Position zurückrutschen –, sind für den Ungeübten nicht ganz unproblematisch und nur nach Rücksprache und Einübung mit dem Chiropraktiker zu empfehlen.

Fuß-Reflexzonen-Massage

Eigentlich sollte man täglich barfuß gehen, das wäre die beste und gesündeste Fuß-Reflexzonen-Massage. Da der moderne Mensch dazu aber kaum mehr Gelegenheit hat, bietet sich ihm eine Massage der Füße an, die aller Wahrscheinlichkeit nach schon vor vier-, fünftausend Jahren in indianischen und asiatischen Kulturkreisen bekannt war. Dabei geht es nicht nur um eine Anregung der Blutzirkulation und der ins Stocken geratenen Lymphe in den Füßen, also nicht nur um eine direkte Massage, sondern um eine positive Beeinflussung sämtlicher Körperorgane und damit um eine der wirksamsten Massagearten überhaupt. Seit Jahrhunderten weiß man, dass es über die Haut verteilt unzählige Reflexpunkte gibt. Das sind Stellen, die in einer direkten Beziehung zu dem Organ stehen. Wenn man sie massiert, wärmt, kühlt, also stimuliert, geht die Wirkung unmittelbar auf das entsprechende Organ über. Damit erklärt sich auch die segensreiche Wirkung vieler Auflagen und Kompressen: In den meisten Fällen ist die »Isolierschicht« des Fettgewebes viel zu dick, als dass die Wärme eines Wickels beispielsweise durch die Haut hindurch zur Leber gelangen könnte. Das Organ verspürt sie über seine Reflexpunkte. Umgekehrt juckt, schmerzt oder verändert sich aber auch der Reflexpunkt, wenn das Organ leidet.

Immer schon haben die Menschen gewusst, dass die Füße eine ganz besonders enge und starke Verbindung zu den Organen des Körpers haben. Man denke nur an die Tatsache, dass kalte Füße geradezu automatisch zu Halsschmerzen führen. Der amerikanischen Masseurin Eunice D. Ingham ist es zu verdanken, dass vor rund fünfzig Jahren aus noch ungesichertem Wissen eine äußerst wirksame Massagemethode wurde, die heute so weit entwickelt ist, dass der erfahrene Therapeut allein aus der Form der Füße, aus der Beschaffenheit der Haut, aus dem Geruch besondere Anfälligkeiten und bereits bestehende Leiden erkennen kann.

Der gesunde Fuß kann gedrückt und geknetet werden, ohne dass sich die geringsten Schmerzen melden. Ist er jedoch an einer Stelle druck- oder gar schmerzempfindlich – und zwar ohne, dass sich an ihr eine Verletzung oder etwa ein Hühnerauge befindet –, dann meldet sich über diese Reflexzone das zugehörende leidende Organ. Sobald die gesundheitliche Störung behoben ist, ist auch die Schmerzempfindlichkeit am Fuß wieder verschwunden. Das ist ganz wichtig. Man denke nur daran, wie sehr man mit falschem Schuhwerk unter Umständen Organe negativ beeinflussen, vielleicht sogar krank machen kann! Umgekehrt bietet sich durch die Massage der Füße aber auch die Möglichkeit, ein bedrängtes Organ oder eine gestörte Funktion positiv zu beeinflussen.

Nebeneinander gestellt muss man sich beide Füße als genaues Abbild des Körpers und seiner Organe vorstellen. Jeder Fuß stellt eine Körperhälfte dar. Die Reflexzonen für die Organe in der rechten Körperhälfte finden sich am rechten Fuß, die der Organe in der linken Körperhälfte am linken. Für das Herz ist also der linke Fuß, für die Leber der rechte zuständig. Organe, die doppelt vorhanden sind, wie etwa die Nieren, haben an jedem Fuß eine Reflexzone. Alle in der Körpermitte gelegenen Organe finden wir in Reflexzonen an der Innenseite beider Füße.

Bei der Massage übt der Therapeut auf die einzelnen Reflexzonen, deren Position er genau kennt, einen gezielten Gewebedruck aus. Dabei arbeitet der Daumen oder eine Fingerkuppe mit rhythmisch zu- und abnehmendem Druck auf die entsprechende Reflexzone am Fuß. Der Daumen liegt ausgestreckt auf der Zone, wird langsam abgebogen und wieder gestreckt, wobei er gleichmäßig durch das entsprechende Gebiet wandert. Dabei muss man den Daumennagel aus dem Spiel lassen, da er als schmerzhaft empfunden würde.

Ein länger andauernder, gleich bleibender starker Druck auf eine Stelle kann bei akuten Schmerzen (Zahnschmerzen, Hexenschuss, Ohrenschmerzen, Koliken) als Sofortmaßnahme angebracht sein. Dieser Druck verstärkt gelegentlich die Schmerzen, die beseitigt werden sollen. Doch es dauert nicht lange, bis dann die gewünschte Linderung einsetzt. Ein deutliches Nachlassen der Beschwerden oder die Abschwächung der Krankheitssymptome ist das Signal für die Beendigung des Drucks. Das kann schon nach zehn bis zwanzig Sekunden oder erst nach einer bis zwei Minuten der Fall sein.

Obwohl bei der Fuß-Reflexzonen-Massage die Heilkräfte des Körpers aktiviert werden, kann sie in den meisten Fällen nicht die einzige Behandlungsmethode sein. Es müssen selbstverständlich die der Krankheit zugrunde liegenden Ursachen abgeklärt und behandelt werden.

Dass die Massage tatsächlich dramatische Wirkung erzielen kann, zeigt sich an Reaktionen, die sich bei einer zu intensiven Behandlung einstellen können, etwa starke Schmerzreaktionen, feuchte Hände oder Füße, eventuell auch ein allgemeines Kältegefühl: Die Grenze der individuellen Belastbarkeit wurde überschritten. Nach einer kurzen Ruhepause fühlt sich der Patient jedoch wieder wohl. Der erfahrene Therapeut kennt freilich auch eine Reihe wirksamer Griffe, die die Normalisierung des vegetativen Nervensystems in kürzester Zeit wieder erreichen. Andere Reaktionen auf die Fuß-Reflexzonen-Massage treten gelegentlich nach der Behandlung oder zwischen den Behandlungen auf. Sie können, müssen aber nicht sein und richten sich nach der Verfassung des Patienten und dem Grad beziehungsweise der Art seiner Erkrankung. Als wichtigste seien genannt: 1. Vermehrte und veränderte Ausscheidung der Giftstoffe über Stuhl und Urin. 2. Veränderungen an Haut und Schleimhäuten. Es kann vorübergehend mehr und übelriechender Schweiß festgestellt werden. Gelegentlich kommt es sogar zu Eiterbläschen oder einem leichten Ausschlag. 3. Starke Müdigkeit, erst unruhiger, später völlig entspannter Schlaf. 4. Bei manchen Frauen verschiebt oder verstärkt sich die Regel. 5. Existiert eine chronische oder nicht ganz ausgeheilte Krankheit, wird sie womöglich momentan aktiviert. 6. Manche Patienten reagieren auf die Massage auch mit seelischen Entgleisungen. Sie beginnen zu weinen oder werden für einen kurzen Augenblick aggressiv. All das verliert sich sehr rasch wieder.

Solche »Folgen« zeigen aber, wie wirkungsvoll die Fuß-Reflexzonen-Massage tatsächlich ist. Nicht umsonst sind ihr deshalb auch Grenzen gesetzt. Nicht behandelt werden darf bei Venen- und Lymphentzündungen, bei ansteckenden Krankheiten (dazu gehört auch der Fußpilz), Krampfadern, Risikoschwangerschaften, hoch fieberhaften Erkrankungen und Krankheiten, die operativ behandelt werden müssen.

Damit wird deutlich: Die gezielte Fuß-Reflexzonen-Massage gehört in die Hände eines solid ausgebildeten Therapeuten. Der Laie sollte aber wissen, dass Schmerzen an den Füßen eine organische Erkrankung anzeigen können. Es kann nichts schaden, wenn er von Zeit zu Zeit seinen Füßen die nötige Aufmerksamkeit schenkt, sie mit leichtem Druck abtastet, um festzustellen, ob sie auf Druck an irgendeiner Stelle der Fußsohle mit Schmerzen reagieren. Wer zu Koliken neigt oder zum Hexenschuss, der darf sich beim Therapeuten ruhig die entsprechende Reflexzone zeigen lassen und sie dann im akuten Notfall selbst drücken. Ganz allgemein aber sollten die Erkenntnisse der Fuß-Reflexzonen-Massage alle ermuntern, ihre Füße auf natürliche Weise zu massieren – durch möglichst häufiges Barfußgehen, durch Fußbäder, durch Sorge um warme, unbeengte Füße.

Homöopathie

Es gibt neben der Natur- und der Schulmedizin eine dritte Heilmethode, die einen völlig anderen Weg einschlägt. Auch sie hat es schon immer gegeben. Es ist die von dem deutschen Arzt Dr. Samuel Hahnemann (1755–1843) wiederentdeckte Homöopathie. Sie trägt der Tatsache Rechnung, dass es eine Heilung auch ohne greifbare Pillen und spürbare Behandlungsmethoden gibt. Manche Menschen können durch Handauflegen, mit Segenssprüchen und Gebeten oder auch nur durch Gedankenverbindungen heilen – vermutlich durch geistige, energetische Einflussnahme. Das ist nun hinter vielen technischen Details das Grundprinzip der Homöopathie: Die Heilkraft besteht nicht im Wirkstoff der Pille, sondern, wie Paracelsus es nannte, im Arkanum, in der Seele des Wirkstoffs. Der Wirkstoff, so würde man heute sagen, ist nur der Träger einer Information, die der Körper zur Selbsthilfe braucht. Nur auf diese Information kommt es an.

Thorwald Dethlefsen hat dies mit einem treffenden Bild zu erklären versucht:

Wenn jemand meine Telefonnummer benötigt, kann ich sie ihm auf einem Zettel oder auf Tonband zukommen lassen. Ich kann sie auch einem Boten mitteilen. Im Endeffekt ist es völlig bedeutungslos, welche Methode ich wähle. Wichtig ist für den, der die Telefonnummer sucht, nur die entsprechende Zahl, nicht das Papier, nicht die Tinte, mit der sie geschrieben wurde, nicht die chemische Zusammensetzung von Tinte und Papier.

Die Homöopathie geht davon aus, dass sie diese Information mit Hilfe des Verschüttelns und Verreibens noch mehr vom Trägerstoff ablösen, sie befreien kann. Sie potenziert die Heilkraft, wie das im Fachausdruck heißt. In der Regel geschieht dies folgendermaßen: Man stellt beispielsweise von einer Heilpflanze eine Urtinktur her. Sie wird nun mit Wasser oder Weingeist im Verhältnis 1:10 unter kräftigem Schütteln verdünnt. Auf ein Gewichtsteil Tinktur kommen neun Teile Verdünnung. Das nennt man dann D1. Ist das Mischungsverhältnis 1:100 trägt es die Bezeichnung D2. 1:1000 heißt D3. Und so fort. Es gibt Potenzen bis zu D2000. Von einer Menge mit 2000 Nullen besteht nur noch ein Teil aus der Urtinktur. Und diese unvorstellbare Verdünnung ist nun nach Meinung der Homöopathen zugleich die wirksamste.

Hier setzt die Kritik der Schulmedizin ein: Schon ab der Potenz D16 ist nachweislich kein einziges Molekül der Urtinktur mehr zu finden. Die chemische Analyse ergibt nur noch Wasser – mit tausend verschiedenen Verschmutzungen –, aber keine Spur des Heilstoffs mehr.

Dieses Argument kann den Homöopathen überhaupt nicht beeindrucken. Die chemische Analyse des Zettels mit der Telefonnummer ergäbe, so sagt er, auch nur die Bestandteile von Papier und Tinte. Mit einer Analyse lässt sich die Zahl nicht finden. Chemische Untersuchungen sind dabei die falsche Methode. In dieser Streitfrage dürfte es vorerst keine Entscheidung geben, auch keine wissenschaftlichen Beweise dafür oder dagegen. Doch Millionen Menschen schwören auf die Homöopathie, und ebenso vielen hat sie geholfen, weil sie einem Arzt oder Heilpraktiker begegnet sind, der etwas davon versteht. Denn das eigentliche Problem der Homöopathie heißt ja nicht: »Was hilft bei Schnupfen?«, sondern: »Warum hat gerade dieser Patient einen Schnupfen bekommen?« In einem eingehenden Gespräch versucht der Homöopath nicht nur die Krankengeschichte zu klären, sondern zugleich möglichst viele Informationen über Lebensweise, private und berufliche Verhältnisse seines Patienten zu erfahren. Denn er muss ihm letztlich das richtige homöopathische Mittel in der passenden Potenz geben, das genau dieselbe »Information« für den Körper besitzt, wie die Ursache, die den Schnupfen ermöglicht hat.

Wie die Naturmedizin – die Homöopathie gehört zur Naturheilkunst – sucht die Homöopathie also nicht ein Mittel gegen etwas, sondern das, was fehlt. Nur: Diese Suche ist ganz auf die Individualität des Patienten abgestellt. Kamille, um ein Beispiel zu nennen, kann für einen, der Magenschmerzen hat, die richtige, für einen anderen die falsche »Information« besitzen. Im Grunde gibt es in der Homöopathie deshalb kein typisches Schnupfenmittel, kein allgemein wirksames Herzmedikament. Wenn in diesem Buch in den Listen der Heilpflanzen trotzdem homöopathische Zubereitungen genannt sind, dann handelt es sich durchweg nicht um hohe Potenzen, also nicht um das, was der Homöopath möglicherweise verordnen würde, sondern um gängige Zubereitungen, die der Patient ohne Bedenken im Notfall selbst anwenden kann. Wenn es in der Liste heißt 1/2, dann bedeutet das: Urtinktur oder Essenz aus frischen Pflanzen, aus dem Saft einer Pflanze, und 90prozentigem Alkohol. Halten Sie sich, wenn Sie eine solche Urtinktur anwenden, an die entsprechenden Dosierungsvorschriften, oder lassen Sie sich vom Apotheker beraten.

1/3 bedeutet: Urtinktur oder Essenz aus frischer Pflanze, aus einem Gewichtsteil des berechneten Safts und zwei Gewichtsteilen 90prozentigem Alkohol.

1/10 bedeutet: Ein Gewichtsteil der Arzneisubstanz ist in neun Teilen destilliertem Wasser gelöst, also D1.

Homöopathische Verdünnungen gibt es aber nicht nur in wässrigen oder alkoholischen Verdünnungen, sondern auch in Tabletten, Pillen, Dragees und in den so genannten Globuli, kleinen Kügelchen. Dann wurde der Wirkstoff nicht mit Alkohol oder Wasser verschüttelt, sondern mit festen Trägersubstanzen, die selbst keinen Wirkstoff besitzen, verrieben. In Medikamenten mit höheren Potenzen ist also wiederum kein Wirkstoff mehr nachweisbar, sondern nur die »Information« gegeben.

Massage

Spitzensportler haben es ebenso deutlich erfahren wie Leute, die besondere Denk- und Konzentrationsleistungen vollbringen müssen: Kaum etwas anderes erfrischt so rasch und nachhaltig wie eine gute Massage. Bei dieser Heilmethode werden nicht nur die Haut und das darunterliegende Bindegewebe tüchtig »durchgewalkt«, werden nicht nur Verspannungen gelockert, Blockaden, Blut- und Lymphstaus beseitigt, Blut- und Lymphkreislauf in Schwung gebracht und damit die Durchblutung gefördert und Stoffwechselschlacken rascher beseitigt (etwa bei einem Muskelkater). Über die Reflexzonen wirkt die Massage vielmehr auch auf die Funktion der Organe. Schließlich – und das ist keineswegs der unwichtigste Teil dieser Heilmethode – ist eine Massage geradezu Balsam für das gesamte Nervensystem. Was schläft, wird aufgeweckt, was überreizt ist, wird besänftigt. Nach einer Massage fühlt man sich entsprechend ausgeglichen, wach, munter. Umso unverständlicher ist es, dass sie nicht viel häufiger als Therapie eingesetzt wird. Der Vorwurf richtet sich nicht nur an unsere Zeit. Obwohl die verschiedenen Formen größtenteils seit fast fünftausend Jahren bekannt sind, blieb Massage immer eine Art Luxus, von dem auch die großen Naturheiler wie Sebastian Kneipp nicht viel wissen wollten.

Das sollte sich heute, da man weniger Scheu hat, einen fremden Körper zu berühren oder sich von fremder Hand berühren zu lassen, ändern. Glücklicherweise gibt es inzwischen genug erfahrene Masseure und Masseurinnen, die auch bereit sind, dem Patienten einige Griffe und Striche beizubringen, damit dieser sie selbst anwenden oder seinem Partner, seinen Kindern zugute kommen lassen kann.

Jeder sollte beispielsweise wissen, wie man eine Verspannung der Nackenmuskeln mit ein paar einfachen Griffen lösen kann. Damit würden viele Kopfschmerztabletten überflüssig. Die eigentliche Massage allerdings gehört in die Hand des tüchtigen Masseurs, der schon nach wenigen Handgriffen genau weiß, welche

Muskelpartien verspannt sind; der die Reflexzonen des Körpers kennt, so dass er gezielt auf organische Störungen einwirken kann; der aus Erfahrung die richtige Intensität anwendet und somit keine Schmerzen zufügt.

Nicht verkennen darf, wer sich massieren lässt, dass diese Heilmethode dem Masseur viel Kraft und Energie abverlangt. Massieren ist mehr als nur eine körperliche Anstrengung. Man muss sich einen Masseur suchen, der Sympathie und Lebensfreude ausstrahlt. Denn er gibt – mag es auch noch so übertrieben klingen – mit jeder Massage ein Stück von sich, von seiner Energie.

Auf der anderen Seite verlangt dies vom Patienten völlige Entspannung und die Bereitschaft, sich auszuliefern. Alle unangenehmen, bedrückenden Gedanken, Ängste, Sorgen müssen verbannt werden. Während einer Massage sollte man sich nicht unterhalten. Die seelisch-geistige Konzentration ist besonders wichtig, das gegenseitige Aufeinandereingehen eine wesentliche Voraussetzung für den Erfolg – besonders bei der Partnermassage.

Massage unter Zwang hat keine entspannende, heilsame Wirkung. Der gute Masseur hat angenehm warme Hände. Er massiert nur im warmen Raum, damit es kein Frösteln oder Frieren gibt. Er gießt auch kein kaltes Öl auf den Rücken, sondern wärmt es zuerst in seiner Hand an.

Eine spezielle Form der Massage ist die Lymphdrainage. Sie wird praktisch nur mit den Fingerspitzen ausgeführt und ist mehr ein Streicheln als ein Massieren. Sie verfolgt das Ziel, die ins Stocken geratene Lymphe aus den angestauten Bereichen hinauszudrücken, damit sie vom Blut aufgenommen wird.

Eine Lymphdrainage wirkt also immer entwässernd – und zwar so stark, dass man im Verlauf einer mehrwöchigen Behandlung einige Kilogramm an Gewicht verlieren kann. Besonders hilfreich ist die Lymphdrainage nach Bestrahlungen, wenn sich etwa im Arm ein Lymphstau gebildet hat, der diesen immer dicker anschwellen lässt.

Manche Kosmetikerinnen beherrschen eine sanfte Form der Lymphdrainage. Sie vermögen Schwellungen im Gesicht (etwa nach einer Migräne) oder durch langes Stehen angeschwollene Beine wirksam zu behandeln.

Man selbst kann schließlich leichte Lymphstauungen in Fingern oder Augenlidern wegmassieren. Bei den oberen Augenlidern streicht man dabei leicht von innen nach außen, bei den unteren von innen nach unten, dem Backenknochen zu. Bei geschwollenen Fingern massiert man von den Fingerspitzen zum Handgelenk.

Die beste Selbstmassage ist die Bürstenmassage. Auch sie massiert nicht nur die Haut und fördert die Durchblutung, sondern wirkt sich auch positiv auf den Gesamtkreislauf aus und stimuliert über die Reflexzonen die Organfunktionen. Zusätzlich ist sie aber noch eine Form der Abhärtung.

Zur Bürstenmassage verwendet man eine trockene, nicht zu harte Bürste mit langem Stiel. Es gibt auch aufgeraute Massagehandschuhe, die den gleichen Dienst erweisen. Vor dem Duschen bürstet man den ganzen Körper von den Zehenspitzen bis zum Hals ab. Man beginnt am rechten Fuß und streicht stets in Richtung Herz: Auf diese Weise wird diesem das versackte Venenblut wieder zugeführt. Partien unter dem Herzen werden also aufwärts, solche über ihm abwärts gebürstet. Die in die Höhe gestreckten Arme behandelt man zu den Schultern hin. Das Gesicht wird nicht gebürstet, auch nicht kranke, entzündete Haut. Nach

einer Bürstenmassage – sie braucht nicht länger als fünf Minuten zu dauern – soll- **493**
te man zuerst warm, dann kalt duschen.

Neuraltherapie

Der Zufall hat zur Entdeckung des so genannten »Sekundenphänomens« geführt. Der Arzt Dr. Ferdinand Huneke gab seiner Schwester, die unter heftigen Migräneattacken litt, eine Spritze, in der sich versehentlich das örtliche Betäubungsmittel Procain befand. Damals, im Jahr 1925, ereignete sich das, was seither viele hunderttausend schmerzgeplagte Patienten erlebt haben: Wie durch ein Wunder waren die Schmerzen schlagartig weg, von einer Sekunde auf die andere.

Die spontane Heilung war kein medizinisches Wunder, sondern eine sensationelle Entdeckung. Die Gebrüder Ferdinand und Walter Huneke haben sie weiterverfolgt und dabei die Begründung gefunden, die heute noch Gültigkeit besitzt: Schmerzen entstehen bei einem Energiemangel oder einem Energiestau, also immer dann, wenn der natürliche Energiefluss irgendwo im Körper durch eine Barriere gestoppt und infolgedessen das Energiegleichgewicht gestört ist.

Barrieren, die den Energiefluss unterbinden können, sind vor allem Narben, Eiterherde, zerklüftete und mit Bakteriengiften angefüllte Mandeln, Verwachsungen und »Abfallhalden« im Körper. Wenn es gelingt, die »Verstopfung« zu lösen, damit die Energie fließen kann, sind die Schmerzen behoben. Die Spritze unter die Narbe oder in die Mandeln kann die Blockade tatsächlich lösen. Das ist vieltausendfach nachgewiesen.

Nicht immer gelingt dabei das Wunder des Sekundenphänomens, vor allem dann nicht, wenn der Praktiker vielleicht nur einen Stau gelöst hat, andere aber bestehen bleiben. Und nicht immer ist auch eine offensichtliche Narbe die Energiebarriere. Gelegentlich wird das Suchen nach dem Störfeld zur wahren Detektivarbeit, bei der Arzt oder Heilpraktiker stark auf die Mithilfe des Patienten angewiesen sind. Denn oft genug ist die Barriere eine Narbe, die kaum mehr sichtbar und längst vergessen ist. Manchmal besteht sie schon seit Jahrzehnten, sodass man gar nicht auf die Idee kommt, die momentanen Beschwerden könnten mit ihr in irgendeinem Zusammenhang stehen, zumal die Schmerzen keineswegs immer an der Stelle des Störfelds auftreten. Sie können weit entfernt davon spürbar werden.

Eines wussten die Gebrüder Huneke seinerzeit noch nicht: Was sie mit ihrer Spritze machten, war im Grunde genau das, was die Akupunktur seit Jahrtausenden mit dem Einstich von Nadeln in spezielle Energiepunkte entlang der so genannten Meridiane versucht. Neuraltherapie und Akupunktur bestätigen sich gegenseitig. Sie haben beide auch dieselben Anwendungsgebiete: Ausschaltung von Schmerzen, speziell der Migräne und der Trigeminusneuralgie, Beseitigung von Rückenschmerzen, Ischias und der verschiedensten Krampfleiden.

Die Neuraltherapie verlangt als Heilmethode den erfahrenen Praktiker. Es empfiehlt sich, vor einer Behandlung die entsprechenden Erkundigungen einzuholen, damit man auch tatsächlich einen Experten findet.

Wenn sich die so genannte Schulmedizin nach wie vor dagegen sperrt, die Neuraltherapie als wirkungsvolle Heilmethode anzuerkennen, dann hat das den gleichen Grund wie ihre Ablehnung der Heilkräuter: Mit modernen naturwissenschaftlichen Methoden lässt sich ihre Heilwirkung nicht nachweisen. Schmerzen sind etwas subjektiv Empfundenes und letztlich nicht messbar. Wer jedoch nach monatelangem, manchmal jahrelangem Martyrium von einer Sekunde auf die andere seine Qualen los wird, fragt nicht nach einem wissenschaftlichen Nachweis. Er ist dankbar, dass ihm geholfen wurde. Bei der Neuraltherapie wird heute übrigens nicht mehr von allen das Procain verwendet. Viele Praktiker spritzen homöopathische Medikamente und erzielen damit die gleiche positive Wirkung.

Ozontherapie

Die Überlegung ist uralt und höchst einfach: Sauerstoff bildet die Grundvoraussetzung für das Leben auf unserer Erde. Einem Großteil der Krankheiten liegt Sauerstoffmangel (Durchblutungsstörungen, Blutarmut) oder eine entartete Zellatmung (Krebs) zugrunde. Also, so die logische Schlussfolgerung, müsste man dem leidenden Körper doch wunderbar helfen können, indem man den Sauerstoff direkt ins Blut oder in das schlecht durchblutete Gewebe schleust.

Der Umsetzung dieser Überlegungen in die Praxis stehen allerdings zwei wichtige Tatsachen im Weg: Zum einen kann man Luft oder auch reinen Sauerstoff nicht ohne weiteres direkt in die Blutgefäße geben. Ein solcher Versuch könnte sofort eine Embolie und mit hoher Wahrscheinlichkeit den Tod herbeiführen.

Zum anderen ist die zweite Sauerstoffart, Ozon (03), in ihrer Anwendung äußerst problematisch. Ozon entsteht bei Gewittern oder durch starke UV-Strahlung in hohen Luftregionen und bei der Höhensonne. Es ist so aggressiv, dass es selbst Silber oxidiert. Luft mit geringen Ozonbeimischungen ist sehr heilsam, weil Ozon die Krankheitserreger abtötet und dank seiner Oxidationskraft die Sauerstoffversorgung ganz erheblich verbessert.

Und wahrscheinlich sind wir bei schönem Wetter nicht zuletzt des Ozongehalts der Luft wegen gesünder und weniger anfällig. Doch reines Ozon ist hoch giftig. Zu viel Ozon reizt die Schleimhäute der Atemwege, führt zu Übelkeit, Erbrechen und Schlaflosigkeit.

Die moderne Medizin hat angesichts solcher Probleme verschiedene Ozontherapien entwickelt, bei denen das Ozon stets mit reinem Sauerstoff gemischt wird. In einer solchen Sauerstoffmischung kann man gewissermaßen baden (in besonderen Vorrichtungen, im Sauerstoffzelt und dergleichen). Man spritzt das Gemisch sorgfältig dosiert und unter besonderen Vorkehrungen auch in den Unterschenkel, wenn ein »Raucherbein« droht; damit kann tatsächlich sehr oft die Amputation eines Fußes oder Beins vermieden werden. Zahlreiche »Kunstfehlerprozesse« machen allerdings deutlich, dass diese Methode, die von der Schulmedizin nicht anerkannt wird, nach wie vor zumindest in der Hand des unerfahrenen Praktikers nicht ohne Risiko ist.

Als weit unproblematischer, aber ebenso hilfreich, erwies sich in jüngster Zeit die so genannte Hämatogene Oxidationstherapie, kurz HOT. Im Volksmund spricht man von der Blutwäsche. Der Heilpraktiker oder Arzt nimmt dem Patienten etwa 100 Kubikzentimeter Blut ab und schäumt es mit dem Sauerstoff-Ozon-Gemisch auf. Es wird eventuell noch ultraviolett bestrahlt und dann über eine

Vene oder einen Muskel wieder in den Kreislauf geleitet. Diese Form der Ozontherapie hat sich speziell bei *Angina pectoris*, bei Leberschäden, bei allgemeiner Kreislaufschwäche und schneller Ermüdbarkeit bewährt. Auch in der Krebstherapie werden mit dieser Behandlungsmethode heute überzeugende Heilerfolge erreicht.

Nicht angewendet werden darf die Ozontherapie bei einem frischen Infarkt, unmittelbar nach einem Schlaganfall, bei akuten Blutungen und während der Schwangerschaft.

Wichtig ist in jedem Fall, dass man den erfahrenen Praktiker findet, der die Ozontherapie beherrscht.

Teezubereitung

Bei allen Teesorten, die in unseren Listen empfohlen werden, finden Sie den Hinweis über die Zubereitung. Man sollte sich sehr genau daran halten – weil die gewünschte Wirkung davon abhängt. Manche Heilstoffe werden beim Überbrühen aus der Pflanze gezogen, andere gehen erst beim Kochen ins Wasser über. Speziell Wurzeln kann man die Wirkstoffe im Allgemeinen nur entlocken, wenn man sie lange in kaltem Wasser ansetzt. Heilkräuter wie beispielsweise das Zinnkraut besitzen vielfältige Heilsubstanzen, die man nicht alle auf die gleiche Weise herauslösen kann. Manche würden beim Kochen zerstört, andere sind nur durch Kochen freizusetzen. Deshalb muss man in einem solchen Fall zwei Teesorten zubereiten und sie dann mischen, um die volle Wirkung der Heilpflanze zu erlangen.

Doch nicht nur die Frage des Überbrühens, Kochens und Kaltansetzens kann entscheidend sein, sondern auch die Dauer des Ziehenlassens. Es gibt Kräutertees, wie beispielsweise den beliebten Lindenblütentee, die ihre Wirkung umkehren, wenn man sie statt kurz zu überbrühen, einige Minuten ziehen lässt. So kann bei falscher Zubereitung der Tee nicht zum Beruhigungsmittel, sondern zum Schwitzmittel werden.

Bei den meisten Heilkräutern spielt es keine entscheidende Rolle, ob sie frisch oder getrocknet verwendet werden. Wer sich nicht genau auskennt, der sollte sich die Kräuter sowieso nicht selbst suchen. Er könnte nicht nur falsche Pflanzen sammeln, sondern auch die richtigen zur falschen Zeit, so dass sie nur wenig oder gar keine Heilwirkung besitzen. Mit den Heilkräutern aus der Apotheke ist der Laie deshalb immer besser bedient. Sie haben auch die richtige Pflege erfahren, sind so getrocknet worden, dass die wichtigen Substanzen erhalten geblieben sind.

Jeder Kräutertee ist ein eigenes Heilmittel mit spezifischer Anwendungsweise. Den einen trinkt man vielleicht nur ein einziges Mal oder nur im akuten Notfall, der andere hilft nur, wenn er kurmäßig, also über zwei, drei Wochen zur Anwendung gelangt. Wenn nicht eigens vermerkt, darf auch ein scheinbar harmloser Tee nicht ständig und regelmäßig getrunken werden, weil sonst mit unangenehmen oder gar schädlichen Nebenwirkungen gerechnet werden muss. Betrachten Sie nach dem Trinken eines Tees zunächst verstärkt auftretende Beschwerden aber nicht als Fehler, und setzen Sie deshalb das Heilmittel nicht vorzeitig wieder ab, sondern sehen Sie darin die Bestätigung, dass der Körper auf die Hilfe reagiert und die Heilung energischer als bisher vorantreibt.

Man spricht zwar von den »Kneipp-Methoden«, doch der Wörishofener Pfarrer hat die Wasser-Heiltherapie nicht erfunden. Sie ist so alt wie die Menschheit. Kneipp und schon vor ihm Vinzenz Prießnitz (1799–1851) sowie die Ärzte Johannes Hahn (1664–1742) und sein Sohn Johannes Siegmund Hahn (1696–1773) haben die positiven Wirkungen des kalten und warmen Wassers wiederentdeckt und sie für eine breite Öffentlichkeit anwendbar gemacht. Wasser in diesem Sinn ist keine Heilsubstanz, sondern lediglich ein besonders intensiver Übermittler von Kälte- oder Wärmereizen. In manchen Fällen dient es auch der Massage. Doch sein eigentlicher Vorteil: Durch Wasser wirken Temperaturveränderungen zweihundertmal intensiver auf die menschliche Haut ein als durch Luft.

Eigentlich sollte man nicht von Wasser-Heilmethoden sprechen, sondern von Wärme- und Kältetherapien. Denn darum geht es bei jeder äußerlichen Wasseranwendung, ob man sich an die Methoden von Kneipp oder an die von Prießnitz hält: Auf die Haut soll ein Temperaturreiz ausgeübt werden, der den Körper zur Reaktion zwingt. Gerade weil die Temperaturregelung vom Organismus besondere Sorgfalt und rasches Reagieren verlangt, kann man ihn über sie am wirkungsvollsten »reizen«. Und zwar antwortet er immer nach ganz bestimmten Regeln.

▷ *Wärme, Hitze von außen:* Der Körper öffnet die feinsten Blutgefäße unter der Haut, das fördert die so genannte periphere Durchblutung. Er muss das tun, weil im selben Augenblick die bisherige Kühlung nicht mehr ausreicht. Da sich jeder Organismus bei der Verwertung der Kost und zusätzlich bei Muskeltätigkeit innerlich aufheizt – wir haben im Kapitel über die Erkältungen schon darauf hingewiesen –, bräuchte er eigentlich eine konstante Außentemperatur von 18 Grad, um die überschüssige Wärme über die Haut abstrahlen zu können. Wird diese nun aber von außen plötzlich und massiv erwärmt, muss er zusätzlich kühlen, und zwar sekundenschnell. Das Blut, bisher im Körperinnern zurückgehalten, damit es nicht zu viel Wärme abgeben kann, bekommt freie Bahn in die Außenbezirke. Das bedeutet bessere Durchblutung. Man kann es deutlich sehen: Die Haut wird rot. Herz und Kreislauf erfahren damit eine spürbare Entlastung, der Blutdruck sinkt ab, im Körper werden Staus und Verkrampfungen abgebaut, die Muskeln gelockert. Wärme gilt allgemein als schwacher, Hitze als starker Reiz. Der stärkste ist Kälte.

Wärme und Hitze werden überall dort gebraucht, wo eine bessere Durchblutung, eine Entkrampfung und eine Beschleunigung entzündlicher Prozesse angestrebt wird, also bei blasser, grauer, unreiner Haut, bei Durchblutungsstörungen, bei Bluthochdruck, bei Entzündungen, wenn Nährstoffe in den Organismus gebracht und Gifte aus ihm heraustransportiert werden sollen. Einen Sonderfall bildet das heiße Vollbad. In ihm kann die Körpertemperatur über die des Badewassers ansteigen, weil die natürlichen Kühleinrichtungen versagen. Im Wasser kann man nicht schwitzen, deshalb kommt es ziemlich rasch zum bedrohlichen Hitzestau, zu »Fieber« von 39 Grad und mehr. Das ist der große Unterschied zwischen dem Wasserbad und der Sauna, dem Heißluftbad: In 40 Grad heißem Wasser heizt sich der Körper rasch zu lebensbedrohlichen Temperaturen auf. In der

Sauna verträgt der Körper 100 Grad Lufttemperatur, weil er dank des Schwitzens innerlich relativ kühl bleibt. Das heiße Vollbad wird angewendet, wenn man den Körper bewusst überhitzen, künstliches Fieber erzeugen will, das beispielsweise Viren vernichtet.

▷ *Bei Kälte von außen* riegelt der Körper die periphere Durchblutung blitzschnell ab, um zu verhindern, dass sich das Blut zu stark abkühlt. Die Haut wird blass. Doch das ändert sich rasch. Kurz nach der Abkühlung rötet sie sich: Angenehme Wärme breitet sich mit dem zurückströmenden Blut in der Haut aus. Im Winter empfindet man das eher als schmerzhaftes Kribbeln.

Mit der Kälteanwendung lässt sich somit eine vorübergehende Durchblutungsdrosselung erreichen. Das kann bei stumpfen Verletzungen wie Blutergüssen sehr erwünscht sein. Kälte strafft aber auch die Muskeln, speziell die Muskeln der Blutgefäße, und macht munter. Mit einem Guss kaltem Wasser ins Gesicht kann man selbst Ohnmächtige aufwecken. Kälte ist gut für Menschen mit zu niedrigem Blutdruck. Letztlich zielt also auch die Kaltwasseranwendung auf eine bessere Durchblutung, da sie eine Gegenreaktion auf die zuerst eingeleitete Kälteabwehr auslöst. Der Körper wird darin trainiert, auf sinkende Temperaturen nicht zu heftig zu reagieren und die Reaktion stets mit der Wiedererwärmung aus eigener Kraft abzuschließen. Er soll dahin gebracht werden, sich nicht nur bei idealen Temperaturverhältnissen wohl zu fühlen, sondern auf Schwankungen so zu antworten, dass allzu rasches Schwitzen, Frösteln oder Frieren überwunden werden und das gesunde Funktionieren des Körpers nicht beeinträchtigt wird.

Wer morgens die mollige Bettwärme konservieren möchte und sofort in die Kleider schlüpft, der wird bald frieren und vor allem kalte Füße bekommen, weil sich die Blutgefäße in der Haut automatisch verschließen, damit die Wärme nicht entweichen kann. Wer sich aber unter die Dusche stellt und kurz abkühlt, öffnet damit die Blutgefäße, weil der Körper sofort versucht, die kalte Haut zu wärmen.

Für welche Wasseranwendung man sich auch entscheidet, eine positive Wirkung wird nur dann erzielt, wenn die wichtigsten Regeln beachtet werden:

▷ Man fängt immer mit warmem Wasser an und hört mit kaltem auf. Sich gleich dem kalten Wasser auszusetzen, darf nur der bereits Trainierte.

▷ Warmes Wasser soll minutenlang auf den Körper einwirken, die Poren öffnen, damit die Stoffwechselschlacken ausgeschwemmt werden können.

▷ Kaltes Wasser dagegen soll überraschend und kräftig, aber nur sekundenlang angewendet werden. Es ist sinnvoll am Morgen, weil es munter macht; warmes Wasser eignet sich eher für den Abend, da es entspannt.

▷ Kaltes Wasser darf man niemals fröstelnd oder frierend anwenden. Der Raum, in dem man duscht, badet, Wickel macht, sollte immer angenehm warm sein.

▷ Gelegentliche Kraftakte, etwa im Urlaub, sind nicht sehr sinnvoll, sie überfordern nur und schaden eher; erst bei regelmäßiger Anwendung kann der Trainingseffekt zur Wirkung kommen. Bei Kaltwassergüssen darf man schon einmal nach Luft schnappen, das ist sogar gut. Doch zur Schinderei oder Quälerei dürfen auch sie nicht werden. Nach jeder Wasseranwendung muss sich Wohligkeit einstellen, sonst wurde etwas falsch gemacht.

▷ Mit dem kalten Wasser beginnt man immer an dem Körperteil, der am weitesten entfernt vom Herzen liegt, also am rechten Fuß, und zwar von unten über das Bein nach oben. Es folgen der linke Fuß, der rechte Arm, der linke Arm, Bauch, Rücken, Brust. Gegossen oder abgekühlt wird immer zum Herzen hin.

Vollbäder

Das Kaltbad. Es darf nicht mehr als 15, höchstens 18 Grad haben und nur zwischen 6 und 20 Sekunden dauern. Man nimmt es am besten gleich morgens nach dem Aufstehen, zieht sich danach umgehend an und verschafft sich, zur rascheren Aufwärmung, etwas Bewegung. Dieses Bad wird heute meistens durch die Dusche mit etwa der gleichen Wirkung ersetzt. Der Körper muss vor dem jähen Abkühlen gut warm sein, eventuell zuerst unter der warmen Dusche angewärmt werden. Kalte Bäder sind hilfreich zur Anregung, bei Übergewicht, Gicht, Rheuma, bei zu niedrigem Blutdruck und Blutstauungen in den Venen.

Das Warmbad. Es hat zwischen 32 und 37 Grad, dauert zwischen 15 und 20 Minuten, dient der Entspannung, der Beruhigung sowie der Erwärmung und eventuell der Aufnahme von Heilsubstanzen durch die Haut (Badezusätze). Man nimmt es abends vor dem Zubettgehen. Auch das Warmbad sollte mit einer kalten Dusche beendet werden. Es empfiehlt sich für Hypertoniker, für gestresste Menschen, für Schlafgestörte und eignet sich nicht so sehr für Venenkranke und jene mit zu niedrigem Blutdruck.

Heiße Bäder. Sie haben zwischen 38 und 40 Grad und dauern zwischen 15 und 20 Minuten. Sie dienen der momentanen Überwärmung (künstliches Fieber), etwa zur Beschleunigung des Heilprozesses bei einer »Grippe«. Sie können des Hitzestaus wegen aber gefährlich werden. Für Herzkranke und Hypertoniker sind sie verboten. Auch Menschen mit labilem Kreislauf und Rheumatiker sollten vor der Anwendung ihren Arzt oder Heilpraktiker fragen. Wichtig ist auch für ganz Gesunde: Man muss immer einen kühlen Kopf behalten. Eventuell kühlt man ihn sogar mit einem kalten Waschlappen ab. Nach dem Bad kalt duschen.

Ansteigende Bäder. Sie beginnen als Warmbad (32 bis 37 Grad). Sobald man sich in dieses Vollbad gesetzt hat, lässt man heißes Wasser zufließen, bis die Temperatur des Badewassers auf 40 Grad angestiegen ist. Das darf 20 Minuten dauern. Dieses Bad ist schonender als das Heißbad, doch wie jenes kann es zum Hitzestau führen. Deshalb ist Vorsicht geboten: Man wendet es an, etwa um eine Infektionskrankheit auszutreiben, noch bevor sie richtig »aufgeblüht« ist. Nach dem Bad kurz kalt duschen. Anschließend wäre Bettruhe das Beste.

Teilbäder

Das Armbad. Es kann je nach Zielrichtung kalt, warm, heiß oder auch als Wechselbad angewendet werden.

Das kalte Armbad dient der Kreislaufstabilisierung, ist angebracht bei nervösen Herzstörungen, zu hohem wie zu niedrigem Blutdruck. Man füllt das Waschbecken mit kaltem Wasser und taucht die Arme bis zur Mitte der Oberarme maximal 30 Sekunden hinein. Wird die Kälte als sehr unangenehm oder gar schmerzhaft empfunden, bricht man sofort ab. Es genügt, mit zwei, drei Sekunden zu beginnen und die Zeit langsam zu steigern. Nach der Anwendung werden die Arme gut warm gehalten. Mit einem solchen Bad lässt sich der Kreislauf ankurbeln, etwa in der Mittagspause; mehrfach am Tag angewendet, hilft es aber auch bei Wetterbeschwerden.

Das warme Armbad macht man heute relativ selten. Es hat 36 bis 38 Grad, dauert zwischen 15 und 20 Minuten, ist angebracht bei Asthma und Herzbeklemmungen und hilft mit entsprechenden Zusätzen bei schlecht heilenden Wunden an Händen oder Armen und bei Nagelbettvereiterungen. Dem warmen Armbad muss ein ganz kurzes kaltes folgen (5 Sekunden).

Das heiße Armbad und das *ansteigende Armbad* (bis zu 41 Grad) wirken stärker als das Warmbad und haben eine entkrampfende Wirkung, vor allem auch auf das Herz. Man macht sie deshalb bei *Angina pectoris* und ähnlichen Leiden sowie mit den entsprechenden Zusätzen (Kamille, Kernseife) bei schlecht heilenden und eiternden Wunden an Händen beziehungsweise Armen. Diesen Bädern folgt jeweils ein ganz kurzes Kaltbad oder auch ein Kaltguss.

Das Wechselwarmbad ist eine leider fast vergessene Methode bei Durchblutungsstörungen (kalte Finger, kaltfeuchte Hände). Man braucht dazu zwei Waschbecken (oder große Schüsseln). Das eine wird mit 35 bis 38 Grad warmem Wasser gefüllt, das andere mit kaltem, so wie es aus der Leitung fließt. Man taucht die Arme bis zur Hälfte der Oberarme zuerst für 5 Minuten in das warme Wasser, anschließend für nur 5 bis höchstens 10 Sekunden in das kalte. Das wiederholt man noch zweimal und endet mit dem Kaltbad. Solche Wechselbäder lassen sich zu jeder Tageszeit nehmen und sollten regelmäßig (dreimal wöchentlich) angewendet werden.

Fußbäder

Sie werden ebenfalls in allen Formen angewendet.

Das kalte Fußbad dauert, je nach Konstitution und Training, zwischen 15 Sekunden und 2 Minuten. Im kalten Wasser, so wie es aus der Leitung kommt, badet man aber nicht nur die Füße, sondern auch die Unterschenkel bis zu den Waden hinauf. Dieses Bad, das vor allem abends genommen werden sollte, dient der guten Durchblutung der Beine. Es macht sie warm und fördert damit ein rasches Einschlafen. Es leitet Blutandrang vom Kopf ab und beseitigt so Kopfschmerzen (Wetterfühligkeit, Nasenbluten). Auch Darmträgheit lässt sich mit dieser Heilmethode beheben. Wichtig dabei ist, dass man nicht mit frierenden Füßen ins kalte Wasser steigt, sondern sie vorher, eventuell durch ein warmes Fußbad, erwärmt. Bei Kälteschmerzen sollte man abbrechen. Eine besonders heilsame Form des kalten Fußbads ist das Kneippsche Wassertreten, das auch zu Hause in der Badewanne gemacht werden kann. Man füllt die Wanne 25 bis 30 Zentimeter hoch mit Wasser und stapft darin hin und her, wobei die Füße möglichst hochgehoben werden sollen, damit man mit den Sohlen jedes Mal fest auf der Wasseroberfläche aufkommt. Man beginnt mit dieser Wasseranwendung bei 30 Sekunden und dehnt die Zeit allmählich bis auf 50 Sekunden aus. Dann steigt man aus der Wanne, streift das Wasser kurz mit den Händen ab (nicht abtrocknen), zieht warme Wollsocken an und läuft sich warm.

Das warme Fußbad ist angebracht zum Aufwärmen der Füße vor dem Kaltbad oder als Möglichkeit, bei schlecht heilenden Wunden und Durchblutungsstörungen heilsame Wirkstoffe über die Haut in die Beine zu bringen. Es hat zwischen 35 und 38 Grad und dauert etwa 10 Minuten, nicht länger. Es erwärmt allgemein, fördert rasch die Durchblutung und senkt den Blutdruck. Wer einen sehr niedrigen Blutdruck besitzt, sollte etwas aufpassen. Den Abschluss des warmen Fußbads bildet immer ein kalter Guss.

Das heiße Fußbad und das ansteigende Fußbad werden bei Halsinfektionen, »Grippe« und bei Hypertonie angewendet. Sie haben oder erreichen bis zu 45 Grad und dauern bis zu 20 Minuten. Man macht sie abends vor dem Zubettgehen. Sie enden stets mit rascher, aber intensiver Abkühlung der Beine und Füße. Bei Krampfadern und anderen Venenleiden dürfen sie nicht genommen werden.

Das Wechselfußbad ist die vielleicht beste Trainingsmethode für die Temperaturregulierung des Körpers und das wirkungsvollste Vorbeugungsmittel gegen Erkältungskrankheiten. Immer wenn man in nasskalter Jahreszeit von unten her gefroren hat (beim Warten auf die Straßenbahn, beim Tragen nasser Schuhe), sollte man ein Wechselfußbad nehmen. Man braucht dazu zwei große Eimer. Der eine wird mit warmem Wasser (36 bis 38 Grad), der andere mit Leitungswasser gefüllt. Man beginnt mit dem Warmbad (5 Minuten), dann folgt das Kaltbad (10 Sekunden). Das wiederholt man zweimal, wobei die Zeiten des Warmbads auf 10 Minuten, die des Kaltbads auf höchstens 20 Sekunden erhöht werden. Hinterher zieht man sich rasch an, geht eine Weile tüchtig umher oder legt sich schlafen.

Sitzbäder

Man kann sie in der Badewanne nehmen, besser aber ist eine Sitzwanne. Gebadet wird der Unterleib, wobei man so weit bis in Nierenhöhe eintaucht, dass die Oberschenkel noch zur Hälfte aus dem Wasser ragen. Diese Bäder sind eine wirksame Methode zur Förderung der Durchblutung in Unterleib und Bauchraum. Sie sollten aber nicht häufiger als zweimal wöchentlich genommen werden.

Beim kalten Sitzbad kann der Oberkörper bekleidet bleiben. Man setzt sich nur ganz kurz, anfangs vielleicht nur 3 bis 4 Sekunden lang ins kalte Leitungswasser; später steigert man auf höchstens 20 Sekunden und zieht sich anschließend sofort warm an. Solche Bäder helfen bei Unterleibsbeschwerden, Regelstörungen, bei Verstopfung und Hämorrhoiden.

Das warme Sitzbad dauert bis zu 15 Minuten und hat eine Temperatur zwischen 35 und 38 Grad. Es dient der Entkrampfung und raschen Durchblutung des Darms und der Unterleibsorgane (etwa bei Regelschmerzen und Unterleibsinfektionen). Meistens gibt man dem Wasser Heilsubstanzen bei. Damit seine Wärme nicht entweichen kann, hüllt man sich mitsamt der Sitzbadewanne in eine große Decke. Dabei muss man sich ganz ausziehen, weil sonst die Kleidung den Dampf aufnimmt. Dem Bad folgt ein kalter Guss. Anschließend ist Bettruhe empfehlenswert.

Das heiße Sitzbad sollte Koliken und anderen Erkrankungen mit schweren Verkrampfungen und Schmerzen vorbehalten bleiben. Es wird gemacht wie das Warmbad, die Temperatur liegt aber bei 40 Grad, die Dauer bleibt auf 10 bis 12 Minuten beschränkt.

Dampfbäder

Speziell dort, wo das Wasser nicht ohne weiteres hingelangen kann und Hitzestaus vermieden werden sollen, benutzt man die Temperatur des Wasserdampfs und den Dampf als Träger von Heilsubstanzen.

Das gebräuchlichste Dampfbad ist das Kopfbad zur Behandlung von Erkrankungen des Nasen-Rachen-Raums, der Stirnhöhle und der Nasennebenhöhlen. Man benötigt dazu einen großen Topf, in dem der Heiltee gekocht wird. Diesen Topf stellt man zugedeckt vor sich hin und beugt sich darüber. Über Kopf, Oberkörper und Topf legt man ein großes Badetuch, damit der Dampf nicht entweichen kann. Nun schiebt man den Deckel des Topfs zur Seite – so lässt sich der Dampf dosieren. Ihn atmet man durch Nase und Mund ein. Ein solches Dampfbad dauert 15 bis 20 Minuten. Danach muss man das erhitzte Gesicht kurz und kräftig abkühlen. Doch man darf sich nicht sofort an die frische Luft begeben und muss Zug vermeiden. Solche Kopfbäder sollte man sparsam, nicht häufiger als einmal in der Woche, anwenden.

Das Sitzdampfbad ist oft wirksamer als das normale Sitzbad – speziell für Frauen und vor allem dann, wenn dem Wasser Heilkräuter beigegeben sind –, weil mit dem Dampf die Heilstoffe in die Vagina aufsteigen können, ohne sie auszulaugen. In einem möglichst großen, stabilen Topf stellt man einen Kräuterabsud von etwa fünf Liter Wasser her. Ihn gießt man entweder ins Bidet, setzt sich darüber und legt eine Decke über die Oberschenkel, damit der Dampf nicht entweichen kann. Oder man stellt den Topf vorerst noch zugedeckt unter einen Stuhl mit geflochtener Sitzfläche, setzt sich darauf, legt wieder eine Decke über die Knie und zieht dann erst den Deckel des Topfes zur Seite. Dauer des Sitzbades etwa 15 Minuten. Hinterher wird der Unterleib kurz, aber kräftig abgekühlt. Am besten geht man anschließend sofort ins Bett. Solche Sitzdampfbäder empfehlen sich bei Unterleibsleiden, bei Beschwerden mit Darm und Stuhlgang, vor allem aber bei Unterleibsinfektionen und Blasenleiden.

Das Fußdampfbad ist angezeigt bei Fußschweiß und bei Durchblutungsstörungen der Füße, eventuell bei schlecht heilenden Geschwüren an den Zehen. Man kocht wiederum einen Kräutersud, legt über den Topf einen Lattenrost und stellt die Füße, gut zugedeckt, darauf. Dauer etwa 15 bis 20 Minuten. Nach dem Fußdampfbad müssen die Füße kurz, aber kräftig abgekühlt werden.

Das Volldampfbad nimmt man entweder im Spezialkasten beim Heilpraktiker oder Arzt, oder man geht in die Sauna. Dabei ist zu beachten: Man betritt die Sauna immer trocken und mit warmen Füßen. Eventuell muss man sich vorher unter der warmen Dusche aufwärmen. In der Sauna setzt man sich möglichst enstpannt zuerst auf die unteren, später auf die höheren Bankstufen. Nach 10 bis 15 Minuten ist der erste Durchgang beendet, auch wenn man bisher nicht sonderlich geschwitzt haben sollte.

Es folgt die rasche und sehr intensive Abkühlung. Im Wechsel von extrem heißer Luft (um die 100 Grad) und dem eiskalten Wasser besteht der hohe Wert der Sauna. Besser als die Dusche eignet sich zur kurzen Abkühlung der Schlauch. Man beginnt beim rechten Fuß und kühlt in Richtung Herz. Dabei darf das Gesicht nicht vergessen werden. Das Tauchbecken eignet sich nur für starke, trainierte Naturen. Falls man es benutzt, sollte man ebenfalls nur sehr kurz eintauchen.

Der dritte Schritt ist ein 5 Minuten dauerndes Ausruhen in ruhiger, warmer, luftiger Umgebung. Man darf weder frösteln noch schwitzen, es sollte weder Lärm noch sonstige Unruhe herrschen.

Dem Ausruhen folgt der zweite Saunagang. Er darf jetzt bis zu 20 Minuten dauern. Man wird feststellen, dass man diesmal heftiger schwitzt. Die Poren öffnen sich leichter und weiter. Einen guten Abschluss dieser zweiten Runde bildet der Aufguss. Man gießt mit der Kelle kaltes Wasser über die heißen Steine des Ofens, wobei die Hitze schlagartig deutlicher empfunden wird. Will man diese Wirkung erhöhen, wedelt man etwas mit dem Handtuch. Besonders günstig ist es, dem Aufgusswasser Heilkräuter oder Essenzen beizugeben, die mit dem Dampf in die Haut gelangen. Die Essenzen bekommt man fertig in der Apotheke, wobei man auswählen kann zwischen anregenden und beruhigenden Heilmitteln. Wählen Sie die Heilkräuter, die bei den entsprechenden Störungen und Beschwerden in unseren Listen zur Teezubereitung angegeben sind.

Den Abschluss der Sauna bilden wiederum Abkühlung und anschließendes Ausruhen. Wenigstens eine halbe Stunde sollte Ihnen dafür nicht zu viel sein.

Die Sauna ist ein vorzügliches Mittel zur Abhärtung des Körpers und zu seiner Entgiftung. Manche Ärzte sind sogar überzeugt davon, dass ein wöchentlicher Besuch vor jeder Erkältung bewahren kann. In die Sauna sollte man vor allem in kalten und regnerischen Jahreszeiten gehen und dann, wenn man einen »Kater« hat – es ist die beste Methode, ihn loszuwerden. Bei großer geistiger Übermüdung kann die Sauna augenblicklich erfrischen. Gut bewährt hat sie sich auch bei Erkrankungen der Wirbelsäule und bei Kreuzschmerzen ganz allgemein, bei manchen Nierenfunktionsstörungen und bei vegetativer Dystonie.

Nicht in die Sauna sollten Patienten mit schweren Herz- und Kreislauferkrankungen, Schilddrüsen- und Leberleiden gehen. Auch bei fieberhaften Erkrankungen sollte man sie meiden.

Wickel

Bei Wickeln, Kompressen, Auflagen kommen Kälte und Wärme lokal und in besonders intensiver Weise zur Anwendung. Das kalte oder warme Wasser wird mittels eines durchtränkten Tuchs auf die Haut gebracht, entweder, um Hitze aus anderen Körperteilen abzuziehen (nasskalter Wickel, vornehmlich um Füße und Unterschenkel) oder um Wärme im Körper auszulösen oder zu stauen (er wird ebenfalls kalt aufgelegt, doch diesmal dorthin, wo der Körper die Wärmereaktion auslösen soll, in der Regel um Leib, Brust und Hals); ein Umschlag wird auch noch zur Durchblutungsförderung und Entkrampfung oder zur Durchblutungsdrosselung und Schmerzlinderung angewandt (kalt bei verstauchten, geprellten Gliedmaßen und bei Blutergüssen, warm bei Koliken).

Achten Sie bei jedem Wickel darauf, dass er faltenlos auf der Haut aufliegt, dass das Tuch, leicht ausgewrungen, nicht mehr tropft und dass es stets gewechselt wird, sobald es warm beziehungsweise kalt geworden ist.

Die einzelnen Wickelformen

Der wichtigste Wickel überhaupt ist der Wadenwickel. Er wird kalt angelegt und hilft, speziell bei Kindern, hohes Fieber zu senken, Kopf-, Hals- und Ohrenschmerzen zu beseitigen. Er empfiehlt sich bei »Grippe«, Angina, Bronchitis, Mittelohrentzündung. Am besten nimmt man ein Handtuch, das zur Hälfte in kaltes Wasser getaucht und leicht ausgewrungen wird. Man legt es in der ganzen Breite vom Knöchel bis zum Knie um die Wade, zuerst den nasskalten Teil, um ihn herum den trockenen. Immer werden beide Waden gleichzeitig eingewickelt. Der

Wickel wird erneuert, sobald er warm geworden ist. Man kann ihn so lange wiederholen, bis sich das Fieber gesenkt, die Schmerzen nachgelassen haben.

Der *Fußwickel* dient der Erwärmung der Füße und dem besseren Einschlafen. Die einfachste Methode: Man zieht dünne nasse Socken an, darüber etwas längere wollene Strümpfe. Socken und Strümpfe behält man die ganze Nacht über an. Dieser Wickel hat sich auch bei Unterleibsbeschwerden bewährt.

Beim *Halswickel* verwendet man wieder ein dünnes Handtuch. Es wird zur Hälfte mit kaltem Wasser nass gemacht, einmal der Länge nach gefaltet und so um den Hals gelegt, dass der nasse Teil direkt auf der Haut, der trockene darum herum liegt. Dieser Wickel hilft bei Halsschmerzen, bei »Grippe« und Bronchitis.

Man lässt ihn bei Kindern nur eine halbe Stunde um. Danach wird der Hals lauwarm abgewaschen und in einen Wollschal gewickelt. Man darf den Wickel drei- bis viermal am Tag wiederholen. Er empfiehlt sich vor allem abends vor dem Schlafen. Erwachsene lassen den Wickel, bis er warm geworden ist. Eventuell wird er sofort wiederholt. Alle anderen Wickel sollten nur nach Absprache mit dem Arzt oder dem Heilpraktiker und nach dessen Anweisung gemacht werden.

Zur *Auflage* verwendet man ein kleineres Tuch (Serviette, großes Taschentuch aus Leinen, Geschirrtuch). Bei der *Leibauflage* zur Linderung von Gallen-, Nieren-, Blasen- und Darmkoliken breitet man zuerst ein großes Frotteetuch quer über das Betttuch, darüber ein nicht ganz so großes Handtuch. Der Patient legt sich auf diese glatt gestrichene Unterlage. Dann platziert man das heiße, nasse Tuch auf die schmerzende Stelle des Bauchs oder Rückens, schlägt zuerst das Leinen-, dann das Frotteehandtuch über die Auflage und deckt den Patienten gut zu. Kontrollieren Sie aber vorher, dass das leicht ausgewrungene Tuch nicht zu heiß ist. Am besten drücken Sie es zuerst gegen Ihren Unterarm. Nur wenn Sie die Hitze dort ertragen können, kommt es nicht zu Hautverbrennungen. Die Auflage wird erneuert, sobald sie kalt geworden ist, also nicht mehr als warm empfunden wird. Man wiederholt sie, bis die Schmerzen nachgelassen haben oder bis ärztliche Hilfe eingetroffen ist.

Die *Quarkauflage* zählt zu den Kaltauflagen. Sie wird wie die Warmauflage vorbereitet. Auf ein kleines Tuch streicht man fingerdick den frischen Quark und legt das Tuch mit dem Quark nach unten auf die Haut. Diese Auflage bleibt so lange liegen, bis der Quark krümelig oder trocken geworden ist. Werfen Sie ihn anschließend weg, denn er hat sich mit Giftstoffen vollgesogen.

6 Index